U0221779

现代肿瘤精准诊疗系列丛书

现代肿瘤放射治疗物理技术指导

主　　编：倪千喜　王　晖
主　　审：张九堂　杨　振
副 主 编：伍海彪　肖友立　李忠伟　曾　彪　庞金猛　谭剑锋　黄仕雄　吴智理
梁　博　朱　俊　陈路桥
编　　委：王　宇　王芷妍　王　昊　王建礼　王　亮　王　晖　朱小兰　朱　俊
朱婉琳　伍海彪　任　欢　向　辉　刘　宏　刘忠宇　刘绍兵　刘晓翔
刘　超　刘　聪　孙向上　苏子凡　李忠伟　李春华　李梨花　李喜红
杨思燕　杨　洋　杨　程　肖友立　吴　宇　吴　迪　吴智理　何璟韬
余功奕　张　韦　张　利　张校铭　张雅倩　陈　迅　陈章定　陈　旎
陈路桥　罗　威　罗祥桐　周琼辉　周　新　庞金猛　郑启元　单冬勇
赵　灿　胡　松　姚　伟　贺湘军　骆龙军　倪千喜　徐诗磊　唐世强
唐雅婷　宾石珍　黄仕雄　黄利婷　黄贻标　梁　博　蒋　军　鲁旭尉
曾志鹏　曾　鸣　曾　彪　曾德高　谢冠慧　谢　辉　雷大明　雷明军
雷胜飞　蔡力全　蔡奕龙　谭剑锋

CTS HK 湖南科学技术出版社 · 长沙
国家一级出版社　全国百佳图书出版单位

图书在版编目（CIP）数据

现代肿瘤放射治疗物理技术指导 / 倪千喜，王晖主编. — 长沙：湖南科学技术出版社，2023.9
ISBN 978-7-5710-2454-3

Ⅰ. ①现… Ⅱ. ①倪… ②王… Ⅲ. ①肿瘤－放射治疗学 Ⅳ. ①R730.55

中国国家版本馆CIP数据核字(2023)第168727号

XIANDAI ZHONGLIU FANGSHE ZHILIAO WULI JISHU ZHIDAO
现代肿瘤放射治疗物理技术指导

主　　编：倪千喜　王　晖
责任编辑：李　忠　杨　颖
出版发行：湖南科学技术出版社
社　　址：长沙市芙蓉中路一段416号泊富国际金融中心
网　　址：http://www.hnstp.com
湖南科学技术出版社天猫旗舰店网址：
　　　　　http://hnkjcbs.tmall.com
邮购联系：本社直销科 0731-84375808
印　　刷：长沙沐阳印刷有限公司
　　　　（印装质量问题请直接与本厂联系）
厂　　址：长沙市开福区陡岭支路40号
邮　　编：410003
版　　次：2023年9月第1版
印　　次：2023年9月第1次印刷
开　　本：889mm×1194mm 1/16
印　　张：16.25
字　　数：455千字
书　　号：ISBN 978-7-5710-2454-3
定　　价：150.00元

主编介绍

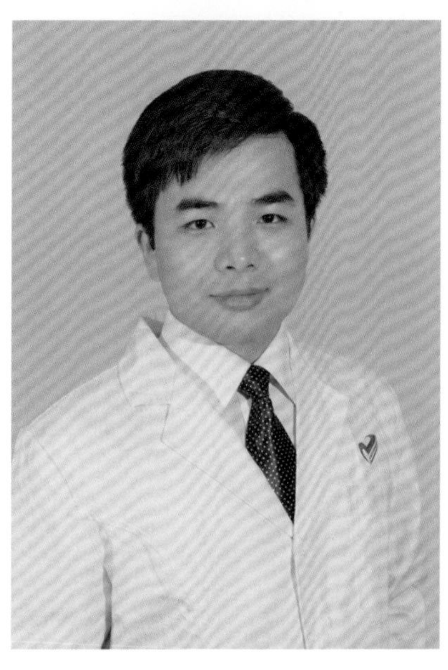

倪千喜 湖南省肿瘤医院放疗中心放射物理技术部党支部书记、放射物理技术部主任，博士，高级物理师，南华大学联合培养硕士研究生导师。

湖南省医学会放射肿瘤学专业委员会物理技术学组组长，中国抗癌协会医学物理技术专业委员会常委，中国生物医学工程学会医学物理分会、放射物理专委会委员，中国核学会医学物理分会理事，中国辐射防护学会放射治疗分会理事，中国医学装备协会放射治疗装备技术分会委员，中华医学会影像技术分会影像技术质量控制专业委员会委员，中华医学会放射肿瘤治疗学分会数据智能学组委员，中国抗癌协会脑胶质瘤专业委员会放射物理专业委员会委员，湖南省抗癌协会肿瘤放射治疗专业委员会常委、青年委员会副主任委员，浙江省生物医学学会肿瘤精确放射治疗专业委员会特聘副主任委员。湖南省科技项目评审专家库成员，湖南省职业健康项目评审专家库成员，湖南省辐射环境评价专家库成员，河南省医学科技奖评审专家库成员，长沙市科技项目评审专家库成员。*SCIREA Journal of Clinical Medicine*杂志编委，《中华放射医学与防护杂志》通讯编委、审稿专家。

自2005年7月至今，一直从事肿瘤放射治疗的临床应用与研究工作。在肿瘤患者放射治疗计划的设计、放射治疗设备和整个放射治疗过程中的质量控制与质量保证、放射防护等工作领域积累了丰富的临床实践经验。主要研究方向为调强放射治疗(IMRT)、图像引导放疗（IGRT）、自适应放射治疗（ART）技术、人工智能技术在放射治疗中的临床应用、放射防护设计与评价等。2010年获得法国政府奖学金资助在亨利蒙多医院(Henri Mondor Hospital)进修学习放射物理。2015年由国家外专局选派到美国排名第一的MD安德森癌症中心放射物理系做访问学者研究。

主持国家级放射治疗质控指南、国家癌症中心科研攀登计划项目、湖南省自然科学基金、湖南省临床医疗技术创新引导计划项目、湖南省卫生健康委员会适宜技术项目等科研项目10多项。以第一作者或通讯作者在SCI收录期刊、中文核心期刊、中国科技核心期刊等发表科研论文20余篇。

主编介绍

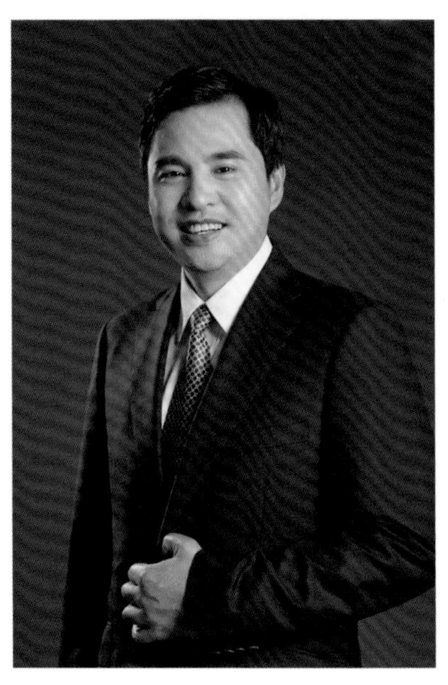

王晖 博士研究生导师，湖南省肿瘤医院党委委员、副院长，二级主任医师，大放疗科/放疗中心主任，享受国务院政府特殊津贴专家，全国五一劳动奖章获得者，肿瘤放射治疗转化医学湖南省重点实验室主任，湖南省新世纪121人才工程第一层次人才，湖南省高层次卫生人才肿瘤放射治疗领军人才。作为高级访问学者多次赴国外（包括MD安德森癌症中心）研学和交流。擅长多病种的精确放射治疗、化学治疗以及分子靶向、免疫治疗。现任湖南省医学会常务理事、湖南省抗癌协会常务理事、湖南省抗癌协会放射治疗专业委员会主任委员、湖南省医学会放射肿瘤专业委员会候任主任委员、中华医学会放射肿瘤治疗学分会全国委员、中国医师协会放射肿瘤医师分会常务委员、中国研究型医院学会肿瘤放射生物与多模态诊疗专业委员会副主任委员、中国医促会放射肿瘤学分会常务委员、国家癌症中心全国放疗质控专家委员会委员、中国临床肿瘤学会（CSCO）食管癌专家委员会委员和中国临床肿瘤学会（CSCO）非小细胞肺癌专家委员会委员等。主持国家自然科学基金面上项目、美国MD安德森癌症中心姊妹医院科研合作课题、湖南省科技厅重点课题等科研项目10余项。作为第一作者或通讯作者在*Cancer Cell*、*Cell Research*、*Cell Death & Disease*、*Molecular Therapy-Oncolytics*等杂志发表SCI论文30余篇，获得发明专利2项，主编《现代肿瘤放射治疗临床实践指导》。

序

欣闻倪千喜教授和王晖教授的新作《现代肿瘤放射治疗物理技术指导》即将付梓，心中甚喜，是为斯序。

科学技术的发展，促使肿瘤放射治疗技术日新月异，走向了更精准、更复杂和更智能的方向。从 19 世纪末三位诺贝尔奖获得者奠定放射治疗学科的基础开始，到 20 世纪 50 年代开始的高能射线治疗恶性肿瘤、20 世纪 80—90 年代的三维适形及调强放射治疗技术，再到目前的容积旋转调强放射治疗、质子重离子治疗、硼中子治疗、FLASH 治疗等一批先进放射治疗技术的出现，给广大肿瘤患者的治疗带来了新的希望，也提高了肿瘤的治愈率。

先进的放射治疗技术势必需要复杂精密的放射治疗设备及高技术含量的治疗实施过程，这些都给我们带来了新的要求和挑战。放射治疗医师、物理师、技师、维修工程师等专业技术人员必须熟练掌握先进放射治疗设备、技术及操作的相关原理及技术要点，必须准确掌握设备性能及治疗适应证，才能让广大肿瘤患者真正享受到先进放射治疗技术带来的疗效提升、副作用减少、生存和生活质量提高的益处。

本书从现有技术的相关原理、操作规范、注意事项等贴合临床应用的实际出发，与时偕行，为放射治疗医师、物理师、技师、维修工程师等专业技术人员提供了重要学习和参考资料，同时也为患者的规范化治疗、放射治疗设备的安全正确使用、放射治疗全流程质量的保证等提供了借鉴。

最后期待广大放射治疗从业人员能从该书中汲取知识，提升能力！

复旦大学附属肿瘤医院研究员
中华医学会放射肿瘤治疗学分会放射物理学组组长 胡伟刚

前　言

进入21世纪以来，肿瘤放射治疗技术突飞猛进。放射治疗技术进入了“精确定位、精确计划、精确治疗”的“三精”放射治疗时代。放射治疗设备及相应软件治疗系统的功能越来越先进化、智能化。调强放射治疗、图像引导放射治疗、容积旋转调强放射治疗、呼吸门控引导放射治疗、深吸气屏气治疗、放射外科与立体定向放射治疗、质子重离子治疗、硼中子治疗、FLASH治疗等一批技术要求高、治疗精度高、操作流程复杂的先进放射治疗技术逐步在临床中予以推广应用。

在临床实践中，如何将上述先进放射治疗技术的特点及优势予以正确、充分地发挥出来，在获得最大肿瘤控制效果的同时，尽最大可能将正常组织的放射性毒性降到最低，从而为广大肿瘤患者提供最准、最优、最快的放射治疗服务，是我们面临的严峻课题。我们认为，解决好这一课题的关键在于放射治疗实施的规范化、标准化和同质化。基于此，我们组织湖南省内放射治疗物理与技术的业务骨干编写了这本《现代肿瘤放射治疗物理技术指导》，以此作为肿瘤放射治疗物理与技术临床实践的指导，尤其是对于基层医疗单位放射治疗从业人员的技术指导，从而确保放射治疗临床实践的安全有效。

本书系统介绍了肿瘤放射治疗物理与技术相关的基础知识、基本原理以及放射治疗临床实践各环节的操作规程、技术标准、质控规范、国家法规等内容。本书主要用于放射治疗物理师、放射治疗技师在临床实践操作中的理论与临床实践的指导用书，也可作为放射治疗医师了解放射治疗物理与技术知识的参考用书，同时还可以作为高等院校肿瘤放射物理与技术专业及研究方向的教师、学生的学习用书。

由于时间仓促、编写人员知识水平有限等原因，本书内容难免存在内容疏漏、描述不准确及错误之处，恳请同行们予以批评指正！

衷心感谢在本书出版过程中给予指导、帮助的各级领导及各位老师、同行们！

湖南省肿瘤医院

倪千喜　王　晖

目　　录

第一章 概 述

第一节 肿瘤放射治疗发展史

肿瘤放射治疗已有120多年的历史。1895年伦琴发现X射线，标志着放射诊断和放射治疗两个学科的诞生；1896年X射线开始应用于良性病变、皮肤癌和胃癌；1898年居里夫妇发现了放射性镭；1899年在瑞典成功地应用X射线治愈了皮肤癌患者；1913年X线球管研制成功；1922年生产了深部X线机；1934年提出了常规分割照射，并沿用至今。20世纪30年代建立了物理剂量单位——伦琴（R），50年代制造了^{60}Co远距离治疗机，可以治疗深部肿瘤。放射治疗从放射诊断科逐步分离出来，成为独立的临床学科。20世纪60年代有了电子直线加速器，20世纪70年代建立了镭疗巴黎系统，20世纪80年代发展了现代近距离治疗，20世纪90年代广泛开展了三维适形放射治疗、调强放射治疗和图像引导放射治疗等。

1921年，中国在北京协和医院安装了第一台浅层X线治疗机，2年后有了500 mg镭及放射性氡发生器，并于同年设立放射物理和放射生物室。1927年谢志光教授担任北京协和医院放射科主任，添置了放射治疗设备，并聘用了美籍放射物理师，中国大陆第一次有了专业的放射物理师。1932年北京大学附属医院建立了我国第一个独立的放射治疗科。1937年香港玛丽医院安装了专门用于治疗癌症的深部X射线治疗机。澳门回归之前无放射治疗设备，于2003年在澳门镜湖医院成立放射治疗中心。1911年台湾总督府医院设有X线治疗的理学治疗科，1937年台北帝国大学（台湾大学前身）医学部附属医院成立，改放射线科，后增设了放射治疗及同位素室。

1949年中华人民共和国成立之前，北京、上海、广州、长沙和沈阳等地有5家医院拥有放射治疗设备，之后我国放射肿瘤事业得到了迅速发展。1958年，成立了中国医学科学院肿瘤医院。1986年11月中华医学会放射肿瘤治疗学分会在西安成立。1987年1月，《中华放射肿瘤学杂志》的前身《中国放射肿瘤学》创刊，创办了第一个放射治疗专业杂志。

截至2020年，我国进行了共计10次放射治疗行业调研，从业人员数量详见表1-1，设备数量详见表1-2。2020年度中国大陆开展放射治疗单位总计1538家，从事放射治疗工作共计32978人，其中医师18966人、物理师4475人、技师9537人。2022年中国大陆现有直线加速器2139台，根据我国第七次人口普查数据，人口总数约14.43亿，每百万人口人均加速器台数为1.48台，未达到世界卫生组织推荐的2～4台标准。根据调研数据，未来5年，放射治疗医师特别是放射治疗物理师及技术人员队伍将快速发展，有较大幅度增长，将新装加速器近千台，其中较大一部分为现有存量设备的升级换新，加速器的增量较国际水平还有较大的差距。

表1-1　　中国大陆放射治疗行业从业人员数量

年份	医师/个	物理师/个	技术人员/个	工程师/个	护士/个
1986	1 715	180	1 410	312	1 062
1994	2 764	—	2 212	—	2 361
1997	3 440	423	2 245	730	3 094

续表

年份	医师/个	物理师/个	技术人员/个	工程师/个	护士/个
2001	5 113	619	3 465	932	5 002
2006	5 247	1 181	4 559	1 141	6 864
2011	9 895	1 887	6 103	1 411	11 689
2015	15 841	3 294	8 454	938	23 152
2017	16 301	3 709	8 363	1 405	19 939
2018	14 575	4 172	8 940	1 409	—
2020	18 996	4 475	9 537	—	—

表 1-2 中国大陆放射治疗行业从业设备数量

年份	加速器	^{60}Co 机	后装机	常规模拟机	CT 模拟机	MR 模拟机	质子/重离子加速器
1986	71	224	78	100	—	—	—
1994	164	304	217	170	—	—	—
1997	286	381	282	332	—	—	—
2001	542	454	379	577	—	—	—
2006	918	472	400	827	214	—	—
2011	1 296	286	317	376	1 427	—	—
2015	1 931	96	439	1 051	1 353	—	2
2017	1 851	73	365	1 622	825	—	5
2018	2 021	66	339	1 453	355	—	5
2020	2 130	57	457	1 034	1 208	89	

基于临床肿瘤学、影像诊断技术、计算机技术的快速发展，放射治疗由二维治疗年代进入三维治疗年代，从粗放式的常规照射进入了精确放射治疗年代。靶区得到更准确的照射，而正常组织受照剂量减少，疗效提高，毒副作用明显减少。

第二节 放射肿瘤学基础

一、放射治疗的理论基础

肿瘤放射治疗是利用放射线治疗肿瘤的一种局部治疗方法。通过使用放射线的电离辐射达到消灭肿瘤细胞或控制肿瘤增长的目的。放射治疗是使肿瘤接受高剂量，而正常组织接受剂量相对低，高辐射剂量可杀灭肿瘤细胞和肿瘤相关组织或控制肿瘤不再生长，同时使肿瘤周围正常组织的放射副作用降到最低。

细胞受到电离辐射的照射时，首先发生的是辐射与细胞的原子和分子间的标准物理作用，随后是对细胞功能的随机生物损伤。辐射的生物效应主要来自对 DNA 的损伤，DNA 是细胞内的关键靶，但细胞内的其他部位受损伤后也可能会导致细胞死亡。在辐射损伤发生的过程中，分为直接作用和间接作用两种方式发生。

直接作用是指辐射直接与细胞的关键靶相互作用，是高 LET 射线与生物物质相互作用的主要过程。间接作用是指辐射与细胞内的其他分子或原子（主要是水，细胞成分的 85%为水）相互作用，产生自由基，在细胞里自由基通过扩散损伤细胞内的关键靶。低 LET 辐射（如光子或电子线）约 2/3 的生物损伤是由间接作用所致。

二、学科组成和技术团队

放射肿瘤学是肿瘤学的重要组成部分，放射肿瘤学由临床肿瘤学、放射治疗学、放射物理学和放射生物学组成，还涉及计算机、影像诊断和解剖等重要学科，是一门专业性和技术性很强的临床学科。

临床肿瘤学知识包括流行病学、病因、发病机制、病理、影像诊断、分期、治疗和预后等，可用于肿瘤的诊断、分期和治疗。放射肿瘤医师需了解不同肿瘤的生物学行为、转化，掌握各种肿瘤的诊断分期和不同临床期别的治疗原则，放射治疗在不同肿瘤和临床分期治疗中的作用等，以循证医学为依据，开展临床诊断、治疗和预后判断。

放射治疗学以临床肿瘤学、放射物理和生物学为基础，对患者作出最基本的临床诊断和分期后，确定综合治疗原则。在具体实施放射治疗方案时，定义照射靶区、处方剂量、正常组织限制剂量、执行放射治疗计划。从事放射治疗的人员包括放射肿瘤医师、物理师、技师和护师，在整个放射治疗过程中既各司其职，又紧密配合，最终保证放射治疗的顺利实施。

放射物理学研究各种射线的物理特征、临床剂量学和放射治疗设备的质量保证和控制。放射物理专业性强，需要物理师掌握对各种射线的特点和应用原则，掌握各种设备的性能及临床剂量学、剂量计算，治疗计划设计，对放射治疗设备和治疗计划开展质量控制和保证，落实辐射防护和应急措施。

放射生物学的最基本目的是阐述辐射产生的分子和细胞生物学机制，制定放射治疗的基本策略。放射生物学基本知识包括照射的正常组织及肿瘤效应的过程及机制，如 DNA 损伤和修复、乏氧、再氧合、肿瘤细胞再增殖。通过放射生物学知识，可以开展放射治疗新方法研究，如乏氧细胞增敏剂、高 LET 射线照射和不同剂量分割模式等。同时，可为临床放射治疗研究方案的设计提供理论基础。现代放射生物学包括了基因组学、蛋白质组学、代谢组学和免疫组学，应用这些知识用以指导临床预后和分层治疗。放射肿瘤医师必须具备放射生物知识，形象地说，肿瘤放射生物学就是肿瘤放射治疗的“药理学”。

三、放射治疗流程和操作规程

放射治疗流程涉及每一位患者的诊断分期、靶区勾画、剂量定义、放射治疗计划设计、执行和治疗，质量保证和控制，疗效和毒副作用观察等一系列事件，也涉及新的放射治疗技术的实施。

放射治疗标准操作规程（Radiotherapy-Standard Operating Procedure，R-SOP）就是将放射治疗流程中每一环节和放射治疗技术的标准操作步骤和要求以统一的标准化格式描述出来，指导和规范日常的放射治疗工作，减少各种不规范操作所带来的误差，提高放射治疗的精确性和准确性，最大限度地提高肿瘤照射剂量，降低正常组织的受照剂量，保证安全顺利地执行整个放射治疗过程。放射治疗标准操作规程是经过不断实践总结出来的、在当前条件下可以实现的、最优化的操作规范。R-SOP 的精髓在于把每一个岗位应该做的放射治疗诊治工作进行细化、量化和优化，尽可能地将相关操作步骤进行流程化和精细化，使大家都能理解而不产生歧义，使任何从业人员处于这个岗位上，经过合格培训后都能很快胜任该岗位。

每个放射治疗单位应根据实际情况制定自己的放射治疗标准操作规程，内容包括常见恶性肿瘤的诊断和治疗流程、各种放射治疗技术的操作规程，后者包括模拟定位、计划设计、立体放射治疗、图像引导放射治疗、旋转调强放射治疗等技术。放射治疗标准操作规程需要明确员工职责，包括负责者、制定者、审定者和批准者，逐步在本单位实施和推广应用，并定期更新和修订，见表 1－3。

表 1-3 放射治疗标准化流程

标准放射治疗流程	内容	执行人员
病史和体检	判定临床特征和肿瘤范围	放射肿瘤医师
临床分期	标准分期检查	放射肿瘤医师
临床诊断	确定临床和病理诊断，进行临床分期	放射肿瘤医师
确定总治疗原则	单一治疗或综合治疗	放射肿瘤医师
确定放射治疗原则	根治、姑息或挽救性放射治疗	放射肿瘤医师
确定放射治疗技术	选择照射技术：常规照射、三维适形照射、调强放射治疗、近距离照射等	医师和物理师
模拟定位	体位固定，模拟机拍片或 CT/MRI 模拟扫描	技师和医师
治疗计划制订	靶区正常组织勾画，确定 GTV、CTV 和 PTV，处方剂量和正常组织限制剂量	放射肿瘤医师
治疗计划设计	设计照射野，优化治疗计划，选择合适的照射技术并计算选择最佳方案	物理师和医师
治疗计划验证	模体验证或其他验证计划的准确性	物理师
治疗计划执行	加速器摆位、拍摄验证片、核对治疗单	物理师和技师
加速器治疗	加速器照射患者，体位验证	技师
疗中观察	每周核对治疗单，检查患者，观察疗效和记录毒副作用	医师、技师和护师
质量保证和控制	对仪器设备进行质量保证和质量控制	物理师和技师
随诊	制订随访计划，治疗后定期随诊患者	放射肿瘤医师
长期疗效和毒副作用	建立临床和物理数据库，计算生存率和观察毒副作用，不断改进治疗方法和技术	放射肿瘤医师

四、放射治疗的作用和地位

放射治疗是恶性肿瘤的三大主要治疗手段之一。世界卫生组织在 20 世纪 90 年代报告中提到，45%的恶性肿瘤可治愈，其中手术治愈约 22%，放射治疗治愈约 18%，化学治疗治愈约 5%。在中国，50%～70%的肿瘤患者在病程中需要接受放射治疗，包括根治性放射治疗、辅助治疗或姑息治疗。

放射治疗的适应证主要决定于病理类型、肿瘤分期、预后因素和患者耐受情况。部分肿瘤对放射治疗敏感，放射治疗可以根治，某些恶性肿瘤通过放射治疗和手术、化学治疗联合可以得到根治，约 50%的放射治疗患者为根治性放射治疗。另一方面，放射治疗可以提高晚期患者的生存质量，并延长生存期。随着放射治疗新技术的应用，放射治疗的适应证更为广泛和有效。

放射治疗是给一定的肿瘤体积准确的、均匀的剂量，而周围正常组织剂量很小，因此在正常组织损伤很小的情况下，根治了恶性肿瘤，这样既保证了患者的生存又保证了患者的生存质量。根治性放射治疗是放射治疗的主要任务，但也不可忽视其姑息治疗的作用，姑息治疗的目的在于缓解症状、延长生存期，并在一定程度上控制肿瘤。如果在姑息治疗中肿瘤缩小较好，患者一般情况改善，可将姑息治疗改为根治性放射治疗。

第三节 发展方向

一、重离子治疗

放射线分为低 LET 射线和高 LET 射线，前者包括光子和电子线，后者包括快中子、负 π 介子、重离子等，目前在临床上主要应用低 LET 射线治疗肿瘤。虽然质子的生物效应和低 LET 射线相似，但质子具有低 LET 射线没有的 Bragg 峰，运用自动化技术控制质子能量释放的方向、部位和射程，可将 Bragg 峰控制在肿瘤靶区的边界，实现肿瘤的精确照射。重离子如碳离子既具有生物优势，也具有物理优势（Bragg 峰），对低 LET 射线抗拒的肿瘤，碳离子治疗具有明显的优势，可以提高这部分患者的生存率。

质子治疗在国内外已经得到较为广泛的应用，随着小型化和技术上的突破，设备更加便宜，治疗性价比提高，质子治疗将更广泛应用于临床。碳离子治疗设备昂贵，维护成本高，其应用受到很大的限制，但碳离子治疗的生物和物理优势，使部分患者治疗获益，同样具有一定的临床应用前景。

二、超高剂量率放射治疗

超高剂量率放射治疗（FLASH-RT）是一种以超高剂量率为主要特征的放射治疗技术，对于 FLASH-RT 剂量率，当前尚无确切的界定值，目前实验研究中所用剂量率大都在 2400 Gy/min 以上，照射时间一般不到 1 秒。

Flash 效应于 1959 年首次被观察到，尽管期间对 FLASH-RT 效应的研究有了一些结果，但研究结果均未能成功地向临床应用转化，直到近几年 FLASH 效应受到了广泛关注，各国科学家开始深入探索 FLASH-RT 的生物学机制及临床转化的意义和价值。甚至有观点认为，FLASH-RT 有望成为通过降低正常组织损伤提高肿瘤控制率的突破性治疗方法。尽管 FLASH-RT 具有独特的技术魅力，目前已有的数据似乎支持 FLASH-RT 临床应用，但 FLASH 效应的生物学机制仍不明确，且该技术具有一定的复杂性和疗效的不确定性，因此 FLASH-RT 在广泛应用于临床之前还需经过大量的科学研究。

三、剂量分割模式

和其他医疗方式一样，放射治疗也必须平衡放射治疗的风险和效益的关系，其目的是使肿瘤接受足够的放射剂量，而正常组织所受剂量不会产生严重的并发症。因此，放射治疗分割模式的选择是在提高肿瘤控制概率的同时保证正常组织并发症的概率处于较低的水平。常规分割将剂量分成多次，通过分次剂量间亚致死损伤的修复以及细胞的再群体化保护正常组织，同时肿瘤细胞的再氧合和再分布增加对肿瘤的杀伤。常规分割通过每次使用小剂量的照射方式保护晚反应组织，合理的疗程时间允许早反应组织的再生和肿瘤的再氧合的发生，从而保证放射治疗的疗效。

为了更好地保护正常组织，提高治疗效果，突破常规分割照射模式所提出新的放射治疗分割方式包括大分割（包括 SRS/SBRT）、超分割、加速分割和加速超分割。大分割照射技术具有单次剂量大、治疗时间短、生物效应高、治疗效果好和正常组织损伤小等特点，已广泛应用于临床，如早期非小细胞肺癌、肺转移、脑转移和单发椎体转移等。超分割照射技术具有比常规分割更小的分次量（＜1.8 Gy），每天大于 1 次的分割次数，以降低晚期并发症，从而可以实施较高的肿瘤总剂量。加速分割是通过减少治疗时间以最大限度地降低治疗期间肿瘤细胞的再群体化的剂量分割方式。连续加速分割放射治疗是一种采用每天 3 次连续 12 天的实验性方案。不同分割模式的应用范围和临床疗效的研究对其临床广泛应用至关重要。

四、体位固定

体位固定是放射治疗中极其重要的一个环节，是“三精”放射治疗中必不可少的一个步骤。通过借助体位固定辅助装置，可使患者在整个放射治疗中可重复定位时的体位保持正确的体位不变。常用的体位辅助装置有头枕、塑料网膜、真空塑形垫、发泡胶和乳腺托架、一体化体架、盆腔俯卧位体架等。

为了更好地确保放射治疗精度，根据治疗技术特点而设计的一些个体化的体位固定装置也不断得到研发及应用，如 BodyFIX、Qfix、SRS/SBRT 专用体架等。BodyFIX 是一种较新的体位固定装置，主要由碳纤维底板、真空塑形垫和塑料薄膜三大部分组成，由真空塑形垫和负压膜组成的双真空负压体位固定方式使患者处于一个“真空负压”的环境中。由于外界大气压力，患者在整个定位和治疗环节都处于一个可耐受的大气压力环境中，可以有效限制患者的呼吸运动幅度，且呼吸频率更规律、更稳定，由此可大幅减少由于呼吸运动引起的靶区运动幅度，这样可以最大程度减少照射范围，减少正常组织损伤，减少并发症，提高患者生存质量。四维可视化图像实时引导（4DCBCT）可以清晰观察到肿瘤和肺组织的实时位置及运动区间，从而可以全过程监控肿瘤靶区的运动范围并进行位置修正，BodyFIX 装置联合 4DCBCT 技术可确保肿瘤靶区始终在设定的照射范围内，最大程度提高治疗精确度和疗效。

此外，3D 打印技术在放射治疗体位固定中也发挥了独特优势。个体化的、重复性好的、精度高的体位固定装置是未来发展的需要。

五、图像引导放疗

图像引导放疗是指在患者进行治疗前、治疗中或治疗后利用各种影像设备获取患者相关影像资料，对肿瘤、正常组织器官或患者体表轮廓进行定位，能根据其位置变化进行调整，以达到靶区精确放射治疗和减少正常组织照射剂量的放射治疗技术。

用于放射治疗系统的图像引导技术包括电子射野验证（EPID）、锥形束 CT（CBCT）、光学体表成像、磁共振影像引导等。通过引导影像可构建疗效预测模型，为自适应放射治疗提供参考依据。对于有多种引导方式的放疗中心，可采用多种影像引导方式，形成多模态的图像引导放疗。

六、呼吸运动管理

呼吸运动管理技术包括 4D 影像（4DCT）、主动呼吸控制（ABC）、呼吸门控（Gating）、动态肿瘤追踪（DTT）、光学体表监测（OSMS）等。患者在自由呼吸的状态下，肿瘤的运动幅度可超过 2 cm，进行呼吸管理可降低放射治疗时脱靶的概率。采用 ABC、Gating、DTT、OSMS 等管理模式可有效限制肿瘤的运动范围，缩小照射体积、降低放疗副作用的发生，但由于这些技术配置费用较高、操作复杂、会显著增加放射治疗时间等原因，在国内大规模开展的放疗中心不多，如何高效地进行呼吸运动管理成为许多临床放疗中心需要解决的问题。

七、放射治疗的质量保证和质量控制

为保证放射治疗的整个服务过程中的各个环节按照国际标准准确安全地执行，需采取一系列必要的质量保证与质量控制措施。在放射治疗的过程中，高精度的肿瘤定位、高精度的治疗计划设计和高精度的治疗实施为放射治疗的质量保证（QA）和质量控制（QC）提出了更高的要求，相关国家和地区组织撰写并出版了相应的标准和指南，力图使各医疗机构的肿瘤放射治疗水平达到地区、国家或国际水平。

既往放射治疗的 QA 多基于相应的标准和指南定期开展，随着技术的进步和发展，QA 的定期开展有朝着实时监测、预测模型构建、自动化 QA 的方向发展的趋势。实现 QA 数据的实时监测不仅有利于物理师、技师和工程师及时了解治疗设备的状况并制定合理的设备保养、维修方案，也便于医务工作者了解患者实施照射的实际情况，必要时可及时对患者治疗方案进行调整。

第二章 肿瘤放射物理学基础

第一节 原子物理基础

原子是物质组成的基本单元，在古代仅仅是一种假说。到了 19 世纪，人们对原子已有了相当的了解。根据气体动力学理论，可知 1 mol 物质含有阿伏伽德罗常数 N_A 个原子。1869 年，门捷列夫（D. I，Mendeleev）发现元素周期表，系统总结了元素的物理和化学性质，对于今后我们认识和研究原子具有极其重要的意义。

一、原子核的基本特性

让我们来简单回顾一下原子核的基本特性。原子核是一种致密的、带正电的物质，由中子和质子组成，中子和质子统称为核子。一个中子和一个质子的质量大致相当，一个原子核的质量大约是一个电子质量的 2000 倍。原子核用符号 ${}_{Z}^{A}X$ 表示，其中 A 是原子质量数，Z 是原子序数，X 是化学元素符号。质子数等于 Z，核子数等于 A，原子可以表示成：${}_{1}^{1}H$、${}_{2}^{4}He$、${}_{27}^{60}Co$。有时候原子用化学符号加“-”再加上原子质量数表示（如钴-60），这两种符号都是常用的符号。中子数可以这样写：$N=A-Z$，以 ${}_{2}^{4}He$（α 粒子）为例，$N=A-Z=4-2=2$ 个中子。

一种元素的化学特性取决于原子核中的质子数。通常情况下，原子是不带电的，因此电子数等于质子数。决定一个原子化学性质的正是它的电子数，目前已知的元素大约有 100 种。质子数相同中子数不同的两个原子在化学性质上是相同的，但中子数更多的原子其质量更大。质子数相同而中子数不同的两个原子核互称为同位素。已知的同位素有几百种，接下来举几个同位素的例子。

氢有 3 种同位素：${}_{1}^{1}H$ 是普通的轻氢，是主要存在的同位素。氘（${}_{1}^{2}H$）和氚（${}_{1}^{3}H$）则被认为是重氢。氘有一个质子一个中子，氘原子的原子核称为“氘核”，存在于自然状态下的水中，但浓度很低。两个氘原子和一个氧原子结合时，得到的水比正常的水稍重，因此又称“重水”。氚有一个质子和两个中子，具有放射性，自然状态下不存在。

${}_{27}^{59}Co$ 不具放射性，是钴自然状态下存在的同位素。${}_{27}^{60}Co$ 是钴的放射性同位素，可用在放射治疗中。在沥青铀矿中自然发现的铀是同位素的混合物，${}_{92}^{235}U$ 是一种很容易核裂变的同位素，${}_{92}^{238}U$ 是主要存在的同位素，不容易发生裂变。这里需要区分几个定义：

同质异位素（Isobar）：A 值（核子数）相同，Z 值（质子数）不同，例如原子核 ${}_{15}^{32}P$ 和 ${}_{15}^{32}S$ 就是同质异位素。

同质异能素（Isomer）：A 值和 Z 值相同，但原子核处于不同的能态——激发态。同质异能素的一个例子 ${}^{99m}Tc$，${}^{99m}Tc$ 是 ${}^{99}Tc$ 的同质异能素，广泛应用于核医学，通过发射 γ 射线发生衰变。该原子核处于亚稳定状态，就是说，激发态有相对较长的寿命。

同中子异核素（lsotone）：中子数相同。

原子质量单位用 u 表示，等于一个 ${}_{6}^{12}C$ 原子质量的 1/12（1.66×10^{-27} kg），这相当于931 Mev 的能量。一个 u 约等于一个核子的质量，质子的质量是 1.00727 u，中子的质量是 1.00866 u。

二、原子结构

（一）原子结构的基本定义

原子是构成物体的微小单位，其大小是 10^{-10} m 数量级。原子中心是带正电的原子核，大小是原子的万分之一，在 10^{-10} m 数量级。原子核的周围是带负电的电子，电子围绕原子运动，每个电子所带的电荷量 $e=1.60219\times10^{-19}$ C。原子核由不同数量的质子和中子组成。中子和质子统称为核子，它们的质量近似相等，但每个质子带正电荷 e，中子不带电。

原子序数 Z：原子中的质子数或电子数。

原子质量数 A：原子中的核子数（质子数 Z 与中子数 N 之和，$A=Z+N$）。

A 和 Z 没有基本的关系式，但有个经验公式提供给我们，稳定的原子核 A 和 N 的近似关系式：

$$Z=\frac{A}{1.98+0.0155A^{2/3}} \tag{2-1}$$

原子质量数 M：用原子质量单位 u 表示，1 u 等于 ^{12}C 原子质量的 1/12 或 931.5 MeV/c^2。M 小于组成该原子的粒子单独质量之和（$M<M_p+M_n+M_e$），因为原子核中存在着束缚粒子（核子）的固有能量。

克原子（gram-atom）：包含 N_A 个某元素的克数（多少克该元素含有 N_A 个原子），其中 $N_A=6.02\times10^{23}$ atoms/g-atom（阿伏伽德罗常数）。所有元素的原子质量数定义为每克该元素精确包含 N_A 个原子，例如：

1g-atom 的 ^{60}Co 就是 60 g ^{60}Co。60 g ^{60}Co（1 g-atom）含有阿伏伽德罗常数个 ^{60}Co 原子。

单位质量的原子数 N_A：

$$\frac{N_a}{m}=\frac{N_A}{A} \tag{2-2}$$

单位体积内的电子数：

$$Z\frac{N_a}{V}=\rho Z\frac{N_a}{m}=\rho Z\frac{N_A}{A} \tag{2-3}$$

单位质量的电子数：

$$Z\frac{N_a}{m}=\frac{Z}{A}N_A \tag{2-4}$$

注意：对所有元素，$\left(\frac{Z}{A}\right)\approx0.5$，但氢元素除外，氢的$\left(\frac{Z}{A}\right)=1$。事实上，$\frac{Z}{A}$从低 Z 元素的 0.5 缓慢减少至高 Z 元素的 0.4。

在核物理中，通常把核素 X 表示成 $^{A}_{Z}X$，例如：核素 ^{60}Co 表示成 $^{60}_{27}$Co，核素 ^{226}Ra 表示成 $^{226}_{88}$Ra。

在离子物理中，通常在字母中加上标＋或－表示离子，例如：一次电离的 ^{4}He 原子表示成 $^4_2He^+$，两次电离的 $^4_2$He 原子表示成 $^4_2He^{2+}$，即 α 粒子。

如果我们假设分子的质量等于组成这个分子所有的原子质量和，那么对任何分子化合物，每 g-mole 化合物中含有 N_A 个分子，以克为单位的克摩尔数（g-mole 或 mole）则为组成该分子的所有原子的原子质量数之和。例如，1 g-mole 的水就是 18 g 水、1 g-mole 的 CO_2 就是 44 g 的 CO_2。因此，18 g 水或 44 g 的 CO_2 含有 N_A 个分子（或 $3N_A$ 个原子，因为每个水分子和二氧化碳分子都含有 3 个原子）。

玻尔的量子理论和随后发展起来的量子力学揭示，核外电子运动状态是由主量子数 n，轨道角动量量子数 l，轨道方向量子数 m_l 和自旋量子数 m_s 决定。n 取值依次为 1，2，3…6，7；对每一个 n，l 可以取 0，1，2…$n-1$；对每一个 l，m_l 可以取 $-l$，$-l+1$…$l-1$，l；对每一个 m_l、m_s 可以取 $-1/2$ 和 $+1/2$。根据泡利不相容原理，在原子中不能有两个处在同一状态，也就是说，不能有两个电子具有完全相同的四个量子数。在原子中具有相同 n 量子数的电子构成一个壳层，$n=1$，2，3，4，5，6，7 的各层分别称为K，L，M，N，O，P，Q层；每个壳层最多可以容纳 $2n^2$ 个电子，如K层和L层最多容纳的电子数分别是2和8。在一个壳层内，具有相同 l 量子数的电子构成一个次壳层，$l=0$，1，2，3，4，5，6 的各次壳层分别用符号s，p，d，f，g，h，i来表示；每个壳层最多容纳 $2(2l+1)$ 个电子（表2-1）。

表2-1　电子的壳层结构

壳层	能级顺序	各能级电子数	壳层最多容纳的电子
K	1s	2	2
L	2s，2p	2，6	10
M	3s，3p	2，6	18
N	4s，3d，4p	2，10，6	36
O	5s，4d，5p	2，10，6	54
P	6s，4f，5d，6p	2，14，10，6	86
Q	7s，5f，6d…	2，14，10…	

（二）原子的卢瑟福模型

19世纪中，从溶液导电和气体放电现象中，发现原子可以带正电或负电而形成正或负离子。1897年，汤姆逊（J. J. Thomson）通过阴极射线实验发现阴极射线就是电子流，并实验测量出了电子的荷质比 $\frac{e}{m}$。1910年，密立根（RA. Millikan）油滴实验求得电子电荷 $e\approx1.6\times10^{-19}$ C。汤姆逊曾提出一个模型，他设想带正电荷部分是一个原子那样大的球体，正电荷均匀分布在球体中，而电子镶嵌在其中，这个模型被后来的实验事实所否定。

卢瑟福（Rutherford）原子模型是建立在1909年Geiger和Marsden的 α 粒子在金箔中散射实验基础上的，这个实验是验证Thomson原子模型的正确性。该模型假设正电荷和电子均匀分布在半径为几埃的原子球体中。理论计算预计 α 粒子在原子中的散射概率，散射角超过90°的概率约为 10^{-3500}，而Geiger-Marsden实验显示 α 粒子散射时散射角大于90°的概率约为 10^{-4}。

1911年，卢瑟福从Geiger-Marsden实验结果推断，正电荷和原子绝大部分质量集中在原子核（直径为几个fm），负电荷分布在原子核的外围（直径有几个埃）。

在 α 粒子散射中，带正电 α 粒子与质量和电荷都比其大得多的原子核发生库仑排斥相互作用，这种相互作用使 α 粒子产生双曲线轨迹。散射角 θ 是碰撞参数 b 的一个函数，极端情况是垂直碰撞，$b=0$ 和 $\theta=\pi$（反向散射）。假设，在反向散射作用过程中遵循能量守恒，最接近距离 $D_{\alpha\text{-}N}$ 为：

$$E_K(\alpha)=\frac{Z_\alpha Z_N e^2}{4\pi\varepsilon_0 D_{\alpha\text{-}N}}\Rightarrow D_{\alpha\text{-}N}=\frac{Z_\alpha Z_N e^2}{4\pi\varepsilon_0 E_K(\alpha)} \tag{2-5}$$

式中 Z_α 为 α 粒子的原子序数，Z_N 为散射介质的原子数，$E_K(\alpha)$ 为 α 粒子的初始动能。

α 粒子（电荷 $+2e$）与原子核（电荷 $+Ze$）由于库仑场相互作用产生的排斥力遵从 $\frac{1}{r^2}$ 定律，如下式：

$$F_{Coul}=\frac{2Ze^2}{4\pi\varepsilon_0 r^2} \tag{2-6}$$

b 与 θ 的关系式为：

$$b=\frac{1}{2}D_{\alpha\text{-}N}\cos\frac{\theta}{2} \tag{2-7}$$

卢瑟福散射微分截面的表达式为：

$$\left(\frac{d\sigma}{d\Omega}\right)_R=\left(\frac{D_{\alpha\text{-}N}}{4}\right)^2\frac{1}{\sin^4(\theta/2)} \tag{2-8}$$

（三）氢原子的波尔模型

1913年，波尔结合经典非相对论力学和角动量量子化，在卢瑟福原子模型的基础上提出了波尔原子模型，该模拟基于4个假设。波尔模型成功解释了单电子原子体系，如氢原子、单次电离的氦原子、两次电离的锂原子等（图2-1）。

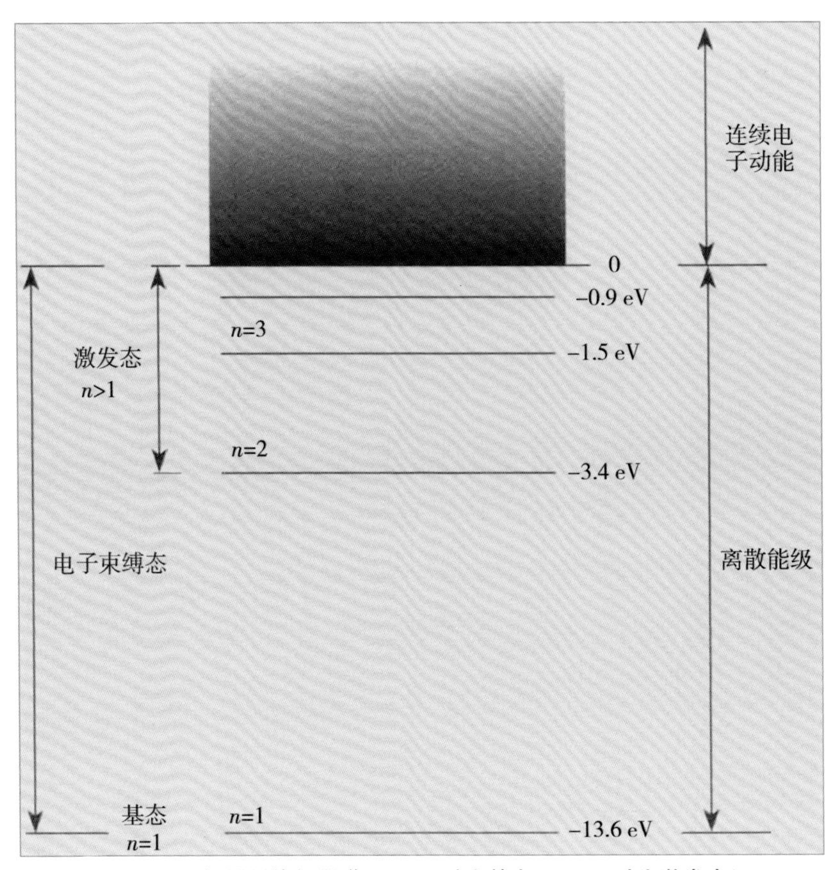

图2-1 氢原子能级图谱（n=1时为基态，n>1时为激发态）

波尔的4个假设如下。

假设1：电子以确定的轨道（壳层）绕着卢瑟福原子核旋转带负电的电子与带正电的原子核之间的库仑引力 $F_{Coul}=\frac{2Ze^2}{(4\pi\varepsilon_0 r^2)}$，与向心力 $F_{cent}=\frac{m_e\nu^2}{r}$ 相等。其中 Z 是原子核的质子数，r 是轨道半径，m_e 是电子质量，ν 是电子在轨道上的速度。

假设2：在轨道中，尽管电子以恒定的加速度运动，但不损失能量（该假设违背自然基本规律，因为具有加速度的带电粒子会通过辐射方式损失部分能量）。

假设3：电子在允许轨道的角动量 $L=m_e\nu r$，量子化后 $L=n\hbar$，n 是主量子数，是个整数；$\hbar=\frac{h}{(2\pi)}$，h 是普朗克常量。角动量的简单量子化，目的是保证角动量是基础值（$\hbar$）的整数倍。

假设4：当电子从量子数为 n_i 的初始轨道跃迁到量子数为 n_f 的最终轨道，原子或离子会发生辐射。

单电子波尔原子的半径：

$$r_n=\alpha_0\left(\frac{n^2}{Z}\right)=0.529\dot{A}\left(\frac{n^2}{Z}\right) \tag{2-9}$$

式中 α_0 是波尔半径（$\alpha_0=0.529\dot{A}$）。单电子波尔原子的电子速度 v_n：

$$v_n=\alpha C\left(\frac{Z}{n}\right)=\frac{C}{137}\left(\frac{Z}{n}\right) \tag{2-10}$$

式中 α 是精细结构常数$\left(\alpha=\frac{1}{137}\right)$。

在单电子原子（如：氢原子、单次电离的氦原子、两次电离的锂原子）中，轨道电子的壳层能级表达式如下：

$$E_n=-E_R\left(\frac{Z}{n}\right)^2=-13.6\ \mathrm{eV}\left(\frac{Z}{n}\right)^2 \tag{2-11}$$

式中 E_R 为里德伯能量（13.6 eV）；n 是主量子数（$n=1$ 时，是基态；$n>1$ 时，是激发态）；Z 是原子序数（$Z=1$，氢原子；$Z=2$，一次电离的氦原子；$Z=3$，两次电离的锂原子等）。

发射光子的波数 k 计算式如下：

$$k=\frac{1}{\lambda}=R_\infty Z^2\left(\frac{1}{n_f^2}-\frac{1}{n_i^2}\right)=109737\ \mathrm{cm}^{-1}Z^2\left(\frac{1}{n_f^2}-\frac{1}{n_i^2}\right) \tag{2-12}$$

式中 R_∞ 为里德伯常数。

（四）多电子原子

对于多电子原子，波尔原子理论为轨道电子结合能和电子跃迁发射光子提供了定性分析的数据资料。电子分布在允许的壳层，每层最多容纳 $2n^2$ 个电子，n 是壳层数（主量子数）。

$Z>20$ 的原子，K 层结合能 $E_B(K)$ 的估算式如下：

$$E_B(K)=E_RZ_{eff}^2=E_R(Z-s)^2=E_R(Z-2)^2 \tag{2-13}$$

式中 Z_{eff} 为有效原子序数，$Z_{eff}=Z-s$，s 为屏蔽常数，对于 K 层电子，$s=2$。

原子的激发：当电子从所处的壳层跃迁到更高壳层 n 层，导致壳层空缺或没有完整的电子结构时发生原子激发。

原子的电离：当电子脱离原子时发生原子电离，也就是说电子获得足够能量克服结合能而逃脱原子的束缚。

轨道电子通过多种相互作用获得一定的能量后，发生激发和电离。这些相互作用包括：①与带电粒子的库仑场相互作用；②光电效应；③康普顿效应；④三重态过程；⑤内转换；⑥电子捕获；⑦俄歇效应；⑧正电子湮灭。

一个轨道电子能从高 n 壳层填充到低 n 壳层的空穴，两个壳层间的能量差会通过特征光子形式发射出去，或将能量传递给一个更高 n 壳层电子，以俄歇电子（Auger electron）的形式发射出去。

多电子的原子能级与单电子原子结构类似，但内壳层电子被大的能量所束缚。

每个轨道电子壳层空穴发射的特征光子（有时称荧光光子）的数量称为荧光产额 ω，此时每个轨道电子壳层空穴发射的俄歇电子数量等于（$1-\omega$）。荧光产额取决于原子序数 Z 和壳层主量子数。当原子 $Z<10$ 时，荧光产额 $\omega_K=0$；当 $Z\approx30$ 时，$\omega_K=0.5$；高原子序数的原子，K 层的荧光产额 $\omega_K=0.96$。

（五）原子核结构

原子的绝大部分质量集中在原子核上，原子核含有 Z 个质子和（$A-Z$）个中子，Z 是原子数，A 是原子质量数。

原子核半径 r 近似为：

$$r=r_0\sqrt[3]{A} \tag{2-14}$$

式中 r_0 是假定等于电子经典半径 r_e 一半的常数（约 1.4 fm）。质子和中子通常称为核子，在原子核中它们被强力所束缚着。静电力和万有引力的大小与距离成反比，而两个核子之间的强力作用范围却非常短。在这样短的距离上主要是强力作用，超过其他力几个数量级。

原子中每个核子的结合能 E_B 随核子数 A 变化而缓慢改变，数量级约为 8 MeV/nucleon，在 $A\approx60$

时出现最大值 8.7 MeV/nucleon。给定原子核，结合能可根据质量亏损 Δm 的能量当量计算出来，如下式：

$$\frac{E_B}{nucleon}\Delta mc^2/A=\frac{Zm_pc^2+(A-Z)m_nc^2-Mc^2}{A} \tag{2-15}$$

式中 M 是核子质量，单位是 u，$uc^2=931.5$ MeV；m_pc^2 是质子静止质量；m_nc^2 是中子静止质量。

（六）原子光谱

原子太小，其内部结构无法直接观察。只能利用外部手段影响原子，观察其发生的反应，通过对实验结果的分析来推断原子的结构。由于原子发射或吸收特定波长的电磁波，这与原子内部结构的运动过程相关联，可以从光谱的规律性中得到有关原子的内部结构信息。

氢原子谱线相对比较简单，谱线较少，它们的频率（波长）看起来似乎很杂乱。巴耳末（J. J. Balmer）经过仔细研究，发现可见光部分四条谱线（H_α：656.21 nm；H_β：480.7 nm；H_γ：434.01 nm；H_σ：410.12 nm）的波数满足如下关系式：

$$\sigma=A\left(\frac{1}{2^2}-\frac{1}{n^2}\right),\ n=3,4,5,6 \tag{2-16}$$

该式称为巴耳末公式，其中 A 是一个常数。

里德伯（J. R. Rydberg）得出一个氢原子光谱的普遍适用公式：

$$\sigma=R_H\left(\frac{1}{m^2}-\frac{1}{n^2}\right),\ n=m+1,\ m+2,\ \cdots \tag{2-17}$$

$m=2$ 时，即为巴尔末系。R_H 为氢的里德伯常量，$R_H=1.09677\times10^7\ \text{m}^{-1}$。

上述两个公式是一个非常简洁的数学关系式，却反映了氢原子结构中的某种物理关系。1908 年，里兹（W. Ritz）将上述关系进一步拓展，各种原子光谱谱线的波数均可以用下式表示：

$$\sigma_{mn}=T_m-T_n \tag{2-18}$$

自从 1895 年伦琴（W. C. Rontgen）发现 X 射线后，原子的 X 射线谱研究迅速发展。原子发射具有元素特征的线状谱，称作原子的 X 射线标识谱。不同元素的标识谱结构相似，都是由 K，L，$M\cdots$ 等线系组成。莫塞莱（H. G. Moseley）发现，不同元素对应的谱线频率之间存在着简单的规律。例如：K_α 线的频率，满足如下关系式：

$$\nu\approx2.48\times10^{15}\ (Z-1)^2\,\text{Hz} \tag{2-19}$$

式中 Z 是原子序数，该规律称为莫塞莱定律。

（七）原子核的稳定性

对之前讨论的氘核结合能进行分析，假设 $m(A,Z)$ 是一个核子数为 A、原子数为 Z 的原子核的质量，m_p 是一个自由质子的质量，m_n 是一个自由中子的质量。概括来讲，一个具有 A 个质子和（$A-Z$）个中子的原子核的结合能是：

$$\Delta E=\{m\ (A,Z)-Zm_p-(A-Z)m_n\}c^2 \tag{2-20}$$

注意：ΔE 得到的是一个负值。

做一个$\frac{|\Delta E|}{A}$图表，即每个核子的平均结合能与质量数 A 之比的图表，非常有指导意义（图 2-2）。大部分原子核的平均结合能约为每核子 8 MeV，非常轻的元素如锂的平均结合能很低，随着质量数的增大，$\frac{|\Delta E|}{A}$也迅速上升。曲线在 ^{56}Fe 的时候达到了顶峰，然后随着 A 增加而缓慢下降。顶峰的出现是由核力的短程作用距离引起的。对轻原子核来说，每一个核子都能“感受”到所有其他核子的核力。随着原子核的核子数增加，原子核越来越大，最终大到每一个核子不再能“感受”到所有其他核子的核力，只能感受到附近核子的核力，这是短程强核力作用的结果。这种情况发生时，一种饱和就产生

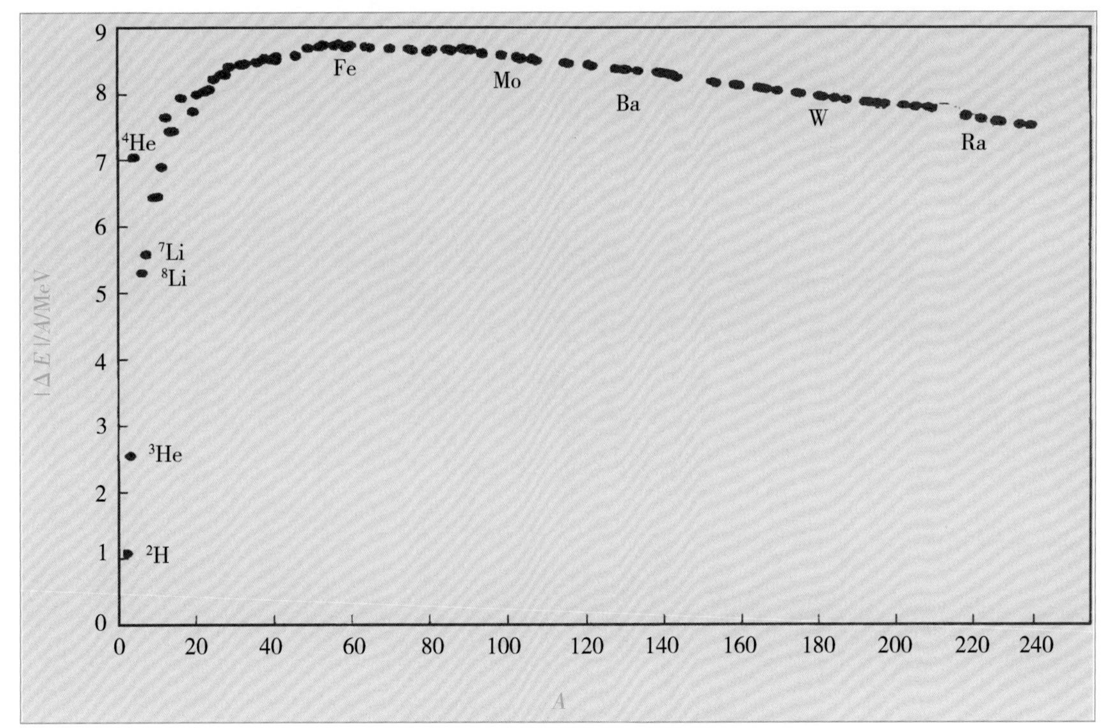

图 2-2　核子的结合能与原子数之比绘制的图表

了，随着核子数的增加，每个核子的平均能量不再上升。对非常大的原子核来说，存在于质子间的远程库仑斥力就变得越来越重要，而且随着 A 的增加，$\frac{|\Delta E|}{A}$缓慢下降。

如果能够使轻核结合，得到新核的平均结合能会更大，而多余的能量会被释放，这一过程就叫核聚变，在自然中确实发生。用这种方法结合两个核子要求两核距离足够近，这样核力才能为黏合两者提供"胶水"，因为核子带正电，它们相互排斥，要克服库仑斥力就需要很高的速度。在高温气体中核子以高速运行，如果温度足够高，核子彼此能距足够近，那么很有可能短程强核力就能够克服远程库仑斥力，发生聚变。在大质量的恒星中，贯穿恒星一生的系列聚变反应到产生 ^{56}Fe 时达到了顶点。这就注定了恒星的毁灭，因为超过 ^{56}Fe 的聚变反应中不再有能量释放。由于缺乏现成的燃料源，恒星塌缩直至原子核"相触"，造成回弹的爆炸，称之为超新星。一小部分爆炸的能量被吸收以产生所有 A 大于 56 的元素，这一过程为恒星提供了能量源。在太阳中，一系列的聚变反应将氢结合成氦。能量以氢弹的形式释放到地球上。

如果一个原子数大于 56 的原子核要分裂成两个更小的原子核，这两个较小原子核的每核子平均结合能会更大，因此能量就要释放出来，这一过程称为核裂变。在可控条件下，核反应堆中的铀释放源自核裂变的能量。原子弹中爆炸释放来自裂变的能量。

自然界倾向于最小化 ΔE，也就是说使之尽可能地负，有时候这体现为一种原子核自发地转变为另一种具有更低（更负）结合能的原子核。多余的能量以辐射形式发射出来，这一过程称为放射性衰变。产生的原子核称为子核，子核结合得更紧密。那些不经历放射性衰变的原子核是稳定的核素。

原子核的稳定性取决于中子和质子的相对数量：对低原子数来说，$N \approx Z$ 是稳定的原子核；对 Z 大于或约等于 20 的原子核来说，$Z < N$ 是稳定的，太多的质子使原子核不稳定。

一个大原子核中的任何一个单个的核子都只"感受"到来自邻近核子向它施加的强核力，然而整个原子核中都受到库仑斥力。所有的质子都向其他质子施加排斥力，因为这个原因，自然界青睐这样一种失衡：对大的稳定的原子核，中子的数量超过质子的数量（图 2-3）。

稳定的原子核倾向于拥有偶数数量的质子和偶数数量的中子。对稳定的原子核来说，奇数数量的质子和奇数数量的中子是很少见的，原因是量子效应，不在本讨论的范围。奇数和偶数的质子、中子在不同组合情况下形成的稳定原子核的数量（表 2－2）。

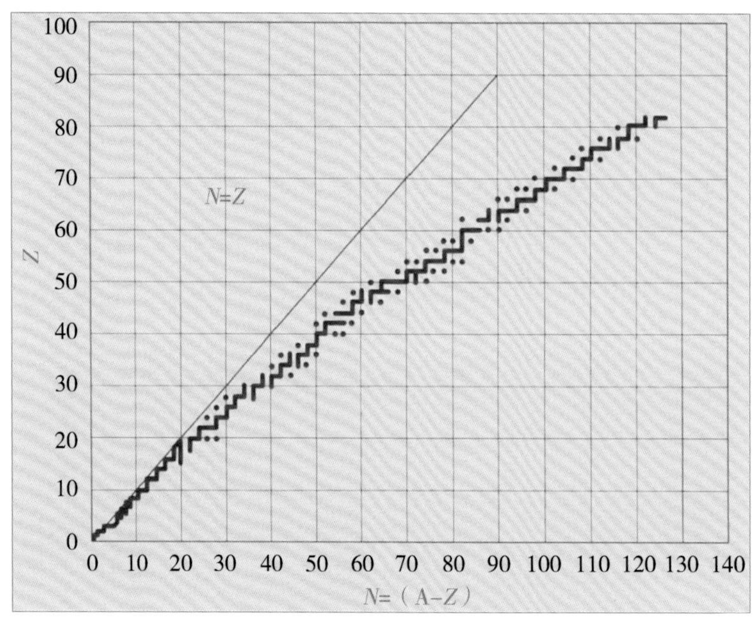

图 2－3　稳定核素的原子数 Z 与中子数 N 的关系图

表 2－2　稳定原子核的数量

N	Z	稳定原子核数
偶数	偶数	166
偶数	奇数	57
奇数	偶数	53
奇数	奇数	8

三、中子

中子的概念最早由卢瑟福提出。1932 年，查德威克在 α 粒子轰击实验中证实中子的存在。中子呈电中性，其质量为 1.6749286×10^{-27} kg（939.56563 MeV），比质子的质量稍大［质子的质量为 $1.672621637\ (83)\times10^{-27}$ kg］。自由中子是不稳定的粒子，可通过弱作用衰变为质子，放出一个电子和一个反中微子，平均寿命为 896 s。中子是费米子，遵从费米-狄拉克分布和泡利不相容原理。以往曾经认为中子是基本粒子，现在发现并不是，它是由两个下夸克和一个上夸克构成，所以它是个复合粒子。

中子的电中性让它不仅很难探测，也很难被控制。电中性使得我们无法用电磁场来对其加速或减速。自由中子仅对磁场有很微弱的作用（因为中子存在磁矩）。真正能有效控制中子的只有核作用力。

中子由三个夸克构成。根据标准模型，为了保持重子数守恒，中子唯一可能的衰变途径是其中一个夸克通过弱相互作用改变。组成中子的三个夸克中，两个是下夸克（电荷－1/3e），另外一个是上夸克（电荷＋2/3e）。一个下夸克可以衰变成一个较轻的上夸克，并释放出一个 W 玻色子。这样中子可以衰变成质子，同时释放出一个电子和一个反电子中微子。1956 年，布鲁斯·考克（Bruce Cork）发现中子具有反粒子即反中子，比反质子的发现晚一年时间。

四、质量和能量的关系

相对论指出，具有一定质量的物体具有相应的能量，当物质的质量发生变化时，其能量也随之发生相应变化。质量与能量的关系式：

$$E=mc^2 \tag{2-21}$$

$$\Delta E=\Delta mc^2 \tag{2-22}$$

式中 E 为物质的能量，ΔE 为物质的能量变化，m 为物质的质量，Δm 为物质的质量变化。c 是光速，$c=2.997924580\times10^8$ m/s。

根据上式，质量为 1 g 物质的能量为：

$$E=mc^2=10^{-3}\text{kg}\times(2.997924580\times10^8\ \text{m/s})\ 2=8.98755179\times10^{13}\ \text{J}$$

1 个原子质量单位的能量是：

$$E=mc^2=1.6605655\times10^{-27}\text{kg}\times(2.997924580\times10^8\ \text{m/s})\ 2=1.4924418\times10^{-10}\ \text{J}=931.5016\ \text{MeV}$$

同样，可以得到电子、质子和中子的静止质量能量分别是 0.5110034 MeV、938.2796 MeV 和 939.573 MeV。

相对论同时指出，运动物质的质量随速度的变化而变化，如下式：

$$m=\frac{m_0}{\sqrt{1-\frac{v^2}{c^2}}} \tag{2-23}$$

式中 m_0 为物质的静止质量；m 为物质在速度为 v 时的质量。物质的质量随着它的速度增大而增大，但速度不可能超过真空中的光速。

运动物体的动能 E_k 等于其总能量减去静止质量能量 m_0c^2，如下式：

$$E_k=E-m_0c^2 \tag{2-23}$$

由于光子的静止质量 m_0 为 0，因此，总能量等于其动能。

五、自然界的 4 种基本力

一个由相互排斥的质子（还有中子）构成的原子核是怎样保持静止的呢？为什么它没有四散开来呢？一定有比电荷相互之间的斥力更强大的另一种力将原子核凝聚在一起，这种力就称为强核力。它的作用范围极短，因此非常大的原子核不稳定，而且（在一定条件下）会分裂开来（裂变）。带正电的碎片相互排斥，并获得大量的能量。

自然界中已知的有四种基本力，按力从小到大递增的顺序分别是：引力、弱核力、电磁力（*EM*）、强核力，相对强度分别是 10^{-39}、10^{-6}、1/137 和 1。引力和电磁力在日常生活中比较常见，弱核力和强核力却并不常见，因为它们只在微观尺度上显现。弱核力是造成某些类型放射性衰变（如 β 衰变）的原因（表 2-3）。

表 2-3　自然界中四种基本作用力

基本作用力	来源	交换粒子	相对强度
强核力	强电荷	胶子	1
电磁力	电荷	光子	1/137
弱核力	弱电荷	W 和 Z^0	10^{-6}
引力	能量	引力子	10^{-39}

电磁力和万有引力的作用距离无限远，依赖于 $\frac{1}{r^2}$，r 是两个相互作用粒子之间的距离；

强力和弱力的作用距离极其短，数量级在几个 fm。

每种力都由一种特定的固有性质的粒子产生，例如：①强力荷，通过称为胶子的无质量粒子传递强力；②电荷，通过光子传递电磁力；③弱力荷，通过 W 和 Z^0 粒子传递弱力；④引力荷，通过假想粒子

“引力子”传递万有引力。

目前已知两类基本粒子：夸克和轻子。

夸克是一种强相互作用的粒子，是构成强子（质子和中子）的基本粒子，具有分数电荷（2/3或−1/3）。带有一种称为“色”的强电荷，分为红、蓝、绿三种类型。目前，已知六种夸克：上（up）、下（down）、奇（strange）、粲（charm）、顶（top）和底（bottom）夸克。

轻子（lepton）是一种不参与强相互作用的粒子，包括电子（e）、μ介子（μ）、τ子（τ）及对应的中微子（υ_e、υ_μ、υ_τ）。

你能想出的任何一种力都可以归类于这四种类型中的某一类，你站在地板上支持你对抗地心引力站起来的力，你的体重会造成地板材料轻微压缩，这种压缩迫使物质中的原子彼此更近。原子中的电子通过相互排斥，因此支持你站立的力归根究底是电力。物理学上的“圣杯”是找到一个能够全面包容的统一理论，该理论能够在一个单一的框架里描述这四种力。人们认为有一种单一的力，在不同的环境中表现为上述四种力的一种，这个理论有时也被称为“万有理论”，因为它能描述宇宙中已知的所有的力。

在19世纪之前，人们还不知道电力和磁力之间有联系，直到19世纪，人们才发现电流可以产生磁场，而变化的磁场又可以产生电场。麦斯威尔的电磁理论描述了这一点，他的等式也构成了电磁统一理论的基础。爱因斯坦的狭义相对论把电磁统一理论推到顶峰，深刻地解释了电场和磁场是紧密相连的。

万有引力的现代理论是20世纪早期爱因斯坦提出的广义相对论。爱因斯坦为此付出巨大的艰辛，他将余生用来苦苦追寻万有引力和电磁力的统一理论，却毫无结果。1995年爱因斯坦去世后，在寻求统一的道路上已取得了一些进步。现在电磁力和弱力有一个成功的统一理论，称为电弱理论。强核力理论被称为量子色动力学。电弱理论和量子色动力学被物理学家统称为“标准模型”。量子色动力学（puantum chromodynamics，简称QCD）是一个描述夸克胶子之间强相互作用的标准动力学理论，它是粒子物理标准模型的一个基本组成部分。夸克是构成重子（质子、中子等）以及介子（π、k等）的基本单元，而胶子则传递夸克之间的相互作用，使它们相互结合，形成各种核子和介子，或者使它们相互分离，发生衰变等。

过去20年，人们试图突破标准模型，把电弱理论和量子色动力学进行统一。提出的备选理论被称为大统一理论（简称GUTs）。大统一理论的早期版本预测质子是不稳定的粒子，会衰变为其他粒子，平均寿命为10^{31}年。艰辛的搜寻工作发现如果质子是不稳定的，那么它的平均寿命将超过10^{31}年。

六、基本物理常数与关系式

阿伏伽德罗常数：

$$N_A = 6.022 \times 10^{23}\ \text{mol}^{-1}$$

真空中光速：

$$c = 299792458\ \text{m/s}$$

电子电荷：

$$e = 1.602 \times 10^{-19}\ \text{C}$$

电子静止质量：

$$m_{e^-} = 0.5110\ \text{MeV/c}^2$$

正电子静止质量：

$$m_{e^+} = 0.5110\ \text{MeV/c}^2$$

质子静止质量：

$$m_p = 938.3\ \text{MeV/c}^2$$

中子静止质量：

$$m_n = 939.6\ \text{MeV/c}^2$$

原子质量单位：

$$u = 931.5\ \mathrm{MeV/c^2}$$

普朗克常量：

$$h = 6.626 \times 10^{-34}\ \mathrm{J \cdot s}$$

真空介电常数：

$$\varepsilon_0 = 8.854 \times 10^{-12}\ \mathrm{C/(V \cdot m)}$$

真空磁导率：

$$\mu_0 = 4\pi \times 10^{-7}\ \mathrm{(V \cdot s)/(A \cdot m)}$$

万有引力常数：

$$G = 6.672 \times 10^{-11}\ \mathrm{m^3 \cdot kg^{-1} \cdot s^{-2}}$$

质子与电子的质量比：

$$m_p/m_e = 1836.0$$

真空光速：

$$c = \frac{1}{\sqrt{\varepsilon_0 \mu_0}} \approx 3 \times 10^8\ \mathrm{m/s}$$

约化普朗克常量×真空的光速：

$$\hbar c = \frac{h}{2\pi} c = 197.3\ \mathrm{MeV \cdot fm} \approx 200\ \mathrm{MeV \cdot fm}$$

精细结构常数：

$$a = \frac{e^2}{4\pi\varepsilon_0} \frac{1}{\hbar c} = \frac{1}{137}$$

波尔半径：

$$a_0 = \frac{\hbar c}{a m_e c^2} = \frac{4\pi\varepsilon_0}{e^2} \cdot \frac{(\hbar c)^2}{m_e c^2} = 0.5292\ \text{Å}$$

里德伯能量：

$$E_R = \frac{1}{2} m_e c^2 a^2 = \frac{1}{2}\left(\frac{e^2}{4\pi\varepsilon_0}\right)^2 \frac{m_e c^2}{(\hbar c)^2} = 13.61\ \mathrm{eV}$$

里德伯常量：

$$R_\infty = \frac{E_R}{2\pi\hbar c} = \frac{m_e c^2 a^2}{4\pi\hbar c} = \frac{1}{4\pi}\left(\frac{e^2}{4\pi\varepsilon_0}\right)^2 \frac{m_e c^2}{(\hbar c)^3} = 109737\ \mathrm{cm^{-1}}$$

经典电子半径：

$$r_e = \frac{e^2}{4\pi\varepsilon_0 m_e c^2} = 2.818\ \mathrm{fm}$$

电子康普顿波长：

$$\lambda_c = \frac{h}{m_e c} = 0.0243\ \text{Å}$$

七、核结合能：质量亏损

一个氘原子核（称为氘核）：$^2_1\mathrm{H}$，它由一个质子和一个中子构成，是最简单的复合原子核。把一个自由中子的质量与一个自由质子的质量相加，然后将结果与一个氘核的质量比较。

已知一个氘核的质量是 2.01355 u，比一个自由质子与自由中子的质量和要小，存在质量亏损 Δm。这表明必须有一些能量 ΔE 用来将氘核分离成独立的自由粒子，这些能量称为原子核的结合能。先通过确定氘核与自由质子和中子两者之和的质量差来计算氘核的结合能：

$$\Delta m = -0.00238\ \mathrm{u}$$

因为 1 u 相当于 931 MeV，那么：

$$\Delta E = -2.3\ \text{MeV}$$

负号表明如果一个氘核要分离成一个自由中子和一个自由质子，必须要吸收一定的能量。这部分能量正是结合一个质子和一个中子得到一个氘核时所能得到的能量，或者相反，是把一个氘核分离成一个自由质子和一个自由中子所必须给予的能量。

这表明与原子核相关的能量在兆电子伏（MeV）范围，而与原子中电子相关的能量在电子伏（eV）范围。化学反应涉及的是原子之间电子的转移和共享，所以与化学反应相关的能量在电子伏范围。与核反应相关的能量比与化学反应相关的能量大了近 100 万倍！这就解释了为什么核武器的爆炸力约是化学爆炸物的 100 万倍。

八、反物质

1928 年英国物理学家保罗・狄拉克用公式表示出了量子力学的相对性理论，“狄拉克等式”似乎暗示了带正电的电子的存在，但这意味着什么还不清楚，直到 1932 年，一种新型物质的发现，该物质被称为反物质。那一年美国物理学家 C. D. 安德森发现了正电子。当安德森在研究宇宙射线时，发现了这种物质。宇宙射线是轰击到地球的高能带电粒子，和地球大气层中的原子核相互作用，产生“散落状”次级粒子，正是在这些次级粒子中发现了正电子。正电子也可被描述成一种“反电子”，它的质量和电子的质量完全相同，电荷大小相等但电荷极性相反。当正电子遇上负电子时，两者都会消失（湮灭），只留下两个伽马光子。电子的符号是 e^- 或者 β^-，正电子的符号是 e^+ 或者 β^+，湮灭反应可以写作 $e^+ + e^+ \rightarrow 2\gamma$。这是物质完全转化成能量的一个例子，正如爱因斯坦的等式 $E=mc^2$ 描述的那样。在这个反应中电荷是守恒的，因为反应前后的净电荷量都为零。每一个伽马光子的能量都是 0.511 MeV，两个伽马光子的总能量等于正电子和电子之和的质能，这种伽马辐射就被称为湮灭辐射。两个伽马光子的运动方向相反，因为释放单个能量为 1.02 MeV 的光子会违背动量守恒。目前已知每一种粒子都有其反粒子，如果一种粒子带电，它的反物质则带相反的电荷。如果粒子和其反粒子相遇，两者发生湮灭，释放伽马光子。有反质子、反中子等，光子的反物质就是它本身。

第二节　电离辐射物理量与单位

一、物理量与单位

量，当用于定量描述物理现象或物理对象时，通常称为物理量。单位是用于同一物理批、不同数量之间的比较。每个物理量都由数值和单位组成。如果一个量保持不变，其表示的单位发生变化，那么它的数值则需做出相应的变化。物理量可以乘以或除以其他的物理量而产生一个新的物理量，产生的这些量称为导出量。因此，所有的物理量可以从一系列基本物理量得到。单位系统按照上述相同方式得到，首先定义基本物理量的单位，称为基本单位，然后形成导出单位。

在国际单位制（International System of Units，SI）系统中，基本物理量有长度、质量、时间、电流、热力学温度、物质的量和发光强度，它们的基本单位分别是米、千克、秒、安培、开尔文、摩尔和坎德拉。

一些导出的 SI 单位会给予专用的名称，如安培秒，专用名称为库仑。其他的一些导出单位，只有与某些特定的导出物理量一起使用时，才给出专用名称。目前常用的电离辐射专用单位有贝可勒尔（放射性活度的单位，等于秒的倒数）、戈瑞（吸收剂量、比释动能、比转换能和比能的单位，等于焦耳每千克）和希沃特（剂量当量、周围剂量当量、定向剂量当和个人剂量当量的单位，等于焦耳每千克）。SI 单位如表 2－4 所示。

一些不是 SI 的单位，也可与 SI 单位一起使用。其中有一些非 SI 单位，它们的值是依据 SI 单位通过实验得到，例如：电子伏特（符号 eV）和原子质量单位（符号 u）。其他的还有天、小时和分钟，虽然与单位系统不相关，但由于长期使用，可以与 SI 单位一同使用（表 2－5）。SI 单位的十进制倍数和约数，可以在 SI 单位前加前缀形成不同量级的单位（表 2－6）。

表 2－4　本章中使用的 SI 单位

单位种类	物理量	单位名称	符号
SI 基本单位	长度	米	m
	质量	千克	Kg
	时间	秒	s
	物质的量	摩尔	mol
具有专用名称的 SI 导出单位（常用）	电荷	库仑	C
	能量	焦耳	J
	立体角	球面度	Sr
	功率	瓦特	W
	活度	贝克勒尔	Bq
具有专用名称的 SI 导出单位（专用）	吸收剂量，比释动能，比转换能，比能	戈瑞	Gy

表 2－5　一些连同 SI 使用的常用单位

单位种类	物理量	单位名称	符号
广泛应用的单位	时间	分钟	min
		小时	h
		天	d
单位的数值源自实验		电子伏特	eV
		原子质量单位	u

表 2－6　SI 前缀

量级	前缀	符号	量级	前缀	符号
10^{24}	yotta	Y	10^{-1}	deci	d
10^{21}	zetta	Z	10^{-2}	centi	c
10^{18}	exa	E	10^{-3}	milli	m
10^{15}	peta	P	10^{-6}	micro	μ
10^{12}	tera	T	10^{-9}	nano	n
10^{9}	giga	G	10^{-12}	pico	P
10^{6}	mega	M	10^{-15}	femto	f
10^{3}	kilo	k	10^{-18}	atto	a
10^{2}	hecto	h	10^{-21}	zepto	Z
10^{1}	deci	da	10^{-24}	yocto	y

二、电离辐射与非电离辐射

粒子产生电离的过程是粒子与原子或分子在碰撞中释放一个或多个电子的过程，这有别于激发，激发是原子或分子中的电子转移到更高能量水平的过程，通常需要的能量较少。当带电粒子的速度降低得足够小时，电离已经几乎或不可能发生，剩余能量以不同的形式逐渐损耗掉，如激发或弹性散射。因此，在粒子射程末端的附近，带电粒子的电离可以认为是非电离。

电离辐射是指带电粒子（如电子、质子）和不带电粒子（如光子、中子）在介质中产生电离，或原子核（或基本粒子）转换后导致的电离或电离辐射的产物。在凝聚态阶段，电离和激发之间的区别不是那么清楚。为了解决这个问题，在实际应用中引入了能量阈值。这意味着带电粒子的能量低于截止能，则被认为不产生电离（除非原子核或基本粒子转换）。低于这个能量，他们的射程非常短。因此，截止能的选择不能严重影响能量沉积的空间分布，但极短距离条件下微小剂量测量除外。阈值剂量的选择取决于实际应用，例如，10 eV 适用于放射生物学。

从一个原子、分子或其他束缚态中释放出一个或多个电子的过程称作电离（ionization）。能够引起电离的带电粒子和不带电粒子称作电离辐射（ionizing radiation）。从一个原子中释放出一个价电子需要的能量为 4～25 eV 量级。当电子和质子等带电粒子的动能大于该值时，可将其称作电离辐射。通常，将能量大于 10 eV 的光子视为电离辐射，而将能量小于 10 eV 的光子称作非电离辐射（non-ionizing radiation，NIR）。波长大于 100 nm 的紫外线、可见光、红外线和射频辐射，都属于非电离辐射。

（一）直接电离辐射和间接电离辐射

快带电粒子穿过物质时，通过库仑力相互作用直接在物质中沉积能量并引起电离。这种通过初级过程引起电离的粒子称作直接电离辐射（directly ionizing radiation）。

光子和中子等不带电粒子穿过介质时首先将其能量转移给带电粒子，随后这些次级快带电粒子再沉积能量和引起电离。这种通过次级过程引起电离的不带电粒子称作间接电离辐射（indirectly ionizing radiation）。在研究人体或非生物体受照时，把体外源发射的辐射称作外辐射（external radiation）。宇宙射线、陆地 γ 射线以及医学诊断和治疗中使用的 X 射线和 γ 射线，都是外辐射。外辐射对人体的照射称作外照射（external irradiation）。由体内分布源发射的辐射称为内辐射（internal radiation）。吸入的氡和氡子体，通过食物链进入人体的 ^{40}K、^{238}U、^{232}Th、^{137}Cs 和 ^{90}Sr 等，以及食入或者注射的放射性药物，都构成体内分布源。

三、电离辐射场的描述

（一）粒子数和辐射能

粒子数用 N 表示，描述发射、传输或接收粒子的数量，单位：1。辐射能用 R 表示，描述发射、传输或接收粒子的能量（不包括静止能量），单位：J。辐射测量中常见的标量见（表 2－7）。

表 2－7 辐射测量中常用标量

名称	符号	单位	定义
粒子数	N	1	—
辐射能	R	J	—
粒子数能量分布	N_E	J^{-1}	dN/dE
辐射能量分布	R_E	1	dR/dE
粒子数密度	n	m^{-3}	dR/dV
辐射能量密度	u	$J \cdot m^{-3}$	dn/dE
粒子数密度能量分布	n_E	$m^{-3} \cdot J$	du/dE
辐射能密度能量分布	u_E	m^{-3}	dn/dt
通量	$\dot{N}$	s^{-1}	dR/dt

续表

名称	符号	单位	定义
能量通量	$\dot{R}$	W	$\mathrm{d}R/\mathrm{d}t$
通量的能量分布	$\dot{N}_E$	$\mathrm{s}^{-1}\cdot\mathrm{J}^{-1}$	$\mathrm{d}N/\mathrm{d}E$
能量通量的能量分布	$\dot{R}_E$	s^{-1}	$\mathrm{d}R/\mathrm{d}E$
注量	Φ	m^{-2}	$\mathrm{d}N/\mathrm{d}a$
能量注量	Ψ	$\mathrm{J}\cdot\mathrm{m}^{-2}$	$\mathrm{d}R/\mathrm{d}a$
注量能量分布	Φ_E	$\mathrm{m}^{-2}\cdot\mathrm{J}^{-1}$	$\mathrm{d}\Phi/\mathrm{d}E$
能量注量的能量分布	Ψ_E	m^{-2}	$\mathrm{d}\Psi/\mathrm{d}E$
注量率	$\dot{\Phi}$	$\mathrm{m}^{-2}\cdot\mathrm{s}^{-1}$	$\mathrm{d}\Phi/\mathrm{d}t$
能量注量率	$\dot{\Psi}$	$\mathrm{W}\cdot\mathrm{m}^{-2}$	$\mathrm{d}\Psi/\mathrm{d}t$
注量率的能量分布	$\dot{\Phi}_E$	$\mathrm{m}^{-2}\cdot\mathrm{s}^{-1}\cdot\mathrm{J}^{-1}$	$\mathrm{d}\dot{\Phi}/\mathrm{d}E$
能量注量率的能量分布	$\dot{\Psi}_E$	$\mathrm{m}^{-2}\cdot\mathrm{s}^{-1}$	$\mathrm{d}\dot{\Psi}/\mathrm{d}E$
粒子辐射	$\dot{\Phi}_\Omega$	$\mathrm{m}^{-2}\cdot\mathrm{s}^{-1}\cdot\mathrm{sr}^{-1}$	$\mathrm{d}\dot{\Phi}/\mathrm{d}\Omega$
能量辐射	$\dot{\Psi}_\Omega$	$\mathrm{W}\cdot\mathrm{m}^{-2}\cdot\mathrm{sr}^{-1}$	$\mathrm{d}\dot{\Psi}/\mathrm{d}\Omega$
粒子辐射的能量分布	$\dot{\Phi}_{\Omega,E}$	$\mathrm{m}^{-2}\cdot\mathrm{s}^{-1}\cdot\mathrm{sr}^{-1}\cdot\mathrm{J}^{-1}$	$\mathrm{d}\dot{\Phi}_\Omega/\mathrm{d}E$
能量辐射的能量分布	$\dot{\Psi}_{\Omega,E}$	$\mathrm{m}^{-2}\cdot\mathrm{s}^{-1}\cdot\mathrm{sr}^{-1}$	$\mathrm{d}\dot{\Psi}_\Omega/\mathrm{d}E$

对于能量为 E 的粒子（不包括静止能量），辐射能 R 等于 N_E。N_E 和 R_E 分别为关于能量的粒子数和辐射能分布，表达式如下：

$$N_E=\frac{\mathrm{d}N}{\mathrm{d}E} \tag{2-25}$$

$$R_E=\frac{\mathrm{d}R}{\mathrm{d}E} \tag{2-26}$$

$\mathrm{d}N$ 是能量在 E 和 $E+\mathrm{d}E$ 之间的粒子数，$\mathrm{d}R$ 是它们的辐射能，这两个分布之间的关系式如下：

$$R_E=EN_E \tag{2-27}$$

粒子数密度 n 的表达式：

$$n=\frac{\mathrm{d}N}{\mathrm{d}V} \tag{2-28}$$

式中 $\mathrm{d}N$ 为体积 $\mathrm{d}V$ 中的粒子数，粒子数密度 n 的单位是 m^{-3}。同样，关于能量的辐射能量密度 u 的表达式为：

$$u=\frac{\mathrm{d}R}{\mathrm{d}V} \tag{2-29}$$

关于能量的粒子数密度 n_E 和辐射能量密度 u_E 的表达式为：

$$n_E=\frac{\mathrm{d}n}{\mathrm{d}E} \tag{2-30}$$

和

$$u_E=\frac{\mathrm{d}u}{\mathrm{d}E} \tag{2-31}$$

这两个分布的关系式为：

$$u_E=En_E \tag{2-32}$$

辐射场中每个粒子都具有一定的能量，将所有粒子能量（不包括静止能量）求和，即得到辐射能。

它可能是一个辐射源发射的辐射能量，也可能是辐射场中传输的辐射能量，或是被一物体吸收的辐射能量。

辐射能（radiant energy）R 是发射、转移或接受的辐射粒子的能量（不包括静止能）。

（二）通量和能量通量

通量（flux）$\dot{N}$ 为 dN 除以 dt 的商，dN 是在时间间隔 dt 内粒子数的增量，因此：

$$\dot{N}=\frac{dN}{dt} \tag{2-33}$$

单位：s^{-1}。

能量通量 $\dot{R}$ 为 dR 和 dt 的商，dR 是在时间间隔 dt 内辐射能的增量，因此：

$$\dot{R}=\frac{dR}{dt} \tag{2-34}$$

单位：W。

这些最通常适用于一个有限的空间区域，例如经过准直器后粒子的通量。对于一个辐射源发出的辐射，通常需要考虑各个方向上的粒子通量。对于可见光和相关的电磁辐射，能量通量在辐射中定义为发射、传输或接收功率，称为辐射注量或辐射功率。

（三）注量和能量注量

电离辐射粒子都是高速运动的粒子，并且是在传输过程中与物质发生相互作用的。为了研究电离辐射与物质的相互作用程度，需要确定穿过单位面积的粒子数目。如果辐射场由单向运动的粒子构成，在指定点取一个垂直于射线方向的面积元 $da_{\perp}$。设入射到 $da_{\perp}$ 面积元上的粒子数为 dN，则 $\frac{dN}{da_{\perp}}$ 用来表征辐射场中穿行的辐射粒子疏密程度，并称之为单向辐射场中的粒子注量，用 Φu 表示。

$$\Phi u=\frac{dN}{da_{\perp}} \tag{2-35}$$

如果选取的面积元 da 与射线方向不垂直，其法线方向与射线间的夹角为 θ，则有 $da_{\perp}=da\cos\theta$（图 2-4）。相同的辐射场，$\frac{dN}{da}$ 将随 $|\cos\theta|$ 而变化。因此，保持 $da_{\perp}$ 与射线垂直，$dN/da_{\perp}$ 才能客观地描述单向辐射场中射线的疏密程度。

设辐射场中某一区域包含沿不同方向穿行的辐射粒子。为了确定该区域某一点 P 附近的射线疏密程度，以 P 点为中心画一个小圆，其面积为 da。保持 da 的圆心在 P 点不变，而改变 da 的取向，以正面迎接从各方向射来并垂直穿过面积元 da 的粒子数 dN_i。da 在改变取向的过程中即扫描出一个以 P 点为球心，以 da 为截面的回转球（图 2-5），将 dN_i 求和，$dN=\sum dN_i$ 并除以 da，所得之商即代表一般辐射场中指定点的粒子注量。

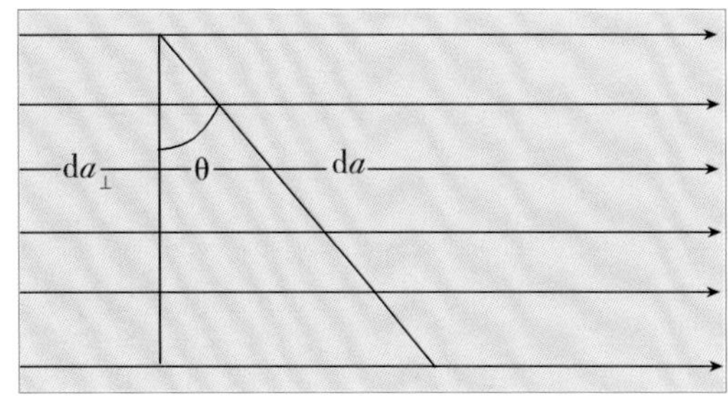

图 2-4 面积元 da 取向示意图

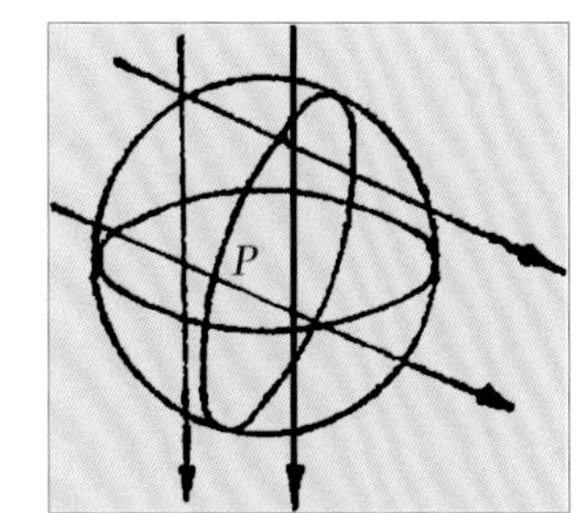

图 2-5 粒子注量定义的示意图

注量 Φ 是 dN 除以 da 的商，其中 dN 是入射到横截面积为 da 的球体中的粒子数量（图 2-4），因此：

$$\Phi=\frac{\mathrm{d}N}{\mathrm{d}a} \tag{2-36}$$

单位：m^{-2}（cm^{-2}）。粒子可以是光子、电子、中子等，粒子数量单位为1。

能量注量 ψ 是 dR 除以 da 的商，dR 是入射到横截面积为 da 的球体的辐射能，因此：

$$\psi=\frac{\mathrm{d}R}{\mathrm{d}a} \tag{2-37}$$

单位：$J \cdot m^{-2}$

单向辐射场中的能量注量 ψ_u 表示为：$\psi_u=\frac{\mathrm{d}R}{\mathrm{d}a_{\perp}}$

在剂量计算中，注量经常用粒子轨迹长度描述，注量 Φ 可以表示成：

$$\Phi=\frac{\mathrm{d}l}{\mathrm{d}v} \tag{2-38}$$

dl 是粒子在体积 dv 中运行轨迹的总长度。辐射场内的粒子速度为 v，注量为 Φ，在时间间隔 t 内辐射场稳定不变，则可以表示成：

$$\Phi=nvt \tag{2-39}$$

式中 n 是粒子数密度。

关于能量注量分布 Φ_E 和能量注量分布 ψ_E 的表达式如下：

$$\Phi_E=\frac{d\Phi}{\mathrm{d}E} \tag{2-40}$$

和

$$\psi_E=\frac{\mathrm{d}\psi}{\mathrm{d}E} \tag{2-41}$$

式中 dΦ 是能量在 E 和 $E+\mathrm{d}E$ 之间的粒子注量，dψ 是它们的能量注量。这两个分布之间的关系为：

$$\psi_E=E\Phi_E \tag{2-42}$$

对于可见光，能量注量与定义的辐射照射量有关，等于入射到面积元的辐射能量除以该面积元的面积所得的商。当一个平行光束入射到（角度为 θ）给定面积元上，辐射照射量等于 $\psi\cos\theta$。

（四）注量率和能量注量率

注量表征辐射场的空间疏密程度。注量率是单位时间内进入单位截面积球中的粒子数或辐射能，它表征辐射场随时间变化的频繁程度。

注量率 $\dot{\Phi}$ 等于 dΦ 除以 dt 的商，其中 dΦ 是在时间间隔 dt 内的注量增量，因此：

$$\dot{\Phi}=\frac{\mathrm{d}\Phi}{\mathrm{d}t} \tag{2-43}$$

单位：$m^{-2} \cdot s^{-1}$

能量注量率 $\dot{\psi}$ 等于 dψ 除以 dt 的商，dψ 是在时间间隔 dt 内的能量注量增量，因此：

$$\dot{\psi}=\frac{\mathrm{d}\psi}{\mathrm{d}t} \tag{2-44}$$

单位：$W \cdot m^{-2}$。在一些关于辐射传输的文献中，这些量也分别称为粒子通量密度和能量通量密度。对于一个由速度为 v 的粒子组成的辐射场，注量率 $\dot{\Phi}$ 为：

$$\dot{\Phi}=nv \tag{2-45}$$

式中 n 是粒子数密度。

（五）粒子辐射和能量辐射

粒子辐射 $\dot{\Phi}_{\Omega}$ 是 d$\dot{\Phi}$ 除以 dΩ 的商，其中 d$\dot{\Phi}$ 是特定方向上固定角 dΩ 内传播粒子的注量率，因此：

$$\dot{\Phi}_\Omega = \frac{\mathrm{d}\dot{\Phi}}{\mathrm{d}\Omega} \tag{2-46}$$

能量辐射 $\dot{\psi}_\Omega$ 是 $\mathrm{d}\dot{\psi}$ 除以 $\mathrm{d}\Omega$ 的商，$\mathrm{d}\dot{\psi}$ 是特定方向上固定角 $\mathrm{d}\Omega$ 内传播粒子的能量注量率，因此：

$$\dot{\psi}_\Omega = \frac{\mathrm{d}\dot{\psi}}{\mathrm{d}\Omega} \tag{2-47}$$

单位：$\mathrm{W} \cdot \mathrm{m}^{-2} \cdot \mathrm{sr}^{-1}$。注意，一个方向需要两个变量，在一个球面坐标系统中，如果极角为 θ 和方位角为 φ，则 $\mathrm{d}\Omega = \sin\theta \mathrm{d}\theta \mathrm{d}\varphi$ 中。对于可见光以及相关的电磁波辐射，粒子辐射和能量辐射分别称为光子辐射和辐射。

关于能量的粒子辐射和能量辐射分布，表达式如下：

$$\dot{\Phi}_{\Omega,E} = \frac{\mathrm{d}\dot{\Phi}_\Omega}{\mathrm{d}E} \tag{2-48}$$

和

$$\dot{\psi}_{\Omega,E} = \frac{\mathrm{d}\dot{\psi}_\Omega}{\mathrm{d}E} \tag{2-49}$$

式中 $\mathrm{d}\dot{\Phi}_\Omega$ 是粒子能量在 $E + \mathrm{d}E$ 之间粒子辐射，$\mathrm{d}\dot{\psi}_\Omega$ 是它们相应的能量辐射。这两个分布的关系式如下：

$$\dot{\psi}_{\Omega,E} = E\dot{\Phi}_{\Omega,E} \tag{2-50}$$

在辐射传输理论中，$\dot{\Phi}_{\Omega,E}$ 有时被称为角通量或相通量。给定粒子类型的任何辐射场，都可以用关于粒子能量的粒子辐射分布 $\dot{\Phi}_{\Omega,E}$ 进行描述，定义了给定方向上粒子传播的数量、能量、局部密度和到达率。这些量和能量辐射分布一样，可以作为辐射剂量学的基础。

（六）角分布和辐射度

由（2-36 式）和图 2-5 所定义的 p 点的注量是沿各方向进入 P 点处小球的粒子贡献的总和。为了研究粒子入射方向的分布，可用 Φ_Ω 表示粒子注量的角分布。

$$\Phi_\Omega = \frac{\mathrm{d}\Phi}{\mathrm{d}\Omega} = \frac{\mathrm{d}^2 N}{\mathrm{d}a\,\mathrm{d}\Omega} \tag{2-51}$$

式中 $\mathrm{d}\Phi$ 是沿指定方向 $\vec{\Omega}$ 附近 $\mathrm{d}\Omega$ 立体角元内传输的粒子注量。而粒子注量 Φ 则可表示为

$$\Phi = \int_0^{4\pi} \Phi_\Omega d\Omega \tag{2-52}$$

Φ_Ω 的单位是 $\mathrm{m}^{-2} \cdot \mathrm{sr}^{-1}$。

粒子传输方向 $\vec{\Omega}$ 一般用方位角 θ 和 φ 表示。为了避免和注量率的符号相混，用 β 代表方位角 φ（图 2-6）。这时有

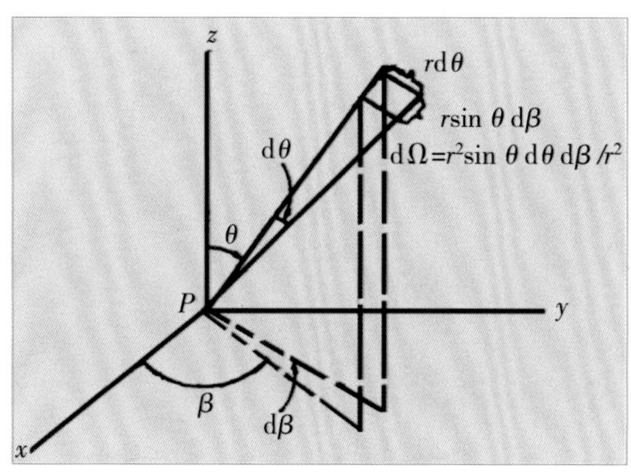

图 2-6 立体角元 dΩ 的表示

$$d\Omega = \sin\theta d\theta d\beta \tag{2-53}$$

而（2－52）式可写作

$$\Phi = \int_{\theta=0}^{\pi}\int_{\beta=0}^{2\pi} \Phi_{\Omega} \sin\theta d\theta d\beta \tag{2-54}$$

对应地可以给出能量注量角分布 Ψ_{Ω} 的定义式为

$$\Psi_{\Omega} = \frac{d\Psi}{d\Omega} = \frac{d^2R}{da\,d\Omega} \tag{2-55}$$

单位：$J \cdot m^{-2} \cdot sr^{-1}$。

注量率的角分布称作辐射度。

粒子辐射度（particle radiance）P 是 $d\varphi$ 除以 $d\Omega$ 所得之商：

$$P = \frac{d\varphi}{d\Omega} = \frac{d^3N}{da\,dt\,d\Omega} \tag{2-56}$$

$d\varphi$ 是沿指定方向 $d\Omega$ 立体角元以内传输的粒子注量率。

粒子辐射度 P 的单位是 $m^{-2} \cdot sr^{-1} \cdot s^{-1}$。

对粒子辐射度按立体角积分就给出粒子注量率：

$$\varphi = \int_0^{4\pi} P d\Omega = \int_{\theta=0}^{\pi}\int_{\beta=0}^{2\pi} P \sin\theta d\theta d\beta \tag{2-57}$$

能量辐射度（energy radiance）r 是 $d\psi$ 除以 $d\Omega$ 所得之商：

$$r = \frac{d\psi}{d\Omega} = \frac{d^3R}{da\,dt\,d\Omega} \tag{2-58}$$

$d\psi$ 是沿指定方向 $d\Omega$ 立体角元传输的能量注量率。

能量辐射度的单位是 $Wm^{-2} \cdot sr^{-1}$。

对能量辐射度按立体角积分即得到能量注量率：

$$\psi = \int_0^{4\pi} r d\Omega = \int_{\theta=0}^{\pi}\int_{\beta=0}^{2\pi} r \sin\theta d\theta d\beta \tag{2-59}$$

（七）能谱分布

辐射场中的粒子一般具有不同的能量，例如 ^{235}U 裂变产生 0～18 MeV 的中子。不带电粒子与物质相互作用产生的带电粒子的能量也是分立的。因此，前面定义的各辐射量均存在着按粒子能量的分布。如果用 Q 代表这些辐射学量，用 E 代表粒子的能量（不包括静止能），则 $Q(E)$ 是 Q 的积分分布，它是能量为 0～E 的粒子对 Q 的贡献；Q_E 是 Q 的微分分布，它是能量在 E 附近单位能量间隔内的粒子对 Q 的贡献。这些量之间存在如下关系：

$$Q_E = \frac{dQ(E)}{dE} \tag{2-60}$$

$$Q(E) = \int_0^E Q_E dE \tag{2-61}$$

$$Q = Q(\infty) = \int_0^{\infty} Q_E dE \tag{2-62}$$

1. 注量的谱分布　用 Φ 和 Ψ 代替（2－60）～（2－62）式中的 Q 就得到粒子注量和能量注量谱分布的表达式。

能量在 0～E 的粒子所构成的那部分注量称作粒子注量 Φ 的积分分布，用 $\Phi(E)$ 表示。$\Phi(E)$ 对 E 的导数称作粒子注量的微分分布，用 Φ_E 表示。

$$\Phi_E = \frac{d\Phi(E)}{dE} \tag{2-63}$$

它是能量在 E 附近单位能量间隔内的粒子注量。

对 Φ_E 从 0 到 E 积分即得到积分分布 $\Phi(E)$：

$$\Phi(E)=\int_0^E \Phi_E \mathrm{d}E \tag{2-64}$$

将积分上限取作∞即得到各种能量粒子的总粒子注量 Φ：

$$\Phi=\Phi(\infty)=\int_0^\infty \Phi_E \mathrm{d}E \tag{2-65}$$

能量注量 Ψ、能量注量的积分分布 $\Psi(E)$ 和微分分布 Ψ_E 之间，也存在着类似的关系式：

$$\Psi_E=\frac{\mathrm{d}\Psi(E)}{\mathrm{d}E} \tag{2-66}$$

$$\Psi(E)=\int_0^E \Psi_E \mathrm{d}E \tag{2-67}$$

$$\Psi=\Psi(\infty)=\int_0^\infty \Psi_E \mathrm{d}E \tag{2-68}$$

能量为 E 的粒子数目与 E 的乘积即等于能量为 E 的粒子的辐射能量。故有

$$\Psi_E=E\Phi_E \tag{2-69}$$

$$\Psi(E)=\int_0^E E\Phi_E \mathrm{d}E \tag{2-70}$$

2. 辐射度的谱分布　为了完整地描述辐射场，需要确定在任一时刻 t，在空间任一点 r 处，沿任一方向 $\vec{\Omega}$ 运动的 j 类电离粒子的微分谱分布。这就是 j 类电离粒子辐射度的微分谱分布，用 $P_{E,j}(r)$ 表示，它是在 E 附近单位能量间隔内 j 类电离粒子的辐射度。它与积分谱分布 $P_j(E，r)$ 的关系为

$$P_{E,j}(r)=\frac{\mathrm{d}P_j(E，r)}{\mathrm{d}E} \tag{2-71}$$

$$P_j(E，r)=\int_0^E P_{E,j}(r)\mathrm{d}E \tag{2-72}$$

$$P_j(r)=P_j(\infty，r)=\int_0^\infty P_{E,j}(r)\mathrm{d}E \tag{2-73}$$

粒子数 N 并不是针对空间指定点定义的。但是在空间指定 r 处进入截面积为 da 的小球内的粒子数可以用 $\mathrm{d}N(r)$ 表示。从这一意义上讲，$P_{E,j}(r)$ 可表示为

$$P_{E,j}(r)=\frac{\mathrm{d}^4N_j(t，E，\Omega，r)}{\mathrm{d}t\,\mathrm{d}E\,\mathrm{d}\Omega\mathrm{d}a_\perp} \tag{2-74}$$

而 $P_{E,j}(r)\mathrm{d}t\,\mathrm{d}E\,\mathrm{d}\Omega\mathrm{d}a_\perp$ 则是在 t 附近 $\mathrm{d}t$ 时间间隔内，在 E 附近 $\mathrm{d}E$ 能量间隔内，运动方向在 $\vec{\Omega}$ 附近 dΩ 立体角元内，在 r 点穿过垂直于运动方向 $\vec{\Omega}$ 的面积元 $\mathrm{d}a_\perp$ 的 j 类粒子数 $\mathrm{d}N_j$。可以说，$P_{E,j}(r)$ 揭示了辐射场的最详尽的内涵，是完整地描述辐射场的一个物理量。本节定义的各辐射量，均可用 $P_{E,j}(r)$ 表示。如果研究对象是某种特定类型的辐射，则符号 j 可以省略。这时有

$$\begin{aligned}
r_E&=EP_E\\
P&=\int_E P_E\mathrm{d}E\\
r&=\int_E EP_E\mathrm{d}E\\
\varphi&=\int_E\int_\Omega P_E\mathrm{d}\Omega\mathrm{d}E\\
\psi&=\int_E\int_\Omega EP_E\mathrm{d}\Omega\mathrm{d}E\\
\Phi&=\int_E\int_\Omega\int_t P_E\mathrm{d}t\,\mathrm{d}\Omega\mathrm{d}E\\
\Psi&=\int_E\int_\Omega\int_t EP_E\mathrm{d}t\,\mathrm{d}\Omega\mathrm{d}E
\end{aligned} \tag{2-75}$$

类似地还可对面积积分求得粒子数 N 和辐射能 R，但积分形式与研究对象具体情况有关。例如，

一个 γ 点源在给定时间发射的 γ 光子数，与距点源 1 m 处的一个探测器在同样时间内所接受的 γ 光子数，其表达式是不同的。

（八）粒子注量与径迹长度的关系

粒子注量 Φ 等于单位体积内的粒子径迹总长度。为了证明这一点，可以在任意辐射场中取一任意形状的体积元 ΔV，该体积元要足够小，以保证粒子辐射度的谱分布在其中是均匀的，并且粒子在其中的径迹可以视为直线。令 Φ_Ω 代表体积元 ΔV 内的粒子注量角分布。取面积元 $da_\perp$，垂直于 $\vec{\Omega}$ 方向，则在体积元 ΔV 内垂直穿过微分面积元 $da_\perp$（图 2－7）的单位立体角内的粒子数为 $\Phi_\Omega da_\perp$。这些粒子在 $\Phi_\Omega da_\perp$ 内的径迹总长度为

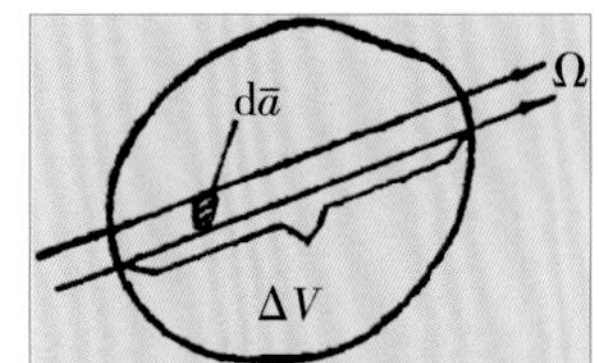

图 2－7　粒子注量与径迹长度的关系

$$dL = \Phi_\Omega s\, da_\perp = \Phi_\Omega dV \tag{2-76}$$

式中 s 是粒子在 ΔV 内穿过的弦长；$dV = s\,da_\perp$ 是微分体积元。由此可知，ΔV 内的粒子径迹的总长度为

$$\Delta L = \int_\Omega \int_{\Delta a_\perp} \Phi_\Omega s\, da_\perp\, d\Omega = \int_\Omega \int_{\Delta V} \Phi_\Omega dV d\Omega = \Phi \Delta V \tag{2-77}$$

式中积分限 $\Delta a_\perp$ 是体积元 ΔV 在 Ω 方向上的投影面积。由（2－77）式可知

$$\Phi = \frac{\Delta L}{\Delta V} \tag{2-78}$$

或者

$$\Phi = \frac{dL}{dV} \tag{2-79}$$

在（2－79）式中 dV 是一个任意形状的体积元而不必是球形。这是粒子注量定义的另一种形式。

四、带电粒子与物质相互作用及物理量

（一）相互作用类型

各种电离辐射能量在物质中的沉积均可归结为带电粒了与物质的相互作用。电子，非中性的 μ 子、介子和超子，失去电子的原子即重离子等都是带电粒子，根据其与物质相互作用的特点，分为电子和重带电粒子两类。β 射线与电子本质上是相同的，它是在原子核蜕变时放射出的电子。作为轻子的 μ 子划分在重带电粒子中，它是最轻的重带电粒子，其质量为电子质量的 206 倍。质子是普通的氢核，是构成原子核的基本粒子之一，也是构成初级宇宙射线的主要成分。介子和超子也存在于宇宙射线之中，是高能质子与原子核相互作用的产物。而 μ 子则是 π 介子的蜕变产物。利用加速器可获得高能电子、质子和各种重离子。

带电粒子在介质中将与原子电子以及原子核的电场发生电磁相互作用，强子带电粒子还会与原子核发生强相互作用。强相互作用的生成粒子蜕变时发生的是弱相互作用，如中子或放射性生成核的 β 蜕变，真空中带电的介子蜕变成 μ 子、μ 子蜕变成电子等。这种自发的蜕变过程不属于与周围物质的相互作用，但对能量沉积有影响。带电粒子与物质相互作用的类型有以下几种。

1. 非弹性碰撞　带电粒子与原子、分子或其他束缚态的电子发生库仑相互作用，使电子跃迁到较高的能级，这个过程叫激发。如果相互作用的结果使电子离开了束缚体系而成为自由电子，则称这个过程为电离。在电离和激发过程中带电粒子的一部分动能转变为束缚体系的位能，这种相互作用称之为非弹性碰撞。

带电粒子在碰撞过程中损失的能量与其径迹至原子的最近距离 b 的二次方成反比。当 b 与原子半径 a 为同一量级时，每次碰撞损失的能量较大，这种相互作用称为硬碰撞或“对面”碰撞（hard or ‘knock-on’ collision）。当 $b \gg a$ 时，每次碰撞损失的能量较小，称之为软碰撞（soft collision）。在 $b \gg a$ 的条件下，入射带电粒子的库仑作用表现为对整个原子体系的作用，因此软碰撞又称为“核”碰撞（‘nuclear’ collision）。

当带电粒子在透明介质中以高于光在该介质中的速度（$v=\beta c>\frac{c}{n}$，n 是材料的折射率）穿过时，通过软碰撞转移给吸收介质的能量中有一小部分以相干的蓝-白光发射出来，称之为切伦科夫辐射。尽管切伦科夫辐射的能量只占软碰撞能量损失的微不足道的份额（<0.1%），但它对高能带电粒子的探测具有重要的意义。

2. 辐射相互作用　当 $b \ll a$ 时，即当带电粒子在原子核附近穿过时，入射粒子在原子核电场中产生加速运动。按经典物理学的观点，带电粒子将以正比于其加速度平方，即正比于$\frac{z^2Z^2}{M^2}$的概率辐射电磁波，这就是轫致辐射。带电粒子通过辐射电磁波引起的能量损失称作辐射能量损失，这是高能电子在物质中损失能量的主要方式。重带电粒子的质量较大，由轫致辐射损失的能量与其他作用过程的相比可以忽略不计。

一个粒子与其相应的反粒子相互作用，两者的静止质量能转化为两个光子的能量，这就是湮没过程。例如，一个正电子当其动能耗尽时，与一个电子形成正电子素束缚态，然后发生湮没作用，放出两个能量各为 0.511 MeV 的光子。

高能正电子在介质中被完全阻止下来之前也可能与电子相遇而发生湮没，称之为飞行中湮没（in flight annihilation）。这时正电子的剩余动能交给一个或两个湮没辐射光子。

3. 弹性散射　当 $b \ll a$ 时，产生轫致辐射的相互作用只占极少数。在绝大多数情况下，带电粒子受原子核库仑场的作用只改变其原来的运动方向，既不发射 X 射线，也不激发原子。这种不改变作用体系总动能的过程称作弹性散射。在一般情况下，原子核的质量比入射粒子的质量大得多，原子核不会获得显著的动能。因此可以把弹性散射看成是只改变带电粒子运动方向的一种相互作用。原子电子也能引起弹性散射，但其贡献与原子核的相比相当小（对于原子序数 $Z=10$ 的介质，原子电子散射贡献为 10%，对于 $Z=82$ 的为 1%）。

4. 核相互作用　高能强子带电粒子可能与原子核发生核相互作用。例如几个 MeV 的质子与原子核发生（p，n）、（p，d）等核反应，在较高能量时发生（p，2p）、（p，np）等多种核反应。

5. 核相互作用　当 $b \ll a$ 时，入射带电粒子与靶核发生电磁相互作用，可能直接产生电子-正电子对。当入射粒子的动能远远大于其静止能量时，这一过程才是重要的。高能电子的轫致辐射以及高能强子的核反应导致能量损失的概率，远远大于由电子对生成而损失能量的概率。因此，只有对于 $E>10^4$ MeV 的 $\mu^{\pm}$ 的能量损失，电子对生成才起主导作用。

（二）阻止本领

带电粒子穿过物质时，通过各种相互作用过程逐渐损失其能量。设带电粒子在质量密度为 ρ 的介质中，穿过距离 dl 时损失能量的期望值为 dE，则 dE 除以 ρdl 的商称为物质对带电粒子的总质量阻止本领，记作$\frac{S}{\rho}$。

$$\frac{S}{\rho}=\frac{1}{\rho}\ \frac{dE}{dl} \tag{2-80}$$

而将

$$S=\frac{dE}{dl} \tag{2-81}$$

称之为总线阻止本领。

总质量阻止本领可分解为各种相互作用阻止本领之和。在核反应和电子对生成可以忽略的能区，总质量阻止本领可表示为

$$\frac{S}{\rho}=\left(\frac{S}{\rho}\right)_c+\left(\frac{S}{\rho}\right)_r \tag{2-82}$$

式中$\left(\frac{S}{\rho}\right)_c$称为质量碰撞阻止本领（mass collision stopping power），它包括电离和激发对能量损失的贡献，也包括由产生切伦科夫辐射引起的能量损失；$\left(\frac{S}{\rho}\right)_r$称为质量辐射阻止本领（mass radioactive stopping power），由非弹性辐射相互作用导致的初级带电粒子的能量损失决定。对应的还有

$$S=S_c+S_r \tag{2-83}$$

式中 S_c 和 S_r 分别称为线碰撞阻止本领和线辐射阻止本领。

1. 碰撞阻止本领

（1）贝特公式：质量碰撞阻止本领$\left(\frac{S}{\rho}\right)_c$等于 $\mathrm{d}E$ 除以 $\rho\mathrm{d}l$ 的商，

$$\left(\frac{S}{\rho}\right)_c=\left(\frac{\mathrm{d}E}{\rho\mathrm{d}l}\right)_c \tag{2-84}$$

$\mathrm{d}E$ 是带电粒子在密度为 ρ 的介质中穿行 $\mathrm{d}l$ 距离时，由非弹性碰撞而损失的能量的期望值。

贝特以及罗尔里希和卡尔逊利用量子理论处理了带电粒子穿过介质时与电子碰撞而损失能量的问题，给出了质量碰撞阻止本领的计算公式。对于给定的元素，经过壳层和密度修正的贝特公式为：

对于重带电粒子

$$\left(\frac{S}{\rho}\right)_c=\frac{4\pi {r_0}^2 m_0c^2N_Az^2Z}{M_A\beta^2}\left[\ln\frac{2m_0c^2\beta^2}{(1-\beta^2)I}-\beta^2-\frac{C}{Z}-\frac{\delta}{2}\right] \tag{2-85}$$

对于电子和正电子

$$\left(\frac{S}{\rho}\right)_c=\frac{2\pi {r_0}^2 m_0c^2N_AZ}{M_A\beta^2}\left[\ln\frac{\tau^2(\tau+2)}{2I^2/m_0^2c^4}+F^{\mp}(\tau)-\frac{2c}{Z}-\delta\right] \tag{2-86}$$

其中对于电子

$$F^-(\tau)=1-\beta^2+\frac{\dfrac{\tau^2}{\delta-(2\tau+1)\ln2}}{(\tau+1)^2} \tag{2-87}$$

对于正电子

$$F^+(\tau)=2\ln2-\frac{\beta^2}{12}\left[23+\frac{14}{(\tau+2)}+\frac{10}{(\tau+2)^2}+\frac{4}{(\tau+2)^3}\right] \tag{2-88}$$

在以上各式中，m_0 是电子的静止质量；c 为真空中的光速；$r_0=\frac{e^2}{m_0c^2}=2.818\times10^{-15}$ m，代表电子的经典半径；$N_a=6.02252\times10^{23}$ mol^{-1}，是阿伏伽德罗常数；M_A 是介质的摩尔质量；Z 是介质的原子序数；z 是入射的重带电粒子的电荷（以电子电荷的倍数表示）；$\beta=\frac{v}{c}$是带电粒子速度与光速之比；τ 等于电子动能与其静止能量之比；$\frac{C}{Z}$代表壳层修正项；δ 代表极化效应（即密度效应）修正项；I 是被碰撞原子的平均激发能。

$$I=\sum_n f_n\ln E_n \tag{2-89}$$

其中 f_n 是光偶极振子的相对强度，它代表轨道电子激发到 E_n 能级的份额。

（2）壳层修正：以速率 v 运动的重带电粒子与电子发生正碰撞时，可交给电子的能量约为 $2m_0v^2$。如果 $2m_0v^2$ 小于 K 电子的激发能，K 电子就不会受入射的重带电粒子的影响，成为不相干电子。因

此，在低能时要进行壳层修正，这就是碰撞阻止本领公式中$\frac{C}{Z}$项的意义。$\frac{C}{Z}$值与吸收介质有关，也是重带电粒子$\frac{E}{M}$的函数。由于电子的速率比具有同样能量的重粒子的速率高很多，所以对入射电子的壳层修正往往可以忽略不计。图 2－8 对几种元素给出了$\frac{C}{Z}$值随质子能量变化的曲线。对于其他元素，可用内插法求得$\frac{C}{Z}$值。对于质子以外的各种重带电粒子，只要求出每个原子质量单位的能量$\frac{E}{M}$，即可在对应的质子能量处查得$\frac{C}{Z}$值。

（3）极化效应（密度效应）修正：运动的带电粒子产生的电场使介质中的原子极化，减弱了运动的带电粒子产生的电场，降低了与较远的电子的作用，从而减少了碰撞能量损失。介质的密度越大，近距离原子的极化对较远距离电子的影响就越大。这就是极化效应或密度效应。相对论粒子的作用范围大，这使得极化效应修正随着带电粒子能量的增加而上升（图 2－9）。

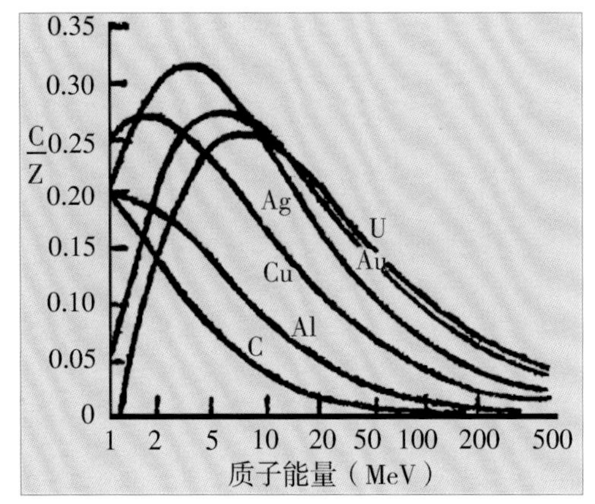

图 2－8 几种元素的壳层修正半经验值

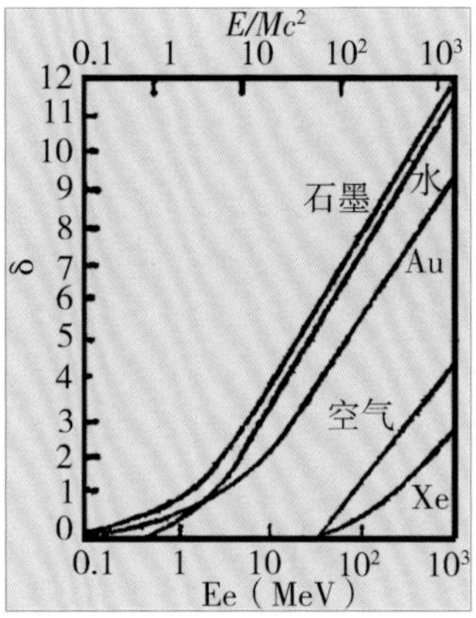

图 2－9 密度效应修正 δ，E_e 是电子能量，E 是任何带电粒子能量

（4）$\left(\frac{S}{\rho}\right)_c$与$E$的关系：碰撞阻止本领公式中有个$\frac{1}{\beta^2}$因子，这使得$\left(\frac{S}{\rho}\right)_c$随带电粒子能量的增加而降低。带电粒子接近原子时与轨道电子发生库仑相互作用。入射粒子的速率高，与轨道电子作用的时间就短，能量损失也就小。但是当入射粒子的动能接近其静止能量时，相对论效应使速率随能量的增加变得缓慢，而电场的劳仑兹收缩又增加了带电粒子与介质相互作用的范围。随着带电粒子能量的继续增加，（2－85）式和（2－86）式对数项中的$\frac{1}{1-\beta^2}$因子开始起作用。$\left(\frac{S}{\rho}\right)_c$经过一段平缓的变化达到最小值后，将随着带电粒子能量的增加而上升。对于电子，$E=1.5$ MeV 附近$\left(\frac{S}{\rho}\right)_c$达最小值（图 2－10）。而$\mu$子和质子$\left(\frac{S}{\rho}\right)_c$最小值对应的能量约在 200 MeV 和 3 GeV 处。

（5）不同重带电粒子的比较：在同一种作用介质中，速率相同（即β或$\frac{E}{M}$相等）的重带电粒子的壳层修正和密度修正也相同。因此（2－85）式可改写为

$$\frac{1}{z^2}\left(\frac{S}{\rho}\right)_c=f\ (\beta,\ \cdots) \tag{2-90}$$

式中$\frac{1}{z^2}\left(\frac{S}{\rho}\right)_c$称为归一化的碰撞阻止本领。（2－90）式表明，$\frac{E}{M}$相同的重带电粒子具有相同的归一化碰撞阻止本领。

图 2－11 给出了质子在 H、H_2O［化合物的阻止本领（2－91）式］、Cu 和 Pb 中的质量碰撞阻止本领。

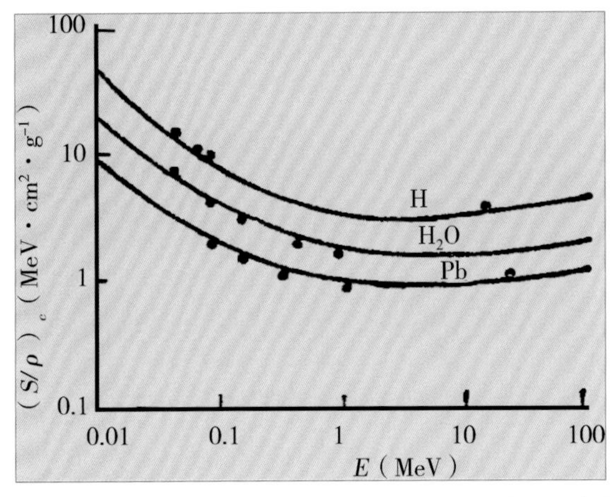

图 2－10　电子在 H、H_2O 和 Pb 中的质量碰撞阻止本领

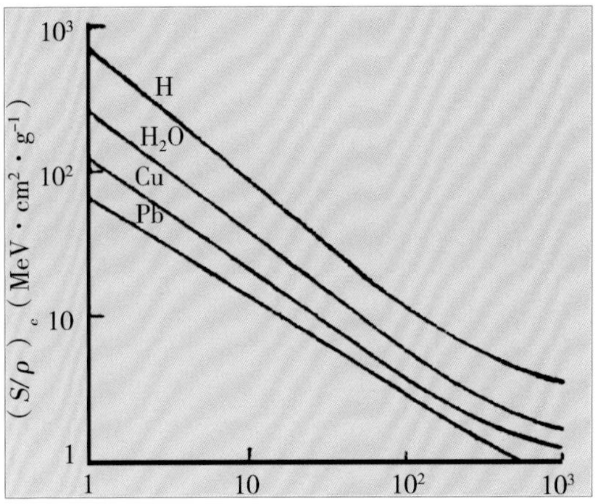

图 2－11　质子的质量碰撞阻止本领

例：试利用质子的有关数据求能量 $E_a=100$ MeV 的 α 粒子在水中的碰撞阻止本领。

解：与 100 Me Va 粒子速率相同的质子能量 Ep 为

$$E_p=\frac{M_p}{M_a}\cdot E_a=25.2\ \text{MeV}$$

查得该能量质子在水中的碰撞阻止本领$\left(\frac{S}{\rho}\right)_{c,p}=22.1\ \text{MeV}\cdot\text{cm}^2\cdot\text{g}^{-1}$，由（2－90）式可知，100 MeV α 粒子的碰撞阻止本领为

$$\left(\frac{S}{\rho}\right)_{c,a}=z^2\left(\frac{S}{\rho}\right)_{c,p}=88.4\ \text{Mev}\cdot\text{cm}^2\cdot\text{g}^{-1}$$

（6）电荷交换效应：运动速度较低的重带电粒子穿过吸收介质时，会“掇拾”电子，使其有效电荷数 z 减小。这种电荷交换效应将使重带电粒子的$\left(\frac{S}{\rho}\right)_c$ 在低能区间随 E 的降低而下降，如图 2－12 所示。

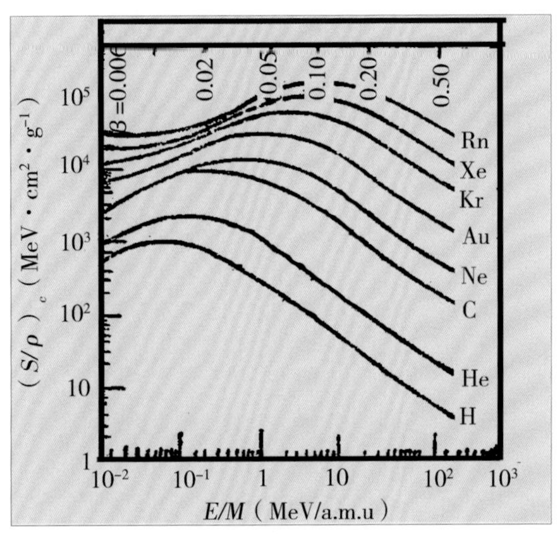

图 2－12　各种离子在水中的质量阻止本领与$\frac{E}{M}$的关系

（7）$\left(\frac{S}{\rho}\right)_c$ 与 Z 的关系：质量碰撞阻止本领公式中的$\frac{Z}{M_A}$因子以及自然对数项中的 I 代表吸收介质

的性质。^{1}H 的$\frac{Z}{M_A}=1.00797$，除^{1}H 以外的大部分轻核和中等质量核的$\frac{Z}{M_A}\approx\frac{1}{2}$，重核的$\frac{Z}{M_A}<\frac{1}{2}$，并随原子序数的增加而减小。因此，碰撞阻止本领有随吸收介质原子序数的增加而降低的趋势。氢的$\left(\frac{S}{\rho}\right)_c$比氦的大一倍多。平均激发能 I 随原子序数的增加而增大（表 2-8），这也是使$\left(\frac{S}{\rho}\right)_c$随介质原子序数增加而降低的因素之一。

表 2-8　一些元素的平均激发能

名称和符号	平均激发能 I（eV）	名称和符号	平均激发能 I（eV）
氢（^{1}H）	19.2	钛（^{22}Ti）	233
氦（^{2}He）	41.8	铁（^{26}Fe）	286
铍（^{4}Be）	63.7	铜（^{29}Cu）	322
碳（^{6}C）	78.0	钼（^{42}Mo）	424
氮（^{7}N）	82.0	锡（^{50}Sn）	488
氧（^{8}O）	95.0	钨（^{74}W）	727
铝（^{13}A1）	166	铅（^{82}Pb）	823
硅（^{14}Si）	173	铀（^{92}U）	890

（8）化合物中的碰撞阻止本领：对于由不同元素构成的介质（化合物或混合物），可以假设各组成原子对碰撞阻止本领的贡献是近似独立的，因而其效应可以相加。化合物或混合物的质量碰撞阻止本领$\left(\frac{S}{\rho}\right)_{c,m}$可表示为

$$\left(\frac{S}{\rho}\right)_{c,m}=\sum_i f_i\left(\frac{S}{\rho}\right)_{c,i} \tag{2-91}$$

式中$\left(\frac{S}{\rho}\right)_{c,i}$是原子序数为 Z_i 的元素的质量碰撞阻止本领；f_i 是指定元素在化合物或混合物中所占的重量份额。

化合物中各组成原子对非弹性辐射相互作用的贡献也是可以相加的，其辐射阻止本领$\left(\frac{S}{\rho}\right)_{r,m}$和总阻止本领$\left(\frac{S}{\rho}\right)_m$也可以用类似的方程表示。

$$\left(\frac{S}{\rho}\right)_{r,m}=\sum_i f_i\left(\frac{S}{\rho}\right)_{r,i} \tag{2-92}$$

$$\left(\frac{S}{\rho}\right)_m=\sum_i f_i\left(\frac{S}{\rho}\right)_i \tag{2-93}$$

式中$\left(\frac{S}{\rho}\right)_{r,i}$和$\left(\frac{S}{\rho}\right)_i$是原子序数为 Z_i 的元素的质量辐射阻止本领和总质量阻止本领。

2. 定限碰撞阻止本领

（1）δ 粒子：高能带电粒子与原子电子碰撞，在忽略原子电子结合能的条件下，可以交给电子的最大能量 $\Delta_{\max}$ 为

$$\Delta_{\max}=\frac{4mME}{(m+M)^2} \tag{2-94}$$

式中 m 和 M 是电子和高能带电粒子的质量，E 是入射带电粒子的能量。对于重带电粒子，$\Delta_{\max}\approx\frac{4mE}{M}$

（如对于质子，$\Delta_{max}=\frac{E}{458}$）。当入射带电粒子为电子或正电子时，$\Delta_{max}=E$。但是在电子与电子碰撞发生后，用实验方法不能辨认哪一个是初级电子，哪一个是次级电子。只能按常规把碰撞后能量较大的一个叫初级电子，而把能量较小的一个叫次级电子。因此在电子与电子相互作用时，交给次级电子的最大能量为$\frac{E}{2}$。

碰撞阻止本领研究的是带电粒子与物质相互作用过程中的能量损失，而不管这些损失的能量是在哪里被吸收的。在辐射剂量学中，往往关心带电粒子沉积在介质中的能量沿粒子径迹的分布。带电粒子与物质相互作用，可能沿径迹产生单个的电离或激发，也可能在相互作用中交给原子电子较大的能量，使电子足以进一步产生电离。若这种电子只能产生 2～4 个离子对，则在径迹上形成离子团。沿径迹形成的单个离子对和离子团构成了径迹"核"。如果释放的原子电子的能量足够大，则可能形成分枝径迹。这种能产生分枝径迹的电子叫次级电子或 δ 粒子。在分枝径迹上，还可能产生二级、三级分枝径迹（图 2－13 中的 δ_1）。

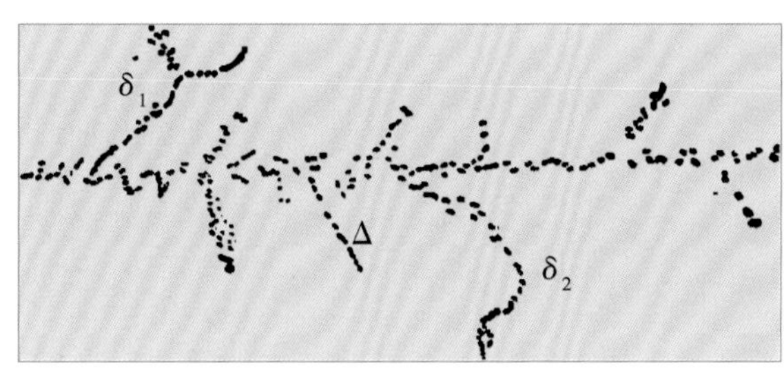

图 2－13　带电粒子径迹示意图

（2）$\frac{L_\Delta}{\rho}$和LET：初级带电粒子传递给高能 δ 粒子的能量可能沉积在离初始作用点较远的区域。为了研究带电粒子在吸收介质中局部沉积的能量，可以选择一个能量限值 Δ。能量为 Δ 的 δ 粒径迹长度在图 2－13 中用虚线表示。当 δ 粒子的能量小于 Δ 时，可以认为其能量是在初始作用点就地沉积的。而当 δ 粒子的能量大于 Δ 时（如图中的 δ_1 和 δ_2），则视为单独的带电粒子。

定限质量碰撞阻止本领（restricted mass collision stopping power）$\frac{L_\Delta}{\rho}$等于 dE 除以 ρdl 的商，dE 是带电粒了在密度为 ρ 的介质中穿行距离为 dl 时，由传递能量小干指定值 Δ 的碰撞而损失的能量的期望值。

$$\frac{L_\Delta}{\rho}=\frac{1}{\rho}\cdot\left(\frac{\mathrm{d}E}{\mathrm{d}l}\right)_\Delta \tag{2-95}$$

定限质量碰撞阻止本领的计算公式如下：

对于重带电粒子

$$\frac{L_\Delta}{\rho}=2\pi r_e{}^2 m_0c^2N_A\frac{z^2Z^2}{\beta^2M_A}\left[\ln\frac{2m_0c^2\beta^2\Delta}{I^2\ (1-\beta^2)}-\frac{(1-\beta^2)\ \Delta}{2m_0c^2}-\beta-\frac{2C}{Z}-\delta\right] \tag{2-96}$$

对于电子和正电子

$$\frac{L_\Delta}{\rho}=2\pi r_e{}^2 m_0c^2N_A\frac{Z}{\beta^2M_A}\left[\ln\frac{\tau^2\ (\tau+2)}{2\left(\frac{I}{m_0c^2}\right)^2}+F^{\pm}(\tau,\ \eta)-\frac{2C}{Z}-\delta\right] \tag{2-97}$$

其中对于电子

$$F^{-}(\tau,\ \eta)\ =-1-\beta^2+\ln\frac{4\eta(\tau-\eta)\tau^{-2}+\tau}{(\tau-\eta)}+\left[\frac{\eta^2}{2}+(2\tau+1)\ \ln\left(\frac{1-\eta}{\tau}\right)\right]\cdot\ (\tau+1)^{-2} \tag{2-98}$$

对于正电子

$$F^{+}(\tau,\eta)=\ln\frac{4\eta}{\tau}-\frac{\beta}{\tau}\left[\tau+\eta-\frac{5\eta^{2}}{4(\tau+2)}+\frac{(\tau+1)(\tau+3)\eta-\frac{\eta^{3}}{3}}{(\tau+2)^{2}}-\frac{(\tau+1)(\tau+3)\eta^{4}-\tau\eta^{3}/3+\frac{\eta^{4}}{4}}{(\tau+2)^{3}}\right] \tag{2-99}$$

以上各式中的 $\eta=\frac{\Delta}{m_0c^2}$

L_Δ 称为定限线碰撞阻止本领，又称传能线密度 LET（linear energy transfer），是特定能量的带电粒子在介质中穿行单位长度路程时，由能量转移小于某一指定值 Δ 的历次碰撞所造成的平均能量损失。通常 Δ 以 eV 为单位，L_Δ 以 $\mathrm{J\cdot m^{-1}}$ 或 $\mathrm{keV\cdot \mu m^{-1}}$ 为单位。

根据定义不难理解，L_∞ 就是带电粒子在介质中穿行单位长度路程时，能量转移取一切可能值的历次碰撞所造成的能量损失的平均值，也就是说，L_∞ 等于线碰撞阻止本领：

$$L_\infty=S_c \tag{2-100}$$

$$\frac{L_\infty}{\rho}=\left(\frac{S}{\rho}\right)_c \tag{2-101}$$

化合物中的$\frac{L_\Delta}{\rho}$也用类似于（2－91）的公式计算。电子和质子在水中的$\frac{L_\Delta}{\rho}$值可参看后面的图 2－14 和图 2－15。

3. 辐射阻止本领　带电粒子在介质中因非弹性辐射相互作用而损失能量的大小用辐射阻止本领描述。质量辐射阻止本领$\left(\frac{S}{\rho}\right)_r$ 等于 $\mathrm{d}E$ 除以 $\rho\mathrm{d}l$ 所得的商。

$$\left(\frac{S}{\rho}\right)_r=\left(\frac{\mathrm{d}E}{\rho\mathrm{d}l}\right)_r \tag{2-102}$$

$\mathrm{d}E$ 是带电粒子在密度为 ρ 的介质中穿行的距离为 $\mathrm{d}l$ 时因辐射相互作用而损失的能量的期望值。

计算表明，$\left(\frac{S}{\rho}\right)_r$ 与$\frac{Zz^2}{m^2}$成正比，Z 是吸收介质的原子序数，z 和 m 是带电粒子的电荷数和质量。重带电粒子的质量较大，其辐射能量损失的概率与其他过程能量损失的概率相比可以忽略不计。

电子的质量辐射阻止本领的计算公式如下：

当 $1<\tau<1/aZ^{1/3}$（$a\approx\frac{1}{137}$是精细结构常数）时，

$$\left(\frac{S}{\rho}\right)_\gamma=4ar_e^{\,2}m_0c^2N_A\cdot\frac{Z(Z+1)}{M_A}\cdot(\tau+1)\cdot\left[\frac{\ln a(\tau+1)-1}{3}\right] \tag{2-103}$$

当 $\tau\gg\frac{1}{aZ^{1/3}}$时，

$$\left(\frac{S}{\rho}\right)_\gamma=4ar_e^{\,2}m_0c^2N_A\cdot\frac{Z(Z+1)}{M_A}\cdot(\tau+1)\cdot\left[\ln\frac{183}{Z^{1/3}}+\frac{1}{18}\right] \tag{2-104}$$

由此可以看出，$\left(\frac{S}{\rho}\right)_r$ 随吸收介质原子序数和电子能量的增加而上升（图 2－14）。取

$$\frac{1}{X_0}=4ar_0^{\,2}N_A\cdot\frac{Z(Z+1)}{M_A}\cdot\ln\frac{183}{Z^{1/3}} \tag{2-105}$$

则当 $\tau\gg\frac{1}{aZ^{1/3}}$时，（2－104）式可近似表示为

$$\left(\frac{S}{\rho}\right)_r\approx\frac{E}{X_0} \tag{2-106}$$

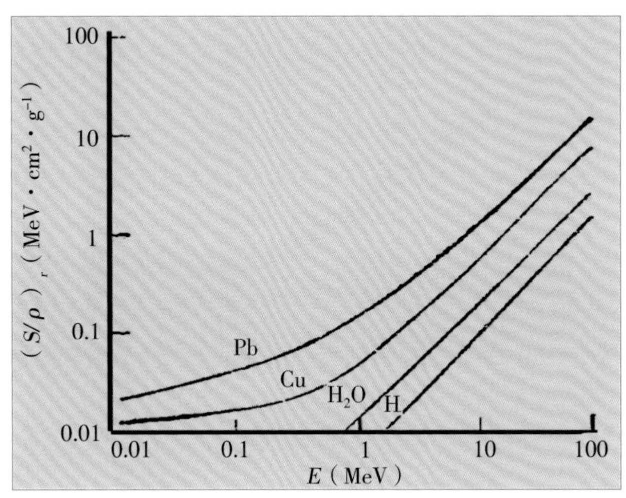

图 2-14　电子在 H、H_2O、Cu 和 Pb 中的质量辐射阻止本领

X_0 称为电子在介质中的辐射长度，它是电子因辐射电磁波而使其能量减小到原来的 $\frac{1}{e}$ 时所需要的质量厚度（kg · m^{-2}）。（2-106）式表明当电子的能量很高时，$\frac{1}{E}\left(\frac{S}{\rho}\right)_r$ 与电子的能量无关（图 2-14）。

将图 2-10 和图 2-14，（2-86）式和（2-103）式进行比较，可知，低能电子的 $\left(\frac{S}{\rho}\right)_c$ 值较大，高能电子的 $\left(\frac{S}{\rho}\right)_r$ 值较大。电子的辐射阻止本领与碰撞阻止本领的比值可以近似地表示为

$$\frac{\left(\frac{S}{\rho}\right)_r}{\left(\frac{S}{\rho}\right)_c} \approx \frac{EZ}{n} \tag{2-107}$$

对于能量大于 3 MeV 的电子，$n \approx 700 \pm 100$ MeV。

对应于 $\left(\frac{S}{\rho}\right)_c = \left(\frac{S}{\rho}\right)_r$ 的电子能量称作临界能量 E_0。由（2-107）式可知

$$E_0 = \frac{n}{Z} \tag{2-108}$$

例如，Cu 的原子序数 Z=29，其 E_0 值大约为 24 MeV。

4. 总阻止本领　带电粒子在弹性散射中损失的能量可以忽略不计。在核反应和电子对生成可以忽略的能量范围内，介质对带电粒子的总质量阻止本领是质量碰撞阻止本领与质量辐射阻止本领之和［参看（2-82）式］。

辐射阻止本领与带电粒子质量的平方成反比。在上述能量范围内，重带电粒子的辐射阻止本领与碰撞阻止本领相比可以忽略不计。因此，重带电粒子的总质量阻止本领就等于其质量碰撞阻止本领。

$$_h\left(\frac{S}{\rho}\right) = {}_h\left(\frac{S}{\rho}\right)_c \tag{2-109}$$

式中的脚标 h 表示重带电粒子的参数。

图 2-15 和图 2-16 给出了水对质子和电子的总质量阻止本领，质量碰撞阻止本领和定限质量碰撞阻止本领与带电粒子能量关系的曲线。表 2-9 至 2-11 分别给出了某些物质对电子的碰撞阻止本领 $\left(\frac{S}{\rho}\right)_c$、对电子的辐射阻止本领 $\left(\frac{S}{\rho}\right)_r$ 和对质子的阻止本领 $\frac{S}{\rho}$ 的数据。更详细的资料可参考 ICRU-28、35 和 37 号报告。

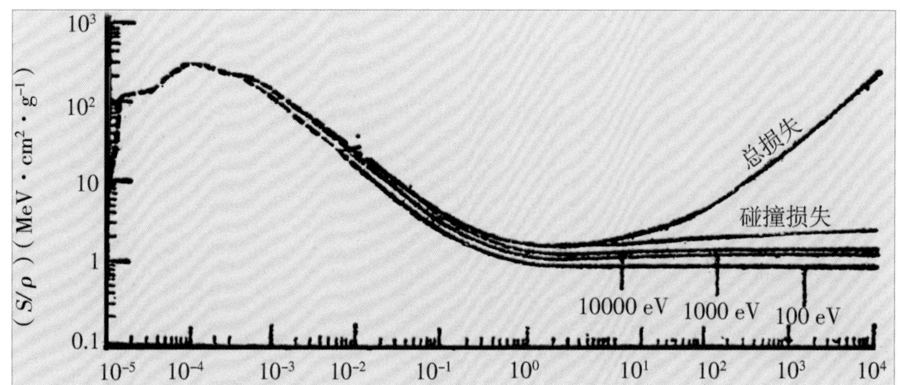

图 2-15 水对电子的质量阻止本领

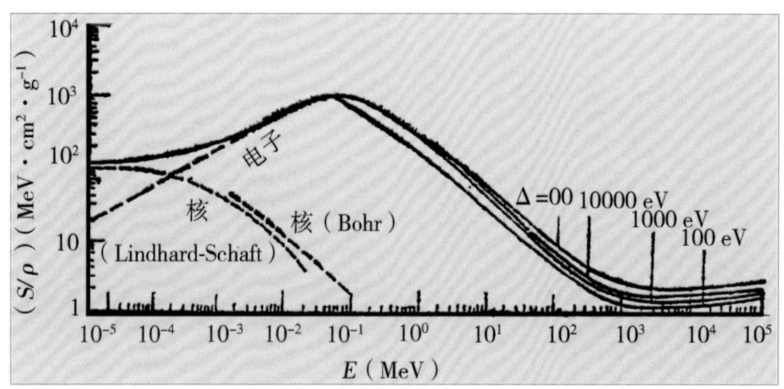

图 2-16 水对质子的质量阻止本领

（三）散射本领

运动的带电粒子与原子核的弹性碰撞，可以看成只改变入射粒子运动方向的电磁相互作用。当入射粒子为重带电粒子时，只有当它非常靠近原子核穿行时，才会发生观察到的散射。也就是说，重带电粒子发生弹性散射的概率是很小的，散射现象不明显，其运动径迹是一条直线，发生大角度散射是极个别的现象。

电子的质量与原子核相比很小。即使在离原子核较远处掠过，其运动方向也会因弹性碰撞而偏折。电子在介质中的弹性散射比初级（指直接由高能电子引起）电离或激发事件发生得更为频繁，使电子在介质中的运动方向不断地改变。大部分弹性散射产生非常小的偏转角，大量的非常弱的偏转作用将导致一个小的净偏转角 θ。对大量电子进行观测，发现 θ 服从高斯分布，且其均方值 $\bar{\theta}^2$ 与穿过的物质层厚度成正比，称 $\bar{\theta}^2$ 为散射均方角。单位质量厚度产生的散射均方角增量定义为质量散射本领（mass scattering power），记作 $\frac{T}{\rho}$。

$$\frac{T}{\rho}=\frac{1}{\rho}\cdot\frac{\mathrm{d}\bar{\theta}^2}{\mathrm{d}l} \tag{2-110}$$

式中 $\mathrm{d}\bar{\theta}^2$ 是电子在密度为 ρ 的介质中穿行距离为 $\mathrm{d}l$ 时产生的散射均方角增量。质量散射本领的计算公式如下：

$$\frac{T}{\rho}=\pi\left[\frac{2r_eZ}{(\tau+1)\beta^2}\right]^2\cdot\frac{N_A}{M_A}\left\{\ln\left[1+\left(\frac{\theta m}{\theta_\mu}\right)^2\right]-1+\left[1+\left(\frac{\theta m}{\theta_\mu}\right)^2\right]^{-1}\right\} \tag{2-111}$$

$$\theta m=\frac{2A^{-1/3}}{\alpha\beta\ (\tau+1)}，并且\ \theta_m\leqslant 1$$

$$\theta_\mu=1.130\,\frac{\alpha Z^{1/3}}{\beta(\tau+1)}$$

式中 A 是散射核的核子数，其他符号同前。

原子电子对入射电子的散射作用未包括在（2－111）式中，因为电子-电子散射导致入射电子显著的能量损失。如果要考虑这一部分的贡献，则在（2－111）式中将 Z^2 改为 $Z(Z+1)$ 即可。

有关电子在各种介质中的质量散射本领的数据可查阅 ICRU－35 号报告。

表 2－9　　**电子的碰撞阻止本领** $\left(\frac{S}{\rho}\right)_c$　　$(MeV \cdot cm^2 \cdot g^{-1})$

$E_{(MeV)}$	EXP	H	He	C	O	Al	骨	肌肉	水	弗里克溶液	空气	Al50	C552	LiF
0.01	+1	5.125	2.267	2.014	1.937	1.649	1.971	2.237	2.256	2.241	1.975	2.294	1.972	1.796
0.02		2.917	1.307	1.177	1.138	9.844	1.161	1.306	1.317	1.309	1.157	1.335	1.156	1.056
0.04		1.687	7.642	6.948	6.746	5.909	6.903	7.711	7.777	7.730	6.848	7.863	6.841	6.252
0.06		1.245	5.669	5.177	5.030	4.439	5.163	5.747	5.797	5.763	5.111	5.853	5.106	4.670
0.08		1.015	4.638	4.247	4.142	3.661	4.246	4.717	4.757	4.730	4.198	4.800	4.194	3.838
0.10	0	8.137	4.003	3.671	3.586	3.177	3.678	4.080	4.115	4.092	3.633	4.150	3.630	3.323
0.20		5.851	2.700	2.482	2.441	2.174	2.507	2.760	2.793	2.778	2.470	2.812	2.468	2.261
0.40		4.445	2.064	1.891	1.882	1.680	1.931	2.120	2.148	2.136	1.902	2.156	1.899	1.737
0.60		4.042	1.884	1.716	1.725	1.540	1.760	1.945	1.963	1.953	1.743	1.957	1.729	1.583
0.80		3.883	1.815	1.643	1.667	1.486	1.690	1.866	1.886	1.876	1.683	1.874	1.659	1.521
1.00		3.816	1.787	1.609	1.646	1.465	1.658	1.830	1.849	1.839	1.661	1.834	1.626	1.491
2.00		3.823	1.801	1.587	1.671	1.476	1.643	1.804	1.824	1.815	1.684	1.804	1.605	1.471
4.00		4.020	1.903	1.636	1.777	1.540	1.697	1.851	1.870	1.861	1.790	1.852	1.650	1.513
6.00		4.175	1.983	1.676	1.857	1.583	1.740	1.892	1.911	1.903	1.870	1.894	1.690	1.543
8.00		4.295	2.043	1.707	1.918	1.613	1.773	1.924	1.943	1.934	1.931	1.926	1.719	1.572
10.00		4.391	2.092	1.730	1.967	1.636	1.799	1.949	1.968	1.959	1.979	1.951	1.742	1.592
20.00		4.698	2.247	1.797	2.122	1.704	1.874	2.026	2.046	2.037	2.134	2.024	1.811	1.654
40.00		5.010	2.405	1.856	2.272	1.769	1.942	2.097	2.118	2.109	2.282	2.089	1.873	1.711
60.00		5.144	2.498	1.888	2.338	1.805	1.978	2.134	2.156	2.147	2.347	2.125	1.907	1.742
80.00		5.213	2.564	1.911	2.379	1.829	2.003	2.160	2.182	2.173	2.387	2.151	1.930	1.764
100.00		5.259	2.609	1.928	2.409	1.847	2.022	2.180	2.202	2.193	2.417	2.170	1.948	1.780

表 2－10　　**电子的辐射阻止本领** $\left(\frac{S}{\rho}\right)_r$　　$(MeV \cdot cm^2 \cdot g^{-1})$

$E_{(MeV)}$	EXP	H	He	C	O	Al	骨	肌肉	水	弗里克溶液	空气	PMMA	聚苯乙烯	LiF
0.01	−4	9.702	9.885	3.150	4.267	0.559	5.461	3.816	3.898	3.961	3.897	3.332	2.982	3.678
0.02	−3	1.004	1.010	3.176	4.336	6.926	5.778	3.882	3.963	4.033	3.954	3.372	3.008	3.762
0.04		1.061	1.048	3.215	4.376	7.133	5.989	3.928	4.005	4.080	3.998	3.413	3.048	3.815
0.06		1.113	1.084	3.270	4.434	7.243	6.113	3.986	4.062	4.139	4.057	3.468	3.103	3.861
0.08		1.164	1.119	3.337	4.512	7.350	6.230	4.061	4.138	4.215	4.133	3.538	3.169	3.932

续表

$E_{(MeV)}$	EXP	H	He	C	O	Al	骨	肌肉	水	弗里克溶液	空气	PMMA	聚苯乙烯	LiF
0.10		1.216	1.157	3.414	4.607	7.476	6.356	4.150	4.228	4.306	4.222	3.619	3.244	4.011
0.20		1.511	1.375	3.896	4.215	8.344	7.140	4.714	4.801	4.887	4.789	4.126	3.711	4.540
0.40		2.232	1.924	5.173	6.856	1.082	9.276	6.226	6.339	6.447	6.311	5.474	4.945	5.992
0.60		3.096	2.592	6.759	8.904	1.390	1.194	8.108	8.254	8.391	8.210	7.149	6.475	7.779
0.80		4.076	3.352	8.559	1.122	1.739	1.495	1.024	1.043	1.059	1.036	9.050	8.212	9.800
1.00		5.152	4.180	1.053	1.376	2.119	1.824	1.257	1.280	1.300	1.271	1.113	1.011	1.200
2.00	−2	1.162	9.132	2.213	2.869	4.350	3.755	2.632	2.678	2.719	2.656	2.338	2.132	2.506
4.00		2.782	2.134	5.026	6.471	9.702	8.386	5.954	6.058	6.146	5.999	5.307	4.852	5.606
6.00		4.651	3.523	8.193	1.051	1.567	1.355	9.686	9.854	9.993	9.754	8.648	7.919	9.210
8.00		6.675	5.018	1.158	1.482	2.200	1.904	1.367	1.391	1.410	1.376	1.222	1.120	1.292
10.00		8.809	6.584	1.513	1.932	2.858	2.476	1.784	1.814	1.839	1.795	1.596	1.464	1.693
20.00	−1	2.046	1.505	3.417	4.343	6.357	5.525	4.018	4.086	4.141	4.042	3.603	3.311	3.797
40.00		4.615	3.346	7.508	9.502	1.379	1.202	8.807	8.955	9.072	8.855	7.912	7.284	8.289
60.00		7.326	5.272	1.175	1.484	2.147	1.875	1.377	1.400	1.418	1.384	1.238	1.141	1.294
80.00	0	1.011	7.238	1.608	2.028	2.927	2.558	1.883	1.914	1.939	1.892	1.694	1.562	1.767
100.00		1.295	9.229	2.046	2.577	3.714	3.249	2.394	2.434	2.465	2.405	2.155	1.988	2.245
X_0	+1	6.305	9.432	4.270	3.424	2.401	2.657	3.671	3.608	3.568	3.661	4.054	4.379	3.926

表 2-11　质子的阻止本领$\frac{S}{\rho}$　（$MeV \cdot cm^2 \cdot g^{-1}$）

$E_{(MeV)}$	H	Al	Ar	空气	水	肌肉	骨	LiF	留西特
1.00	683.81	174.02	146.74	220.72	267.95	264.31	237.04	206.58	261.21
2.00	392.02	110.82	95.036	135.50	161.46	159.63	145.17	126.10	158.38
4.00	221.44	676.06	58.991	81.158	95.376	94.382	86.625	75.137	93.662
8.00	123.85	40.309	35.563	47.384	55.205	54.645	50.512	43.850	52.157
10.00	102.59	33.965	30.054	39.709	46.166	45.698	43.320	36.714	45.264
20.00	57.108	19.765	17.649	22.759	26.322	26.057	24.250	21.050	25.774
40.00	31.976	11.456	10.293	13.027	15.007	14.857	13.881	12.052	14.682
60.00	22.960	8.3601	7.5351	9.4526	10.869	10.761	10.073	8.7643	10.630
80.00	18.265	6.7186	6.0667	7.5701	8.6944	8.6083	8.0671	7.0051	8.5007
100.00	15.372	5.6952	5.1490	6.4013	7.3459	7.2733	6.8214	5.9239	7.1810
200.00	9.3683	3.5388	3.2094	3.9517	4.5248	4.4803	4.2102	3.6557	4.4212
300.00	7.2999	2.7845	2.5292	3.0995	3.5441	3.5095	3.3012	2.8663	3.4621
400.00	6.2638	2.4041	2.1867	2.6714	3.0510	3.0213	2.8440	2.4692	2.9801
500.00	5.6505	2.1782	1.9839	2.4179	2.7585	2.7318	2.5731	2.2338	2.6944

续表

E (MeV)	H	Al	Ar	空气	水	肌肉	骨	LiF	留西特
600.00	5.2512	2.0311	1.8523	2.2533	2.5679	2.5432	2.3967	2.0805	2.5083
700.00	4.9750	1.9294	1.7618	2.1397	2.4360	2.4127	2.2748	1.9745	2.3797
800.00	4.7757	1.8562	1.6971	2.0582	2.3408	2.3186	2.1870	1.8981	2.2869
900.00	4.6274	1.8019	1.6494	1.9980	2.2701	2.2487	2.1220	1.8415	2.2181
1000.00	4.5147	1.7607	1.6137	1.9526	2.2164	2.1956	2.0727	1.7985	2.1658

五、相互作用系数及相关的物理量

辐射与物质发生相互作用，在一次相互作用过程中，入射粒子的能量或方向（或两者同时）发生改变，或入射粒子被吸收，随后会发射一个或多个次级粒子。这些相互作用的发生概率用相互作用系数来描述，涉及特定的相互作用过程、辐射的能量和类型及目标（或材料），相互作用系数及相关的量见表 2-12。

表 2-12　相互作用系数及相关的量

名称	符号	单位	定义
截面	σ	m^2	N/Φ
质量衰减系数	μ/ρ	$\mathrm{m^2 \cdot kg^{-1}}$	$\mathrm{d}N/(N\rho\mathrm{d}t)$
线性衰减系数	μ	m^{-1}	$\mathrm{d}N/(N\mathrm{d}l)$
平均自由程	μ^{-1}	m	$N\mathrm{d}l/(\mathrm{d}N)$
质能转移系数	μ_{tr}/ρ	$\mathrm{m^2 \cdot kg^{-1}}$	$\mathrm{d}R_{tr}/(R\rho\mathrm{d}l)$
质能吸收系数	μ_{en}/ρ	$m^2 \cdot kg^{-1}$	$(\mu_{tr}/\rho)(1-g)$
质量阻止本领	S/ρ	$\mathrm{J \cdot m^2 \cdot kg^{-1}}$	$\mathrm{d}E/(\rho\mathrm{d}l)$
线性阻止本领	S	$\mathrm{J \cdot m^{-1}}$	$\mathrm{d}E/\mathrm{d}l$
线性能量转移	L_Δ	$\mathrm{J \cdot m^{-1}}$	$\mathrm{d}E_\Delta/\mathrm{d}l$
辐射化学产额	$G(x)$	$\mathrm{Mole \cdot J^{-1}}$	$n(x)\ /\bar{\varepsilon}$
气体电离产额	Y	$\mathrm{J^{-1}}$	N/E
气体中形成每个离子对所消耗的平均能量	W	J	E/N
气体中形成每个离子对所有消耗的微分平均能量	ω	J	$\mathrm{d}E/\mathrm{d}N$

（一）反应截面

对于给定类型或能量的入射带电或不带电粒子产生特定的相互作用，实体靶的反应截面 σ 等于 N 除以 Φ 所得的商，其中 N 是在粒子注量 Φ 中每个实体靶发生这些相互作用的平均数，因此：

$$\sigma=\frac{N}{\Phi} \tag{2-112}$$

单位：$\mathrm{m^2}$。截面专用单位是靶恩（b），换算关系：$1\mathrm{b}=10^{-28}\mathrm{m^2}=100\ \mathrm{fm^2}$。

如果一个给定类型和能量的入射粒子在实体靶中经历不同的和独立类型的相互作用，那么产生的反应通常被称为总反应截面 σ，是多个反应截面之和 σ_J，因此：

$$\sigma=\sum_J \sigma_J=\frac{1}{\Phi}\sum_J N_J \tag{2-113}$$

N_J 是在注量为 Φ 的粒子中每个实体靶发生 J 型相互作用的平均数。σ_J 是与 J 型相互作用相关的反应截面部分。

（二）质量衰减系数

对于一个给定类型和能量的不带电粒子，物质的质量衰减系数$\frac{\mu}{\rho}$为$\frac{dN}{N}$除以 ρdl 的商，其中$\frac{dN}{N}$是在密度 ρ 的物质中发生相互作用后运行距离 dl 的平均粒子数，因此：

$$\frac{\mu}{\rho}=\frac{1}{\rho dl}\frac{dN}{N} \tag{2-114}$$

单位：$m^2 \cdot kg^{-1}$。μ 是线性衰减系数。非带电粒子垂直入射到厚度为 dl 的物质中发生相互作用的概率是 μdl。μ 的倒数被称为非带电粒子的平均自由程。μ 依赖于该物质的密度 ρ，这种依赖性在使用质量衰减系数 μ/ρ 后大幅减弱。质量衰减系数可以用总反应截面 σ 表示，是 σ 与$\frac{N_A}{M}$的乘积，其中 N_A 是阿伏伽德罗常数，M 是靶物质的摩尔质量数，因此：

$$\frac{\mu}{\rho}=\frac{N_A}{M}\sigma=\frac{N_A}{M}\sum_J \sigma_J \tag{2-115}$$

式中 σ_J 是与 J 型相互作用相关的反应截面部分。

等式（2－115）可以写成：

$$\frac{\mu}{\rho}=\frac{n_t}{\rho}\sigma \tag{2-116}$$

式中 n_t 是实体靶的密度数，即一个体素中的实体靶的数除以它的体积。

混合物的质量衰减系数：

$$\frac{\mu}{\rho}=\frac{1}{\rho}\sum_L (n_t)_L\sigma_L=\frac{1}{\rho}\sum_L (n_t)_L\sum_J \sigma_{L,J} \tag{2-117}$$

式中，$(n_t)_L$ 是 L 型实体靶的密度数，σ_L 是 L 型物质总截面，$\sigma_{L,J}$ 是单个 L 型实体靶 J 型相互作用的反应截面。关系式（2－49）忽略了分子、化学或原子晶体环境对反应截面的影响，大部分情况下是正确的，但有时也会产生误差，如：低能光子与分子的相互作用、慢中子与分子的相互作用，特别是在那些含有氢的物质中。

（三）能量转移系数

能量转移系数（μ_{tr}）是指光子能量转移到每单位厚度物质中带电粒子动能的部分：

$$\mu_{tr}=\frac{\overline{E}_{tr}}{E_\gamma}\mu \tag{2-118}$$

式中 $\overline{E}_{tr}$ 是每次光子相互作用转移给带电粒子平均动能，μ 是线性衰减系数。对于康普顿散射，μ_{tr} 是指一些特定能量的光子转移到电子的平均能量，注意：$\mu_{tr}<\mu$，因为在康普顿散射中光子不可能将全部能量转移给电子，因此$\frac{\overline{E}_{tr}}{E_\gamma}<1$。能量吸收系数的定义式为：

$$\mu_{en}=\frac{\overline{E}_{ab}}{E_\gamma}\mu \tag{2-119}$$

式中 $\overline{E}_{ab}$ 是光子每次相互作用的平均吸收能量。

电子可以通过两种途径失去能量：①碰撞：导致电离和激发；②辐射（韧致辐射），在局部损失能量。辐射产额 $Y(T_0)$ 是指单个电子减速并完全停止时以电磁辐射形式释放的全部初始动能 T_0。当电子从光子（即使是单能光子）运动中产生时，电子的初始动能就开始发生变化。$Y(T_0)$ 平均值为所有初始动能 T_0 的平均值，符号为 g。

能量吸收系数和能量转移系数的关系如下：

$$\mu_{en}=\mu_{tr}(1-g) \tag{2-120}$$

这反映出转移能有一部分是以射线形式释放的。通常，g 值非常小，$\mu_{en}\approx\mu_{tr}$。对于空气中的 ^{60}Co 辐射，$\mu=0.0032$；对于 100～135 keV 的 X 射线，$\mu=0.0001$。

（四）质能转移系数

对于给定类型和能量的不带电的离子，物质的质能转换系数$\frac{\mu_{tr}}{\rho}$等于$\frac{\mathrm{d}R_{tr}}{R}$除以 $\rho\mathrm{d}l$ 的商，其中 $\mathrm{d}R_{tr}$ 是入射辐射能量为 R 的非带电粒子在密度为 ρ 物质中运行 dl 距离，通过相互作用传递给带电粒子的平均动能，因此：

$$\frac{\mu_{tr}}{\rho}=\frac{1}{\rho\mathrm{d}l}\ \frac{\mathrm{d}R_{tr}}{R} \tag{2-121}$$

单位：$\mathrm{m^2\cdot kg^{-1}}$。释放的带电粒子的结合能不包括在 $\mathrm{d}R_{tr}$ 中。然而，结合能通常可以忽略不计，包含在光子质能转移系数的计算中。如果一个给定类型和能量的不带电粒子入射到给定的实体靶中，在靶中产生多种类型的独立的相互作用，此时，质能转移系数由不同的反应截面 σ_J 组成，关系式如下：

$$\frac{\mu_{tr}}{\rho}=\frac{N_A}{M}\sum_{J} f_J\sigma_J \tag{2-122}$$

式中 f_J 是在 J 型反应中转移到带电粒子的平均动能除以入射非带电粒子的动能所得的商，N_A 是阿伏伽德罗常数，M 是靶物质的摩尔质量。

质能转移系数与质量衰减系数$\frac{\mu}{\rho}$关系式如下：

$$\frac{\mu_{tr}}{\rho}=\frac{\mu}{\rho}f \tag{2-123}$$

式中 $f=\dfrac{\sum_J f_J\sigma_J}{\sum_J\sigma_J}$。

化合物的质能转移系数：

$$\frac{\mu_{tr}}{\rho}=\frac{1}{\rho}\sum_{L}(n_t)_L\sum_{J}f_{L,J}\sigma_{L,J} \tag{2-124}$$

式中 $(n_t)_L$ 和 $\sigma_{L,J}$ 与等式 2-117 中具有相同的意义，$f_{L,J}$ 是在 L 型实体靶中 J 型反应所有带电粒子的平均转移能除以入射非带电粒子动能所得的商。动能转移到带电粒子的部分 g，在带电粒子减速并停留到物质的过程中损失在辐射过程中（韧致辐射、飞行湮灭和荧光辐射），这里的 g 针对所选定的物质。某物质的$\frac{\mu_{tr}}{\rho}$与（$1-g$）的乘积称为非带电荷粒子在该物质中的质能吸收系数$\frac{\mu_{en}}{\rho}$。

$$\frac{\mu_{en}}{\rho}=\frac{\mu_{tr}}{\rho}\ (1-g) \tag{2-125}$$

混合物的质能吸收系数取决于阻止本领，因此从原则上说，它不能简单地估算为组成原子的质能吸收系数之和。如果 g 值十分小，通过这种求和可以得到一个十分接近的近似值。

（五）线性阻止本领

线性阻止本领定义为带电粒子在单位路径长度上能量损失率的期望值，如下式：

$$S=\frac{\mathrm{d}E}{\mathrm{d}l} \tag{2-126}$$

单位：$\mathrm{J\cdot m^{-1}}$，E 的单位可以用 eV 表示，因此，S 单位是 MeV/cm。

已知两种类型的阻止本领：碰撞（电离）阻止本领，产生于带电粒子与原子轨道电子相互作用过程中；辐射阻止本领，产生于带电粒子与原子核作用过程中。非限制性质量碰撞阻止本领描述的是所有硬碰撞和软碰撞中带电粒子能量损失的平均比。带电粒子经过原子时相对距离较远（也就是 $b\gg a$ 时，b

为碰撞参数，a 为原子半径），发生软碰撞，碰撞的有效效应是指在一次碰撞中非常小的能量转移给吸收介质的原子。

当 $b=a$ 时，此时发生硬碰撞，过程中发射带有一定能量的次级电子（通常指 δ 电子或 δ 射线），并形成单独的运行径迹。

在非限制性质量碰撞阻止本领中，由于硬碰撞允许转移给轨道电子的最大能量是电子动能的一半（不可区分粒子的碰撞）或正电子的全部动能（可区分粒子的碰撞）。作为软碰撞和硬碰撞结果，重带电粒子、电子和正电子的质量阻止本领理论将软碰撞的 Bethe 理论与硬碰撞能量转移的阻止本领结合在一起。对质量为 M、速度为 v 的重带电粒子，由于硬性碰撞造成的能量转移仅限于 $\frac{2m_ec^2\beta^2}{1-\beta^2}$，其中 $\beta=\frac{v}{c}$。

$$\frac{S_{col}}{\rho}=\frac{4\pi N_AZ}{4}\ \frac{r_e^2m_ec^2}{\beta^2}z^2\cdot\left[\ln\left(\frac{2MeV^2}{I}\right)-\ln(1-\beta)-\frac{C}{Z}\right]$$

式中 r_e 是经典电子半径（2.82 fm）；Z 是入射离子的电荷，以电子电荷为单位；I 是介质的平均激发能；$\frac{C}{Z}$ 是壳修正因子。

平均激发能 I 是吸收介质的一个原子的所有电离和激发能的几何平均值。因为束缚效应影响 I 的准确性，计算模型常常不能精确地估算此值。因此，I 值通常在重离子束中通过测量阻止本领得到，因为这些测量的散射影响最小。对于单元素物质，I 与 Z 近似呈线性关系。平均 $I=11.5$ Z。对于化合物，假定用累加碰撞阻止本领来计算 I，考虑化合物中每种原子组成的权重份额。

（六）质量阻止本领

对于一个给定类型和能量的带电粒子，物质的质量阻止本领 $\frac{S}{\rho}$ 为 $\mathrm{d}E$ 和 $\rho\mathrm{d}l$ 的商，其中 $\mathrm{d}E$ 是带电粒子在密度为 ρ 的物质中运行距离 $\mathrm{d}l$ 损失的平均能量，如下：

$$\frac{S}{\rho}=\frac{1}{\rho}\ \frac{\mathrm{d}E}{\mathrm{d}l}$$

单位：$\mathrm{J\cdot m^2\cdot kg^{-1}}$。$E$ 的单位可以用 eV，因此，$\frac{S}{\rho}$ 单位是 $\mathrm{eV\cdot m^2\cdot kg^{-1}}$ 或一些换算单位，如 $\mathrm{MeV\cdot cm^2\cdot g^{-1}}$。

质量阻止本领可以表示成多个独立部分之和，因此：

$$\frac{S}{\rho}=\frac{1}{\rho}\left(\frac{\mathrm{d}E}{\mathrm{d}l}\right)_{el}+\frac{1}{\rho}\left(\frac{\mathrm{d}E}{\mathrm{d}l}\right)_{rad}+\frac{1}{\rho}\left(\frac{\mathrm{d}E}{\mathrm{d}l}\right)_{nuc} \tag{2-127}$$

式中 $\frac{1}{\rho}\left(\frac{\mathrm{d}E}{\mathrm{d}l}\right)_{el}=\frac{1}{\rho}S_{el}$ 是电子质量（或碰撞）阻止本领，这是与原子中电子相互作用导致电离或激发产生的。$\frac{1}{\rho}\left(\frac{\mathrm{d}E}{\mathrm{d}l}\right)_{rad}=\frac{1}{\rho}S_{rad}$ 是质量辐射阻止本领，这是由于原子核或原子中的电子在电场中的韧致辐射导致的。$\frac{1}{\rho}\left(\frac{\mathrm{d}E}{\mathrm{d}l}\right)_{nuc}=\frac{1}{\rho}S_{nuc}$ 是质量核阻止本领，是弹性库仑相互作用过程中传递给原子的反冲能量。

此外，需要考虑由于非弹性核相互作用造成的能量损失，但这种过程通常不用阻止本领来描述。单独的质量阻止本领部分可以在反应截面中表示出来，例如，一个原子的电子质量阻止本领可以表示成：

$$\frac{1}{\rho}S_{el}=\frac{N_A}{M}Z\int\varepsilon\ \frac{\mathrm{d}\sigma}{\mathrm{d}\varepsilon}\mathrm{d}\varepsilon \tag{2-128}$$

式中 N_A 是阿伏伽德罗常数，M 是原子的摩尔质量，Z 是原子数，$\frac{\mathrm{d}\sigma}{\mathrm{d}\varepsilon}$ 是相互作用的微分反应截面（每个原子中的电子），ε 是能量损失。$\frac{S_{el}}{\rho}$ 的值大大减小，但并不能消除，取决于该材料的密度。

（七）质量散射本领

电子束穿过吸收介质时，入射电子与介质中原子核的库仑场相互作用而发生多次散射。笔形电子束的角度和空间分布近似满足高斯分布，通常用平均平方散射角 $\overline{\theta}^2$ 来描述电子在吸收介质中穿行路径长度 l 过程中的发生的多次散射，$\overline{\theta}^2$ 与吸收介质的质量厚度 ρl 成正比。质量散射本领定义为$\frac{T}{\rho}$，如下：

$$\frac{T}{\rho}=\frac{1}{\rho}\frac{\mathrm{d}\overline{\theta}^2}{\mathrm{d}l}\text{或}\frac{T}{\rho}=\frac{\overline{\theta}^2}{\rho l}$$

注意，质量散射本领近似地随吸收介质的原子序数的平方变化而变化，与电子动能的平方成反比。

（八）线性能量转移

给定类型和能量的带电粒子，物质的线性能量转移或限制线性电子阻止本领 L_Δ 等于 $\mathrm{d}E_\Delta$ 除以 $\mathrm{d}l$ 所得的商。$\mathrm{d}E_\Delta$ 为带电粒子在穿行距离 $\mathrm{d}l$ 过程中由于电子相互作用损失的平均能量减去带电粒子释放的所有电子动能超过 Δ 的平均总动能所得的差，因此：

$$L_\Delta=\frac{\mathrm{d}E_\Delta}{\mathrm{d}l} \tag{2-129}$$

单位：$\mathrm{J\cdot m^{-1}}$。E_Δ 可以用单位 eV 表示，这样 L_Δ 的单位为 $\mathrm{eV/m^{-1}}$ 或 $\mathrm{keV\cdot \mu m^{-1}}$。

线性能量转移 L_Δ 也可以表示为：

$$L_\Delta=S_{el}-\frac{\mathrm{d}E_{ke,\Delta}}{\mathrm{d}l} \tag{2-130}$$

式中，S_{el} 是线性电子阻止本领，$\mathrm{d}E_{ke,\Delta}$是带电粒子运行 $\mathrm{d}l$ 距离释放的所有电子能量大于 Δ 的平均动能之和。能量平衡定义为：初始带电粒子与电子发生相互作用并沿距离 $\mathrm{d}l$ 上损失能量，该损失能减去由初始动能大于 Δ 的高能次级电子带走的能量，等于“局部转移”能量。虽然定义中专指截止能 Δ，但不是截止距离。

注意，L_Δ 包括所有相互作用的电子的结合能。释放电子的动能阈值是 Δ，而不是 Δ 减去结合能。为了简化符号，Δ 可以使用 eV 作单位。L_{100} 可以理解为截止能为 100 eV 的线性能量转移。如果没有截止能，无限线性能量转移 L_∞ 等于 S_{el}，可以简写成 L。

（九）辐射化学产额

某物质 x 的辐射化学产额$G(x)$ 等于$n(x)$ 除以$\overline{\varepsilon}$ 的商，其中$n(x)$ 是物质受到平均授予能$\overline{\varepsilon}$ 后在系统中物质产生、破坏或改变的平均数量，因此：

$$G(x)=\frac{n(x)}{\overline{\varepsilon}} \tag{2-131}$$

单位：$\mathrm{mol\cdot J^{-1}}$。G 定义为受到 100 ev 平均授予能后物质所产生、破坏或改变的平均数量。1G $(100\ \mathrm{ev})^{-1}$ 的值近似等于 0.1036 $\mathrm{\mu mol\cdot J^{-1}}$ 的辐射化学产额。

（十）气体中电离产额

气体中电离产额 Y 等于 N 除以 E 的商。当一个给定类型的、初始动能为 E 的带电粒子完全消失在气体中，N 等于释放的同一符号的平均总电荷数除以单位电荷所得的商，因此：

$$Y=\frac{N}{E} \tag{2-132}$$

单位：$\mathrm{J^{-1}}$，或用 $\mathrm{ev^{-1}}$。气体中电离产额是辐射化学产额的一个特例。根据 Y 的定义，通过轫致辐射产生的或初始（或次级）带电粒子发射的其他次级辐射产生的电荷包含在 N 中。初始带电粒子的电荷不包含在 N 中，因为该电荷不是在能量消耗过程中释放的。

（十一）在气体中形成每个离子对所消耗的平均能量

在气体中形成每个离子对所消耗的平均能量 W 等于 E 除以 N 的商，其中 N 是释放的同一符号电荷的平均总能量除以基本电荷所得的商，进入气体中带电粒子的初始动能 E 在气体中完全消失，因此：

$$W=\frac{N}{E} \tag{2-133}$$

单位：J，也可以用单位 eV。由 W 的定义可以看出，通过轫致辐射产生或初始（或次级）带电粒子发射的其他次级辐射产生的电荷包含在 N 中，初始带电粒子的电荷不包含在 N 中。

在某些情况下，需要特别关注沿着粒子路径上每个离子对消耗的平均能量上的变化，那么就需要使用 ICRU31 报告中定义的微分 W。气体中形成每个离子对所消耗的平均能量的微分值 ω 等于 $\mathrm{d}E$ 除以 $\mathrm{d}N$ 的商，因此：

$$\omega=\frac{\mathrm{d}E}{\mathrm{d}N} \tag{2-134}$$

式中 $\mathrm{d}E$ 是动能为 E 的带电粒子穿越一个极小厚度气体层时的平均能量损失。当 $\mathrm{d}E$ 完全消耗在气体中时，$\mathrm{d}N$ 等于释放的同一种符号的平均总电荷除以基本电荷所得的商。

W 和 ω 之间的关系如下：

$$W(E)=\frac{E}{\int_I^E \frac{\mathrm{d}E'}{\omega(E')}} \tag{2-135}$$

式中 I 是最低的气体电离电压，E' 是慢化过程中带电粒子的瞬时动能。在固态物理学中，W 的一个近似概念是形成空穴电子对所需的平均能量。

六、γ 和 X 射线与物质的相互作用

（一）相互作用类型

γ 和 X 射线是波长较短的电磁辐射，在多数相互作用中表现出粒子性，故统称为光量子或光子。γ 和 X 射线的起源不同。由核和基本粒子转变（如核反应、核衰变、基本粒子衰变和基本粒子湮没等）产生的电磁辐射光子称为 γ 射线。由带电粒子在原子核库仑场中慢化和原子电子能级改变而产生的电磁辐射称为 X 射线（前者称为轫致辐射 X 射线，后者称为特征 X 射线）。

当光子通过介质时，光子的电磁场与原子、原子电子、原子核以及带电粒子电磁场相互作用。在作用过程中光子可能被吸收（光电效应、电子对生成、光核反应和光介子生成等），光子的能量全部转变成其他形式的能量；可能发生非弹性散射（康普顿散射和核共振散射），这时光子的部分能量被吸收，同时发射一个能量较小的、传输方向改变了的光子；最后一种可能是发生弹性散射（瑞利散射、核弹性散射和德布罗克散射），作用结果只改变光子的传输方向。光子与不同作用对象发生的各种相互作用（表 2-13）。

表 2-13　光子与物质的各种相互作用

作用对象	吸　收	弹性散射	非弹性散射
原子和电子	光电效应	瑞利散射	康普顿散射
	$\tau_{pe}\propto Z^4$（低能）	$\sigma_R\propto Z^2$	$\sigma\propto Z$
	$\tau_{pe}\propto Z^3$（高能）	（限于低能）	
原子核	光核反应（γ，n）、（γ、p）、（γ、f）等	弹性核散射	核共振散射
	$\sigma_{\gamma N}\propto Z$（$h\upsilon\geqslant$10 MeV）		
	光介子产生（$h\nu\geqslant$100 MeV）		
带电粒子电场	电子对生成	德布罗克散射	
	a. 原子核子场		
	$K_n\propto Z^2$（$h\upsilon\geqslant$1.02 MeV）		
	b. 电子电场		
	$K_e\propto Z$（$h\upsilon\geqslant$2.04 MeV）		

与带电粒子比较，光子与物质相互作用的截面小得多，在介质中可以穿行比较长的路程。但是在一次相互用过程中光子损失的平均能量较大。一般而言，一个光子与介质发生几十次相互作用即可损失掉其全部能量。相互作用的截面小，每次相互作用损失的平均能量大，这是各种不带电粒子与物质相互作用的共同特点。因此，不能像带电粒子那样用阻止本领来研究不带电粒子在介质中的能量减少过程，而是用作用截面、衰减系数、能量转移系数和能量吸收系数等来描述它们与物质相互作用以及能量转移和吸收的概率。

1. 光电效应

（1）光电子能量：光子与原子碰撞，使其中的一个轨道电子射出，而光子的能量则全部被吸收，这就是光电效应（Photoelectric effect）。在光电过程中发射出的电子称作光电子。为了保持作用体系的动量守恒，剩余原子也获得一定的反冲能量（图 2－17）。但由于其质量较大，反冲原子的动能可以忽略不计。光电子的动能为

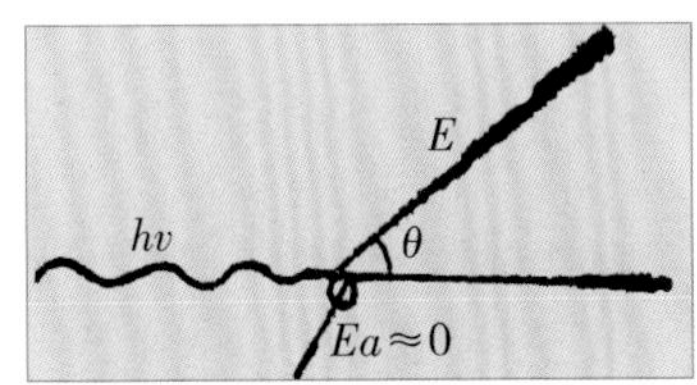

图 2－17　光电效应示意图

$$E=hv-E_b-E_a=hv-E_b \quad (2-136)$$

式中 hv 为入射光子的能量；E_b 为轨道电子的结合能；E_a 为反冲原子的动能（可以忽略不计）。由（2－136）式可以看出，E 与光电子发射角 θ 无关。

（2）光电效应截面：原子的光电效应截面用 ${}_a\tau$ 表示，其单位为 m^2/原子。${}_a\tau$ 可以理解为一个原子迎接光子并使其发生光电效应的截面积。

光电效应截面随电子的结合能迅速增大。这就是说，电子在原子中结合得越牢，发生光电效应而被发射出去的概率就越大。于是，${}_a\tau$ 随原子序数而迅速增大，并使大约 80％的作用发生在 K 壳层电子（在能量允许的条件下）。${}_a\tau$ 随光子能量的升高而变小，在低能时变化较快，在高能时变化缓慢。${}_a\tau$ 随吸收介质原子序数 Z 和入射光子能量 hv 大致按如下规律变化：

对于低能光子（0.1 MeV），

$${}_a\tau\propto\frac{Z^4}{(hv)^3} \quad (2-137)$$

对于高能光子（几个 MeV），

$${}_a\tau\propto\frac{Z^5}{hv} \quad (2-138)$$

（3）光电效应能量转移截面：内壳层电子被释放后，较外层的电子即填补其空位。轨道电子从较高能态跃迁到较低能态时，原子的过剩能量有时以特征 X 射线的形式放出，或者从较外面的壳层中发射出一个电子，称之为俄歇电子。俄歇电子的动能等于特征 X 射线的能量减去该电子在原子中的结合能。一般而言，X 射线作为不带电粒子在介质中能穿行较长的距离，而次级电子的射程则较短。为了计算次级电子产生的局部能量沉积，需要了解不带电粒子在相互作用过程中交给带电粒子的能量。设电子的结合能以特征 X 射线的形式辐射出来的概率是 f，则在光电吸收过程中光子转移给电子的动能的期望值为

$$E_e=hv-fE_b=hv-\delta \quad (2-139)$$

式中 $\delta=fE_b$。光子能量转移为带电粒子动能的分数为

$$\frac{E_e}{hv}=1-\frac{fE_b}{hv} \quad (2-140)$$

原子的光电效应截面与能量转移分数之积称为原子的光电效应能量转移截面，记作${}_a\tau_{tr}$，

$$ {}_a\tau_{tr}={}_a\tau\left(1-\frac{fE_b}{hv}\right) \tag{2-141} $$

它代表光子穿过 1 原子/m^2 的介质层时，光子能量转变为电子动能份额的期望值。

（4）角分布：光电子的角分布随光子能量而变化。当光子能量较低时，大部分光电子朝侧向发射，即沿入射光子电矢量的方向发射。随着光子能量的升高，光电子射向前方的比例逐渐加大，但是 $\theta=0°$ 是禁戒的，因为该方向垂直于光子电矢量的方向。几种能量光子产生的光电子的角分布 N_θ（图 2-18，图 2-19）。

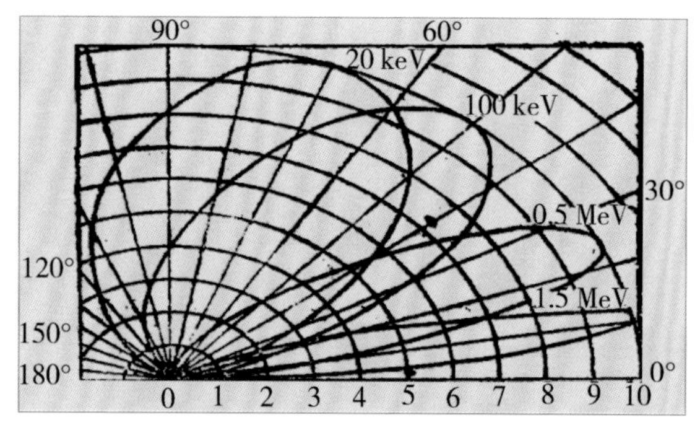

图 2-18 光电子的角分布（单位角间隔内的相对数目）

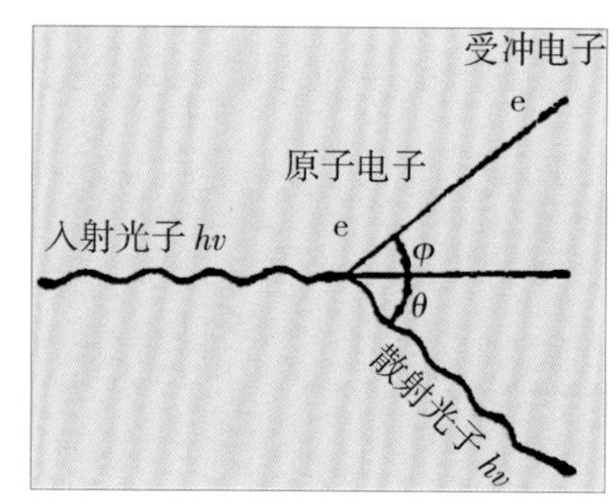

图 2-19 康普顿效应示意图

2. 康普顿效应　当入射光子受结合松散的轨道电子散射时，轨道电子获得光子的一部分能量而被释放出来，称之为反冲电子，而降低了能量的光子称之为散射光子，这一过程称之为康普顿效应（Compton effect）或康普顿散射（Compton scattering）。在康普顿散射中，入射光子的一部分能量用于克服电子在原子中的结合能，故称之为非弹性散射过程。但结合能与引起康普顿效应的入射光子的能量相比很小，在计算时按弹性散射处理，这种近似方法用于处理低能光子或高原子序数介质时需要进行修正，但在这类条件下康普顿截面与光电效应截面相比可以忽略不计。因此，按自由电子假设研究康普顿效应对处理光子与物质相互作用的实际问题不会带来客观的误差。

（1）反冲电子和散射光子的能量：设入射光子的波长为 λ，频率为 v，则其能量为 hv，动量为$\frac{hv}{c}$。在受到电子散射后，光子的波长变为 λ'，频率变为 v'，散射角为 θ，而反冲电子与入射光子的方向成 φ 角射出（图 2-19）。把原子电子看作自由电子，则根据动量守恒和能量守恒可知

$$ \lambda'-\lambda=\frac{h}{m_0c}(1-\cos\theta) \tag{2-142} $$

其中 h 是普朗克常数，m_0 是电子的静止质量，c 是真空中的光速。由（2-142）式可以推导出散射光子的能量

$$ hv'=\frac{hv}{[1+a(1-\cos\theta)]} \tag{2-143} $$

式中 $a=\frac{hv}{m_0c^2}$，是入射光子能量与电子的静止能量的比值。反冲电子的动能等于入射光子和散射光子能量之差，即

$$ E=hv-hv'=hv\,\frac{a(1-\cos\theta)}{1+a(1-\cos\theta)} \tag{2-144} $$

当 $hv\ll m_0c^2$ 时，$hv'=hv$，$E=0$；

当 $\theta=180°$时，散射光子（此时称之为反散射光子）的能量最小，反冲电子的能量最大，即

$$ hv'_{\min}=\frac{hv}{(1+2a)} \tag{2-145} $$

$$E_{max}=\frac{2h\upsilon a}{(1+2a)} \tag{2-146}$$

在小角度散射中，入射光子的能量损失很小，反冲电子的动能甚微。当 $\theta=0°$时，$h\upsilon'=h\upsilon$，$E=0$。

康普顿电子的反冲角 φ 与散射角 θ 满足以下关系式：

$$\cot\varphi=(1+a)\tan\frac{\theta}{2} \tag{2-147}$$

（2）作用截面：

1）克莱因-仁科截面：克莱因和仁科利用量子力学理论研究了康普顿效应的截面与入射光子能量及散射光子方向的关系，给出计算截面的公式，称作克莱因-仁科公式。康普顿效应是原子电子对光子的散射作用。康普顿电子微分截面$\frac{d_e\sigma}{d\Omega}$是光子穿过单位面积上含有一个电子的物质层时散射到 $\vec{\Omega}$ 方向上的单位立体角内的概率，其单位为 $m^2/(sr\cdot$电子)。计算电子微分截面的克莱因-仁科公式如下：

$$\frac{d_e\sigma}{d\Omega}=\frac{r_0{}^2}{2}\left(\frac{\upsilon'}{\upsilon}\right)^2\left(\frac{\upsilon'}{\upsilon}+\frac{\upsilon'}{\upsilon}-\sin^2\theta\right) \tag{2-148}$$

式中 $r_e=\frac{e^2}{m_0c^2}=2.818\times10^{-15}$ m 是电子经典半径。根据（2－143）式可将$\frac{\upsilon'}{\upsilon}$用散射角 θ 的三角函数表示。由此得出

$$\frac{d_e\sigma}{d\Omega}=\frac{r_e{}^2}{2}\cdot\frac{1+\cos^2\theta}{[1+a(1-\cos\theta)]^2}\left\{1+\frac{a^2(1-\cos^2\theta)}{1+\cos^2\theta\ [1+a(1-\cos\theta)]}\right\} \tag{2-149}$$

由（2－149）式可知，康普顿电子微分截面是入射光子能量（式中 $a=\frac{h\upsilon}{m_0c^2}$）和散射角的函数。

2）电子散射微分截面：电子微分截面表征入射光子散射到指定方向单位立体角内的概率。它涉及的是散射光子的数目，因为散射光子能量低于入射光子的能量。将$\frac{d_e\sigma}{d\Omega}$乘以$\frac{h\upsilon'}{h\upsilon}$，就得到了光子能量散射到 $\vec{\Omega}$ 方向单位立体角内的概率，称之为康普顿电子散射微分截面，记作$\frac{d_e\sigma_s}{d\Omega}$。

$$\frac{d_e\sigma_s}{d\Omega}=\frac{\upsilon'}{\upsilon}\cdot\frac{d_e\sigma}{d\Omega} \tag{2-150}$$

3）能量转移微分截面：康普顿反冲电子的能量为 $h\upsilon-h\upsilon'$。当光子穿过单位面积上有一个电子的物质层时，由于康普顿散射作用使入射光子能量转移给射向 Ω_φ 方向单位立体角内的反冲电子能量的分数，称之为康普顿效应能量转移微分截面，记作$\frac{d_e\sigma_{tr}}{d\Omega_\varphi}$。这里的 Ω_φ 不同于 Ω，因为反冲角与散射角有别。不难求得

$$\frac{d_e\sigma_{tr}}{d\Omega_\varphi}=\left(1-\frac{\upsilon'}{\upsilon}\right)\frac{d_e\sigma}{d\Omega}\ \frac{d\Omega}{d\theta}\ \frac{d\theta}{d\varphi}\ \frac{d\varphi}{d\Omega_\varphi}=\left(1-\frac{\upsilon'}{\upsilon}\right)\frac{d_e\sigma}{d\Omega}\left[\frac{(1+\cos\theta)\sin\theta}{(1+a)\ \sin^3\theta}\right] \tag{2-151}$$

利用推导（2－151）式的类似方法可以求出散射光子或反冲电子的角分布。例如，散射光子数的角分布为

$$\frac{d_e\sigma}{d\theta}=\frac{d_e\sigma}{d\Omega}\cdot\frac{d\Omega}{d\theta}=\frac{d_e\sigma}{d\Omega}2\pi\sin\theta \tag{2-152}$$

而反冲电子数的角分布则为

$$\frac{d_e\sigma}{d\varphi}=\frac{d_e\sigma}{d\Omega}\frac{d\Omega}{d\theta}\frac{d\theta}{d\varphi}=\frac{d_e\sigma}{d\Omega}\left[\frac{2\pi\ (1+\cos\theta)\ \sin\theta}{(1+a)\ \sin^2\varphi}\right] \tag{2-153}$$

给出了康普顿散射光子和反冲电子的角分布可以看出（图 2－20，图 2－21），散射角和反冲角随入射光子能量的增加而减小。

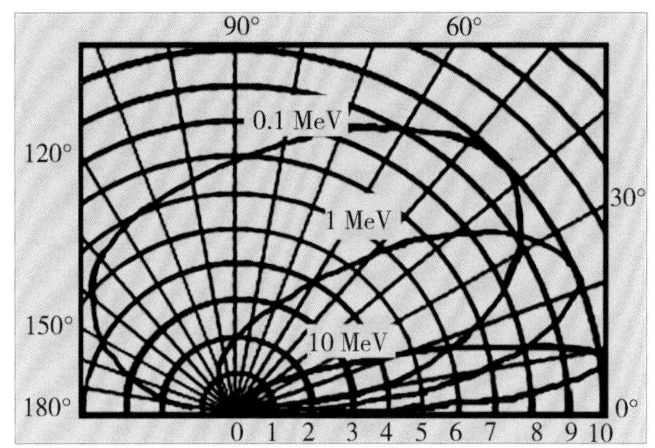

图 2-20 康普顿散射光子的角分布
(单位角度内的相对能量)

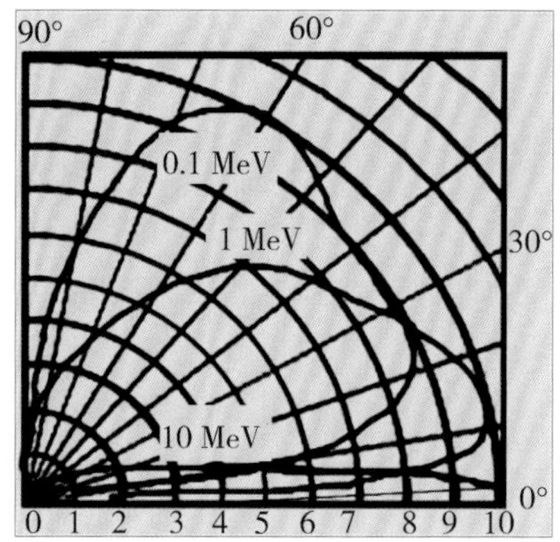

图 2-21 康普顿反冲电子的角分布
(单位角度内的相对数目)

由(2-144)式和(2-152)式可给出康普顿效应截面按反冲电子能量的分布

$$\frac{\mathrm{d}_e\sigma}{\mathrm{d}E}=\frac{\pi r_e{}^2 m_0c^2}{(h\upsilon')^2}\times\left\{\left[\frac{m_0c^2E}{(h\upsilon)^2}\right]^2+2\left[\frac{h\upsilon'}{h\upsilon}\right]^2+\frac{h\upsilon'}{(h\upsilon)^3}\cdot\left[(E-m_0c^2)^2-(m_0c^2)^2\right]\right\} \quad (2-154)$$

4)积分截面:对(2-149)式按Ω积分,即得到每个电子将光子散射到任何方向的积分截面$_e\sigma$,称之为康普顿效应电子总截面,它等于单位面积上含有一个电子的物质层使垂直入射的光子发生康普顿散射的概率。

$$_e\sigma=\int_{4\pi}\frac{\mathrm{d}_e\sigma}{\mathrm{d}\Omega}\mathrm{d}\Omega=2\pi\int_0^{\pi}\frac{\mathrm{d}_e\sigma}{\mathrm{d}\theta}\sin\theta\,\mathrm{d}\theta=2\pi r_e^2\left\{\frac{1+a}{a^2}\left[\frac{2(1+a)}{1+2a}-\frac{\ln(1+2a)}{a}\right]+\frac{\ln(1+2a)}{2a}-\frac{1+3a}{(1+2a)^2}\right\} \quad (2-155)$$

当$a\gg1$,即入射光子的能量远远大于电子的静止能量时,

$$_e\sigma\approx\pi r_e^2\frac{1+2\ln 2a}{2a} \quad (2-156)$$

对(2-150)式积分,即得到康普顿效应的电子散射截面$_e\sigma_s$,它等于单位面积上含有一个电子的物质层中散射光子能量占入射光子能量的分数。

$$_e\sigma_s=\pi r_e{}^2\left[\frac{\ln(1+2a)}{a^3}+\frac{2(1+a)(2a^2-2a-1)}{a^2(1+2a)^2}+\frac{8a^2}{3(1+2a)^3}\right] \quad (2-157)$$

康普顿效应的电子能量转移截面$_e\sigma_{tr}$等于单位面积上含有一个电子的物质层中产生的康普顿反冲电子的能量占入射光子能量的分数。由于发生康普顿效应的光子能量等于散射光子能量与反冲电子能量之和,所以有

$$_e\sigma_{tr}={}_e\sigma-{}_e\sigma_s=2\pi r_e{}^2\left[\frac{2(1+a)^2}{a^2(1+2a)}-\frac{1+3a}{(1+2a)^2}+\frac{(1+a)(2a^2-2a-1)}{a^2(1+2a)^2}\right.$$
$$\left.-\frac{4a^2}{3(1+2a)^3}-\left(\frac{1+a}{a^3}-\frac{1}{2a}+\frac{1}{2a^3}\right)\ln(1+2a)\right] \quad (2-158)$$

图2-22给出了$_e\sigma$、$_e\sigma_s$和$_e\sigma_{tr}$随入射光子能量变化的曲线。随着光子能量的增加,$_e\sigma$和$_e\sigma_s$单调下降,而$_e\sigma_s$下降得更快些。对于低能光子,$_e\sigma_s$接近$_e\sigma$值。随着光子能量的增加,$_e\sigma_s$与$_e\sigma$的差别越来越大。电子能量转移截面$_e\sigma_{tr}$值在低能端很小,在$h\upsilon=0.5$ MeV附近达到最大值,然后随光子能量的增加而下降。但$_e\sigma_{tr}$与$_e\sigma_{tr}$的比值是随$_e\sigma$的增加单调上升的,这表明发生康普顿效应的光子能量中交给反冲电子的分数随光子能量的增加而增加。

3. 电子对生成 光子在带电粒子电场中可能转变成电子-正电子对,这种光子能量"物质化"的过程称作电子对生成(Pair Production)。在电子对生成过程中,光子的一部分能量转变为正负电子的静止质量,其值为$2m_0c^2=1.022$ MeV。因此,只有当光子能量大于1.022 MeV时,电子对生成过程才有可能发生。

(1) 原子核电场中的电子对生成：在原子核电场中生成电子对的过程如图 2-23 所示。这时光子的剩余能量 $h\upsilon-2m_0c^2$ 变成了正负电子和反冲原子的动能 E^+、E^- 和 E_a。由于原子核的质量远远大于电子的质量，原子核所获得的动能 E_a 可以忽略不计。故有

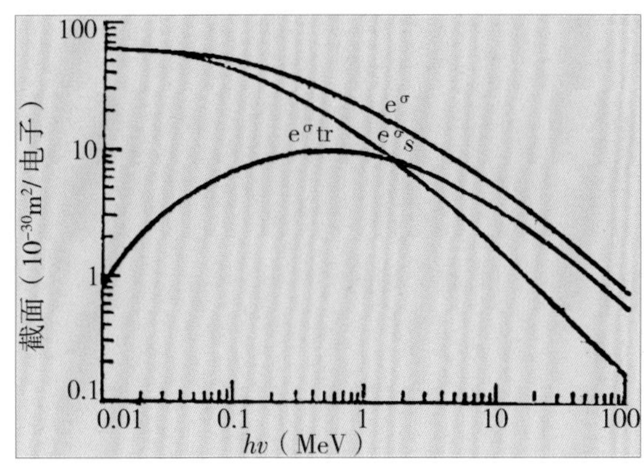

图 2-22　康普顿电子截面与光子能量的关系

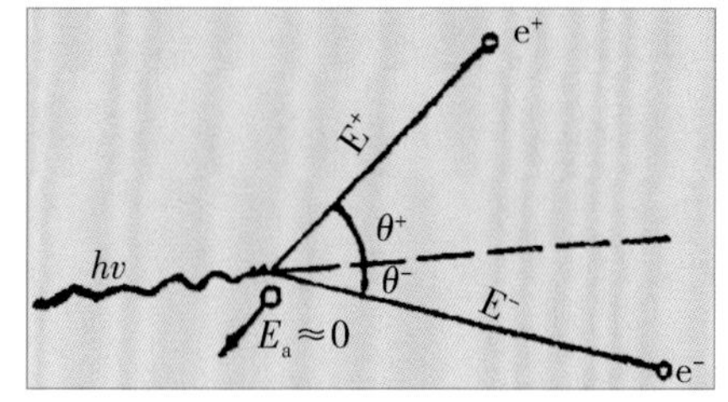

图 2-23　在原子核电场中的电子对生成

$$h\upsilon=2m_0c^2+E^++E^-+E_a=2m_0c^2+E^++E^- \tag{2-159}$$

由贝特和海特勒理论给出的产生能量为 E^+ 的正电子的微分截面为

$$\frac{\mathrm{d}_nK}{\mathrm{d}E^+}=\frac{\sigma_0Z^2p}{h\upsilon-2m_0c^2} \tag{2-160}$$

式中 $\sigma_0=\frac{r_e{}^2}{137}=4.80\times10^{-32}\,\mathrm{m}^2$/原子；$Z$ 是原子核内的质子数；p 是一个参数，随 $h\upsilon$ 增加而上升，随 Z 增高略有下降，并且当 E^+ 值与 $\frac{1}{2}$（$h\upsilon-2m_0c^2$）相差较大时迅速下降；下标 n 代表原子核。由（2-160）式可知，微分截面与 Z^2 成正比。

对（2-160）式积分即可给出原子核的电子对生成积分截面 $_nK$。当光子能量不太高时（对重材料 $h\upsilon<15$ MeV，对轻材料 $h\upsilon<30$ MeV），

$$_nK\propto Z^2\ln(h\upsilon) \tag{2-161}$$

对于能量很高的光子，由于电子对原子核电场的屏蔽作用，$_nK$ 趋于常数而与 $h\upsilon$ 无关：

$$_nK\propto Z(Z+1)r_e^2\ln\frac{183}{Z^{1/3}} \tag{2-162}$$

(2) 电子电场中的三粒子生成：光子在电子电场中生成电子对时，靶电子获得相当的反冲能量，以保持动量守恒。在此作用过程中出现正负电子对和反冲电子，共有三个高能带电粒子（图 2-24），因此常称之为三粒子生成（triplet production）。该效应的阈能为 $4m_0c^2=2.044$ MeV。高能光子在一个原子的各电子电场中生成三粒子的总截面 $_eK$ 大约是在原子核电场中生成电子对的截面 $_nK$ 的 1/Z。在高原子序数介质中，三粒子生成的概率比普通电子对生成的概率小得多。在一般情况下，电子对生成的原子截面 $_aK$ 可表示为 $_nK$ 和 $_eK$ 之和：

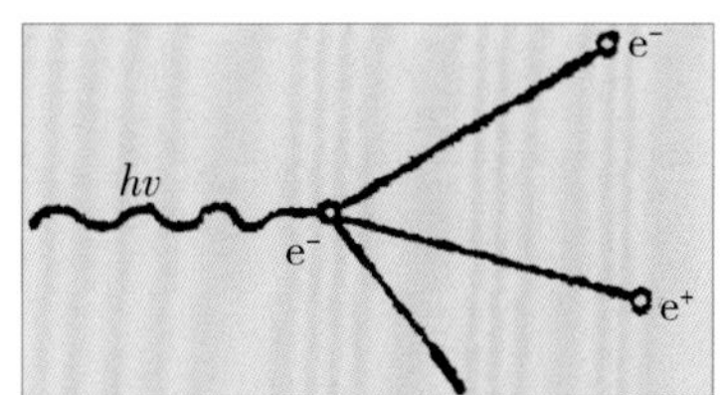

图 2-24　三粒子生成示意图

$$_aK={}_nK+{}_eK \tag{2-163}$$

当光子能量超过 $412m_0c^2$ 时，在原子核电场中还可能生成 μ 子对，但 μ 子对生成截面仅为电子对

生成截面的$\left(\frac{m_0}{m_\mu}\right)^2=\frac{1}{206^2}$，$m_0$ 和 m_μ 是电子和 μ 子的质量。由于 μ 子的贯穿本领很强，因此在高能加速器的屏蔽计算中，μ 子对的生成可能起重要的作用。

在普通的电子对生成和三粒子生成过程中，光子能量转移给带电粒子动能的分数为

$$\frac{E}{h\upsilon}=1-\frac{2m_0c^2}{h\upsilon} \tag{2-164}$$

因此，电子对生成的原子能量转移截面${}_aK_{tr}$ 为

$$_aK_{tr}={}_a\left(1-\frac{2m_0c^2}{h\upsilon}\right) \tag{2-165}$$

光子在带电粒子电场中生成的正负电子的角分布依赖于入射光子能量。当光子能量较低时，正负电子主要朝侧向（垂直于入射光子的方向）射出。随着光子能量的增加，正负电子的发射方向逐渐转向前方。

4. 其他相互作用

（1）相干散射：前面讨论过的光子与物质的几种相互作用过程都是由光子的粒子性决定的。光子作为电磁波同样表现出波动性质，在低能时尤为明显。相干散射（coherent scattering）就是由光子的波动性质决定的。

光子与原子电子发生的相干散射称为瑞利散射（Reyleigh scattering），在此过程中一个束缚电子将吸收光子能量而跃迁到高能级，然后放射出一个能量大约等于入射光子能量的散射光子，故这一过程也称作电子共振散射。作用前后原子的激发状态不变，是弹性散射过程。反应过程中电子没有脱离原子体系，整个原子作为反冲体获得的动能（即光子的能量损失）可以忽略不计。

瑞利散射的原子截面${}_e\sigma_R$ 大致与介质原子序数 Z 的平方成正比，与光子能量 $h\nu$ 的平方成反比，即

$$_a\sigma_R\propto\frac{Z^2}{(h\upsilon)^2} \tag{2-166}$$

在瑞利散射过程中不发生光子能量的转移。与光电效应和康普顿效应相比，相干散射对光子的衰减只起次要的作用。

光子与原子核的弹性散射，以及光子在带电粒子电场中的弹性散射（后者称德布罗克散射）均属相干散射，但这些散射作用的截面很小，通常认为光子相干散射的总截面${}_a\sigma_{coh}$ 等于瑞利散射截面${}_a\sigma_R$。

（2）光核反应：原子核吸收一个光子，随后放射出一个或几个核子的过程称作光核反应。除了一些最轻的核以外，原子核内每个核子的平均结合能为 7～9 MeV，而使一个中子或一个质子离开原子核所需要的能量，亦即（γ、n）或（γ、p）光核反应的阈能，对大多数稳定的中等和中等以上的核素来说，在 6～16 MeV。列出了常见的（γ、n）和（γ、p）反应及其阈值（表 2-14）。光子的能量达到 20～30 MeV 时，有可能从原子核内释放出两个或更多个核子，从而发生（γ、$2n$），（γ、np）和（γ、a）等光核反应。但这些反应截面一般比（γ、n）的小得多。光子可引起重核的裂变，即发生（γ、f）反应。光子的能量超过 140 MeV 时，还可产生光介子，例如：

表 2-14　几种常见光核反应的阈能（MeV）

靶　核	$^2_1$H	$^9_4$B	$^{12}_6$C	$^{13}_6$C	$^{16}_8$O	$^{27}_{13}$Al	$^{63}_2$9Cu	$^{206}_{82}$Pb
（γ，m）阈能	2.2	1.67	18.7	4.9	15.7	13.1	10.8	8.1
（γ，p）阈能	2.2	—	15.9	17.5	12.1	8.3	6.1	7.3

$$\gamma+p\rightarrow n+\pi^+$$
$$\gamma+n\rightarrow p+\pi^-$$

式中的靶质子和靶中子是靶核的组成粒子。

当光子的能量超过阈值时，光核反应的截面随光子能量的增加而增大，达到最大值（称巨共振峰）

后随光子能量的增加而减小。有时还可能有几个共振峰。在各种情况下，所有光核反应的总截面小于康普顿散射和电子对生成截面的5%。因此，光核反应对光子能量的吸收是无关紧要的。但光核反应常常产生放射性核素，而这些感生放射性核素在某些情况下（例如在加速器上）可能是工作人员受照的主要辐射源。

七、中子与物质的相互作用

（一）相互作用类型

中子像光子那样，与物质相互作用的频率比相同介质中带电粒子的作用频率低得多。中子在物质中的衰减和吸收过程的表述方式也与光子的情况类似。但中子和光子又是完全不同的不带电粒子，与物质作用的方式有实质的区别。例如，中子几乎不能与原子的电子相互作用，而只能与原子核相互作用。中子与不同元素甚至同一种元素的各种同位素的反应截面相差很大。为了辐射剂量学的目的，本节在研究中子与物质相互作用一般规律时，将强调中子与生物组织相互作用的特点。

中子与物质的相互作用可分弹性散射，非弹性散射、去弹性散射、俘获和散裂等5种类型。

1. 弹性散射 如果中子与原子核相互作用的结果改变了中子原来的运动方向和动能，并使靶核获得反冲动能，而作用前后体系的总动能保持不变，则这种相互作用称为弹性散射。

设入射中子的动能为E_n，反冲核方向与入射中子方向间的夹角（称为反冲角）为θ，则根据动量守恒定律和动能守恒定律求出反冲核的动能E_N为

$$E_N=\frac{4M_NM_n}{(M_N+M_n)^2}\cdot E_n\cdot\cos^2\theta \quad (2-167)$$

式中M_N和M_n是反冲核和中子的质量。

反冲角$\theta=0$时，反冲能量E_N达到最大值

$$E_{N,\max}=\frac{4M_NM_n}{(M_N+M_n)^2}\cdot E_n \quad (2-168)$$

14 MeV以下的中子与不太重核的弹性散射是各向同性的。在这种情况下反冲核动能的平均值是

$$\overline{E}_N=\frac{2M_NM_nE_n}{(M_N+M_n)^2}=\frac{1}{2}E_{N,\max} \quad (2-169)$$

从以上各式可知，靶核越轻，在弹性散射中获得的动能越大。比如中子与氢核（质子）的一次弹性散射中，反冲质子可能获得中子的全部动能，而反冲质子的平均动能为入射中子动能的一半，因此氢对中子具有最强的慢化能力。机体组织中氢的含量较高，中子与氢的弹性散射是快中子在组织中沉积能量的主要方式。

弹性散射的截面随中子能量的增加而下降。在低能区下降较快，并伴有共振峰；在高能区变化较平缓。图2-25给出了组织中最重要的四种元素（氧、碳、氢和氮）的弹性散射截面随中子能量变化的曲线。

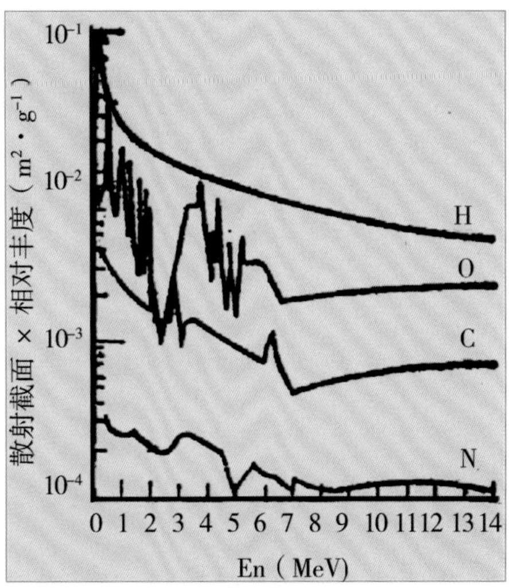

图2-25 中子能量在热能0～14 MeV的范围内时组织中的H、O、C和N的宏观散射截面（对这些截面已就组织中的相对原子丰度进行了加权）

2. 非弹性散射 在非弹性散射（inelastic scattering）过程中，中子将一部分动能转变为靶核的反冲动能和激发能，随后靶核退激而回到基态。在此过程中，总能量和动量守恒而总动能不守恒。

中子的动能大于靶核的第一激发能与靶核为保持动量守恒而获得的反冲动能之和时，才可能发生非弹性散射。中子的非弹性散射阈能E_{thr}可表示为

$$E_{thr}=E_r\frac{M_N+M_m}{M_N} \tag{2-170}$$

式中 E_γ 是靶核的第一激发能。在阈能以上，非弹性散射的截面随中子能量的增加而迅速上升，并伴有一些共振峰，在较高能区则出现缓慢下降的趋势。轻核的第一激发能级约为几个 MeV，而重核的激发能级只有 100 keV 左右。快中子与重核的非弹性散射较易发生。与弹性散射的情况相反，重核的非弹性散射占优势。机体组织中只含有微量的重元素，中子与组织的非弹性散射产生的能量沉积小于弹性作用的能量沉积。

3. 俘获　中子接近靶核时被靶核俘获而形成复合核，然后发射出一个或几个光子而达到基态，这一过程称作俘获反应或（n，γ）反应。俘获反应的截面在共振区外随 $\frac{1}{\sqrt{E_n}}$ 而变化，称 $\frac{1}{v}$ 律。因此只有热中子和低能中子的（n，γ）反应才是重要的。在组织中对辐射剂量有较大影响的是 $^1H(n,\gamma)D$ 反应，$E_\gamma=2.225$ MeV。这是低能中子在大块组织中对能量沉积贡献最大的一种反应。

4. 散射　原子核吸收高能粒子而分裂成几个核裂变片并放射出若干个粒子的反应称为散裂。当中子能量达 100 MeV 时，散裂才是重要的。带电的核裂片产生很大的局部能量沉积，而散裂过程放射出的中子和 γ 射线将携带部分反应能逸出局部反应地点。在碳中，能量大于 13 MeV 的中子的（n，$n'3\alpha$）反应起主导作用。

中子与物质的各种相互作用的截面与中子的能量有关，而且因物质的组成而异。对同一种元素的各种同位素，其差别也很大。对于辐射剂量学来说，重要的是研究中子与组成人体组织的元素间的相互作用。人体组织中氢、碳、氮和氧等轻元素占总质量的 96%，在肌肉中占 99%。中子与组织的相互作用主要是与这四种元素的相互作用。表 2－15 列出了能量小于 100 MeV 的中子与这四种元素的重要相互作用的类型。表 2－16 给出了按作用方式划分的中子与组织的各种相互作用、Q 值以及反应产生的光子的能量。这些数据对吸收剂量计算是很重要的。

表 2－15　能量小于 100 MeV 的中子在生物组织中的重要相互作用

元素	相互作用
氢	弹性散射
	辐射俘获 $H(n,\gamma)D$
碳	弹性散射
	非弹性散射
	$^{12}C(n,n')3\alpha$ 和 $^{12}C(n,\alpha)^9Be$
氮	弹性散射
	非弹性散射
	$^{14}N(n,p)^{14}C$，$^{14}N(n,d)^{13}C$
	$^{14}N(n,t)^{12}C$，
	$^{14}N(n,2\alpha)^7Li$ 和 $^{14}N(n,2n)^{13}N$ 反应
氧	弹性散射
	非弹性散射
	$^{16}O(n,\alpha)^{13}C$，$^{16}O(n,n'\alpha)^{12}C$
	$^{16}O(n,n'p)^{15}N$ 和 $^{16}O(n,p)^{16}N$

表 2-16　　中子与组织的各种相互作用、Q 值以及反应产生的光子的能量

反应	Q 值	光子能量（MeV）	反应	Q 值	光子能量（MeV）
弹性散射（n，n'）			（n，α）和（n，$\alpha\gamma$）反应		
$^{1}H(n, n')^{1}H$	0	0	$^{12}C(n, \alpha)^{9}Be$	−5.704	0
$^{12}C(n, n')^{12}C$	0	0	$^{14}N(n, \alpha)^{11}B$	−0.157	0
$^{14}N(n, n')^{14}N$	0	0	$^{14}N(n, \alpha\gamma_1)^{11}B$	−0.157	2.14
$^{16}O(n, n')^{16}O$	0	0	$^{14}N(n, \alpha\gamma_2)^{11}B$	−0.157	4.46
弹性散射（n，$n'\gamma$）			$^{16}O(n, \alpha)^{13}C$	−2.215	0
$^{12}C(n, n'\gamma)^{12}C$	0	4.438	$^{16}O(n, \alpha\gamma_1)^{13}C$	−2.215	3.09
$^{14}N(n, n'\gamma_1)^{14}N$	0	2.3	$^{16}O(n, \alpha\gamma_2)^{13}C$	−2.215	3.74
$^{14}N(n, n'\gamma_2)^{14}N$	0	3.945	$^{16}O(n, \alpha\gamma_3)^{13}C$	−2.215	7.19
$^{14}N(n, n'\gamma_3)^{14}N$	0	5.15	（n，$n'3\alpha$）、（n，$n'\alpha$）和（n，2α）反应		
$^{14}N(n, n'\gamma_4)^{14}N$	0	0.78	$^{12}C(n, n'3\alpha)$	−7.281	7.660
$^{16}O(n, n'\gamma_1)^{16}O$	0	6.13	$^{16}O(n, n'\alpha)^{12}C$	−7.161	0
$^{16}O(n, n'\gamma_2)^{16}O$	0	7.00	$^{14}N(n, 2\alpha)^{7}Li$	−8.222	0
$^{16}O(n, n'\gamma_3)^{16}O$	0	2.75	（n，d）和（n，$d\gamma$）反应		
（n，p）反应			$^{12}C(n, d\gamma)^{11}B$	−13.732	2.125
$^{12}C(n, p)^{12}B$	−12.588	0	$^{14}N(n, d)^{13}C$	−5.325	0
$^{14}N(n, n)^{14}C$	0.62	0	$^{14}N(n, d\gamma)^{13}C$	−5.325	0.37
$^{16}O(n, p)^{12}N$	−9.639	0	$^{16}O(n, d)^{15}N$	−9.901	0
（n，$n'p$）反应			（n，γ）反应		
$^{14}N(n, n'p)^{13}C$	−7.55	0	$^{1}H(n, \gamma)^{2}H$	0	2.225
$^{16}O(n, n'p)^{14}N$	−12.126	0	$^{12}C(n, \gamma_1)^{13}C$	0	4.945
			$^{12}C(n, \gamma_2)^{13}C$	0	3.683
			$^{12}C(n, \gamma_3)^{13}C$	0	1.261

除慢中子外，中子与组织相互作用的主要形式是与氢、氧、碳和氮的弹性散射。由于氢按组织成分加权的弹性散射截面最大，中子与氢碰撞时的能量损失也最多，所以反冲质子对能量大于 1 keV 的中子在组织中产生的能量沉积起主导作用。当中子能量超过 4 MeV 时，中子与氧和氮的非弹性散射以及去弹性散射作用也有一定的影响。能量大于 10 MeV 的中子与碳发生的散裂反应在组织中产生高密度的能量沉积。热中子和慢中子与组织相互作用的主要形式是 $^{1}H(n, \gamma)D$ 和 $^{14}N(n, p)^{14}C$ 反应。前者产生 2.225 MeV 的 γ 射线，是低能中子在大块组织中产生能量沉积的主要来源。后者放出 0.62 MeV 的反应能，由发射出的质子和反冲核造成局部的能量沉积。能量小于 40 eV 的中子在小块组织中的大部分能量沉积是由 $^{14}N(n, p)^{14}C$ 反应产生的。图 2-26 给出了 1 MeV 和 14 MeV 中子与 ICRU 组织相互作用产生的带电粒子质量密度（单位质量内产生的粒子数）的初级谱 n_E。图中的 P、O、C 和 N 代表弹性散射产生的反冲核和 $^{14}N(n, p)^{14}C$ 反应的生成粒子。除此之外，表 2-15 中所列各种去弹性散射和 $^{12}C(n, n'3\alpha)$ 散裂反应对初级带电粒子谱也有较大贡献。

中子产生的带电粒子在组织中将被慢化，其慢化谱可表示为

$$\Phi_E = \frac{1}{S(E)/\rho}\int_E^{E_{\max}} n_E{}' \mathrm{d}E' \tag{2-171}$$

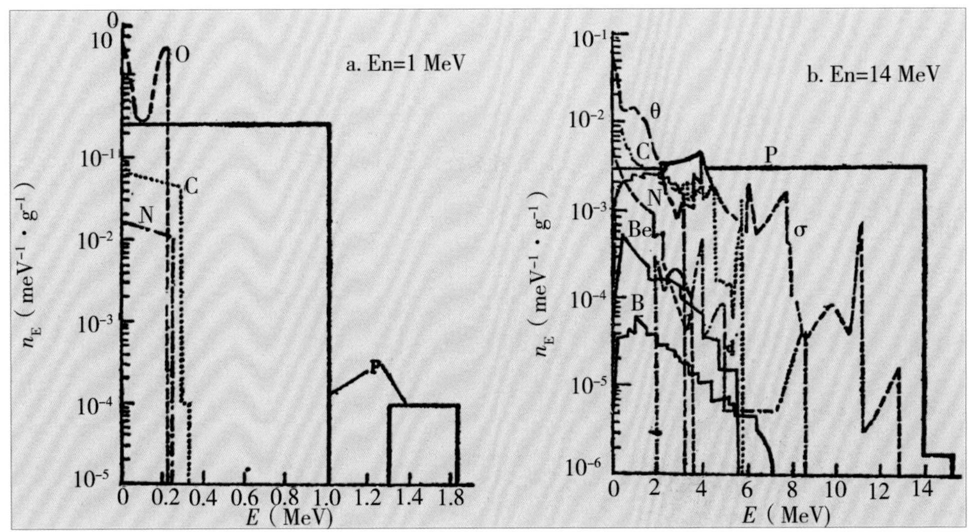

图 2-26　注量为 1 cm^{-2} 的快中子在 ICRU 组织中产生的初级带点粒子质量密度谱分布

式中 $E_{\max}$ 是指定类型带电粒子的最大能量；$\dfrac{S(E)}{\rho}$是能量为 E 的粒子的质量阻止本领；n_E 是初级带电粒子的质量密度谱分布。根据图 2-26 所代表的初级谱计算的慢化注量谱绘于图 2-27。

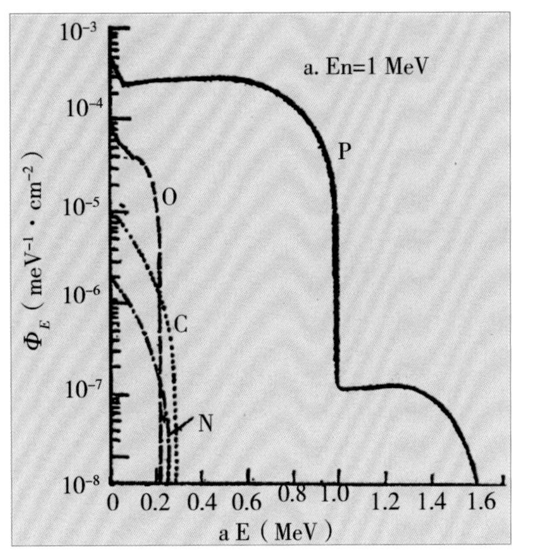

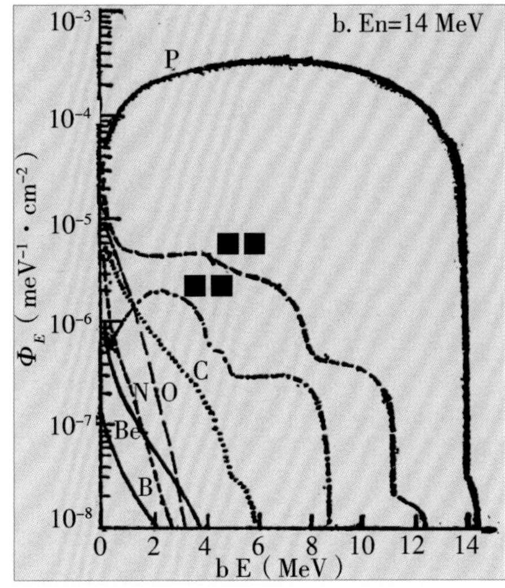

图 2-27　注量为 1 cm^{-2} 的快中子在 ICRU 组织中产生的带电粒子慢化谱的微分分布

（二）衰减和吸收

中子与物质相互作用的频率较带电粒子低得多，但每次相互作用可引起中子能量或方向的较大改变，甚至使入射中子消失。这些特点与光子的情况相同，是不带电粒子与物质相互作用的共同特性。下面将对不带电粒子定义统一的作用参数，并在讨论中针对中子的特殊情况进行分析。

1. 衰减系数　物质对不带电粒子的质量衰减系数$\dfrac{\mu}{\rho}$是$\dfrac{dN}{N}$除以ρdl 的商，$\dfrac{dN}{N}$是粒子在密度为ρ 的介质中穿行距离 dl 时发生相互作用的分数。

$$\frac{\mu}{\rho}=-\frac{1}{\rho N}\ \frac{dN}{dl} \tag{2-172}$$

其单位为 $m^2 \cdot kg^{-1}$，而

$$\mu=-\frac{1}{N}\ \frac{dN}{dl} \tag{2-173}$$

μ 称为线衰减系数。

设有 N_0 个中子垂直入射到介质表面上，则穿过距离 x 后没有发生相互作用的中子数 $N(x)$ 为

$$N(x)=N_0e^{-\mu x} \tag{2-174}$$

中子的线衰减系数 μ 常称作宏观反应截面，用 $\sum$ 表示，它是吸收介质和中子能量的函数。宏观截面 $\sum$ 与微观截面，即每个原子核的截面 σ 由下式联系起来：

$$\sum=\mu=\frac{N_A\rho}{M_A}\cdot\sigma \tag{2-175}$$

式中 N_A 是阿伏伽德罗常数，M_A 是介质的摩尔质量，σ 是原子核对中子的各种相互作用截面的总和：

$$\sigma=\sigma_{el}+\sigma_{inel}+\sigma_{non}+\sigma_{ca}+\sigma_{sp}=\sum_j\sigma_j \tag{2-176}$$

式中 σ_{el}、σ_{inel}、σ_{non}、σ_{sp} 分别代表每个原子核的中子弹性散射、非弹性散射、去弹性散射、俘获和散裂反应的截面。

2. 能量转移系数　物质对不带电粒子的质量能量转移系数 $\frac{\mu_{tr}}{\rho}$ 是 $\frac{\mathrm{d}E_{tr}}{E}$ 除以 $\rho\mathrm{d}l$ 的商，$\frac{\mathrm{d}E_{tr}}{E}$ 是不带电粒子在密度为 ρ 的介质中穿行 dl 距离时，入射粒子能量（不包括静止能量）转移给带电粒子动能的分数。

$$\frac{\mu_{tr}}{\rho}=\frac{1}{\rho E}\ \frac{\mathrm{d}E_{tr}}{\mathrm{d}l} \tag{2-177}$$

其单位是 $\mathrm{m^2\cdot kg^{-1}}$。中子的质量能量转移系数是介质和中子能量的函数，它可以表示为各种相互作用截面之和。如果介质由各种核素组成，则

$$\frac{\mu_{tr}}{\rho}=\frac{1}{E}\sum_L N_L\sum_J\varepsilon_{LJ}(E)\sigma_{LJ}(E) \tag{2-178}$$

式中角标 L 标志核素；J 标志中子与原子核相互作用的类型；N_L 是体积元中第 L 种核素的原子核数除以体积元中物质质量所得的商，亦即单位质量物质中含第 L 种核素的原子核数；而 $\varepsilon_{LJ}(E)$ 是截面为 $\sigma_{LJ}(E)$ 的一次相互作用中转移给带电粒子的动能平均值。

如果介质由一种核素组成，或者由某种同位素占优势的一种元素组成，则质量能量转移系数可表示为

$$\frac{\mu_{tr}}{\rho}=\frac{N_A}{M_AE}\sum_J\varepsilon_J(E)\sigma_J(E) \tag{2-179}$$

式中 M_A 为核素的摩尔质量，N_A 为阿伏伽德罗常数，$\sigma_J(E)$ 是能量为 E 的中子第 J 种核反应的截面，$\varepsilon_J(E)$ 是第 J 种反应的一次相互作用转移给带电粒子动能的平均值。快中子与组成人体的主要成分碳、氮和氧的相互作用中，当能量较低时，能量转移以弹性散射为主。随着中子能量的增加，非弹性散射和去弹性散射的贡献变得显著。这与前边对中子与物质相互作用过程的讨论是一致的。氢也是人体组成的重要成分之一，在感兴趣的能区内氢的质量能量转移系数基本上都是弹性散射的贡献。

质量能量吸收系数 $\frac{\mu_{en}}{\rho}$ 也是描述不带电粒子与物质相互作用的一个重要参数。

$$\frac{\mu_{en}}{\rho}=\frac{\mu_{tr}}{\rho}(1-g) \tag{2-180}$$

式中 g 是次级带电粒子动能转变为轫致辐射的分数。中子与物质相互作用产生的带电粒子都是重粒子，其轫致辐射的能量损失可以忽略。因而中子的质量能量吸收系数等于其质量能量转移系数。

$$\frac{\mu_{en}}{\rho}_n=\left(\frac{\mu_{tr}}{\rho}\right)_n \tag{2-181}$$

式中脚标 n 表示中子的相互作用参数。

这里给出的作用参数的定义对光子和中子都适用。但是中子与物质相互作用过程中产生的带电粒子的动能并非总是来自中子的动能。例如：作为热中子与软组织主要作用方式的$^{14}N(n,p)^{14}C$反应生成粒子的动能，来自作用体系的静止能量。把这类反应的贡献包括在dE_{tr}中似乎与定义不协调。为了克服这一困难，可以把质量能量转移系数的定义改为：

物质对不带电粒子的质量能量转移系数$\frac{\mu_{tr}}{\rho}$是$\frac{dE_{tr}}{E}$除以ρdl的商，dE_{tr}是能量为E（不包括静止能量）的不带电粒子在密度为E的介质中穿行dl距离时释放的带电粒子动能的期望值。中子的$\frac{\mu_{tr}}{\rho}$随中子能量的变化范围较大，而$\frac{E\mu_{tr}}{\rho}$则变化较小。通常给出后者的数据并称之为比释动能因子。

八、衰减系数、能量转移系数和能量吸收系数

（一）窄束衰减和衰减系数

设有一单能窄光子束垂直入射到厚度为L的吸收体表面上，在吸收体另一侧有一个探测光子的小探测器D（图2-28）。光子在介质中的穿行时可能被吸收，也可能由散射作用改变运动方向而离开了原射束。因此，光子与物质的任何相互作用过程都会使光子从原射束中移出而达不到探测器D。设吸收体中某一深度x处未发生相互作用而保留在原射束中的光子数为N，则在dx物质层内因发生相互作用而改变的光子数为

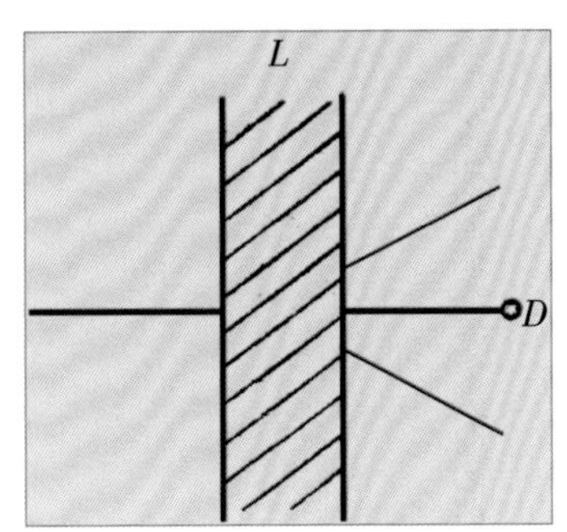

图2-28 窄束衰减示意图

$$dN=-N\mu dx \tag{2-182}$$

式中μ称为线衰减系数，它是光子穿过单位厚度物质层时发生各种相互作用的总概率。对（2-182）式积分，即得到窄束单能光子的指数衰减规律：

$$N=N_0e^{-\mu x} \tag{2-183}$$

式中N_0是入射到吸收体表面上的光子数。

由本节前面几段的讨论可知

$$\mu=\tau+\sigma+\kappa+\sigma_R \tag{2-184}$$

而

$$\frac{\mu}{\rho}=\frac{\tau}{\rho}+\frac{\sigma}{\rho}+\frac{\kappa}{\rho}+\frac{\sigma_R}{\rho} \tag{2-185}$$

则称为质量衰减系数，它是光子穿过单位质量厚度时发生各种相互作用过程的总概率。式中τ、σ、κ、σ_R以及$\frac{\tau}{\rho}$、$\frac{\sigma}{\rho}$、$\frac{\kappa}{\rho}$和$\frac{\sigma_R}{\rho}$分别是光电效应、康普照顿效应、电子对生成和瑞利散射的线衰减系数和质量衰减系数。

各种相互作用的衰减系数可用对应的相互作用截面来表示。设原子序数为Z的介质的密度为ρ，介质的原子摩尔质量为M_A，则单位体积中的原子数和电子数分别为$\frac{\rho N_A}{M_A}$和$\frac{\rho N_A Z}{M_A}$，这里的N_A是阿伏伽

德罗常数。于是有

$$\tau=\frac{\rho N_A}{M_A}{}_a\tau \tag{2-186}$$

$$\sigma=\frac{\rho N_A Z}{M_A}{}_e\sigma \tag{2-187}$$

$$\kappa=\frac{\rho N_A}{M_A}{}_a\kappa \tag{2-188}$$

$$\sigma_R=\frac{\rho N_A}{M_A}{}_a\sigma_R \tag{2-189}$$

（二）能量转移系数

光子在与物质相互作用过程中将一部分能量转移为电子（光电子、俄歇电子、反冲电子和电子对）的动能，其余的由一些能量较低的光子（特征 X 射线、康普顿散射光子和湮没辐射）和改变了方向的光子（瑞利散射光子）带走。光子在吸收介质中穿行单位长度距离时，其能量在相互作用过程中转移为电子动能的份额，称作线能量转移系数，用 μ_{tr} 表示。瑞利散射不改变光子的能量。在光核反应可以忽略的能区内，光子的线能量转移系数：

$$\mu_{tr}=\tau_{tr}+\sigma_{tr}+\kappa_{tr} \tag{2-190}$$

式中 τ_{tr}、σ_{tr} 和 κ_{tr} 分别代表光电效应、康普顿效应和电子对生成的贡献。而

$$\frac{\mu_{tr}}{\rho}=\frac{\tau_{tr}}{\rho}+\frac{\sigma_{tr}}{\rho}+\frac{\kappa_{tr}}{\rho} \tag{2-191}$$

则称作质量能量转移系数，它是当光子在介质中穿行单位质量厚度时，其能量在相互作用过程中转移为电子动能的份额。由前面的讨论可知

$$\frac{\mu_{tr}}{\rho}=\frac{\tau}{\rho}\left(1-\frac{\delta}{hv}\right)+\frac{\sigma}{\rho}\,\frac{\overline{E}}{hv}+\frac{\kappa}{\rho}\left(1-\frac{2m_0c^2}{hv}\right) \tag{2-192}$$

式中 $E=hv\,\frac{{}_e\sigma_{tr}}{{}_e\sigma}$ 是康普顿效应反冲电子的平均动能。

（三）能量吸收系数和辐射份额

电子从光子获得的动能，将通过碰撞和辐射等作用过程而损失掉。电子碰撞损失的能量将被物质局部吸收，引起物质的电离和激发。而辐射损失的能量则以较大的概率逸出作用区域。如果用 g 代表电子在辐射相互作用中损失能量的平均份额，则 $1-g$ 代表被物质吸收的份额。光子在物质中穿行单位长度距离时，其能量被物质吸收的份额将为

$$\mu_{en}=\mu_{tr}(1-g) \tag{2-193}$$

式中 μ_{en} 称为物质对光子的线能量吸收系数。而

$$\frac{\mu_{en}}{\rho}=\frac{\mu_{tr}}{\rho}(1-g) \tag{2-194}$$

称为物质对光子的质量能量吸收系数，它等于光子在物质中穿过单位质量厚度时，入射光子能量中转移给次级电子能量的碰撞损失份额。

瞬时能量为 E 的电子能量的辐射损失份额可表示为

$$y(E)=\frac{\left(\frac{S(E)}{\rho}\right)_\gamma}{\frac{S(E)}{\rho}} \tag{2-195}$$

式中 $\left(\frac{S(E)}{\rho}\right)_r$ 和 $\frac{S(E)}{\rho}$ 是能量为 E 的电子辐射阻止本领和总阻止本领。能量为 E 的电子在慢化过程中的辐射能量损失份额 $Y(E)$ 应为

$$Y(E)=\frac{\int_0^E y(E')\mathrm{d}E'}{\int_0^E \mathrm{d}E'}=\frac{1}{E}\int_0^E y(E')\mathrm{d}E' \tag{2-196}$$

设光子通过光电效应、康普顿效应和电子对生成等过程产生的次级电子初始谱为 $f(E)$，则辐射损失份额 g 可表示为

$$g=\frac{\int_0^{h\nu} f(E)Y(E)\mathrm{d}E}{\int_0^{h\nu} f(E)\mathrm{d}E} \tag{2-197}$$

图 2-29 给出了光子在水和软组织中释放的次级电子的 g 值随光子能量变化的曲线。

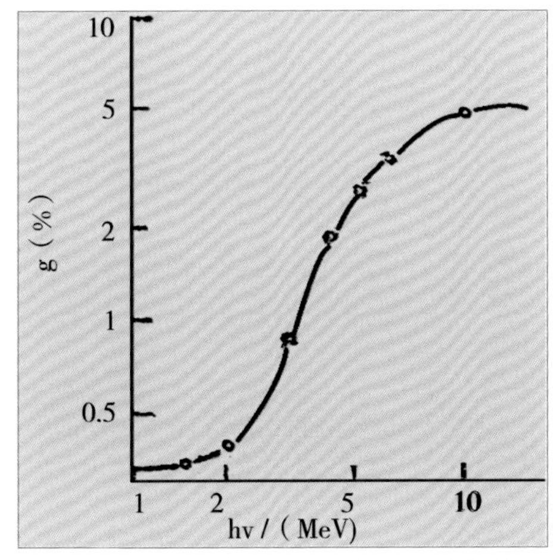

图 2-29 水和软组织中的 g 与光子能量的关系

（四）混合物和化合物中的作用系数

对于由几种元素化合或均匀混合而成的介质，可以认为各组成成分对质量衰减系数和质量能量转移系数的贡献是近似独立的。光子在某种元素中释放的电子可能与混合物或化合物中任一种元素的原子发生辐射相互作用，因此释放电子的过程和产生辐射能量损失的过程分别是独立的。混合物或化合物的质量衰减系数$\left(\frac{\mu}{\rho}\right)_m$、质量能量转移系数$\left(\frac{\mu_{tr}}{\rho}\right)_m$和质量能量吸收系数$\left(\frac{\mu_{en}}{\rho}\right)_m$可表示为

$$\left(\frac{\mu}{\rho}\right)_m=\sum_i f_i\left(\frac{\mu}{\rho}\right)_i \tag{2-198}$$

$$\left(\frac{\mu_{tr}}{\rho}\right)_m=\sum_i f_i\left(\frac{\mu_{tr}}{\rho}\right)_i \tag{2-199}$$

$$\left(\frac{\mu_{en}}{\rho}\right)_m=\left(\frac{\mu_{tr}}{\rho}\right)_m(1-g_m) \tag{2-200}$$

式中 f_i 是第 i 种元素的重量份额；下标 i 代表 i 种元素的参数；$g_m=\sum_i f_i g_i$ 是次级电子动能在混合物或化合物中的辐射损失份额。

（五）作用系数图表

图 2-30～图 2-33 给出了光子在空气、水、铝和铅中的总作用系数以及各主要作用过程的贡献。表 2-17 和表 2-18 给出了光子在一些元素和化合物中的质量衰减系数$\frac{\mu}{\rho}$和能量吸收系数$\frac{\mu_{en}}{\rho}$的数据。表 2-19 给出了一些材料的质量能量转移系数$\frac{\mu_{tr}}{\rho}$的数值。

表 2－17 质量衰减系数$\frac{\mu}{\rho}$ （$m^2 \cdot kg^{-1}$）

hv（eV）	H	C	N	O	Ar	空气	水	聚苯乙烯	留西特	聚乙烯	酚醛塑料	琥 珀
1.0000+02	1.156+03	2.600−03	4.446+03	6.229+03	1.981+03	4.827+03	5.662+03	2.489+03	3.644+03	2.393+03	3.127+03	2.829+03
2.0000+02	1.314+02	5.035−02	8.342+02	1.325+03	8.013+02	9.476+02	1.191+02	4.747+02	7.360+02	4.500+02	6.201+02	5.504+02
4.0000+02	1.410+01	2.401−03	1.644+02	2.486+02	2.865+03	2.190+02	2.224+02	2.216+03	1.521+02	2.058+03	1.903+03	1.922+03
6.0000+02	3.758+00	8.674−02	1.225+03	1.599+03	1.181+03	1.311+03	1.420+03	8.006+02	1.032+03	7.433+02	9.407+02	8.528+02
1.0000+03	7.220−01	2.218−02	3.319+02	4.604+02	3.339+02	3.617+02	4.090+02	2.047+02	2.803+02	1.900+02	2.492+02	2.235+02
2.0000+03	1.060−01	2.917−01	4.796+01	6.967+01	5.120+01	5.304+01	6.188+01	2.692+01	3.977+01	2.499+01	3.430+01	3.035+01
4.0000+03	4.547−02	3.644−00	6.104+00	3.198+00	7.853+01	7.763+00	8.174+00	3.365+00	5.129+00	3.127+00	4.370+00	3.846+00
6.0000+03	4.042−02	1.057−00	1.776+00	2.720+00	2.651+01	2.317+00	2.421+00	9.779−01	1.507+00	9.106−01	1.278+00	1.124+00
1.0000+04	3.854−02	2.298−01	3.779−01	5.833−01	6.317+00	5.028−01	5.223−01	2.150−01	3.274−01	2.024−01	2.782−01	2.467−01
2.0000+04	3.695−02	4.341−02	6.061−02	8.492−02	8.533−01	7.656−02	7.956−02	4.291−02	5.616−02	4.248−02	5.002−02	4.709−02
4.0000+04	3.458−02	2.069−02	2.276−02	2.569−02	1.216−01	2.472−02	2.668−02	2.176−02	2.340−02	2.268−02	2.232−02	2.268−02
6.0000+04	3.260−02	1.751−02	1.815−02	1.903−02	4.630−02	1.872−02	2.055−02	1.868−02	1.921−02	1.968−02	1.863−02	1.927−02
1.0000+05	2.944−02	1.513−02	1.529−02	1.551−02	2.036−02	1.541−02	1.707−02	1.624−02	1.640−02	1.719−02	1.602−02	1.669−02
2.0000+05	2.429−02	1.229−02	1.233−02	1.237−02	1.204−02	1.233−02	1.370−02	1.322−02	1.328−02	1.402−02	1.300−02	1.357−02
4.0000+05	1.893−02	9.545～03	9.555−03	9.567−03	8.774−03	9.547−03	1.061−02	1.027−02	1.031−02	1.089−02	1.009−02	1.054−02
6.0000+05	1.599−02	8.058−03	8.064−03	8.071−03	7.334−03	8.056−03	8.958−03	8.672−03	8.701−03	9.198−03	8.516−03	8.900−03
6.6163+05	1.532−02	7.717−03	7.723−03	7.729−03	7.014−03	7.715−03	8.578−03	8.306−03	8.333−03	8.809−03	8.156−03	8.523−03
1.0000+06	1.263−02	6.362−03	6.366−03	6.370−03	5.761−03	6.359−03	7.071−03	6.847−03	6.869−03	7.263−03	6.723−03	7.027−03
1.1732+06	1.167−02	5.876−03	5.879−03	5.883−03	5.317−03	5.873−03	6.530−03	6.324−03	6.344−03	6.708−03	6.209−03	6.490−03
1.2522+06	1.128−02	5.684−03	5.688−03	5.691−03	5.145−03	5.681−03	6.317−03	6.118−03	6.137−03	6.489−03	6.007−03	6.278−03
1.3325+06	1.093−02	5.506−03	5.510−03	5.514−03	4.985−03	5.504−03	6.119−03	5.926−03	5.945−03	6.285−03	5.819−03	6.081−03
2.0000+06	8.770−03	4.443−03	4.451−03	4.459−03	4.073−03	4.447−03	4.941−03	4.778−03	4.796−03	5.065−03	4.694−03	4.903−03
4.0000+06	5.807−03	3.049−03	3.075−03	3.102−03	3.022−03	3.081−03	3.405−03	3.262−03	3.288−03	3.445−03	2.216−03	3.347−03
6.0000+06	4.499−03	2.470−03	2.512−03	2.554−03	2.669−03	2.524−03	2.772−03	2.627−03	2.660−03	2.762−03	2.601−03	2.694−03
1.0000+07	3.254−03	1.958−03	2.203−03	2.088−03	2.448−03	2.043−03	2.218−03	2.059−03	2.104−03	2.145−03	2.054−03	2.109−03
2.0000+07	2.154−03	1.574−03	1.671−03	1.768−03	2.446−03	1.704−03	1.811−03	1.619−03	1.683−03	1.657−03	1.640−03	1.656−03

注：表中数据乘以 10，即为以 $cm^2 \cdot g^{-1}$ 为单位的$\frac{\mu}{\rho}$值。$+00=\times10^0$，$+01=\times10^1$，$-02=\times10^{-2}$（全书同）。

表 2-18　质量能量吸收系数$\frac{\mu_{en}}{\rho}$　($m^2 \cdot kg^{-1}$)

hv (eV)	H	C	N	O	Ar	空气	水	聚苯乙烯	留西特	聚乙烯	酚醛塑料	琥　珀
1.0000+02	1.156+03	2.600+03	4.446+03	6.229+03	1.981+03	4.827+03	5.662+03	2.488+03	3.644+03	2.393+03	3.127+03	2.829+03
2.0000+02	1.313+02	5.034+02	8.341+02	1.324+03	8.009+02	9.474+02	1.191+03	4.746+02	7.359+02	4.499+02	6.200+02	5.503+02
4.0000+02	1.406+01	2.399+03	1.642+02	2.485+02	2.864+02	2.189+02	2.223+02	2.215+03	1.520+03	2.056+03	1.901+03	1.921+03
6.0000+02	3.718+00	8.668+02	1.222+02	1.590+03	1.181+03	1.307+03	1.412+03	8.000+02	1.028+03	7.428+02	9.388+02	8.514+02
1.0000+03	6.823−01	2.216+02	3.312+02	4.588+02	3.336+02	3.608+02	4.075+02	2.045+02	2.796+02	1.899+02	2.488+02	2.232+02
2.0000+03	6.652−02	2.907+01	4.781+01	6.942+01	5.093+01	5.287+01	6.166+01	2.683+01	3.963+01	2.491+01	3.419+01	3.024+01
4.0000+03	6.564−03	3.589+00	6.032+00	9.105+00	7.196+01	7.602+00	8.087+00	3.311+00	5.063+00	3.074+00	4.310+00	3.789+00
6.0000+03	2.002−03	1.016+00	1.726+00	2.659+00	2.494+01	2.245+00	2.362+00	9.377−01	1.460+00	8.705−01	1.234+00	1.081+00
1.0000+04	9.854−04	2.003−01	3.445−01	5.447−01	6.027+00	4.648−01	4.839−01	1.849−01	2.943−01	1.717−01	2.467−01	2.154−01
2.0000+04	1.355−03	2.159−02	3.751−02	6.023−02	7.977−01	5.266−02	5.364−02	2002−02	3.231−02	1.868−02	2.692−02	2.351−02
4.0000+04	2.315−03	3.264−03	4.932−03	7.365−03	9.801−02	6.706−03	6.800−03	3.190−03	4.498−03	3.128−03	3.898−03	3.594−03
6.0000+04	3.053−03	2.078−03	2.517−03	3.164−03	2.875−02	3.008−03	3.151−03	2.153−03	2.503−03	2.218−03	2.316−03	2.295−03
1.0000+05	4.063−03	2.143−03	2.225−03	2.347−03	7.292−03	2.319−03	2.539−03	2.856−03	2.363−03	2.419−03	2.288−03	2.368−03
2.0000+05	5.255−03	2.655−03	2.664−03	2.678−03	2.996−03	2.672−03	2.967−03	3.174−03	2.872−03	3.029−03	2.808−03	2.933−03
4.0000+05	5.859−03	2.949−03	2.951−03	2.953−03	2.730−03	2.949−03	3.279−03	3.181−03	3.185−03	3.367−03	3.117−03	3.258−03
6.0000+05	5.875−03	2.955−03	2.956−03	2.957−03	2.681−03	2.952−03	3.284−03	3.163−03	3.191−03	3.375−03	3.123−03	3.264−03
6.6163+05	5.842−03	2.938−03	2.938−03	2.940−03	2.658−03	2.935−03	3.264−03	3.005−03	3.172−03	3.355−03	3.105−03	3.246−03
1.0000+06	5.555−03	2.791−03	2.791−03	2.791−03	2.508−03	2.787−03	3.100−03	2.913−03	3.014−03	3.188−03	2.950−03	3.084−03
1.1732+06	5.386−03	2.705−03	2.705−03	2.705−03	2.426−03	2.701−03	3.005−03	2.913−03	2.921−03	3.090−03	2.859−03	2.989−03
1.2522+06	5.309−03	2.666−03	2.666−03	2.666−03	2.390−03	2.662−03	2.961−03	2.871−03	2.879−03	3.046−03	2.818−03	2.946−03
1.3325+06	5.231−03	2.627−03	2.626−03	2.626−03	2.353−03	2.623−03	2.918−03	2.828−03	2.836−03	3.001−03	2.776−03	2.902−03
2.0000+06	4.649−03	2.343−03	2.345−03	2.346−03	2.117−03	2.342−03	2.604−06	2.522−03	2.530−03	2.675−03	2.476−03	2.588−03
4.0000+06	3.523−03	1.848−03	1.864−03	1.880−03	1.823−03	1.868−03	2.064−03	1.978−03	1.993−03	2.089−03	1.950−03	2.029−03
6.0000+06	2.904−03	1.606−03	1.637−03	1.667−03	1.748−03	1.646−03	1.805−03	1.707−03	1.730−03	1.793−03	1.691−03	1.750−03
1.0000+07	2.246−03	1.378−03	1.430−03	1.479−03	1.739−03	1.445−03	1.565−03	1.445−03	1.480−03	1.503−03	1.445−03	1.481−03
2.0000+07	1.607−03	1.202−03	1.282−03	1.356−03	1.816−03	1.306−03	1.384−03	1.233−03	1.284−03	1.260−03	1.251−03	1.261−03

表 2-19 某些混合物和化合物的质量能量转移系数$\frac{\mu_{tr}}{\rho}$ （$m^2 \cdot kg^{-1}$）

E_γ（MeV）	空气	水	0.8 NH^2SO_4 溶液	密质骨（股骨）	肌肉（有纹的）	聚苯乙烯（C_2H_2）$_n$
0.01	0.461	0.479	0.536	1.92	0.487	0.182
0.015	0.127	0.128	0.145	0.584	0.132	0.0495
0.02	0.0511	0.0512	0.0585	0.246	0.0533	0.0193
0.03	0.0143	0.0149	0.0169	0.0720	0.0154	0.00562
0.04	0.00668	0.00677	0.00761	0.0304	0.00701	0.00300
0.05	0.00406	0.00418	0.00460	0.0161	0.00431	0.00236
0.06	0.00305	0.00320	0.00344	0.00998	0.00328	0.00218
0.08	0.00243	0.00262	0.00271	0.00537	0.00264	0.00217
0.10	0.00234	0.00256	0.00260	0.00387	0.00256	0.00231
0.15	0.00250	0.00277	0.00277	0.00305	0.00275	0.00263
0.2	0.00268	0.00297	0.00296	0.00301	0.00294	0.00286
0.3	0.00287	0.00319	0.00319	0.00310	0.00317	0.00309
0.4	0.00295	0.00328	0.00327	0.00315	0.00325	0.00318
0.5	0.00297	0.00330	0.00330	0.00317	0.00328	0.00321
0.6	0.00296	0.00329	0.00328	0.00315	0.00326	0.00319
0.8	0.00289	0.00321	0.00320	0.00307	0.00318	0.00311
1.0	0.00280	0.00311	0.00310	0.00297	0.00308	0.00300
1.5	0.00256	0.00284	0.00283	0.00272	0.00282	0.00275
2	0.00236	0.00262	0.00261	0.00251	0.00259	0.00253
3	0.00207	0.00229	0.00229	0.00221	0.00227	0.00221
4	0.00189	0.00209	0.00209	0.00204	0.00207	0.00200
5	0.00178	0.00195	0.00194	0.00192	0.00193	0.00185
6	0.00168	0.00185	0.00184	0.00184	0.00183	0.00174
8	0.00157	0.00170	0.00171	0.00173	0.00169	0.00159
10	0.00151	0.00162	0.00162	0.00168	0.00160	0.00150

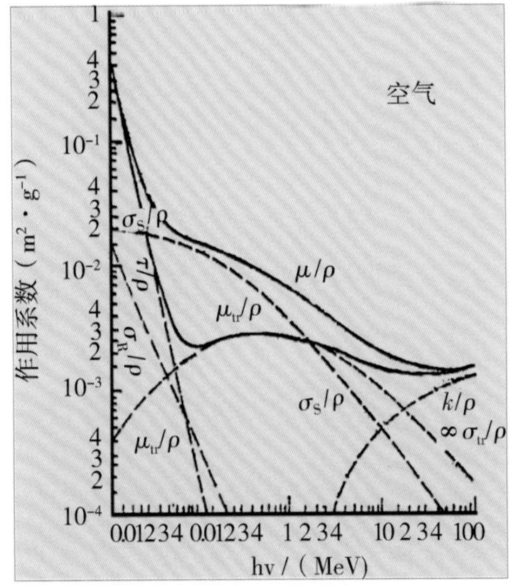

图 2-30 光子在空气中的作用系数

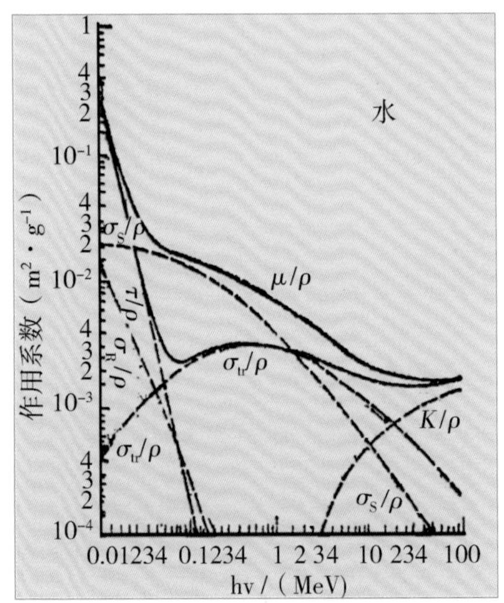

图 2-31 光子在水中的作用系数

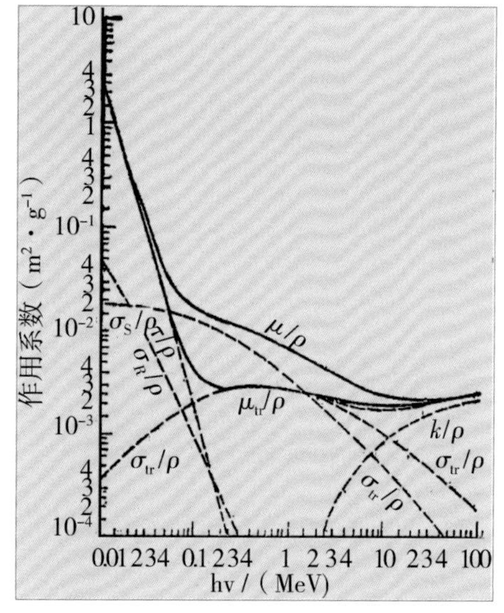

图 2-32 光子在铝中的作用系数

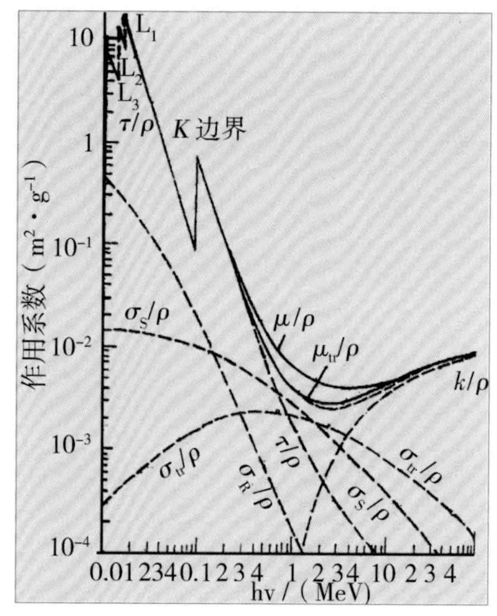

图 2-33 光子在铅中的作用系数

第三节 电离辐射剂量学的基本概念

电离辐射剂量学是研究电离辐射能量在物质中的转移和沉积的规律，特别是转移和沉积的度量的科学。电离辐射与物质包括生物体发生作用，引起物理性质的变化、化学性质的变化和生物学方面的变化。这些变化在很大程度上取决于辐射能量在物质中沉积的数量和分布。研究辐射能量在物质中的转移过程、能量沉积的分布以及对它们测量和计算的方法——这些就是剂量学的研究内容。

物理量用适于定量表示的术语来描述物理现象。在 X 射线的临床应用中，要想达到预期的诊断和治疗效果，需要确定 X 射线管发射的和患者所接受的 X 射线的量，就像医生开处方时要指定各种药物的剂量一样。“剂量”正是作为将物理测量和辐射生物效应联系起来的一个物理量而被引入的。

电离辐射能量在物质中的转移和沉积取决于辐射场的性质以及辐射与物质相互作用的过程，与之相关的比释动能、照射量、吸收剂量和监测用剂量当量等物理量称作剂量学量（dosimetric quantities）。用辐射权重因子加权的吸收剂量称作当量剂量，它和有效剂量、待积当量剂量等属于辐射防护的量（radiation protection quantities）。辐射计量学量、剂量学量和辐射防护量，统称作辐射量（radiation quantities）。本章将通过对比释动能、照射量和吸收剂量等的介绍来阐述电离辐射剂量学的基本概念。描述监测用剂量当量等的定义和应用与剂量学模型有关，这些量将分别在外辐射剂量学和内辐射剂量学中介绍。

能量转换是指电离粒子与次级电离粒子之间的能量转移。比释动能属于非带电粒子释放的带电粒子的动能，克服结合能所消耗的能量通常相对较小，根据定义，这部分能量是不包括在比释动能内的。除比释动能之外，比转换能属于带电粒子（如电子、质子、α 粒子）与原子中电子发生相互作用引起的能量损失，根据定义，结合能包括在内。比转换能不同于比释动能，比转换能包括入射带电粒子与电子相互作用引起的能量损失，而比释动能包括由入射非带电粒子通过相互作用发射出去的带电粒子的能量。在带电粒子平衡的条件下，比释动能（对于不带电粒子）和比转换能（带电的电离粒子）可以近似看作吸收剂量。剂量测量中常用的能量转换物理量（表 2-20）。

表 2-20 剂量测量常用物理量：能量转换

名称	符号	单位	定义
比释动能	K	$J \cdot kg^{-1}$，Gy	dE_{tr}/dm

续表

名称	符号	单位	定义
碰撞比释动能	K_{col}	$J \cdot kg^{-1}$，Gy	$K(1-g)$
比释动能系数	—	$J \cdot m^2 \cdot kg^{-1}$，$Gy \cdot m^2$	K/Φ
比释动能率	$\dot{K}$	$J \cdot kg^{-1} \cdot s^{-1}$，$Gy \cdot s^{-1}$	dK/dt
照射量	X	$C \cdot kg^{-1}$	dq/dm
照射量率	$\dot{X}$	$C \cdot kg^{-1} \cdot s^{-1}$	dX/dt
比转换能	C	$J \cdot kg^{-1}$，Gy	dE_{el}/dm
限制比转换能	C_Δ	$J \cdot kg^{-1}$，Gy	—
比转换能	$\dot{C}$	$J \cdot kg^{-1} \cdot s^{-1}$，$Gy \cdot s^{-1}$	dC/dt

一、比释动能

对于非带电粒子电离，比释动能 K 等于 dE 除以 dm 所得的商。非带电粒子入射到质量为 dm 的物质中，dE_{tr} 是其释放的所有带电粒子的平均初始动能之和，因此：

$$K=\frac{dE_{tr}}{dm} \tag{2-201}$$

比释动能 K 的单位是 $J \cdot kg^{-1}$，其专用名称是戈［瑞］（gray），符号是 Gy：

$$1\ Gy=1\ J \cdot kg^{-1}$$

dE_{tr} 包括激发态的原子/分子衰变或原子核退激（或衰变）中发射的带电粒子的动能。

过去使用的，如今仍暂时与 Gy 并用的一个单位称为拉德（rad）：

$$1\ rad=10^{-2}Gy$$

对于能量为 E 的非带电粒子的通量 Φ，比释动能为 K，在给定的物质中，它们之间的关系式为：

$$K=\frac{\Phi E\mu_{tr}}{\rho}=\frac{\psi\mu_{tr}}{\rho} \tag{2-202}$$

式中$\frac{\mu_{tr}}{\rho}$为质能转移系数。在给定物质中，非带电粒子的能量为 E，比释动能和通量之比$\frac{K}{\Phi}$中称为比释动能系数。比释动能系数比之前使用的比释动能因子能够更好地进行描述，“系数”一词含有物理维度，而比释动能因子则不具备。

在辐射剂量计算中，比释动能 K 通常用非带电粒子的注量分布 Φ_E 表示，表达式如下：

$$K=\int \Phi_E E\frac{\mu_{tr}}{\rho}dE=\int \psi_E\frac{\mu_{tr}}{\rho}dE \tag{2-203}$$

式中$\frac{\mu_{tr}}{\rho}$是能量为 E 的非带电粒子在物质中的质能转移系数。

从比释动能的注量描述中，可清楚地看出所指的是给定物质自由空间中或不同材料中的比释动能或比释动能率。虽然比释动能涉及物质中初始的能量转换，但有时作为吸收剂量的近似值。当存在带电粒子平衡，忽略辐射损失，并且非带电粒子的动能大于释放的带电粒子的结合能，在一定程度上，比释动能的值近似等于吸收剂量的值。如果带电粒子的辐射分布在一定距离上是恒定的，并且该距离等于带电粒子的最大射程，则在该点存在带电粒子平衡。

当辐射损失不能被忽略时，此时与比释动能相关的量——碰撞比释动能，长期以来将其作为吸收剂量的近似值。碰撞比释动能 K_{col} 不包括释放带电粒子造成的辐射损失，特定物质中能量为 E 非带电粒子的注量 Φ，两者关系如下：

$$K_{col}=\Phi E\frac{\mu_{en}}{\rho}=\Phi E\frac{\mu_{tr}}{\rho}(1-g)=K(1-g) \tag{2-204}$$

式中$\frac{\mu_{en}}{\rho}$是能量为E的非带电粒子在物质中的质能吸收系数，g是在物质中释放的带电粒子动能部分，这些带电粒子将损失在辐射过程中。

在剂量计算中，碰撞比释动能K_{col}可以用关于能量的非带电粒子注量中Φ_E表示：

$$K_{col}=\int\Phi_E E\frac{\mu_{en}}{\rho}\mathrm{d}E=\int\Phi_E E\frac{\mu_{tr}}{\rho}(1-g)\mathrm{d}E==K(1-\overline{g}) \tag{2-205}$$

式中$\overline{g}$是关于电子能量的比释动能平均分布之上g的平均值。

某特定位置的比释动能值可能不是在该位置所测量的生物学损伤，因此无法告诉我们该点的吸收剂量是多少。并非所有的能量都保留在原位置，有一部分通过韧致辐射的形式损失掉，还有部分带电粒子移动到其他位置。带电粒子的径迹可以用长度评估，因此转移到质量为m中某点带电粒子的能量可能在其他地方被吸收掉。

比释动能的另一个与能量注量相关的等式是：

$$K=\Psi\frac{\overline{\mu}_{tr}}{\rho} \tag{2-206}$$

式中$\overline{\mu}_{tr}$是μ_{tr}的平均值，即多种入射光子能量的平均值。

比释动能可以写成碰撞比释动能和辐射比释动能之和，碰撞比释动能是转移给继续产生激发和电离的带电粒子的能量。辐射比释动能是转移给停止下来产生辐射的带电粒子能量：

$$K=K_c+K_\gamma \tag{2-207}$$

其中：

$$K_c=\Psi\frac{\overline{\mu}_{cn}}{\rho},\ K_\gamma=\Psi\frac{\overline{\mu}_{en}}{\rho}\frac{g}{1-g}$$

二、转移能$\in_{tr}$

在指定体积V内由不带电粒子释放出来的所有带电的电离粒子初始动能之和称作转移能（energy transfered），用$\in_{tr}$表示，其单位是J。

当不带电粒子为光子时，转移能$\in_{tr}$中包括光子在体积V内产生的光电子、康普顿电子和电子对等的初始动能，由光核反应释放出来的带电粒子和子核的动能，以及继这些反应之后原子退激时发射的俄歇电子的动能。

图2-34是康普顿散射过程中转移能的示意图。能量为$h\upsilon$的入射光子在图示的体积V内发生康普顿散射，产生能量为$h\upsilon'$的散射光子和初始动能为E_c的反冲电子。与入射光子发生相互作用的原子在退激时发射能量为$h\upsilon_k$的特征X射线和动能为E_A的俄歇电子。根据定义，转移能为

$$\in_{tr}=E_c+E_A=h\upsilon-h\upsilon'-h\upsilon_k \tag{2-208}$$

能量为E_c的反冲电子在体积V内产生能量为$h\upsilon_1$和$h\upsilon_2$的韧致辐射，在体积V外产生能量为$h\upsilon_3$的韧致辐射。在E_c中包括这些韧致辐射的能量，由这些韧致辐射释放的带电粒子动能（如图中的E_r）不应作为独立事件产物再附加在$\in_{tr}$上。如果能量为$h\upsilon'$的散射光子和能量为$h\upsilon_k$的特征X射线在体积V内又释放出次级电子，则这些电子的动能应包括在$\in_{tr}$中。

在电子对产生过程中发生基本粒子的转变，光子能量转变成正、负电子的静止质量能mc^2和动能E_+及E_-（图2-35）。反应能$Q=-2mc^2$。原子核获得的反冲动能很小，不属于电离辐射能量。在电子对生成过程中的转移能为

$$\in_{tr}=E_++E_-=h\upsilon-2mc^2 \tag{2-209}$$

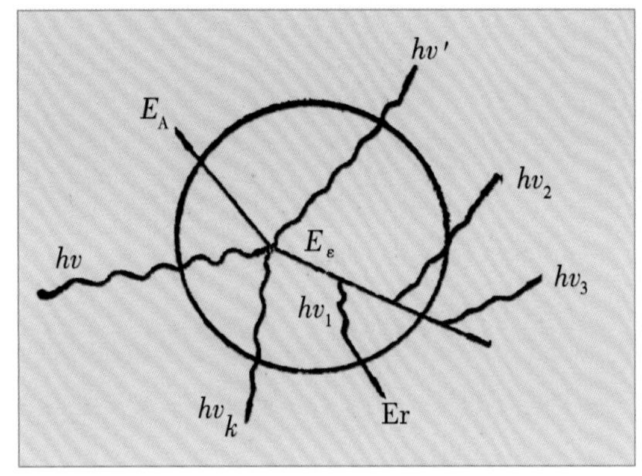

图 2-34　康普顿散射过程的转移能示意图

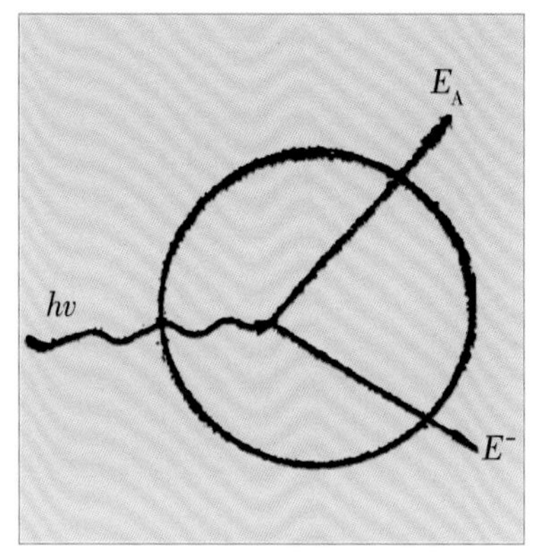

图 2-35　电子对生成过程中的转移能示意图

当不带电粒子是中子时，$\in_{tr}$ 包括中子在体积 V 内发生散射时产生的反冲核的初始动能以及中子在体积 V 内发生的各种核反应释放的带电粒子和生成核的初始动能（只要这些粒子都是电离粒子）。在核反应中伴随着质量能量之间的转换。例如慢中子与 ^{14}N 核发生（n，p）反应生成 ^{14}C 的过程中，反应能 Q=0.62 MeV。该能量连同入射中子的动能 E_n 将转变成质子和 ^{14}C 的动能，这时

$$\in_{tr}=E_n+Q=E_n+0.62\ \text{Mev} \tag{2-210}$$

综上所述，可将不带电粒子在指定体积 V 中的转移能 $\in_{tr}$ 表示为

$$\in_{tr}=\sum E_{u,\,in}-\sum E_{u,\,out}^{nr}+\sum Q \tag{2-211}$$

式中 $\sum E_{u,\,in}$ 是进入体积 V 的所有不带电粒子的能量（不包括静止质量能）；$\sum E_{u,\,out}^{nr}$ 是从体积 V 逸出的所有不带电粒子的能量（不包括静止质量能），但该体积内带电粒子动能辐射损失的逸出部分除外；$\sum Q$ 是入射的不带电粒子在体积 V 内引起的任何核和基本粒子转变中，所有相关的核和基本粒子静止质量能改变（质量减小时为正，增加时为负）的总和。

带电粒子辐射损失的能量一般以韧致辐射光子的形式出现。当正电子在飞行中发生湮没时，由正电子动能转变成的光子能量部分也属于辐射能量损失。

一般而言，韧致辐射在物质中可以穿行较远的距离，因此有必要将不带电粒子在体积 V 内释放的带电粒子初始动能的辐射损失部分 $\in_{tr}^{r}$（如图 2-34 中的 hv_1、hv_2 和 hv_3，尽管为了阐明定义图中能量为 hv_1 的光子在 V 内产生了光电子，但当 V 较小时这种事件的发生几乎可以忽略）与碰撞损失部分 $\in_{tr}^{c}$ 区分开来。$\in_{tr}^{r}$ 称作辐射转移能，$\in_{tr}^{c}$ 称作碰撞转移能或净转移能，而

$$\in_{tr}=\in_{tr}^{r}+\in_{tr}^{c} \tag{2-212}$$

三、碰撞比释动能

不带电粒子释放的带电电离粒子在与物质相互作用的过程中最终会将其动能消耗掉。由（2-212）式可知，根据能量损失的途径可将转移能 $\in_{tr}$ 划分成碰撞部分 $\in_{tr}^{c}$ 和辐射部分 $\in_{tr}^{r}$。对应地可将比释动能分解为

$$K=K_c+K_r \tag{2-213}$$

式中 K_c 称为碰撞比释动能：

$$K_c=\frac{\mathrm{d}\,\overline{\in}_{tr}^{c}}{\mathrm{d}m} \tag{2-214}$$

而 K_r 称为辐射比释动能：

$$K_r=\frac{\mathrm{d}\overline{\in}_{tr}^{r}}{\mathrm{d}m} \tag{2-215}$$

不带电粒子转移给带电粒子的全部动能中，最终损失于电离碰撞的那一部分所占的份额为

$$\frac{\mu_{en}/\rho}{\mu_{tr}/\rho}=1-g \tag{2-216}$$

式中 g 是带电粒子动能在慢化过程中转变为韧致辐射的能量的份额。因此，对于碰撞比释动能 K_c 有

$$K_c=\sum_j\int_{E_{cut}i,\ j}^{\infty}\Psi_{E,\ j}\frac{\mu_{tr,\ j}}{\rho}(1-g)\mathrm{d}E \tag{2-217}$$

当辐射场中只有一种不带电粒子而且是单能的情况下，碰撞比释动能可表示为

$$K_c=\Psi\frac{\mu_{tr}}{\rho}\ (1-g)\ =\Psi\frac{\mu_{en}}{\rho} \tag{2-218}$$

光子在水和软组织中的 g 值参看第二章的图 2-29。中子与物质相互作用释放出重带电粒子，这些电离粒子的韧致辐射损失份额可以忽略。因此中子的碰撞比释动能 $K_{c,n}$ 与总的比释动能 K_n 相等，

$$K_{c,n}=K_n \tag{2-219}$$

四、比释动能率

比释动能率 $\dot{K}$ 为 $\mathrm{d}K$ 除以 $\mathrm{d}t$ 所得的商，其中 $\mathrm{d}K$ 是在时间间隔 $\mathrm{d}t$ 内比释动能的增量，因此：

$$\dot{K}=\frac{\mathrm{d}K}{\mathrm{d}t} \tag{2-220}$$

单位为 $\mathrm{J\cdot kg^{-1}\cdot s^{-1}}$。如果使用单位 Gy，则单位为 $\mathrm{Gy\cdot s^{-1}}$。可暂时并用的单位是 $\mathrm{rad\cdot s^{-1}}$。只要将有关比释动能计算公式中的注量或其谱分布换成注量率或其谱分布，就得到了比释动能率的计算公式。例如对于单能不带电粒子的辐射场有

$$\dot{K}=\psi\left(\frac{\mu_{tr}}{\rho}\right)=\varphi\left(\frac{\mu_{tr}}{\rho}\right) \tag{2-221}$$

式中 ψ 和 φ 是不带电粒子的能量注量率和粒子注量率。对于碰撞比释动能率 $\dot{K}_c$，也可给出类似的表达式。

假设某种 γ 放射性核素构成一个点源，其活度为 A，每次衰变时放射出 n_i 个能量为 hv_i 的光子，则能量大于 δ 的光子在距离源为 r 的空气中某点产生的比释动能率为

$$\dot{K}=\frac{A}{t\pi r^2}\sum_{hv_i>\delta}n_i hv_i\left(\frac{\mu_{tr}}{\rho}\right)i \tag{2-222}$$

式中 $\left(\frac{\mu_{tr}}{\rho}\right)_i$ 是空气对于能量为 hv_i 的光子的质量能量转移系数。

对于指定的放射性核素，

$$\Gamma_\delta=\frac{1}{4\pi}\sum_{hv_i>\delta}n_i hv_i\left(\frac{\mu_{tr}}{\rho}\right) \tag{2-223}$$

是个常数，称为空气比释动能率常数（air kerma-rate constant），其单位为 $\mathrm{m^2\cdot J\cdot kg^{-1}}$ 或 $\mathrm{m^2\cdot Gy\text{-}Bq^{-1}\cdot s^{-1}}$。$\Gamma_\sigma$ 是单位活度的指定放射性核素点源在空气中 1 m 远处由能量大于 δ 的光子产生的比释动能率。在 Γ_δ 给定的条件下，（2-224）式可表示为

$$\dot{K}=\frac{A\Gamma_\delta}{r^2} \tag{2-225}$$

表 2-21 给出了一些常见放射性核素的 Γ_δ 值。

表 2-21　γ 放射性核素的空气比释动能率常数 Γ_δ

核素	$\Gamma_\delta(\mathrm{Gy^{-1}\cdot m^2\cdot Bq^{-1}\cdot s^{-1}})$	$\Gamma_\delta(\mathrm{rad\cdot m^2\cdot Ci^{-1}\cdot h^{-1}})$	核素	$\Gamma_\delta(\mathrm{Gy\cdot m^2\cdot Bq^{-1}\cdot s^{-1}})$	$\Gamma_\delta(\mathrm{rad\cdot m^2\cdot Ci^{-1}\cdot h^{-1}})$
^{23}Na	7.85−17	1.05	^{134}Cs	5.72−17	7.60−01

续表

核素	Γ_δ(Gy^{-1}·m^2·Bq^{-1}·s^{-1})	Γ_δ(rad·m^2·Ci^{-1}·h^{-1})	核素	Γ_δ(Gy·m^2·Bq^{-1}·s^{-1})	Γ_δ(rad·m^2·Ci^{-1}·h^{-1})
^{24}Na	1.23−18	1.61	^{137}Cs	2.12−17	2.82−01
^{41}Ar	4.33−17	5.76−01	^{132}Eu	3.80−17	5.06−01
^{40}K	5.25−18	6.98−02	^{154}Eu	4.06−17	5.41−01
^{52}Mn	1.22−18	1.62	^{226}Ra*	6.13−17	8.17−01
^{54}Mn	3.08−17	4.10−01	^{226}Ra*	5.4−17	7.20−01
^{56}Fe	4.80−17	5.59−01	(0～5 mm *Pt* 过滤)		
^{58}Co	3.62−17	4.80−01	^{235}U	4.84−17	6.47−02
^{60}Co	8.67−17	1.15	^{238}U	4.71−19	6.29−03
^{126}I	4.71−17	6.29−01	^{239}Np	6.10−18	8.12−02
^{131}I	1.44−17	1.92−01	^{238}Pu	1.31−20	1.75−04
^{132}I	7.75−17	1.03	^{241}Am	4.13−18	5.5−02

* ^{226}Ra-RaC′达到放射性平衡。

五、不同介质中的比释动能

根据比释动能的定义可知比释动能是个非随机量，它与无限小质量元 dm 相联系，是空间点的函数，在辐射场中的介质和不带电粒子注量连续的条件下是空间的连续函数。空间指定点的比释动能由该点的不带电粒子注量和介质的作用系数决定，而周围介质的作用仅限于对指定点不带电粒子辐射场可能的影响。因此可以说“自由空间或不同的材料中某点对指定材料的比释动能或比释动能率”。这指的是将少量的指定材料 i 放在自由空间或某种不同材料 m 中感兴趣的地点所得到的比释动能或比释动能率(图 2 - 36)。该指定材料的质量和体积要足够小，使它的引入不会干扰不带电粒子辐射场，也就是说，指定点的辐射场与 i 材料未引入时的相同。“自由空气中小块组织的比释动能”，“水中某点的空气比释动能”等，就是在这种意义上讲的。在辐射剂量学中，用指定材料中的比释动能或比释动能率来描述不带电电离粒子辐射场是很方便的。特定材料的选取决定于研究对象，它可以是适当的组织（在医学和生物学的应用中)、空气（当不带电粒子限于中能光子时，空气的组织等效特性较好）或各种相关材料(在材料的辐射效应研究中)，也可以是某个探测器。在小体积指定介质 i 的引入没有干扰原介质 m 中的不带电粒子辐射场的条件下，指定材料中的比释动能 K_i 和指定材料未引入时原介质 m 中同一地点的比释动能 K_m 之间有如下关系：

$$\frac{K_i}{K_m}=\overline{\left(\frac{\mu_{tr}}{\rho}\right)_i}\Big/\overline{\left(\frac{\mu_{tr}}{\rho}\right)_m} \tag{2-226}$$

式中 $\overline{\left(\frac{\mu_{en}}{\rho}\right)_i}$ 和 $\overline{\left(\frac{\mu_{en}}{\rho}\right)_m}$ 是介质 i 和 m 的平均质量能量转移系数，其定义为

$$\overline{\left(\frac{\mu_{tr}}{\rho}\right)}=\int_E\Psi_E\frac{\mu_{tr}}{\rho}\mathrm{d}E\Big/\int_E\Psi_E\mathrm{d}E \tag{2-227}$$

当指定材料 i 的组成与周围介质 m 的不同时，在两种介质交界面处比释动能将发生阶跃变化（图 2 - 36)。当两种材料的组成一致时 K_i 与 K_m 相等。

对于碰撞比释动能也有类似的关系：

$$\frac{K_{c,i}}{K_{c,m}}=\overline{\left(\frac{\mu_{en}}{\rho}\right)_i}\Big/\overline{\left(\frac{\mu_{en}}{\rho}\right)_m} \tag{2-228}$$

式中 $K_{c,i}$ 是指定材料 i 中的碰撞比释动能，$K_{c,m}$ 是指定材料未引入时原介质 m 中的碰撞比释动能，$\overline{\left(\frac{\mu_{en}}{\rho}\right)}_i$ 和$\overline{\left(\frac{\mu_{en}}{\rho}\right)}_m$ 是介质 i 和 m 的平均质量能量吸收系数。

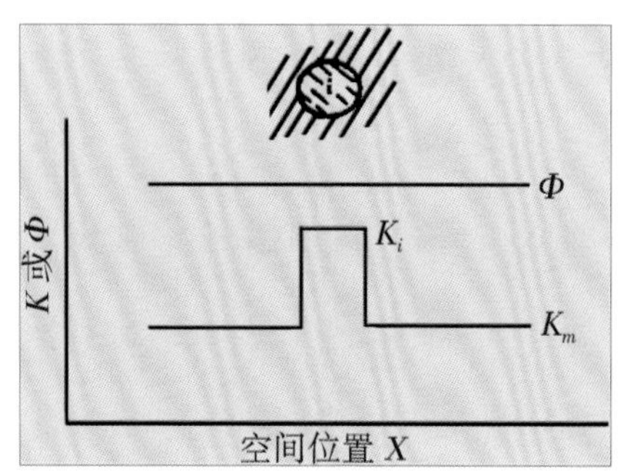

图 2-36 不同介质的比释动能$\left\{\left[\left(\frac{\mu_{tr}}{\rho}\right)_i>\left(\frac{\mu_{tr}}{\rho}\right)_m\right]\right\}$

六、照射量

照射量 X 为 dq 除以 dm 所得的商，dq 为在质量 dm 的干燥空气中释放的全部次级电子完全被空气阻止时在空气中形成的同一种符号的离子（负的或正的）总电荷的绝对值。因此：

$$X=\frac{dq}{dm} \tag{2-229}$$

照射量的单位是库仑每千克，符号为 $C \cdot kg^{-1}$。

设空气处于光子辐射（图中从左指向右的波线）的照射下，在空气中指定点取一质量元 dm，光子与介质 dm 作用释放的次级电子径迹用带箭头的实线表示，次级电子在慢化过程中产生的轫致辐射用波线表示。从图中可以看出，光子在 dm 内释放的次级电子既可能在 dm 内产生电离，又可能在 dm 之外产生电离。只要这些次级电子完全被空气所阻止，亦即在慢化下来之前未进入或穿过非空气介质，则它们产生的一种符号离子总电荷的绝对值除以 dm 所得的商，就是该光子辐射场中指定点的照射量（图 2-37）。

次级电子产生的轫致辐射一般具有较长的射程。由轫致辐射被吸收而产生的电离电荷不包括在 dQ 之内。

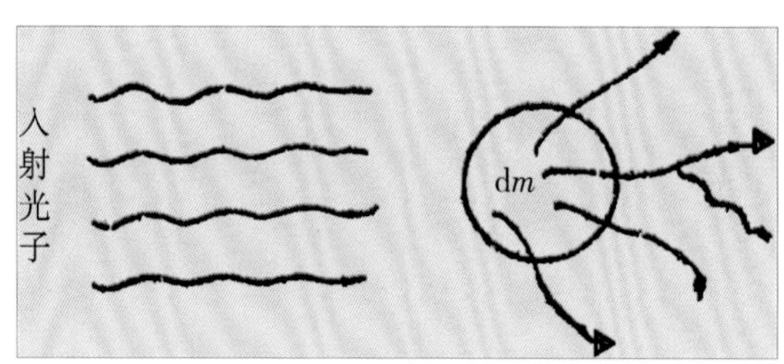

图 2-37 照射量定义示意图

光子在 dm 之外释放的次级电子也可能在 dm 之内产生电离，其电荷决定于 dm 之外的光子辐射场，因而不能用来表征 dm 所在处的光子辐射场。根据照射量的定义，dQ 中不包括这部分电离电荷。

从上面的分析可知，照射量定义中的 dQ 并不是光子释放的次级电子在 dm 之内产生的电离电荷。但在特定的条件（即后面将要介绍的带电粒子平衡条件）下，dQ 可能等于光子产生的次级电子在 dm 之内产生的电离电荷。

根据照射量的定义可知，dQ 等于光子在质量为 dm 的体积内碰撞转移能的平均值 $d\overline{\in}_{tr}^{c}$ 与$\left(\frac{e}{W}\right)_a$ 的乘积，即

$$X=\frac{\mathrm{d}\bar{\in}_{tr}^{c}}{\mathrm{d}m}\cdot\left(\frac{e}{W}\right)_{a} \tag{2-230}$$

式中$\left(\frac{e}{W}\right)_{a}$是次级电子在空气中碰撞损失单位能量时产生的电离电荷的平均值，其倒数等于产生一个离子对所需能量的电子伏数：

$$1/\left(\frac{e}{W}\right)_{a}=33.85\ \mathrm{J}\cdot\mathrm{C}^{-1}$$

利用（2－214）式和（2－217）式并考虑到照射量仅定义于空气中的光子辐射场这一特点，可以给出照射量的表达式如下：

$$X=K_{c,a}\left(\frac{e}{W}\right)_{a}=\left(\frac{e}{W}\right)_{a}\int_{hv_{cut}}^{\infty}\left(\frac{\mu_{en}}{\rho}\right)_{a}\Psi_{hv}\mathrm{d}(hv) \tag{2-231}$$

式中$K_{c,a}$是光子在空气中的碰撞比释动能，hv是X或γ光子的能量，$\left(\frac{\mu_{en}}{\rho}\right)_{a}$是空气对光子的质量能量吸收系数，$\Psi_{hv}$是光子的能量注量谱分布，积分下限$hv_{cut}$是光子作为电离辐射的能量限值。（2－231）式表明，照射量是X或γ射线在空气中的碰撞比释动能的电离当量。

对于单能光子辐射场，（2－231）式变为

$$X=\Psi\left(\frac{\mu_{en}}{\rho}\right)_{a}\left(\frac{e}{W}\right)_{a}=\Phi\left[hv\left(\frac{\mu_{en}}{\rho}\right)_{a}\right]\left(\frac{e}{W}\right)_{a} \tag{2-232}$$

这是照射量定义的另一种形式。式中Ψ和Φ是空气中指定点的光子能量注量和粒子注量。

原子/分子弛豫过程中发射电子所产生的电离也包括在dq之中。dq中不包括次级电子发生韧致辐射和光子被吸收后产生的电离。除上述差别外，高能量条件下的照射量定义为干燥空气比释动能的电离相似体。照射量可以用Φ_{E}和$\frac{\mu_{tr}}{\rho}$描述，Φ_{E}为能量为E的光子注量，$\frac{\mu_{tr}}{\rho}$为质能转移系数，在干燥空气中的表达式为：

$$X\approx\frac{e}{W}\int\Phi_{E}E\frac{\mu_{tr}}{\rho}(1-g)\mathrm{d}E\approx\int\Phi_{E}E\frac{\mu_{en}}{\rho}\mathrm{d}E \tag{2-233}$$

式中e是基本电荷，W是在干燥空气中形成每个离子对所消耗的平均能量，g是空气中由光子释放的电子在辐射过程中的能量损失。式（2－233）中近似符号反映出照射量包括入射光子释放的电子或离子的电荷，而W仅涉及缓冲电子产生的电荷。

对于1 MeV或更低能量的光子，g值很小，等式（2－233）可以近似写成$X\approx\left(\frac{e}{W}\right)K_{air}$（$1-\bar{g}$）$=\left(\frac{e}{W}\right)K_{col,air}$，其中$K_{air}$是初级光子在干燥空气中的比释动能，$\bar{g}$是关于电子能量的空气比释动能平均分布之上$g$的平均值。

通常，无论电荷最终在哪里停止，都需要找到并记录光子在m中相互作用释放的所有电荷数。图2－38为光子释放的电子所产生电离径迹。所有电离都来自m中形成的径迹，尽管许多电离径迹都超出了质量为m的空气体积的范围，但电离仍需根据照射量定义式计算。光子运动释放的每个高能电子沿着其运动径迹可以产生几十至上百次电离，1个1 MeV的电子在空气中可以产生约30 000个离子对。

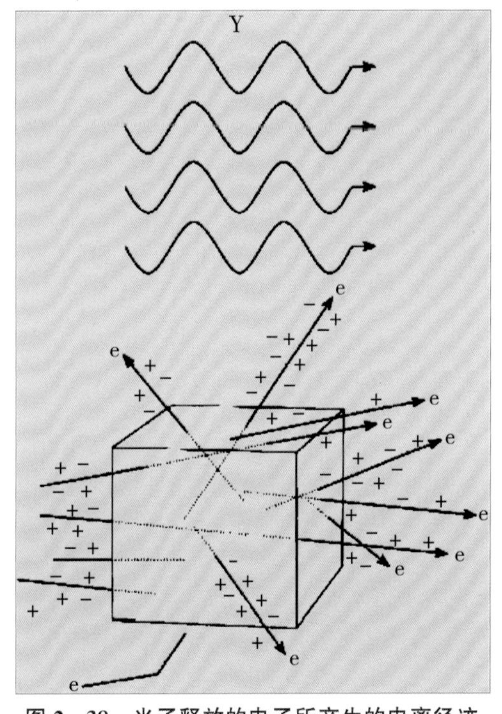

图2－38　光子释放的电子所产生的电离径迹

照射量测量的是光子对空气辐射的电离能力，适用条件

是：①仅适用于光子；②仅适用于空气中的电离；③因缺乏所必需的测量条件而不适用于 3 MeV 以上的电子。

$C \cdot kg^{-1}$ 是照射量的 SI 单位，更常用的单位是伦琴，简写成 R：

$$1R = 2.58 \times 10^{-4} \frac{C}{kg} \tag{2-234}$$

在辐射防护和成像等应用中，伦琴单位过大，通常使用毫伦琴（$1\ mR = 10^{-3} R$）。等式（2－235）中看似任意得出的数值，实际来自旧单位制中最初对伦琴的定义：

$$X = \frac{Q}{m} = \frac{1\text{ 静电单位（esu）}}{0\ ℃,\ 760Torr,\ 1\ cm^3\text{ 空气质量}} \tag{2-235}$$

式中静电单位（electrostatic unit）是电量的旧单位制，760 托（Torr）为一个标准大气压。该条件下，1 cm^3 的空气质量为 0.001293 g。旧单位转换成 SI 时，得出公式（2－235）中的数值。

以下为诊断 X 射线入射到皮肤的照射量：

胸部检查 X 光片照射量为 10 mR（110 kVp，3 mAs）。

腰椎检查照射量为 300 mR（70 kVp，60 mAs）。

头部检查 X 光片照射量为 200 mR（75 kVp，50 mAs）。

七、照射量率

照射量率 $\dot{X}$ 等于 dX 除以 dt 的商，dX 是时间间隔 dt 内照射量的增量，因此：

$$\dot{X} = \frac{dX}{dt} \tag{2-236}$$

单位：$C \cdot kg^{-1} \cdot s^{-1}$。

照射量率的单位是 $C \cdot kg^{-1} \cdot s^{-1}$，可暂时并用的单位是 $R \cdot s^{-1}$。

照射量率 $\dot{X}$ 可用光子的能量注量率或粒子注量率表示。例如对于单能光子辐射场有

$$\dot{X} = \psi\left(\frac{\mu_{en}}{\rho}\right)a\left(\frac{e}{W}\right)a = \varphi\left[hv\left(\frac{\mu_{en}}{\rho}\right)_a\right]\left(\frac{e}{W}\right)_a \tag{2-237}$$

式中 ψ 和 φ 是光子的能量注量率和粒子注量率。

照射量和照射量率是表征光子辐射场的物理量。像比释动能的情况那样，常常会提到自由空间或不同于空气的材料内某一点的照射量或照射量率。这是指将空气小质量元放在感兴趣的地点时测定的照射量或照射量率。该质量元要足够小，以致它的存在不会显著干扰辐射场。

照射量是长期使用的一个物理量。但在以能量吸收为基本计量单位的辐射剂量学中普遍采用 SI 单位制以后，由电离电荷量到能量的换算（乘以$\frac{W_a}{e}$因子）很不方便，而且照射量（exposure）一词多重含义。在内照射剂量学中照射量代表空气中放射性浓度的时间积分。因此，很多作者用空气碰撞比释动能 $K_{c,a}$ 来取代照射量。

对于由放射性核素构成的点源，照射量率可表示为：

$$\dot{X} = \frac{A\Gamma_\delta(X)}{r^2} \tag{2-238}$$

式中 $\Gamma_\delta(X)$ 称为照射量率常数。表 2－21 给出了部分核素的 $\Gamma_\delta(X)$ 值。

八、比转换能

比转换能 C 等于 dE_{el} 除以 dm 的商，其中 dE_{el} 是带电粒子在质量为 dm 的物质中与电子相互作用所损失的平均能量，入射到 dm 中的次级电子除外，因此：

$$C = \frac{dE_{el}}{dm} \tag{2-239}$$

单位：J·kg^{-1}，专用单位是 Gy。

带电粒子在电子相互作用的能量损失包括克服结合能所消耗的能量和释放电子（次级电子）的初始动能。因此，随后所有次级电子的能量损失不包含在 dE_{el} 中。

比转换能 C 可以用带电粒子的注量分布 Φ_E 表达。根据比转换能的定义，分布 Φ_E 不包括次级电子对注量的贡献，但是其他所有带电粒子，如次级质子、α 粒子、氚核和核相互作用产生的离子都包含在 C 中。因此，C 可以表示成：

$$C=\int\Phi_E\frac{S_{el}}{\rho}\mathrm{d}E=\int\Phi_E\frac{L_\infty}{\rho}\mathrm{d}E \tag{2-240}$$

式中$\frac{S_{el}}{\rho}$是能量为E 的带电粒子在给定物质中的质量电子阻止本领，L_∞ 是相应的非限制性线性能量转移。一般情况下，比转换能是评估所有给定的带电粒子的贡献之和，释放的次级电子除外。

对于高能带电粒子而言，不能忽略所有能量的次级电子的能量传输，修正后的 C 称为限制比转换能C_Δ，表达式为：

$$C_\Delta=\int\Phi'_E\frac{L_\Delta}{\rho}\mathrm{d}E \tag{2-241}$$

这不同于等式（2-240）中的积分，L_Δ 替代了 L_∞，这里的分布 Φ'_E 包括质量 dm 物质中释放的动能大于Δ 的次级电子。当 $\Delta=\infty$时，限制比转换能等于比转换能。

九、比转换能率

比转换能率 $\dot{C}$ 等于 dC 除以 dt 所得的商，其中 dC 是单位时间间隔 dt 内比转换能的增量，因此：

$$\dot{C}=\frac{\mathrm{d}C}{\mathrm{d}t} \tag{2-242}$$

单位：J·kg^{-1}·s^{-1}，如果用 Gy 做单位，则为 Gy·s^{-1}。

十、能量沉积

由于辐射的量子性和物质结构的分立性，电离辐射在物质中的能量沉积是通过一次又一次的相互作用实现的。例如电离粒子在介质中引起某个原子的电离或激发，在固体中某点产生晶格缺陷，或者导致某个分子化学键断裂等。每发生一次相互作用，电离辐射就会在作用点沉积一定的能量。

如果电离辐射引起某原子的电离，则电离电子以及该原子在退激发时释放的特征 X 射线和俄歇电子等还会进一步引起其他原子的电离。因此在作用点沉积的能量一般并不等于电离粒子在作用点损失的能量，而是电离粒子的能量在作用点转变为电离粒子动能以外的部分。这部分辐射能量可能转变为化学结合能、热能和光能等。

当发生自发的核和基本粒子转变而产生电离粒子（即源过程）时，在自发转变点也会沉积能量，其数值等于自发过程中核和基本粒子静止质量能的减少值减去自发过程中辐射能量的增加。^{40}K 和天然铀的放射性衰变、^{252}Cf 的自发核裂变、正电子湮没等，都是自发的核或基本粒子转变过程。

电离辐射与物质的每次相互作用，核和基本粒子的每次自发转变，是产生能量沉积的基本过程。为了叙述上的方便，通常称在基本过程中沉积的能量为单次相互作用中沉积的能量。

能量沉积 ε_i 是在单次相互作用 i 中的能量沉积，因此：

$$\varepsilon_i=\varepsilon_{in}-\varepsilon_{out}+Q \tag{2-243}$$

单位：J。式中，ε_{in} 是入射电离粒子的能量（不包括静止能量），式中 ε_{in} =引发相互作用的初始电离粒子在发生相互作用前的能量（不包括静止质量能），在自发源过程中 $\varepsilon_{in}=0$；ε_{out} 是所有带电和不带电的电离粒子逃离相互作用的能量总和（不包括静止能量）；Q 是相互作用中包含的原子核和所有基本粒子的静止能量中的变化（$Q>0$：静止能量降低；$Q<0$：静止能量增加）。

ε_i 也可用 eV 作为单位，但需要注意 ε_i 是随机物理量。与原子中的电子相互作用所导致的原子激发和随后的退激不包括原子核或基本粒子静止能量的改变，因此 $Q=0$。

从原则上说，电离粒子的能量限制 ε_{in} 和 ε_{out}，会因忽略非电离粒子的净能量传递而导致轻微的能量失衡。因此，非电离粒子的能量包含在能量沉积中，例如能量非常低的光子，可以逃离相互作用。剂量测量中常用的能量沉积物理量见表 2－22。

表 2－22　剂量测量常用物理量：能量沉积

能量沉积	ε_i	J	$\varepsilon_{in}-\varepsilon_{out}+Q$
授予能	ε	J	$\sum_i \varepsilon_i$
线性能量	y	$J \cdot m^{-1}$	$\varepsilon_s/\bar{l}$
比能	z	$J \cdot kg^{-1}$，Gy	ε/m
吸收剂量	D	$J \cdot kg^{-1}$，Gy	$d\bar{\varepsilon}/dm$
吸收剂量率	$\dot{D}$	$J \cdot kg^{-1} \cdot s^{-1}$，$Gy \cdot s^{-1}$	dD/dt

十一、授予能

某物质给定体积中授予能 ε 是该体积中所有能量沉积的总和，因此：

$$\varepsilon = \sum_i \varepsilon_i \tag{2-244}$$

式中“总和”涵盖了该体积中所有的能量沉积 ε_i。ε 的单位是 J，也可以 eV 表示，需要注意 ε 是随机量。

能量沉积的总和可以属于一个或多个能量的沉积事件，例如，它们可能属于一个或多个独立粒子的轨迹。能量沉积事件表示通过相关粒子给予物质的能量，相关粒子包括质子和它的次级电子、正负电子对，或核反应中的初级和次级粒子。

如果由一次能量沉积事件给予给定体积物质中的能量，等于该体积中相关的能量沉积事件所产生的能量沉积之和。如果给定体积物质中的授予能来自多个能量沉积，则授予能等于每个能量沉积事件给予到该体积中授予能之和。

某物质给定体积中的平均授予能 $\bar{\varepsilon}$ 等于 R_{in} 减去 R_{out} 的差，再加上 $\sum Q$。式中，R_{in} 为进入该体积中所有带电和不带电电离粒子的平均辐射能，R_{out} 为离开该体积所有带电和不带电电离粒子的平均辐射能，$\sum Q$ 为该体积中原子核和基本粒子的静止能的所有变化（$Q>0$，静止能减少；$Q<0$，静止能增加），因此：

$$\bar{\varepsilon}=R_{in}-R_{out}+\sum Q \tag{2-245}$$

在指定体积 V 中发生的相关的能量沉积基本过程的集合构成一个能量沉积事件。按 ICRU（1980）的定义，能量沉积事件（energy deposition event）是由某个电离粒子或某一组相关的电离粒子给指定体积内物质授予能量的事件。“相关粒子”指的是粒子及其次级粒子。如 α 粒子与 δ 射线，电子对生成过程中的初级光子和正负电子，一次自发的核或基本粒子转变所释放的各辐射粒子，都是相关粒子。

某一能量沉积事件中的授予能（energy imparted）$\in_1$ 是某个电离粒子或某一组相关的电离粒子在指定体积 V 内发生的所有的相互作用中的沉积能 δ_ε 之和。

$$\in_1 = \sum \delta_\varepsilon \tag{2-246}$$

$\in_1$ 的单位是焦耳（J）。

$\in_1$ 的定量描述可以用图 2－39 加以说明。能量为 E_n 的快中子在体积 V 内某点发生 ^{16}O（n，

$\alpha\gamma)^{13}$C 反应，反应能 $Q=-2.215$ MeV，即一部分辐射能量转变为静止质量。反应生成的 γ 射线的能量为 3.09 MeV。这两部分能量（2.215 MeV+3.09 MeV）均来自入射中子的动能 E_n。E_n 的其余部分转变为反应产物 α 粒子和 ^{13}C 的动能。^{13}C 和 α 粒子以及它们产生的 δ 射线（图中未画出）的动能都消耗在体积 V 之内了。γ 射线在 V 内某点产生正负电子对，它们的总动能等于 γ 射线的能量减去正负电子的静止质量能之差。负电子在 V 内被慢化，慢化过程中产生的韧致辐射 X 射线（能量为 $h\upsilon_B$）从 V 逸出。正电子在 V 内消耗掉大部分动能后携带部分残余能量 E'_e 逸出，并在 V 外湮没。在该能量沉积事件中授与体积 V 的能量，等于入射中子的动能 E_n 减去由^{16}O（n，$\alpha\gamma$）^{13}C 反应及继发反应产生的各电离粒子从该体积带走的能量（不包括静止质量能），再减去该能量沉积事件中因发生核和基本粒子转变导致的静止质量的增加而消耗的能量，即

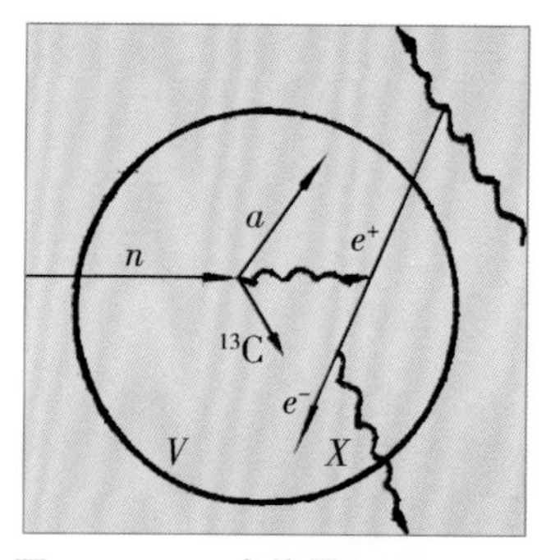

图 2-39　一次能量沉积时间的授予能示意图

$$\in_1=E_n-h\upsilon_B-E'_e-2.215\ \text{Mev}-1.022\ \text{Mev}$$

在一般情况下，可以将指定体积 V 内发生的能量沉积事件中的授与能 $\in_1$ 表示为

$$\in_1=E_{in}-\sum E_{out}+\sum Q \tag{2-247}$$

式中 E_{in} = 入射电离粒子的能量（不包括静止质量能），由自发源过程引起的能量沉积事件中的 $E_{in}=0$；

$\sum E_{out}$ = 与所研究的能量沉积事件有关的所有电离粒子离开指定体积 V 时带走的能量（不包括静止质量能）之和；

$\sum Q$ = 在体积 V 内由所研究的能量沉积事件引起的核和基本粒子转变中，核和基本粒子静止质量能改变之总和（质量减少为正，质量增加为负）。

对各次能量沉积事件中的授与能 $\in_1$ 求和，即得到总的授与能。

授与能 $\in$ 是电离辐射授与某体积内物质的能量。

$$\in=\sum E_{in}-\sum E_{out}+\sum Q \tag{2-248}$$

式中 $\sum E_{in}$ = 进入该体积的所有带电的和不带电的电离粒子能量（不包括静止质量能）之总和；

$\sum E_{out}$ = 从该体积逸出的所有带电的和不带电的电离粒子能量（不包括静止质量能）之总和；

$\sum Q$ = 该体积内发生的任何核和基本粒子转变中，所有原子核和基本粒子静止质量能改变之总和（质量减少为正，质量增加为负）。

注意不能笼统地讲指定体积内静止质量的改变。如果一个质子进入并保留在 V 内，V 内的静止质量将有所增加。但在 V 内并未因此而发生静止质量和能量之间的转变。因此这类事件中的静止质量对辐射能量的沉积并无影响。

平均授与能 $\overline{\in}$

沉积能 $\delta_\in$、单次事件的授与能 $\in_1$ 和授与能 $\in$，都是随机量。$\in_1$ 和 $\in$ 是对有限的空间范围定义的。$\delta_\in$ 是对能量沉积的基本过程定义的，该基本过程发生于我们感兴趣的介质中。基本过程的"作用点"并不是空间的某一指定点，而是随机发生的相互作用或自发的核和基本粒子转变的空间位置，作用范围由量子力学的不确定性决定。

平均授与能 $\overline{\in}$ 是个非随机量。由（2-248）式可知

$$\overline{\in}=\overline{\sum E_{in}}-\overline{\sum E_{out}}+\overline{\sum Q}=R_{in}-R_{out}+\overline{\sum Q} \tag{2-249}$$

式中 R_{in} = 进入指定体积的辐射能，根据 ICRU（1980）的定义和说明，它是进入指定体积的所有带电的和不带电的电离粒子能量（不包括静止质量能）总和的期望值；

R_{out}＝从指定体积逸出的辐射能量的期望值；

$\overline{\sum Q}$＝指定体积内发生的任何核和基本粒子转变中，所有原子核和基本粒子静止质量能改变（质量减小为正，质量增加为负）总和的期望值。

（2－249）式中的 $R_{in}-R_{out}$ 是进入指定体积 V 的净辐射能，其值可通过对能量注量的积分计算。于是有

$$\overline{\epsilon}=\oiint_S \vec{\psi}\cdot\vec{A}+\overline{\sum Q} \tag{2-250}$$

式中 S 是包围指定体积 V 的面积，$\vec{\psi}$ 是能量注量矢量，$d\vec{A}$ 是 S 上的面积矢量，其方向指向体积之外。

应用高斯定理可将面积积分转换成体积积分。因此：

$$\overline{\epsilon}=\iiint_V\left(-\operatorname{div}\vec{\psi}+\frac{d\overline{\sum Q}}{dV}\right)dV \tag{2-251}$$

表 2－23 **γ 放射性核素的照射量率常数 $\Gamma_\delta(X)$**

核素	$\Gamma_\delta(X)$（$R\cdot m^2\cdot Ci^{-1}\cdot h^{-1}$）	$\Gamma_\delta(X)$（$C\cdot kg^{-1}\cdot m^2\cdot Bq^{-1}\cdot s^{-1}$）
^{23}Na	1.191	2.307－18
^{24}Na	1.823	3.532－18
^{41}Ar	6.578－01	1.274－18
^{40}K	7.780－02	1.507－19
^{52}Mn	1.806	3.499－18
^{54}Mn	4.638－01	8.984－19
^{56}Fe	6.209－01	1.203－18
^{58}Co	6.759－01	1.309－18
^{60}Co	1.292	2.503－18
^{126}I	6.649－01	1.288－18
^{131}I	2.167－01	4.198－19
^{132}I	1.266	2.451－18
^{134}I	8.769－01	1.699－18
^{134}Cs＋^{137m}Ba	3.259－01	6.312－19
^{132}Eu	6.316－01	1.224－18
^{154}Eu	6.571－01	1.273－18
^{226}Ra*	9.078－01	1.758－18
^{235}U	7.137－02	1.382－19
^{239}Np	7.981－02	1.546－19
^{241}Am	1.186－02	2.298－20

^{226}Ra-RaC 达到放射性平衡。

十二、线性能量

线性能量 y 等于 ε_s 除以 $\bar{l}$ 所得的商，其中 ε_s 是一次能量沉积授予给定体积物质中的能量，$\bar{l}$ 是该体积的平均弦长度，因此：

$$y=\frac{\varepsilon_s}{\bar{l}} \quad (2-252)$$

单位：J·m^{-1}，y 是一个随机量。ε_s 可用 eV 表示，因此 y 可以用 eV 和 m 的倍数或约数表示，例如：keV·μm^{-1}。

给定体积的平均弦长度是任意方向上弦的平均长度（任意方向同性）。对于一个凸面体，平均弦长 $\bar{l}$ 等于 $4V/A$，其中 V 是体积，A 是表面积，因此，一个球体的平均弦长等于 2/3 球体直径。

考虑概率分布 y 是有非常意义的，分布函数 $F(y)$ 的值是一次能量沉积事件中线性能量等于或小于 y 的概率。概率密度 $f(y)$ 是 $F(y)$ 的导数，因此：

$$f(y)=\frac{\mathrm{d}F(y)}{\mathrm{d}y} \quad (2-253)$$

$F(y)$ 和 $f(y)$ 不依赖于吸收剂量和吸收剂量率，但依赖于体积的大小和形状。

十三、比能

比能（授予能）z 等于 ε 除以 m 所得的商，其中 ε 是电离辐射给予质量为 m 的体积中的能量，因此：

$$z=\frac{\varepsilon}{m} \quad (2-254)$$

单位：J·kg^{-1}，专用单位为 Gy。z 是一个随机物理量. 可以是一个或多个的能量沉积事件。分布函数 $F(z)$ 是等于或小于 z 的比能的概率。概率密度$f(z)$ 是 $F(z)$ 的导数，因此：

$$f(z)=\frac{\mathrm{d}F(z)}{\mathrm{d}z} \quad (2-255)$$

$F(z)$ 和 $f(z)$ 都依赖于质量 m 中的吸收剂量。对于非能量沉积的概率，在 $z=0$ 时，概率密度 $f(z)$ 包括一个离散部分（按照狄拉克 δ 函数）。在一次能量沉积事件中，比能沉积的分布函数 $F(z)$ 是条件概率，即在比能小于或等于 z 条件下发生的能量沉积事件。概率密度 $f_s(z)$ 是 $F_s(z)$ 的导数，因此：

$$f_s(z)=\frac{\mathrm{d}F_s(z)}{\mathrm{d}z} \quad (2-256)$$

对于凸面体的体积 y，由一次能量沉积事件引起的比能增加 z 的关系式如下：

$$y=\frac{\rho A}{4}z \quad (2-257)$$

式中 A 是体积的表面面积，且 ρ 是体积中物质的密度。

十四、吸收剂量

吸收剂量 D 等于 $\mathrm{d}\bar{\varepsilon}$ 除以 $\mathrm{d}m$ 所得的商，其中 $\mathrm{d}\bar{\varepsilon}$ 是电离辐射中给予质量为 $\mathrm{d}m$ 物质的平均能量，因此：

$$D=\frac{\mathrm{d}\bar{\varepsilon}}{\mathrm{d}m} \quad (2-258)$$

单位：J·kg^{-1}，专用单位是 Gy。在一个有限小的区域内，平均比能 $\bar{z}$ 等于吸收剂量 D。注意，吸收剂量 D 考虑为一个点量，但在物理过程中不允许 $\mathrm{d}m$ 接近数学意义上的零。以往经常使用拉德（rad）作为吸收剂量的单位：1 rad＝100 erg/g，erg 是能量的旧单位。100 rad＝1 Gy＝100 cGy，1 rad＝1 cGy。

吸收剂量 D 也可以定义为

$$D=\lim_{m\to 0}\frac{\bar{\epsilon}}{m}=\lim_{V\to 0}\frac{1}{\rho}\frac{\bar{\epsilon}}{V} \quad (2-259)$$

式中$\bar{\in}$是电离辐射授与体积V中物质的平均能量，m和ρ是体积V中物质的质量和密度。

将（2-251）式代入（2-258）式，即得到

$$D=-\frac{1}{\rho}\mathrm{div}\vec{\psi}+\frac{1}{\rho}\frac{\mathrm{d}\sum\bar{Q}}{\mathrm{d}V} \tag{2-260}$$

对于稳恒辐射场表达式：

$$\mathrm{div}\vec{\psi}=\int_{4\pi}\mathrm{d}\Omega\int_{E_{cut}}^{\infty}E\{-\sum(E,\Omega)\Phi_{E,\Omega}+S_{E,\Omega}+\int_{4\pi}\mathrm{d}\Omega\int_{E_{cut}}^{\infty}\mathrm{d}E'\sum_{E,Q}(E',\Omega';E,\Omega)\Phi_{E,\Omega'}\mathrm{d}E \tag{2-261}$$

吸收剂量D还可以用标量注量和作用系数表示为

$$D=\int_{E_{cut}}^{\infty}\Phi_E\frac{\sum(E)}{\rho}\delta_{\bar{\in}}(E)\mathrm{d}E+n_s\delta_{\bar{\in}_s} \tag{2-262}$$

式中Φ_E是粒子注量的谱分布；$\sum(E)$是能量为E的粒子在密度为ρ的介质中穿过单位长度路程时发生相互作用的概率；$\delta_{\bar{\in}}(E)$是能量为E的粒子一次相互作用中授与能的期望值；n_s是单位质量介质中发生自发核转变的次数，$\delta_{\bar{\in}_s}$是该过程中授与能的期望值。

如果已知辐射场、作用系数和作用结果的详细资料，原则上可以利用（2-260）—（2-262）式计算吸收剂量。但有关辐射场和辐射与物质相互作用的完整知识是很难获得的。在混合辐射场中，各种类型的电离辐射都必须考虑，方程式（2-261）便成为方程组，问题将变得更加复杂。

不带电粒子与物质相互作用直接沉积能量的次数，比作用中释放的带电粒子引起的电离和激发的次数少得多。核和基本粒子转变（包括自发的和由电离辐射与物质的相互作用引起的）的事件数，与这些事件释放的电离粒子间接或直接引起的能量沉积数相比也是微不足道的。例如热中子与^{235}U发生裂变反应，产生裂变碎片、裂变中子和裂变γ。裂变碎片可通过电离和激发直接沉积能量，而中子和γ射线则是通过释放次级带电粒子间接沉积能量的。每次裂变释放的电离粒子可产生约10^7能量沉积事件。因此，核和基本粒子的转变以及不带电电离粒子与物质的相互作用作为基本过程的沉积能$\delta_{\in}$对吸收剂量D的贡献可以忽略。在计算吸收剂量时，作为一种简化处理方法，可以只考虑辐射场中大于能E_{cut}各种带电电离粒子（包括次级带电电离粒子和δ粒子）的能量沉积过程。于是，吸收剂量D的普遍方程可以简化为

$$D=\sum_j\int_{Ecut,j}^{\infty}\Phi_{E,J}\frac{S_{coi,j}}{\rho}K_{col,j}\mathrm{d}E \tag{2-263}$$

式中Φ_E是带电粒子注量的谱分布；$\frac{S_{coi,j}}{\rho}$是带电粒子的质量碰撞阻止本领；$K_{col,j}$是发生相互作用的带电粒子与原子电子碰撞时损失的动能中变为沉积能（即不以δ粒子、俄歇电子、特征X射线或中和过程释放的光子等形式辐射能出现的能量）的份额；

脚标j代表带电粒子的类型；

$\frac{S_{coi,j}}{\rho}$和$K_{col,j}$都是带电粒子动能E的函数。

（一）吸收剂量率

吸收剂量率$\dot{D}$为$\mathrm{d}D$除以$\mathrm{d}t$所得的商，其中$\mathrm{d}D$是在单位时间间隔$\mathrm{d}t$内吸收剂量的增量，因此

$$\dot{D}=\frac{\mathrm{d}D}{\mathrm{d}t} \tag{2-264}$$

单位：$\mathrm{J\cdot kg^{-1}\cdot s^{-1}}$，如果用Gy表示，则单位是$\mathrm{Gy\cdot s^{-1}}$。

（二）辐射平衡与吸收剂量

尽管方程（2-263）较（2-260）或（2-262）式有所简化，但其中的K_{col}因子的实际确定是很困

难的。如果进入和离开某一无限小体积元的电离辐射、带电粒子或δ粒子的辐射能彼此相等，则该点吸收剂量的计算将变得比较简单。该点辐射场的这种特殊状况称作存在着不同程度的辐射平衡状态。

1. 完全辐射平衡 如果进入某一无限小体积元 dV 的辐射能 dR_{in} 等于离开该体积元的辐射能 dR_{out}

$$dRin = dRout \tag{2-265}$$

则称该无限小体积元存在着辐射平衡。

当某一指定体积内的 $\mathrm{div}\vec{\psi}$ 处处为零时，进入该体积的净能量等于零，即进入和离开该体积的辐射能相等。因此，某一无限小体积或某一点的辐射平衡的定义可表示为

$$\mathrm{div}\vec{\psi} = 0 \tag{2-266}$$

辐射平衡定义中的 dR 和 ψ 是由各种类型的辐射构成的，因此称（2-265）式或（2-266）式定义的辐射平衡状态为完全辐射平衡（complete radiation equilibrium）。

如果对任一类型 j 的辐射粒子的谱分布 $\overrightarrow{\psi_{E,j}}$ 均能满足

$$\mathrm{div}\overrightarrow{\psi_{E,j}} = 0 \tag{2-267}$$

则（2-266）式自然也成立，但这并不是完全辐射平衡的必要条件。辐射平衡表征辐射能量传输的平衡状态，在这样的状态下计算吸收剂量时，不必掌握有关辐射场的详细资料。

辐射平衡是对辐射场中的指定点定义的。如果在某一指定体积内的任一点都存在辐射平衡，则称在该体积内存在着辐射平衡。

当电离粒子辐射度的谱分布在指定体积内处处相等，即 P_E = 常数时，有 $\mathrm{div}\overrightarrow{\psi_{E,j}} = 0$。于是在该体积内存在着辐射平衡状态（图 2-40a）。如果某一体积 V 及其周围贯穿能力最强的电离粒子最大射程 $R_{\max}$（或几倍平均自由程）范围内介质和放射性物质的分布都是均匀的，则在体积 V 内存在着辐射平衡（图 2-40b）。当均匀无限大介质中均匀分布着放射性物质时，在介质中处处存在着辐射平衡。上述这几种情况都是存在辐射平衡的具体场合。

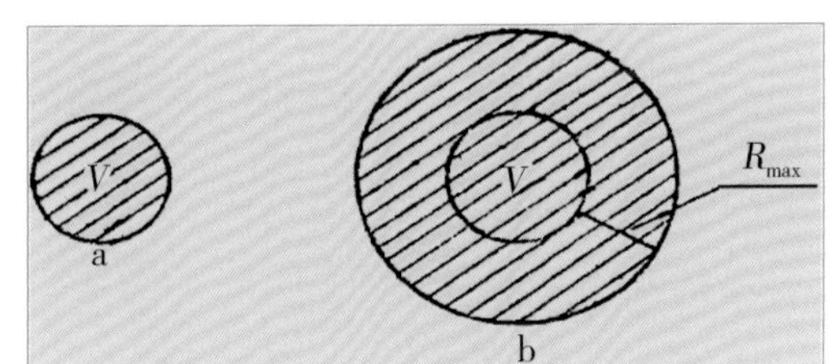

图 2-40 V 内存在辐射平衡的例子

(a) P_E = 常数 (b) 介质和源的分布均匀

由（2-260）式和（2-266）式可知，在完全辐射平衡条件下吸收剂量 D 可表示为

$$D = \frac{1}{\rho} \frac{d\overline{\sum Q}}{dV} \tag{2-268}$$

它是单位质量介质内由静止质量转变成的辐射能的期望值。在无限小体积 dV 内释放的辐射能量绝大部分从体积元逸出。但由于辐射平衡状态的存在，从 dV 逸出的辐射能由进入 dV 的辐射能所补偿。

设存在着辐射平衡的均匀无限大介质或有限介质中均匀分布着某种放射性核素，在给定时间间隔内单位体积中源的核转变数为 ds/dV。放射性核素核转变时发射的辐射粒子与物质相互作用过程中又有可能继续引起核和基本粒子的转变而使部分物质转变成辐射粒子的动能和电磁能。如果与辐射源每次核转变相关联的由静止质量转变成的辐射能的期望值为 E_1，则有

$$dQ = ds\overline{E_1} \tag{2-269}$$

$$D = \frac{1}{\rho} \frac{ds}{dV} \overline{E_1} \tag{2-270}$$

将（2-269）式与（2-270）式进行比较可以看出，在辐射平衡状态下吸收剂量的计算将简化。这

时只需要掌握辐射场的部分资料，不必了解辐射场的完整资料。

2. 带电粒子平衡　不带电电离粒子在介质中的平均自由程一般比较长，因此在辐射场中存在完全辐射平衡的场合不是很多的。在辐射剂量学中经常遇到的是部分辐射平衡的情况。

如果进入某一无限小体积元 dV 的带电粒子的辐射能 $dR_{c,in}$ 等于离开该体积元的带电粒子的辐射能 $dR_{c,out}$，则称在该点存在着带电粒子平衡（charged particle equilibrium，CPE）。在带电粒子平衡条件下有

$$\text{div}\vec{\psi}_c = 0 \qquad (2-271)$$

式中 $\vec{\psi}_c$ 是带电粒子的能量注量矢量。

假定带电粒子辐射度的谱分布在指定体积内处处相等，则在该体积内存在着带电粒子平衡。

如果在指定体积 V 及其周围带电粒子最大射程范围内介质是均匀的。以某种方式产生的带电粒子的数量及能量和方向分布处处相等，则在指定体积 V 内存在着带电粒子平衡。当上述范围内均匀分布着带电粒子发射体（辐射源）时属于这种情况。当上述范围内的介质受到均匀的不带电粒子辐射场照射时，由不带电粒子释放的带电粒子在 V 内也处于平衡状态。

受外部带电粒子照射的介质中不存在带电粒子平衡，因为带电粒子在物质中穿行时其能量将逐渐降低，(2-271) 式一般不成立。

当有限的均匀介质从外部受到不带电粒子照射时，如果不带电粒子的平均自由程$\frac{1}{\mu}$比不带电粒子释放的带电粒子的最大射程 R 大很多，即 $\mu R \ll 1$，则在介质中深度超过带电粒子最大射程处存在着近似的带电粒子平衡。在 CPE 条件下，单位质量介质中的授与能量等于单位质量介质中由不带电粒子转移给带电粒子动能的碰撞损失部分，而其辐射损失部分则附加到不带电粒子能量注量之中了。于是，吸收剂量 D 与碰撞比释动能 K_c 相等，即

$$D = K_c = \sum_j \int_{E_{cut,j}}^{\infty} \Psi_{E,u,j} \frac{\mu_{en,j}}{\rho} \mathrm{d}E \qquad (2-272)$$

式中 $\Psi_{E,u,j}$ 是不带电粒子能量注量的谱分布；$\frac{\mu_{en}}{\rho}$是不带电粒子的质量能量吸收系数；E_{cut} 是不带电粒子作为电离粒子的能量下限；j 代表不带电粒子的类型。

不带电粒子释放的次级带电粒子的最大射程 R_{max} 是建立带电粒子平衡所需要的物质层厚度，因此又称为平衡厚度。图 2-41 给出了单能光子和单能中子建立带电粒子平衡所需的水层厚度。

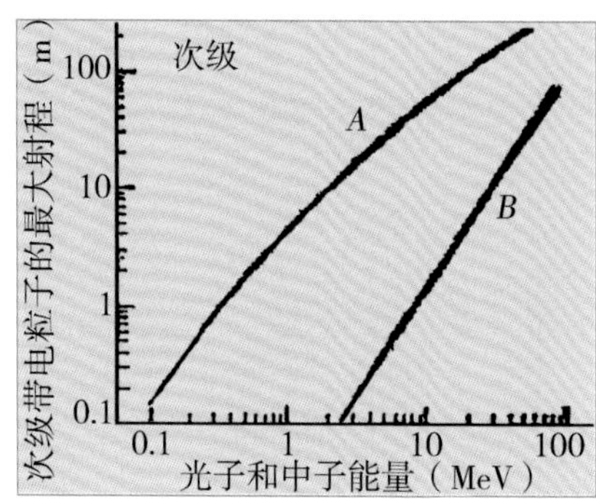

图 2-41　单能光子（A）和单能中子（B）在水中的平衡厚度

十五、$K_{c,a}$、X 和 D_m 的关系

比释动能和照射量是表征不带电粒子辐射场的物理量。当介质（对于照射量限于空气介质）中指定点的不带电粒子注量谱分布确定之后，比释动能和照射量也就唯一地确定了。吸收剂量是由各种类型的辐射授与单位质量介质的能量。在不带电粒子辐射场中，指定点的吸收剂量不仅依赖于该点的辐射场，

而且与其周围的辐射场有关，也就是说决定于该点的辐射场及其平衡状态。在 CPE 条件下，吸收剂量等于碰撞比释动能。中子释放的重带电粒子能量的辐射损失份额可以忽略。当中子核反应释放的 γ 射线同样可以忽略或单独处理时，在 CPE 条件下中子的吸收剂量与比释动能相等。

空气对于光子辐射具有较好的组织等效性。为了测量和表达上的方便，通常用空气中的碰撞比释动能 $K_{c,a}$ 和照射量 X 来表示光子在组织中的吸收剂量。设受光子照射的介质 m 中的某一点存在着带电粒子平衡，则该点的吸收剂量 D_m 与该点的碰撞比释动能 $K_{c,m}$ 相等［参看（2－272）式］。如果在该点引入一个充空气的小空腔，其存在不会改变不带电粒子注量的谱分布。用 $K_{c,a}$ 和 X 代表小空腔中的碰撞比释动能和照射量，则由（2－217）式、（2－231）式和（2－272）式可知

$$D_m = K_{c,m} = f_K K_{c,a} \tag{2-273}$$

$$D_m = f_x X \tag{2-274}$$

$$f_K = \overline{\left(\frac{\mu_{en}}{\rho}\right)}_m \Big/ \overline{\left(\frac{\mu_{en}}{\rho}\right)}_a \tag{2-275}$$

$$f_X = \left(\frac{W}{e}\right)_a \overline{\left(\frac{\mu_{en}}{\rho}\right)}_m \Big/ \overline{\left(\frac{\mu_{en}}{\rho}\right)}_a = f_K \left(\frac{W}{e}\right)_a \tag{2-276}$$

式中 $\overline{\left(\frac{\mu_{en}}{\rho}\right)}_m$ 和 $\overline{\left(\frac{\mu_{en}}{\rho}\right)}_a$ 是光子在介质 m 和空气中的平均质量能量吸收系数；$\left(\frac{W}{e}\right)_a$ 是光子在空气中产生单位电离电荷所需要的平均能量。

f_K 和 f_x 是由空气中的碰撞比释动能和照射量到介质中的吸收剂量的转换因子。f_K 是个无量纲的量，它在水中和软组织中的值非常接近于 1（表 2－24）。因此，对于光子辐射场，用空气中的碰撞比释动能表示软组织中的吸收剂量是很方便的。

表 2－24　　一些介质的 f_K 因子

E（keV）	水	肌肉	骨
10	1.03	1.05	4.15
20	1.01	1.04	4.80
40	1.01	1.04	5.07
60	1.04	1.07	2.26
80	1.07	1.08	2.20
100	1.09	1.09	1.65
200	1.10	1.09	1.07
400	1.11	1.10	1.06
600	1.11	1.09	1.05
800	1.11	1.10	1.05
1000	1.11	1.10	1.06
2000	1.11	1.09	1.08
4000	1.10	1.09	1.07
6000	1.10	1.08	1.08
8000	1.10	1.07	1.09
10000	1.08	1.06	1.09

当以伦琴为照射量的单位时，由照射量到吸收剂量的转换因子 f_x^a 为

$$f_x^a=100\times2.58\times10^{-4}\left(\frac{W}{e}\right)_a f_K=0.873f_K\ \text{rad}\cdot\text{R}^{-1} \qquad (2-277)$$

由于 f_K 略大于 1，所以 f_{X^s} 也很接近于 1（表 2-25）。这就是历史上长期用照射量表示组织中的吸收剂量的原因。但在 SI 单位制中，由照射量到吸收剂量的转换因子：

表 2-25 一些介质的 f_X 值

E_r (keV)	水 $\left(\frac{Gy}{C\cdot kg^{-1}}\right)$	水 $\left(\frac{rad}{R}\right)$	骨 $\left(\frac{Gy}{C\cdot kg^{-1}}\right)$	骨 $\left(\frac{rad}{R}\right)$	肌肉 $\left(\frac{Gy}{C\cdot kg^{-1}}\right)$	肌肉 $\left(\frac{rad}{R}\right)$
10	35.0	0.904	140	3.70	34.0	0.877
15	34.6	0.893	151	3.91	33.7	0.869
20	34.3	0.886	158	4.18	33.5	0.862
30	34.0	0.887	162	4.18	33.4	0.860
40	34.2	0.881	153	3.94	33.6	0.865
50	34.7	0.894	134	3.46	34.3	0.885
60	35.3	0.910	111	2.37	34.8	0.898
80	36.3	0.937	75.2	1.94	35.9	0.926
100	36.9	0.951	56.1	1.45	36.5	0.940
150	37.3	0.962	41.2	1.05	36.9	0.952
200	37.4	0.965	37.9	0.977	37.0	0.954
300	37.5	0.966	36.4	0.937	37.0	0.955
400	37.5	0.966	36.1	0.930	37.0	0.955
600	37.5	0.966	35.9	0.925	37.0	0.955
1000	37.5	0.966	35.8	0.924	37.0	0.955
2000	37.5	0.966	35.6	0.924	37.0	0.955

$$f_X=\left(\frac{W}{e}\right)_a f_K=33.85f_k\approx37\ \text{Gy}\cdot\text{C}^{-1}\cdot\text{kg}$$

于是，在普遍采用 SI 制以后，继续用照射量表示软组织中的吸收剂量的单位换算将是很麻烦的。随着单位制的转变，刻度剂量仪表的物理量也要相应地改变，即用空气中的碰撞比释动能来取代照射量。

D_m 与 $K_{c,a}$ 和 X 的关系可用图 2-42 加以说明。当无空腔时，设介质 m 中存在带电粒子平衡，则 $D_m=K_{c,m}$（图 a），当介质有充空气的小空腔时（图 b），由于不带电粒子注量保持不变，所以小空腔外的 $K_{c,m}$ 不变。在空腔内的 $K_{c,a}$ 较 $K_{c,m}$ 有个幅度很小的阶跃下降（设$\left(\frac{\overline{\mu_{en}}}{\rho}\right)_a<\left(\frac{\overline{\mu_{en}}}{\rho}\right)_m$）。由空气中的碰撞比释动能换算到照射量 X 时需乘一因子$\left(\frac{e}{W}\right)_a=0.0295\ \text{C}\cdot\text{kg}^{-1}\cdot\text{Gy}^{-1}$，故在 SI 单位制中照射量 X（图中虚线，以 $\text{C}\cdot\text{kg}^{-1}$ 为单位）的量值较碰撞比释动能 $K_{c,a}$（以 Gy 为单位）低得多。然而当以伦琴为照射量的单位时，照射量 X（以 R 为单位）的量值较 $K_{c,a}$（以 rad 为单位）的量值略高。

上面谈到了小空腔内外的碰撞比释动能、小空腔内的照射量和小空腔不存在时的吸收剂量。由于比释动能和照射量的定义与辐射平衡状态无关，因此不必追究空腔的存在对带电粒子平衡的影响。在用充气空腔实际测定 $K_{c,a}$ 和 X 时，其中的带电粒子平衡状况对仪表指示会有影响。这些将在腔室理论中讨论。

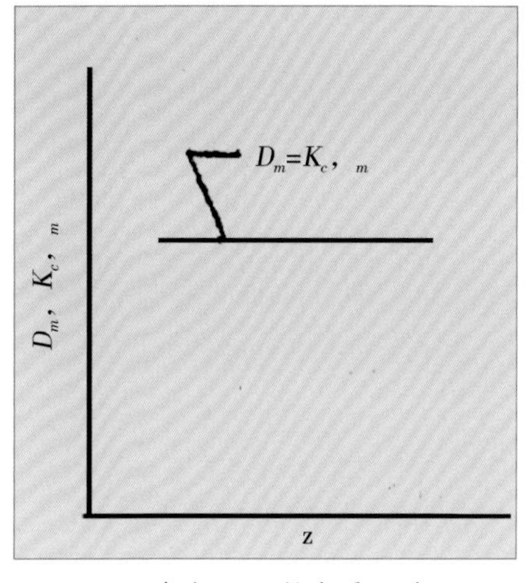

(a) 存在 CPE 的介质 m 中

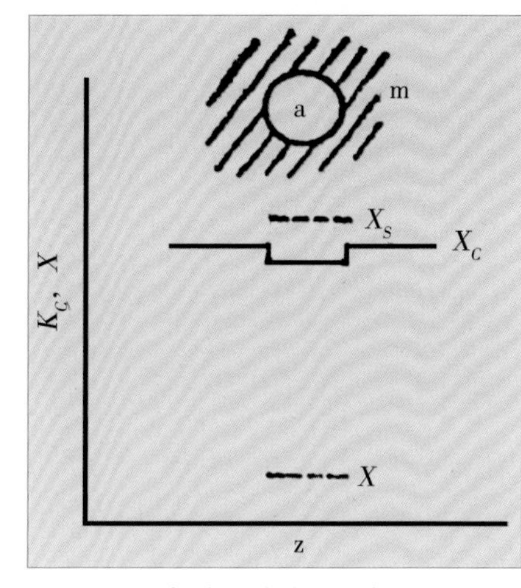

(b) 介质 m 中有一空气空腔

图 2－42　Dm、Kc，m、Kc，z 和 X 之间的关系

十六、放射性

放射性是指与自发转换相关的包括原子核或原子核能级变化的一种现象。这些转换是一个随机过程，在过程中以发射核粒子（例如：α 粒子、电子和正电子）和（或）光子的形式释放能量。在这个过程中涉及整个原子，因为核转变会影响到原子的壳层结构，并引起电子的释放或捕获、光子发射或上述两种情况同时发生（表 2－26）。

表 2－26　与放射性相关的量

名称	符号	单位	定义
衰减常数	λ	s^{-1}	$-(dN/N)/dt$
半衰期	$T_{1/2}$	s	$(\ln 2)/\lambda$
活度	A	s^{-1}，Bq	$-dN/dt$
空气比释动能率常数	Γ_δ	$m^2 \cdot Jkg^{-1}$，$m^2 \cdot Gy \cdot Bq^{-1} \cdot s^{-1}$	$l\dot{K}_\delta/A$

（一）衰变常数

特定能量状态下放射性核素的衰减常数 λ 为 $-dN/N$ 与 dt 的比值，dN/N 是由于自发核转变、在时间间隔 dt 内该能量状态下原子核数的平均转换率，因此

$$\lambda = \frac{-dN/N}{dt} \tag{2-278}$$

单位：s^{-1}，$(\ln 2)/\lambda$ 通常称为放射性核素的半衰期 $T_{1/2}$，即在特定能量状态下原子数减少到其初始数量一半所需要的平均时间。

（二）活度

活度 A 是处于某一特定能量状态的放射性核素在单位时间内衰变的次数，等于 $-dN$ 除以 dt 的商。其中 dN 是由于自发核转换，在时间间隔 dt 内，该能量状态下原子核子数中的平均变化。因此

$$A = \frac{-dN}{dt} \tag{2-279}$$

活度的专用单位是贝可勒尔（Bq）。除非另行规定，“特定能量状态”是指放射性核素的基态。特定能量状态下放射性核素的活度 A，等于在该状态下衰变常数 λ 与原子核数 N 的乘积，因此：

$$A = \lambda N \tag{2-280}$$

（三）空气比释动能率常数

放射性核素发射光子的空气比释动能率常数 Γ_δ 等于 $l^2\dot{K}_\delta$ 除以 A 所得的商，其中 $\dot{K}_\delta$ 是在真空中距离活度为 A 的点源核素的 l 处、光子能量大于 δ 的空气比释动能率，因此

$$\Gamma_\delta=\frac{l^2\dot{K}_\delta}{A} \tag{2-281}$$

单位：$m^2 \cdot J \cdot kg^{-1}$。如果使用 Gy 和 Bq 做单位，则空气比释动能率常数的单位是 $m^2 \cdot Gy \cdot Bq^{-1} \cdot s^{-1}$。

定义中提到的光子包括 γ 射线、特征 X 射线和内轫致辐射。空气比释动能率常数是放射性核素的一个特性，定义在理想的点源条件下，不严格限定于特定的源。在有限尺寸的源中，可以发生衰减和散射以及湮没辐射和外轫致辐射。在许多情况下，这些过程在计算上需要进行一定的修正。只要源和测量点之间存在介质，就会造成吸收和散射的增加，需要对其进行修正。δ 值的选择取决于实际应用，为了简化符号和确保统一，建议 δ 的单位使用 keV。例如，Γ_5 为光子截止能为 5 keV 的空气比释动能率常数。

十七、带电粒子平衡

照射量的定义式（2-229）要求测量所有光子在 m 中相互作用产生的电量 Q，但忽略电荷最终停留的位置。如图 2-37 所示，大部分电荷位于 m 之外。此外，m 外的带电粒子也会在 m 外产生离子。通常我们需要确定源自 m 的所有电子径迹，并计算出这些径迹上产生的所有电荷，同时排除所有产生于 m 之外的径迹上产生的电荷。除非在电子平衡或带电粒子平衡（CPE）的条件下，上述情况的计算是不可能完成的。在辐射场中，如果给定类型和能量的带电粒子离开该体积，同时具有同样能量和同类型的粒子进入该体积，那么可以说该体积处于带电粒子平衡状态。保持带电粒子平衡，不是说一定要明确的定义相关体积。

当 CPE 存在于质量为 m 的空气中，照射量很容易测定。我们不必担心离开该体积空气的电子径迹，因为会有相同电子径迹取代离开的。这种情况下，我们可以通过测量质量为 m 的体积的总电荷来测量照射量，这就是 CPE 的重要性。好在 CPE 普遍存在，但对于几 MeV 以上的光子来说，CPE 由于需要的空气体积过大而难以实现。

十八、空气中吸收剂量

沉积到空气中的吸收剂量与照射量有关，假设带电粒子处于平衡状态，之前说过，对于所有能量的电子，在空气中产生一个离子对所需要的平均能量几乎是恒定的

$$\bar{W}_{air}=33.97\ \text{eV/ion-pair}\ 或\ \frac{\bar{W}_{air}}{e}=33.97\ \text{J/C} \tag{2-282}$$

空气吸收的能量是 $E_{ab}=\frac{Q\bar{W}_{air}}{e}$，其中 Q 是在质量为 m 的空气中光子相互作用产生的电离电荷。如果等式两边同时除以质量，得到

$$\frac{E_{ab}}{m}=\frac{Q}{m}\ \frac{\bar{W}_{air}}{e} \tag{2-283}$$

$$D_{air}=X\ \frac{\bar{W}_{air}}{e}=(K_e)_{air} \tag{2-284}$$

$(K_e)_{air}$ 是空气比释动能。如果 X 的单位用 R，D_{air} 单位用 cGy，得出

$$D_{air}(\text{cGy})=0.876X\ (\text{R}) \tag{2-285}$$

十九、根据照射量计算介质中的剂量

我们最关注的是其他介质如组织（或水）等中的剂量，而非空气中的剂量。空气中的剂量测量相对容易，使用一个小型空腔电离室即可完成。如果我们要计算或测量介质中某特定位置的剂量，可以假设在介质外面切一个小空腔，也就是用空腔代替感兴趣处的介质（图 2－43）。

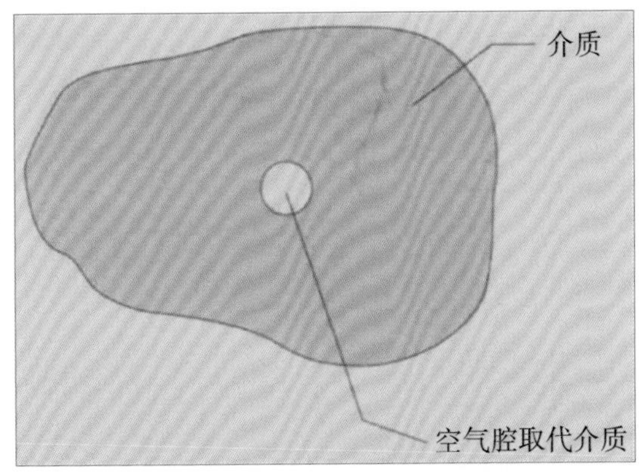

图 2－43 介质中挖出一个空腔

假设空腔中满足 CPE，来计算或测量空腔中的照射量。通过照射量的值可以计算出介质中的剂量，介质中的剂量（cGy）由以下等式得出

$$D_{med}(\text{cGy})=f_{med}\cdot X(\text{R})\cdot A \tag{2-286}$$

式中 f_{med} 为伦琴与拉德转换比率，取决于介质和射束能量；$X(\text{R})$ 为照射量（R）介质被空气腔代替；A 为因介质而导致光子衰减的部分（勿与激发混淆）。式（2－286）的推导过程：假设在 CPE 条件下，如下：

$$D_{air}=(K_c)_{air}=\psi_a\left(\frac{\bar{\mu}_{en}}{\rho}\right)_{air}$$

$$D_{med}=(K_c)_m=\psi_m\left(\frac{\bar{\mu}_{en}}{\rho}\right)_m$$

为了确定 D_{air} 的值，利用空腔替代了介质

$$D_{med}=D_{air}\frac{(\mu_{en}/\rho)_m}{(\mu_{en}/\rho)_a}\cdot\frac{\psi_m}{\psi_a}=X\frac{\bar{W}_{air}}{e}\cdot\frac{(\mu_{en}/\rho)_m}{(\mu_{en}/\rho)_a}\cdot\frac{\psi_m}{\psi_a} \tag{2-287}$$

传输比 $A=\frac{\psi_m}{\psi_a}$ 代入到上式（2－287）中，简化得到

$$D_{med}(\text{cGy})=0.876\frac{(\mu_{en}/\rho)_m}{(\mu_{en}/\rho)_a}\cdot A\cdot X \tag{2-288}$$

式中 $f_{med}=0.876\frac{(\mu_{en}/\rho)_m}{(\mu_{en}/\rho)_a}$，最后得到

$$D_{med}(\text{cGy})=f_{med}\cdot A\cdot X \tag{2-289}$$

照射量容易测量到时，等式（2－286）才适用，然而 MV 级射束的照射量不易测量，因此等式（2－286）仅适用于 ^{60}Co 和更低能量的射束。f_{med} 称为 f 因子或伦琴/拉德转换比率，依赖于光子能量和介质。对于空气，$f=0.876$，$A=1$［见等式（2－285)］。如图 2－44 所示，肌肉、水、骨骼中 f_{med} 与光子能量的函数关系图。图 2－44 中有个有趣的现象，在低能量时，就骨骼中的剂量而言，光电效应的影响特别大。回顾一下，$\rho\sim\left(\frac{Z}{E_\gamma}\right)^3$，在 100 keV 时，$\frac{f_{骨骼}}{f_{肌肉}}=1.8$，对于相同的照射量条件下（在假想空腔中），骨的吸收剂量高出肌肉 80%，这对浅层 X 射线治疗很重要。接受浅层 X 射线治疗的患者，皮下

任何骨骼吸收的剂量都高于周围软组织。事实上有些复杂，对于骨骼，等式（2－286）中 A 的值可能要低，因为骨骼比软组织衰减严重。在高能量时，康普顿效应占主要作用，骨骼的电子密度小于水，在能量为 1 MeV 时，$\frac{f_{骨骼}}{f_{肌肉}}=0.94$。

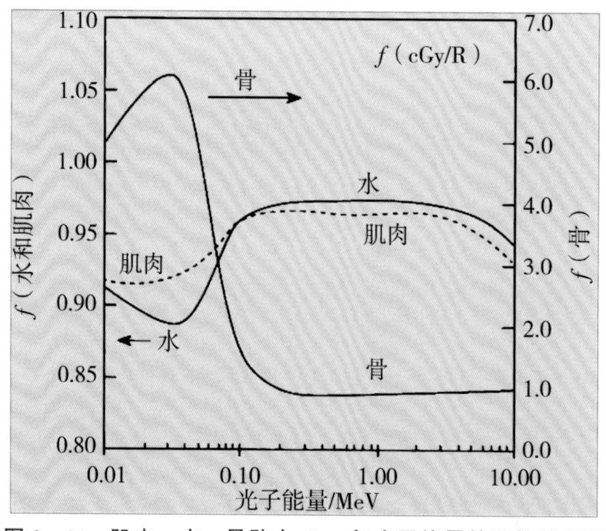

图 2－44　肌肉、水、骨骼中 f_{med} 与光子能量的函数关系图

二十、自由空间中的剂量

自由空间中的剂量 D_{fs} 是指递送到介质（通常为水或组织）中一个球体中心剂量，该球体的大小恰能满足球体中心处达到 CPE（图 2－45）。该球体被空气包围（在自由空间内）。自由空间中的剂量有时被称作空气中的剂量，但后者容易被误认为是照射到空气中的剂量。球体直径只需满足球心处 CPE 的最小直径即可，如果直径过大，则会造成光子额外衰减。对于 ^{60}Co 辐射和由水组成的物质，球体的半径为 0.5 cm，仅保证球心处 CPE 即可，无须更大。对于低能光子束（^{60}Co 或更低能量），可以利用第三节等式（2－202）计算 D_{fs}（单能辐射）：

$$D_{fs}=f_{med}XA_{eq} \tag{2-290}$$

式中 A_{eq} 表示球体中的散射和吸收。对于 ^{60}Co 辐射，A_{eq} 的值为 0.989。

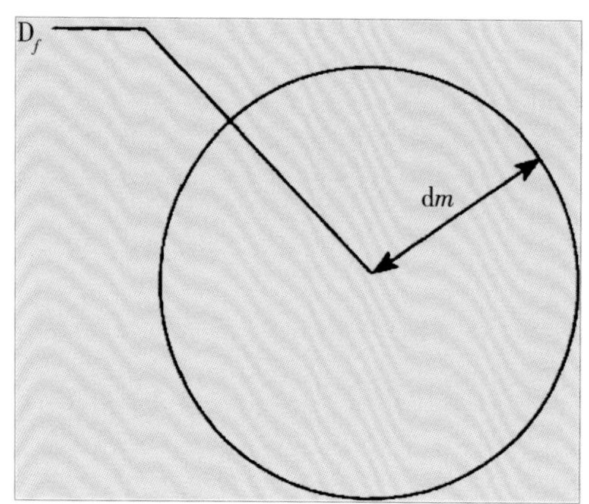

图 2－45　自由空间中的剂量，是指隔离在“自由空间”中球体中心点的剂量

第四节　电离辐射剂量测量

用剂量计测量是确定吸收剂量的主要和常用方法。为了测定受电离辐射的介质中某点吸收剂量，可

以在介质内设一个充气空腔。如果知道空腔内的带电粒子注量与空腔周围介质中的带电粒子注量之间的关系，就可以由空腔内的电离电荷来确定介质中的吸收剂量。在一般情况下是将辐射敏感元件置于介质内，根据敏感元件提供的特定信息确定介质的吸收剂量。辐射敏感元件的密度可能与介质的相差较大，材料成分也可能与介质的有所不同，从而在介质内构成一个不连续的区域，这个区域称为腔室。腔室可以由气体、液体或固体材料构成。气态的腔室称作空腔。腔室理论是研究由腔室测得的信息确定介质中的吸收剂量、比释动能和照射量等剂量学量的原理的，它是剂量测量的理论基础。

一、法诺定理

在一个成分和密度处处均匀的无限大介质中，如果初级不带电电离粒子辐射场的注量是均匀的，则由不带电粒子产生的带电粒子处于辐射平衡状态，因而次级带电粒子注量也是均匀的。如果保持初级辐射场不变而将介质的密度增加一倍，则单位体积中产生的带电粒子数量将增加一倍，而带电粒子在介质中的射程在极化效应可以忽略的条件下将减半。因此，单位体积内次级带电粒子的径迹总长度将保持不变。也就是说，组成均匀的介质中次级带电粒子注量与介质的密度无关。

法诺定理：受注量均匀的初级辐射（如 X 射线或中子）照射的给定组成的介质中的次级辐射注量也是均匀的，且与介质的密度以及介质密度从一点到另一点的变化无关。

法诺定理成立的条件是极化效应可以忽略。它适用于无限大介质，或者在离边界大于次级辐射粒子最大射程的有限介质的内部。法诺在 1954 年利用辐射传输方程给出了该定理的严格证明，现援引如下：

设材料组成均匀的介质中 r 点的密度为 $\rho(r)$。在均匀的不带电粒子注量照射下，单位质量介质中产生的次级带电粒子数的能量和方向分布 $\frac{S_{E,\Omega}}{\rho(\gamma)}$ 处处相等，$S_{E,\Omega}$ 是单位体积中产生的单位能量间隔单位立体角内的带电粒子数。在带电粒子与物质相互作用的极化效应可以忽略的条件下，带电粒子在上述介质中穿过单位质量厚度时的作用概率 $\frac{\sum}{\rho(r)}$ 和 $\frac{\sum(E,\Omega)}{\rho(r)}$ 也与 r 无关，$\sum$ 和 $\sum(E,\Omega)$ 是带电粒子的移出截面和微分移出截面。用 $\Phi_{E,\Omega}(r)$ 表示带电粒子注量相对能量和方向的微分分布，则辐射传输方程（(2-261) 式）可表示为

$$\mathrm{div}\vec{\Phi}_{E,\Omega}(r)=\rho(r)\left[-\frac{\sum(E,\Omega)}{\rho(r)}\Phi_{E,\Omega}(r)+\frac{S_{E,\Omega}}{\rho(r)}+\int_{4\pi}\mathrm{d}\Omega'\int_{E_{cut}}^{\omega}\mathrm{d}E'\frac{\sum_{E,\Omega}(E',\Omega',E,\Omega)}{\rho(r)}\Phi_{E',\Omega'}(r)\right] \tag{2-291}$$

上式中的 $\Phi_{E,\Omega}(r)$ 是 r，E 和 Ω 的函数。

当 $\rho(r)$ 为常数 ρ 时，受均匀不带电粒子注量照射的介质中存在着带电粒子平衡，$\Phi_{E,\Omega}(r)=\Phi_{E,\Omega}$ 在介质中处处相等，$\mathrm{div}\vec{\Phi}_{E,\Omega}(r)=0$，(2-291) 式变为：

$$-\frac{\sum(E,\Omega)}{\rho}\Phi_{E,\Omega}+\frac{S_{E,\Omega}}{\rho}+\int^{4x}\mathrm{d}\Omega'\int_{Ecut}^{\infty}\mathrm{d}E'\frac{\sum_{E,\Omega}(E',\Omega',E,\Omega)}{\rho}\cdot\Phi_{E',\Omega'}=0 \tag{2-292}$$

当将（2－292）式的解 $\Phi_{E,\Omega}$ 代入（2－291）式时，（2－291）式的左方为零。由于 $\frac{\sum}{\rho(r)}$、$\frac{\sum(E,\Omega)}{\rho(r)}$ 和 $\frac{S_{E,\Omega}}{\rho(r)}$ 处处相等，因而（2－291）式的右方与（2－292）式只差一个 $\rho(r)$ 因子，（2－291）式右方也等于零。因此，满足（2－292）式的解也是（2－291）式的解，

$$\Phi_{E,\Omega}(r)=\Phi_{E,\Omega} \tag{2-293}$$

即次级带电粒子注量与密度以及密度从一点到另一点的变化无关。

根据法诺定理，可以把密度变化的有限介质中的辐射平衡条件表述为：如果在某点周围次级辐射粒子最大射程范围内单位质量介质释放的次级辐射粒子数是均匀的，则在该点存在着粒子平衡。在初级不

带电粒子注量均匀和极化效应可以忽略的条件下，吸收剂量与介质的密度无关。

如果一个气体腔室及其室壁由同样原子组成的材料构成，室壁的厚度大于次级电子的最大射程，则在均匀的不带电粒子辐射场照射下腔室气体中处处存在着带电粒子平衡，气体中的吸收剂量与室壁的相同。

法诺定理成立的重要条件是辐射与物质相互作用的截面和密度的比值 Σ/ρ 与密度无关。对于高能带电粒子，极化效应使得质量阻止本领 S/ρ 随介质密度的加大而降低。在低能时已知质量阻止本领在某种程度上与化学结合能和物质的聚积状态有关。在应用法诺定理时，必须考虑这种限制条件。

二、布喇格-格雷理论

（一）布喇格-格雷腔室

法诺定理只适用于原子组成均匀的介质。当均匀介质中放入一个材料不同的腔室时，由于腔室内外两种介质产生和慢化次级辐射的能力不同，在交界面附近不存在任何一类带电粒子平衡条件。布喇格早在 1910 和 1912 年就对腔室问题进行过定性的讨论，格雷在 1929 和 1936 年严格地叙述了空腔电离理论。布喇格-格雷理论为辐射剂量测量奠定了理论基础。

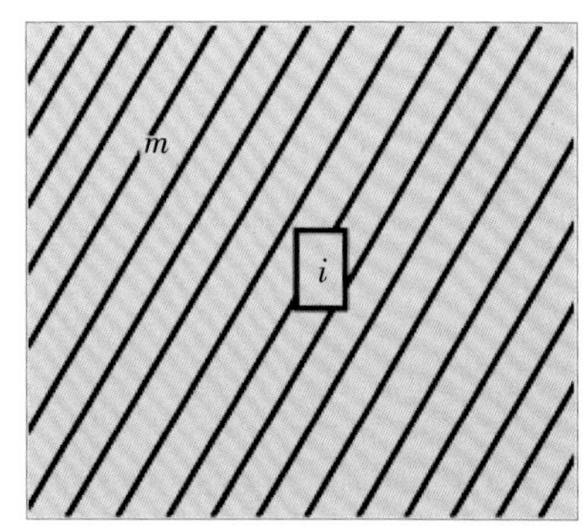

图 2－46　介质 m 内的腔室 i

设在均匀介质 m 中有一个腔室 i（图 2－46），假定：腔室的线度比撞击腔室的带电粒子的射程小得多，以致腔室的存在不会干扰带电粒子辐射场；腔室内的吸收剂量是完全由穿过腔室的带电粒子产生的。也就是说，腔室内产生的带电粒子可以忽略不计，并且进入腔室的带电粒子全部穿过腔室而不会停留在其中。

以上两条基本假设称作 B-G 条件。满足 B-G 条件的腔室称为 B-G 腔室。理想的 B-G 腔室接近于一个“点”状的无限小腔室。

（二）布喇格-格雷关系式

现在分析介质 m 中指定点的吸收剂量 D_m 与该点引入 B-G 腔室 i 时腔室内的平均吸收剂量 $\overline{D_i}$ 之间的关系。D_m 也可视为腔室处介质 m 一侧的吸收剂量。

在连续慢化近似的条件下，介质和 B-G 腔室中的吸收剂量 D_m 和 $\overline{D_i}$ 可表示为

$$D_m = \int_0^\infty \Phi_E (S/\rho)_{c,\ m} \mathrm{d}E \tag{2-294}$$

$$\overline{D_i} = \int_0^\infty \Phi_E (S/\rho)_{c,\ i} \mathrm{d}E \tag{2-295}$$

式中 $(S/\rho)_{c,m}$ 和 $(S/\rho)_{c,i}$ 是介质 m 和腔室 i 的质量碰撞阻止本领，它是带电粒子能量的函数；Φ_E 可以是由光子或中子等不带电粒子在介质中释放的带电粒子，也可以是初级带电粒子束及其次级 δ 射线。对以上两式进行比较可知

$$D_m = \overline{D_i}\ \overline{(S/\rho)_{m,i}} \tag{2-296}$$

$$\overline{(S/\rho)}_{mi} = \frac{\overline{(S/\rho)}_{c,m}}{\overline{(S/\rho)}_{c,i}} \tag{2-297}$$

式中

$$\overline{(S/\rho)}_{c,\ m} = \int_0^\infty \Phi_E (S/\rho)_{c,\ m} \mathrm{d}E \Big/ \int_0^\infty \Phi_E \mathrm{d}E \tag{2-298}$$

$$\overline{(S/\rho)}_{c,\ i} = \int_0^\infty \Phi_E (S/\rho)_{c,\ i} \mathrm{d}E \Big/ \int_0^\infty \Phi_E \mathrm{d}E \tag{2-299}$$

由以上各式定义的 $\overline{(S/\rho)}_{m,i}$ 是介质 m 和腔室 i 的平均质量碰撞阻止本领比。

如果腔室是一个充气空腔，在电离辐射照射下单位质量空腔气体中的电离电荷为 J_g，则空腔内的平均吸收剂量 $\overline{D}_g$ 为

$$\overline{D}_g=\left(\frac{W}{e}\right)_g J_g \tag{2-300}$$

式中$\left(\frac{W}{e}\right)_g$ 是空腔气体中产生单位电离电荷所消耗的平均能量。用（2-300）式中 D_g 置换（2-296）式中的 $\overline{D_i}$，即得到

$$D_m=\overline{(S/\rho)}_{m,g}\left(\frac{W}{e}\right)_g J_g \tag{2-301}$$

式中 $\overline{(S/\rho)}_{m,g}$ 是介质 m 和气体 g 的质量碰撞阻止本领平均值之比。（2-296）式和（2-301）式称为布喇格-格雷关系式。根据 B-G 关系式，可由腔室内测得的信息确定介质中的吸收剂量。

B-G 关系式基于两条基本假设和连续慢化近似条件，对腔室周围介质层的厚度并无要求，因而也不依赖于带电粒子平衡状况。但是 $\overline{(S/\rho)}_{m,i}$ 的显式表达式或实验值往往是针对介质 m 中指定点存在着带电粒子平衡条件而给出的。当介质中存在着带电粒子平衡条件时，引入理想的 B-G 腔室后似乎仍然会存在着带电粒子平衡条件。但是由于撞击腔室的带电粒子在腔室内外产生 δ 粒子的能力不同，因此在引入腔室后一般不存在带电粒子平衡条件，这些将在下节讨论。

三、$\overline{(S/\rho)}_{m,i}$ 的计算

（一）起始能量为 E_0 的电子

即使是单能电子，在介质中慢化也会形成连续谱，在求质量碰撞阻止本领比时也需要对分布谱进行平均。设在单位质量介质 m 中产生的初始能量为 E_0 的电子数为 n_0，那么在离边界大于电子射程的介质中电子的慢化谱为

$$\Phi_E=\frac{n_0}{(S/\rho)_m} \tag{2-302}$$

式中 $(S/\rho)_m$ 是介质 m 对能量为 E 的电子的总质量阻止本领。这时，平均质量碰撞阻止本领比 $\overline{(S/\rho)}_{m,i}$ 为

$$\overline{(S/\rho)}_{m,i}=\frac{\int_0^{E_0}[(S/\rho)_{c,m}/(S/\rho)_m]\mathrm{d}E}{\int_0^{E_0}[(S/\rho)_{c,i}/(S/\rho)_m]\mathrm{d}E} \tag{2-303}$$

上式还可以改写为

$$\overline{(S/\rho)}_{m,i}=E_0[1-Y_m(E_0)]\Big/\int_0^{E_0}[(S/\rho)_{c,i}/(S/\rho)_m]\mathrm{d}E \tag{2-304}$$

式中 $Y_m(E_0)$ 是能量为 E_0 的电子在介质 m 中慢化下来的辐射能量损失份额［参看（2-195）和（2-196）式］。表 2-27 对不同起始能量电子给出了水和石墨相对空气的平均质量碰撞阻止本领比。

（二）单能光子束

设介质 m 的给定区域受到均匀的单能光子束照射，光子在单位质量介质中释放的能量在 $E_0-E_0+\mathrm{d}E_0$ 之间的电子数为 $n_{E0}\mathrm{d}E_0$。设光子的能量为 $h\upsilon$，则在电子平衡条件下介质 m 中的吸收剂量可表示为

$$D_m=\int_0^{h\nu}n_{E_0}\mathrm{d}E_0\int_0^{E0}[(S/\rho)_{c,m}/(S/\rho)_m]\mathrm{d}E \tag{2-305}$$

或者

$$D_m=\int_0^{h\nu}n_{E_0}E_0[(1-Y(E_0)]\mathrm{d}E_0 \tag{2-306}$$

表 2－27 给定起始能量电子的平均质量碰撞阻止本领比 $\overline{(S/\rho)}_{m,i}$

电子能量 E_0（MeV）	水/空气	石墨/空气	电子能量 E_0（MeV）	水/空气	石墨/空气
0.02	1.173	1.021	2	1.131	0.986
0.04	1.168	1.020	4	1.107	0.966
0.06	1.166	1.019	6	1.089	0.952
0.1	1.162	1.018	10	1.064	0.935
0.2	1.159	1.017	20	1.027	0.901
0.4	1.154	1.012	60	0.969	0.853
0.6	1.151	1.008	100	0.965	0.837
1	1.145	1.001			

而 B-G 腔室中的平均吸收剂量则为

$$\overline{D}_i = \int_0^{h\nu} n_{E0}\, dE_0 \int_0^{E0} \left[\frac{(S/\rho)_{c,\ i}}{(S/\rho)_m}\right] dE \tag{2-307}$$

因此有

$$\overline{(S/\rho)}_{m,\ i} = \frac{D_m}{\overline{D}_i} = \frac{\int_0^{h\nu} n_{E_0} E_0[1-Y_m(E_0)]dE_o}{\int_0^{h\nu} n_{E_0}\, dE_0 \int_0^{E_0} [(S/\rho)_{c,\ i}/(S/\rho)_m]dE} \tag{2-308}$$

表 2－28 对于不同能量光子给出了水和石墨相对空气的平均质量碰撞阻止本领比。

表 2－28 给定能量光子的平均质量碰撞阻止本领比 $\overline{(S/\rho)}_{m,i}$

光子能量 $h\nu$（MeV）	水/空气	石墨/空气
0.3	1.163	1.018
1	1.152	1.009
2	1.140	0.996
4	1.120	0.977
10	1.081	0.945
18	1.053	0.922
30	1.028	0.900

（三）连续光子谱

设介质 m 的给定区域受到均匀的光子束照射，光子能量是连续分布的，能量注量的谱分布为 Ψ_{hv}。在 CPE 条件下，介质中的吸收剂量为

$$D_m = \int_{h\nu} \Psi_{hv} \left(\frac{\mu_{en}}{\rho}\right)_m dhv \tag{2-309}$$

式中 $\left(\frac{\mu_{en}}{\rho}\right)_m$ 是介质 m 的质量能量吸收系数。而 B-G 腔室中的平均吸收剂量则可写为

$$\overline{D}_i = \int_{h\nu} \Psi_{hv} (\mu_{en}/\rho)_m\, \overline{(S/\rho)}_{i,\ m}(hv) dhv \tag{2-310}$$

式中 $\overline{(S/\rho)}_{i,m}$（$hv$）是由（2－308）式计算的能量为 $h\nu$ 的光子辐射场中平均质量碰撞阻止本领比的倒数。因此，连续光子谱的 $\overline{(S/\rho)}_{m,i}$ 为

$$\overline{(S/\rho)_{m,i}}=\frac{\int^{h\nu}\Psi_{h\upsilon}(\mu_{en}/\rho)_m \mathrm{d}h\upsilon}{\int^{h\nu}\Psi_{h\upsilon}(\mu_{en}/\rho)_m\ \overline{(S/\rho)_{i,m}}(h\upsilon)\mathrm{d}h\upsilon} \tag{2-311}$$

四、空腔电离室

（一）电离室结构

空腔电离室是根据腔室理论做成的。在布喇格-格雷理论中对空腔的形状没有限制，电离室可以做成指形的、圆柱形的、圆盘形的和球形的等。在进行 δ 射线修正时，扁盘形电离室的线度不便确定。但在梯度较大的辐射场中，使扁圆盘垂直于辐射场梯度的方向测量可以给出辐射场分布的较精确的结果。各种电离室的形状是根据其用途和制造条件决定的。

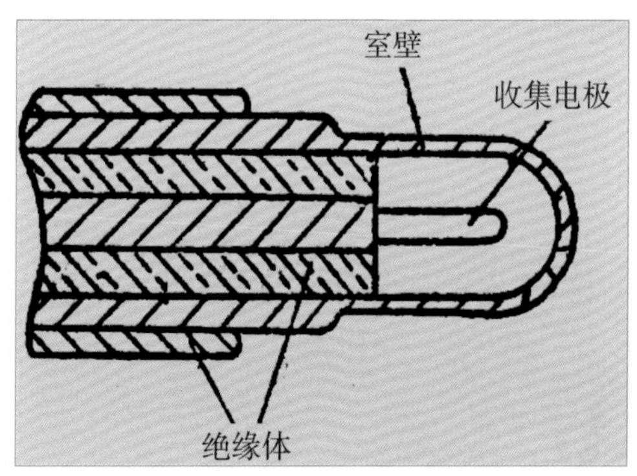

图 2-47　空腔电离室剖面图

空腔电离室有选定材料做成的室壁，内部是充气空腔，中心有一个收集电极，还有必要的绝缘体和连接部件（图 2-47）。电离室的材料应尽量满足匹配的要求。用于测量组织或体模中吸收剂量的电离室须选用组织等效材料，测定照射量或空气中吸收剂量的电离室则应选用空气等效材料。室壁的厚度以保证带电粒子平衡为原则。壁太薄时带电粒子得不到充分的积累，太厚时又会严重干扰初级辐射场。通常将电离室的室壁做得足以为 300 keV X 射线提供次级带电粒子平衡（例如用 0.86 mg·cm^{-2}厚的聚苯乙烯）。这种电离室用于高能光子测量时可附加适当的平衡帽，以适应不同能量辐射粒子的测量。但光子辐射的能量很高时，达到电子平衡所需要的室壁将对初级光子注量产生较显著的衰减。这时空腔电离室可以用薄壁的，在空腔内直接测量介质中释放的次级电子产生的电离电荷。测量带电粒子束或低能 X 射线的空腔电离室的室壁要做得很薄，一般用扁盘薄膜窗式空腔电离室。

电离室内产生的正负离子（包括电子）在向电极移动的过程中可能有部分发生复合，电离室的输出电流或电荷将小于在电离室内产生的电离电流或电荷，两者之比的倒数称作离子复合损失的修正因子，用 P_{ion} 表示。P_{ion} 随剂量率和极板间距离的增加而加大，随极化电压的增加而减小。P_{ion} 还与电离室所充气体的类型、压力和湿度有关。

空腔电离室的有效体积很小（0.03～3 cm^3）。处在辐射场中的连接电缆和接头内的空气电离会干扰电离室的读数。因此，空腔电离室与测量部分的连接常用固体聚乙烯绝缘材料制成紧密的同轴电缆，或者采取抽真空措施，并且要避免在辐射场内使用插接件。在测量时尽量避免电缆等部件受到强辐射场的照射。

（二）绝对空腔电离室

用空腔电离室测定介质的吸收剂量包括两个步骤。第一步是确定空腔气体中的平均吸收剂量 $\overline{D}_g$。第二步是按腔室理论的公式由空腔中的平均吸收剂量求出介质中指定点的吸收剂量 D_m。空腔气体中的平均吸收剂量可表示为

$$\overline{D}_g=\left(\frac{W}{e}\right)_g J_g=\frac{1}{m_g}\left(\frac{W}{e}\right)_g Q_g \tag{2-312}$$

式中 $\left(\frac{W}{e}\right)_g$ 是在空腔气体中产生单位电离电荷所消耗的辐射能；J_g 是单位质量气体中产生的电离电荷；m_g 是空腔气体的有效质量；Q_g 是电离室的总电离电荷。

空腔内产生的电离电荷有一部分会收集到保护环上，在空腔中电场较弱的局部空间产生的电离电荷会发生复合而对 Q_g 无贡献。因此，空腔内收集电离电荷的有效体积 V_g 总是小于空腔的实际体积。电离室的有效质量 $m_g=\rho V_g$ 的直接测定一般是比较困难的。这里 ρ 是空腔气体的密度。但是，通过巧妙

的设计，m_g 的直接测定仍是可行的。如果一个空腔电离室不用在辐射场中刻度就可以精确测定其 m_g 值，则称为绝对电离室。只要用静电计精确测定出电离电荷 Q_g，就可利用（2－312）式计算绝对空腔电离室中的平均吸收剂量 $\overline{D}_g$。

绝对电离室可以作为初级标准对其他剂量计进行刻度。所谓初级标准（primary standard）是指最高计量学量的测量仪器，该仪器通过基本物理量的测量来确定量值，并且其准确度是在同参加国际测量体系其他研究机构对应标准的比对中被验证了的。而用初级标准刻度了的，具有长期精密度和稳定性的仪器则称之为次级标准（secondary standard)。绝对电离室一般保存在国家实验室，用来刻度^{60}Co 和^{137}Cs 等参考射束，给出射束轴上的碰撞比释动能或吸收剂量参考值。

（三）光子和电子束吸收剂量的测量

将经过刻度的空腔电离室放在受射束照射的介质中测量时，介质中的吸收剂量 D_m 可表示为

$$D_m=\overline{D}_{g,u}\gamma_{m,g}P_u \qquad (2-313)$$

式中 $r_{m,g}$ 是由空腔气体的平均吸收剂量到介质中吸收剂量的转换因子；Pu 是空腔电离室置换部分介质材料的干扰修正因子。

1. 转换因子 $\gamma_{m,g}$　转换因子与辐射场的性质及电离室的结构有关。对于薄壁电离室，即当空腔中的次级带电粒子起源于介质材料时，

$$\gamma_{m,g}=\left(\frac{\overline{L}}{\rho}\right)_{m,g,u} \qquad (2-314)$$

能量大于 0.6 MeV 的光子的次级电子射程较长，用空腔电离室测量时容易实现薄壁条件。用薄壁电离室在光子束中测量时，吸收剂量可表示为

$$D_m=N_{g,c}M_u\left(\frac{\overline{L}}{\rho}\right)_{m,g,u}P_u \qquad (2-315)$$

对于高能电子束，（2－314）式和（2－315）式也成立。

当将厚壁电离室放在介质中测量时，需要考虑吸收剂量由空腔气体到室壁和由室壁到介质的转换。对于光子束，

$$\gamma_{m,g}=\overline{\left(\frac{\mu_{en}}{\rho}\right)}_{m,w,u}\left(\frac{\overline{L}}{\rho}\right)_{w,g,u} \qquad (2-316)$$

式中$\overline{\left(\frac{\mu_{en}}{\rho}\right)}_{m,w,u}$是介质与室壁对应用光子束的平均质量能量吸收系数之比；$\overline{\left(\frac{L}{\rho}\right)}_{w,g,u}$是室壁与空腔气体对次级电子的平均定限质量碰撞阻止本领之比。

表 2－29 对不同能量的光子给出了介质相对空气的平均定限质量碰撞阻止本领之比$(\overline{L}/\rho)_{m,a,u}$，表 2－30 对电子束给出了水与空气的平均定限质量碰撞阻止本领比 $(\overline{L}/\rho)_{w,a,u}$。

表 2－29　光子的平均定限质量碰撞阻止本领比 $(\overline{L}/\rho)_{m,a,u}$ （Δ＝10 keV）

光子辐射	水/空气	丙烯酸/空气	聚苯乙烯/空气
^{60}Co γ 射线	1.134	1.103	1.113
2 MV	1.135	1.104	1.114
4	1.131	1.099	1.108
6	1.127	1.093	1.103
8	1.121	1.088	1.097
10	1.117	1.085	1.094
15	1.106	1.074	1.083
20	1.096	1.065	1.074

续表

光子辐射	水/空气	丙烯酸/空气	聚苯乙烯/空气
25	1.093	1.062	1.071
35	1.084	1.053	1.062
45	1.071	1.041	1.048

表 2-30　电子束的 $(\overline{L}/\rho)_{w,a,u}$ 随入射电子能量 $\overline{E}_0$ 和水中深度 z 的变化（Δ=10 keV）

z（cm）	$\overline{E}_0$=4 MeV	6	8	10	12	16	20	25	30
0.0	1.066	1.042	1.023	1.008	0.996	0.976	0.961	0.945	0.933
0.5	1.083	1.051	1.030	1.014	1.002	0.983	0.967	0.951	0.939
1.0	1.105	1.070	1.043	1.024	1.010	0.989	0.973	0.957	0.944
1.5	1.125	1.090	1.059	1.036	1.019	0.996	0.979	0.962	0.949
2.0	1.134	1.109	1.076	1.049	1.030	1.002	0.984	0.967	0.953
2.5		1.125	1.093	1.064	1.041	1.010	0.990	0.972	0.958
3.0		1.133	1.109	1.080	1.054	1.019	0.996	0.977	0.962
4.0			1.130	1.109	1.082	1.038	1.010	0.987	0.971
5.0				1.127	1.109	1.061	1.026	0.999	0.980
6.0					1.124	1.085	1.045	1.012	0.991
7.0					1.126	1.106	1.066	1.028	1.002
8.0						1.119	1.087	1.044	1.015
9.0						1.124	1.104	1.062	1.029
10.0							1.115	1.080	1.043
12.0								1.107	1.074
14.0								1.112	1.101
16.0									1.108

2. 干扰修正因子 P_u　由空腔电离室置换部分介质材料产生的干扰包括两个方面。第一是电离室壁与介质的非等效性将干扰粒子注量的空间分布。保持空腔大小不变而改变室壁的组成，用比较法可以确定室壁干扰修正因子 P_w。对于 ^{60}Co γ 射线照射的水介质中的石墨薄壁电离室，P_w 值约为 0.98。

第二个方面是空腔气体的影响。在室壁组织等效的条件下，由于小体积体模材料被空腔气体所置换，降低了对射束的衰减作用，使空腔中的平均吸收剂量与电离室中心上游（对于平行单射束）某点介质中的吸收剂量相对应。该点称为电离室的有效测量点。有效测量点到平行板电离室的中心平面、圆柱形电离室的中心轴或球形电离室的球心的距离用 d_{eff} 表示。图 2-48 给出了圆柱形电离室有效测量点位移的示意图。

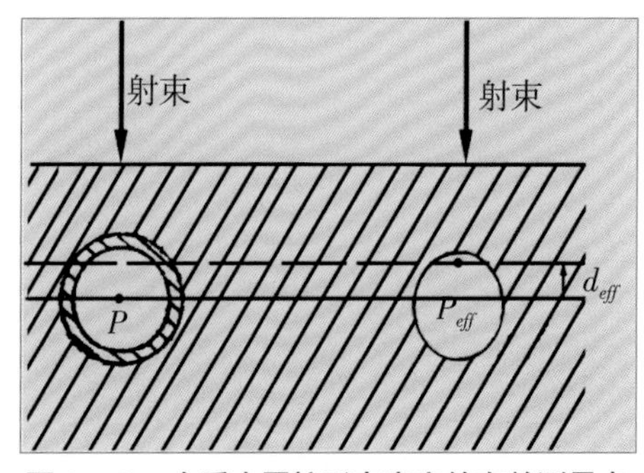

图 2-48　介质中圆柱形电离室的有效测量点

图中的室壁是介质等效的。电离室中心 P 点的吸收剂量或电离室空腔的平均吸收剂量与电离室不在时 P_{eff} 点的吸收剂量相对应。实验和计算表明，平行板形电离室的 P_{eff} 在前电极板的内表面上，即 d_{eff} 等于电离室极板间距的$\frac{1}{2}$。圆柱形和球形电离室的 d_{eff} 分别等于$\frac{8r}{3\pi}$和$\frac{3r}{4}$，r 圆柱或球的半径。在测量介质中的吸收剂量时，电离室的有效测量点须与待测点重合。这样处理之后，在干扰修正因子 P_u 中就不需要再考虑空腔气体的干扰因素了。如果要计算电离室中心的吸收剂量，则干扰修正因子

$$P_u = P_w P_d \tag{2-317}$$

P_d 称为电离室的位移修正因子。它与电离室空腔的大小和介质中剂量曲线的梯度有关。用各种形状的电离室与平行板电离室对照测量，或者改变空腔大小进行外推，可以直接确定位移修正因子 p_d。体模中在吸收剂量的最大值处，P_d 非常接近 1。在受光子束照射的过渡平衡区，圆柱形电离室的位移修正因子可表示为

$$P_d = 1 - kd_{eff} \tag{2-318}$$

k 与辐射的品质有关。对于^{60}Co γ 射束，$k=0.37\times10^{-2}$ mm^{-1}。

（四）自由空气中光子束的 X 和 Kc，a 测量

用于测定照射量和空气中的碰撞比释动能的空腔电离室内充以空气。当将绝对电离室放在光子束中测量时，自由空气中的照射量可表示为

$$X = \overline{\left(\frac{\mu_{en}}{\rho}\right)}_{a,w} \overline{\left(\frac{L}{\rho}\right)}_{w,a} \frac{Q}{m_a} P_w \tag{2-319}$$

式中$\overline{\left(\frac{\mu_{en}}{\rho}\right)}_{a,w}$是空气与室壁对光子的平均质量吸收系数比；$\overline{\left(\frac{L}{\rho}\right)}_{w,a}$是室壁与空气的平均定限质量碰撞阻止本领比；$Q$ 是电离室的电离电荷，m_a 是空腔内空气的有效质量，P_w 是室壁对射束的干扰修正因子。表 2-49 对几种介质给出了$\overline{\left(\frac{\mu_{en}}{\rho}\right)}_{a,m}$值。

低能光子的质量能量吸收系数是原子序数的敏感函数，$\overline{\left(\frac{\mu_{en}}{\rho}\right)}_{a,w}$值可能与 1 偏离较大（表 2-31），材料的匹配比较困难。但对中能以上的光子，材料的匹配是容易实现的，用空腔电离室测量可以给出较大的精确度。ICRU 推荐空腔电离室为测量 0.6～5 MeV X 和 γ 射线的标准方法之一。当然，0.6 MeV 并不是空腔电离室测量的能量下限。作为次级标准或常规监测仪器，空腔电离室可以测定能量低达 20 keV 光子的照射量或吸收剂量。

表 2-31　空气与几种介质的质量能量吸收系数比 $\overline{(\mu_{en}/\rho)}_{a,m}$

E_r(eV)	石墨	水	聚苯乙烯	PMMA	聚乙烯	酚醛塑料	琥　珀
1.0000+02	1.8565	0.8527	1.9399	1.3248	2.0176	1.5438	1.7066
2.0000+02	1.8821	0.7955	1.9963	1.2875	2.1057	1.5282	1.7217
4.0000+02	0.0912	0.9648	0.0988	0.1440	0.1064	1.1151	0.1140
6.0000+02	1.5073	0.9251	1.6331	1.2704	1.7590	1.3918	1.5346
1.0000+03	1.6279	0.8854	1.7641	1.2903	1.9002	1.4502	1.6168
2.0000+03	1.8183	0.8574	1.9705	1.3338	2.1227	1.5464	1.7481
4.0000+03	2.1184	0.9401	2.2957	1.5014	2.4731	1.7639	2.0063
6.0000+03	2.2088	0.9504	2.3937	1.5378	2.5786	1.8189	2.0755
1.0000+04	2.3206	0.9606	2.5143	1.5792	2.7078	1.8840	2.1580
2.0000+04	2.4394	0.9818	2.6302	1.6300	2.8191	1.9564	2.2404
4.0000+04	2.0547	0.9863	2.1020	1.4909	2.1443	1.7203	1.8658

续表

E_r(eV)	石墨	水	聚苯乙烯	PMMA	聚乙烯	酚醛塑料	琥　珀
6.0000+04	1.4477	0.9545	1.3970	1.2016	1.3563	1.2987	1.3106
1.0000+05	1.0821	0.9135	1.0120	0.9816	0.9587	1.0138	0.9794
2.0000+05	1.0064	0.9007	0.9355	0.9304	0.8822	0.9515	0.9111
4.0000+05	0.9998	0.8994	0.9289	0.9259	0.8759	0.9460	0.9051
6.6163+05	0.9991	0.8991	0.9281	0.9253	0.8748	0.9453	0.9043
1.1732+06	0.9986	0.8990	0.9274	0.9248	0.8741	0.9448	0.9037
1.3325+06	0.9985	0.8989	0.9273	0.9248	0.8740	0.9448	0.9036
2.0000+06	0.9996	0.8995	0.9288	0.9258	0.857	0.9459	0.9051
4.0000+06	1.0106	0.9048	0.9444	0.9370	0.8941	0.9580	0.9206
6.0000+06	1.0243	0.9116	0.9640	0.9511	0.9177	0.9731	0.9402
1.0000+07	1.0488	0.9236	1.0000	0.9764	0.9617	1.0003	0.9761
2.0000+07	1.0865	0.9437	1.0589	1.0173	1.0364	1.0439	1.0357

当用相对空腔电离室测量时，如果电离室已在参考光子束中按照射量刻度过，刻度因子为 N_x，则在品质类似的光子束中测量时，自由空气中的照射量为

$$X = N_x M \tag{2-320}$$

式中 M 是经过气压和离子复合修正的静电计读数（C）。

空气中的碰撞比释动能是照射量的能量当量，因此有

$$K_{c,a} = \left(\frac{W}{e}\right)_a X = N_x \left(\frac{W}{e}\right)_a \mathrm{M} \tag{2-321}$$

（五）中子比释动能和吸收剂量的测量

空腔电离室可用于测量中子的吸收剂量和比释动能，或者测量吸收剂量率或比释动能率。对于能量大于 10 keV 的快中子的吸收剂量测量，可以说这是一种最精确的方法。布喇格-格雷理论原则上也适合中子吸收剂量测量。只是中子在介质中释放的次级带电粒子射程很短（表 2－32），满足 B-G 基本条件的空腔尺寸太小，达不到必要的灵敏度，也无法制造。因此，在测中子的吸收剂量时，采用室壁与空腔气体原子组成相同的均匀电离室是非常必要的。根据法诺定理，处于均匀的不带电粒子辐射场中的均匀电离室的空腔可以扩大而仍保持空腔与室壁中的次级带电粒子注量相等。中子与物质相互作用的参数不是随原子序数缓慢变化的函数，原子序数接近的两种元素甚至同一种元素的各同位素之间的中子反应截面可能相差很大。因此，在中子测量中的组织等效材料与光子测量时的不同，在这里元素组成的一致性要求较高。软组织主要由氧、碳、氢和氮等元素组成。氢对快中子有较大的碰撞截面，与氢碰撞产生反冲质子是快中子在软组织中损失能量的主要方式。氢与热中子的（n，γ）反应对大块组织中的吸收剂量有较大的贡献。氮与慢中子发生（n，p）反应释放 0.62 MeV 的反应能，能产生较大的局部能量沉积。因此，组织等效材料对氢和氮的含量有严格要求。表 2－33 给出了 ICRU 组织和几种组织等效材料

表 2－32　中子及其次级带电粒子在水中的射程

中子平均自由程/cm	反冲质子最大射程/cm	δ 射线最大射程/cm
1.1	1.2×10^{-4}	8×10^{-7}
2.2	2.2×10^{-2}	1.6×10^{-5}
10	1.3×10^{-1}	8.4×10^{-4}

表 2－33　　ICRU 组织和组织等效材料元素组成的重量百分比

名　称	H	C	N	O	F	Na	Mg	Si	P	S	K	Ca
ICRU 软组织	10.1	11.1	2.6	76.2								
ICRU 组织，肌肉	10.2	12.3	3.5	72.9	—	0.08	0.02	—	0.2	0.5	0.3	0.007
组织等效塑料，A150	10.1	77.6	3.5	5.2	1.7	—	—	—	—	—	—	1.8
肌肉等效气体（含甲烷）	10.2	45.6	3.5	40.7	—	—	—	—	—	—	—	—
肌肉等效气体（含丙烷）	10.3	56.9	3.5	29.3	—	—	—	—	—	—	—	—
空气等效塑料，C552	2.5	50.2	—	0.4	46.5	—	—	0.4	—	—	—	—

的成分。对光子的组织等效材料空气和 C552 塑料，对中子不是组织等效材料。水对慢中子也不是组织等效材料。对中子的组织等效材料 A150 塑料和表中的两种肌肉等效气体照顾了氢和氮的含量，碳和氧的含量与组织相差较远，这是制造塑料以及保证电离室的均匀性所必需的。这几种材料对于反应截面随原子序数急剧变化的低能光子的组织等效性较差。

中子释放的次级带电粒子的轫致辐射可以忽略，其质量能量吸收系数与质量能量转移系数相等，因此有

$$\overline{\left(\frac{\mu_{en}}{\rho}\right)}_{m,w}=\overline{\left(\frac{\mu_{tr}}{\rho}\right)}_{m,w} \tag{2－322}$$

上式两端分别代表介质和室壁对中子的质量能量吸收系数比和质量能量转移系数比。

$\overline{\left(\frac{\mu_{tr}}{\rho}\right)}_{m,w}$ 可用中子的比释动能因子表示：

$$\overline{\left(\frac{\mu_{tr}}{\rho}\right)}_{m,w}=\frac{\overline{K}_m}{\overline{K}_w} \tag{2－323}$$

式中 $\overline{K}_m$ 和 $\overline{K}_w$ 是介质和室壁的平均比释动能因子。

在带电粒子平衡和辐射场均匀的条件下，中子产生的比释动能和吸收剂量相等。通常在关系到小块介质时测量其比释动能，而在介质中测量中子产生的吸收剂量。

将（2－322）和（2－323）式代入空腔理论的关系式，即得到用空腔电离室测中子吸收剂量的公式

$$D_m=(\overline{\mu_{tr}/\rho})_{m,w}\left(\frac{\overline{S}}{\rho}\right)_{w,g}\left(\frac{\overline{W}}{e}\right)_g P_u\frac{Q}{m_g}=(\overline{K}_m/\overline{K}_w)\left(\frac{\overline{S}}{\rho}\right)_{w,g}\left(\frac{\overline{W}}{e}\right)_g P_u\frac{Q}{m_g} \tag{2－324}$$

式中 $\overline{(S/\rho)}_{w,g}$ 是次级带电粒子在室壁和气体中总质量阻止本领之比，P_u 是干扰修正因子。表 2－34 给出了 ICRU 组织（肌肉）与几种组织等效材料的比释动能因子的比值。反冲质子是快中子与软组织相互作用产生的主要次级带电粒子。表 2－35 给出了上述介质对质子的总质量阻止本领之比。从表中数据可知，A150 塑料和两种气体对中子的组织等效性能都很好。

如果空腔电离室在 ^{60}Co γ 参考射束中刻度过，刻度因子为 $N_{g,c}$，则可以由刻度因子给出空腔气体的有效质量 m_g。而中子产生的吸收剂量则为

$$Dm,\ n=\frac{\overline{W}_{g,n}}{\overline{W}_{g,c}}\cdot\frac{K_m}{K_w}\left(\frac{\overline{S}}{\rho}\right)_{w,g}P_uN_{g,c}Q_n \tag{2－325}$$

式中 Q_n 是经过气压和复合修正的静电计读数，$\overline{W}_{g,n}$ 和 $\overline{W}_{g,c}$ 是中子和 ^{60}Co γ 射线在空腔气体中产生一对离子所消耗的平均能量。

测量快中子在小块组织中的比释动能时，组织等效的空腔电离室本身就相当一块组织材料。电离室要做得很轻，最大限度地降低衰减和散射作用。室壁要大于次级带电粒子的射程，被测得的空腔中的吸

表 2－34　ICRU 组织（肌肉）与 A150 塑料以及含甲烷和丙烷的组织等效气体对快中子的比释动能因子的比值

En（MeV）	ΔE（MeV）	$\overline{K}_{st}$（μGym^2）	$\frac{\overline{K}_{st}}{\overline{K}_{A150}}$	$\frac{\overline{K}_{st}}{\overline{K}_g}$（甲烷）	$\frac{\overline{K}_{st}}{\overline{K}_g}$（丙烷）
0.011	0.006	0.106×10^{-9}	1.010	1.010	1.023
0.036	0.020	0.303×10^{-9}	1.012	1.011	1.024
0.09	0.020	0.605×10^{-9}	1.015	1.012	1.026
0.20	0.040	0.999×10^{-9}	1.016	1.013	1.027
0.41	0.060	0.158×10^{-8}	0.954	0.981	0.982
0.64	0.080	0.180×10^{-8}	1.030	1.020	1.036
0.80	0.080	0.202×10^{-8}	1.024	1.017	1.031
1.10	0.20	0.247×10^{-8}	0.978	0.993	0.999
2.20	0.40	0.315×10^{-8}	1.049	1.030	1.049
4.00	0.80	0.443×10^{-8}	1.047	1.028	1.046
6.40	0.80	0.526×10^{-8}	0.998	1.003	1.013
8.00	0.80	0.546×10^{-8}	1.028	1.019	0.033
11.0	2.0	0.603×10^{-8}	0.974	0.991	0.995
19.0	2.0	0.721×10^{-8}	1.091	1.049	1.072

表 2－35　ICRU 组织（肌肉）与 A150 塑料以及含甲烷和丙烷的组织等效气体对质子的质量碰撞阻止本领比

E_n（MeV）	$(S/P)_{col,st}$（MeV・cm²・g⁻¹）	$S_{st,A150}$	$S_{st,g}$（甲烷）	$S_{st,g}$（丙烷）
0.010	542.4	1.118	1.062	1.087
0.020	716.2	1.115	1.061	1.085
0.040	894.5	1.103	1.055	1.077
0.060	960.7	1.088	1.047	1.066
0.080	969.2	1.071	1.038	1.054
0.100	947.4	1.055	1.030	1.043
0.200	740.8	1.018	1.011	1.017
0.400	486.2	1.025	1.014	1.021
0.600	372.3	1.034	1.019	1.027
0.800	307.0	1.037	1.020	1.029
1.0	263.8	1.037	1.020	1.029
2.0	159.3	1.034	1.018	1.026
4.0	94.34	1.028	1.015	1.022
6.0	68.73	1.025	1.014	1.020
8.0	54.72	1.023	1.013	1.019
10.0	45.77	1.022	1.012	1.018
20.0	26.13	1.018	1.010	1.015
40.0	14.91	1.017	1.009	1.014
60.0	10.80	1.017	1.009	1.014
80.0	8.622	1.017	1.009	1.013
100.0	7.271	1.016	1.009	1.013

收剂量等于自由空间小块组织中的比释动能。图 2-49 就是一个这样的组织等效空腔电离室。电离室壁厚 0.23 mm，相当于 4 MeV 中子产生的反冲质子的最大射程，适于能量在 4 MeV 以下的快中子比释动能测量。在测量更高能量中子的比释动能时，要附加适当厚度的组织等效塑料帽，以保证次级带电粒子平衡的条件。图 2-49 中电离室的保护电极用来限制电离室的有效体积，消除流气通道中的电离电荷对收集电流的干扰。

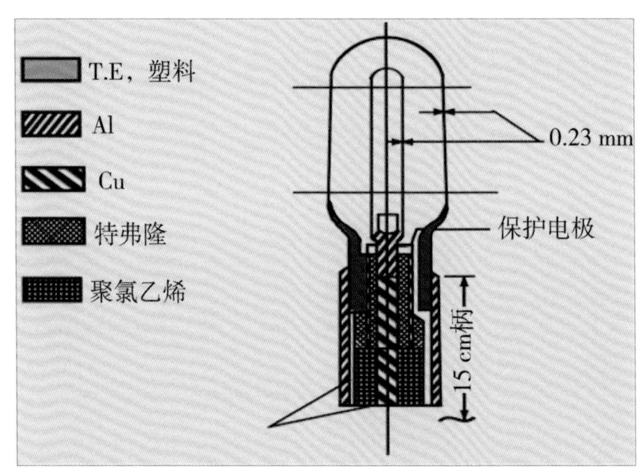

图 2-49 测量自由空气中小块组织中子比释动能的组织等效塑料空腔电离室

中子场中往往伴有光子辐射。裂变中子源、镭-铍中子源等均发射 γ 射线，用加速器产生中子时，高能带电粒子轰击靶体将产生 X 射线。即使是纯中子束，在穿过介质时发生非弹性散射、(n,γ) 反应和 $(n,a\gamma)$ 反应等，也会放射 γ 辐射。中子与光子的品质因数不同，在测量时应区分这两种辐射对组织吸收剂量的贡献。这通常是利用两个对中子有不同响应的敏感元件实现的。下面以空腔电离室为例来说明中子-γ 混合场中吸收剂量的测量方法，但处理问题的原则不限于电离室。

对于指定类型和品质的辐射，空腔电离室剂量计的响应 R（它可能是静电计的指针偏转，或者是数字显示）与吸收剂量成正比：

$$R=SD \tag{2-326}$$

比例系数 S 称为剂量计的灵敏度。

设剂量计在 $^{60}\mathrm{Co}\gamma$ 参考射束中的灵敏度为 S_c，则 R 除以 S_c 所得的商称为相对响应，用 r 表示。

$$r=\frac{R}{S_c}=\frac{S}{S_c}D \tag{2-327}$$

而 $\frac{S}{S_c}$ 则称为相对灵敏度。

快中子与氢的弹性碰撞是中子在组织中损失能量的主要过程。不含氢的电离室测快中子的灵敏度将比组织等效电离室低得多，而由适当选择的低原子序数材料做成的空腔电离室测量光子吸收剂量的灵敏度却大致相同。用一个含氢的和一个不含氢的电离室在中子-γ 混合场中测量，可以区分中子和 γ 辐射的吸收剂量。

设有一个组织等效的剂量计 T 和一个不含氢的剂量计 U（均不限于电离室），它们在中子-γ 混合场中的相对响应 r_T 和 r_U 可表示为

$$\begin{aligned} r_T&=k_TD_n+h_TD_r \\ r_U&=k_UD_n+h_uD_r \end{aligned} \tag{2-328}$$

式中 k_T 和 h_T 是组织等效剂量计 T 对中子和 γ 辐射的相对灵敏度；k_u 和 h_u 是不含氢的剂量计对中子和 γ 辐射的相对灵敏度，D_n 和 D_r 是混合场中的中子和 γ 射线的吸收剂量。由（2-328）式可以求得混合场中的 D_n 和 D_r：

$$D_n=\frac{h_U r_T-h_T r_U}{h_U k_T-h_T k_U}$$
$$D_r=\frac{k_T r_U-k_U r_T}{h_U k_T-h_T k_U} \tag{2-329}$$

两个剂量计对 γ 射线的灵敏度以及组织等效剂量计对中子的灵敏度可以认为均等于在 $^{60}Co\gamma$ 参射束中的灵敏度 S_c，因而 $k_T=h_T=h_U=1$。这时中子和光子在组织等效介质中的吸收剂量的表达式可以简化为

$$D_n=\frac{r_T-r_U}{1-k_U}$$
$$D_r=\frac{r_U-k_U r_T}{1-k_U} \tag{2-330}$$

于是，根据两个空腔电离室的相对响应 r_T、r_U 和不含氢的一个电离室的相对中子灵敏度 k_U，即可求得混合场内中子和光子的吸收剂量。图 2-50 给出了几种无氢空腔电离室的 k_U 随中子能量变化的曲线。

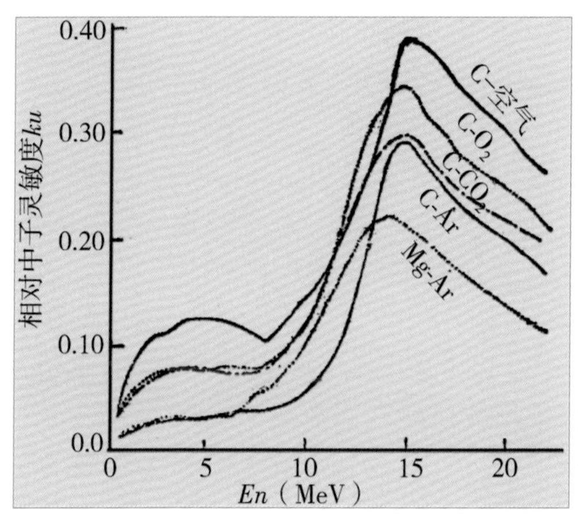

图 2-50　无氢电离室相对中子灵敏度与中子能量的关系

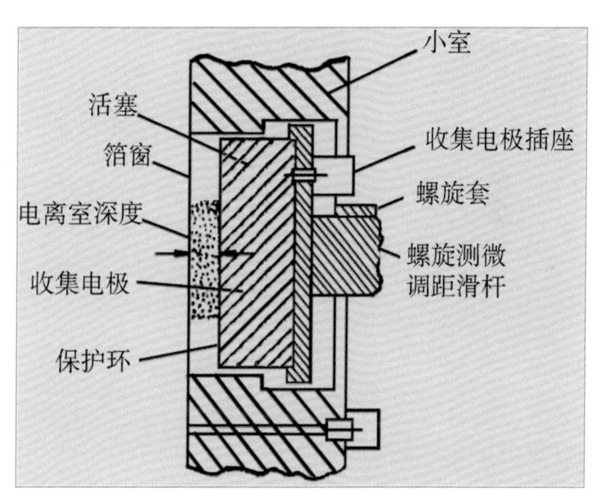

图 2-51　外推电离室

镁壁电离室，0.5 cm^3 圆柱形；石墨电离室，2 cm^3 球形；电离室充 1.013×10^5 Pa 不同气体（图 2-51）。

（六）OSLD——光释光剂量计

OSL 是英文 Optically Stimulated Luminescence 的缩写，可将 OSL 译为光释光。对应的 Thermally Stimulated Luminescence"（简称为 Thermoluminescence）被译为热释光。国际固体剂量协会主席 S. W. S. Mckeever 在第 13 届国际固体剂量学会议特邀报告"新世纪的发（释）光剂量学前沿"（"New Millennium Frontiers of Luminescence Dosimetry"）一文中指出新世纪发光剂量学的前沿是光释光（OSL）剂量学和空间剂量学（Space Dosimetry）。OSL 作为个人剂量技术有一个较长的起源。早在 1956 年，在苏联的一次和平利用原子能会议上，苏联科学家 Antonov Romanovskii 第一次提出了 Infrared-Stimulated Luminescence，在 1965 年的国际发光剂量会议（International Conference on Luminescence Dosimetry）上，Braunlich 等进一步阐述了 OSL。由于没有好 OSL 材料和测量方法及热释光的迅速发展，OSL 并没有很快在辐射剂量测量中应用。直到 1996 年，采用 α-Al_2O_3:C 作为 OSL 材料和 POSL 脉冲光释光（Pulsed Optically Stimulated Luminescence）技术，光释光在辐射剂量测量方面的研究才有突破性的进展。近些年光释光在辐射剂量测量的应用日趋成熟，美国蓝道尔（Landauer）公司已开发出用于个人剂量监测的商用 OSL 剂量系统，丹麦也已开发出商用 OSL 测量仪。

好的 OSL 材料要求同时具有：高的辐射灵敏度、高的光激发效率、低的原子系数和在室温好的信号稳定性。从 OSL 的发光机制可以看出，具有热释光性能的材料都或多或少地具有 OSL 性能。目前可

用的 OSL 材料可以分为天然材料和合成材料两大类。但天然材料的测量下限一般较高，不适应低剂量测量。天然材料主要用于地质年代和考古研究。用于 OSL 的合成材料主要有陶瓷和热释光材料。最早建议用 MgS、CaS、SrSd 等掺杂 Ce，Sm，Eu 等稀土元素的磷光体作为辐射剂量测量的光释光材料。中国科学院新疆理化技术研究所利用 CaS:Ce、CaS:Sm 材料、红外激光器、光电二极管以及信号处理及数据采集电路，搭建了一套光释光辐射剂量测试系统。这些材料对辐射具有较高的灵敏度，且有较高的发光效率，但它们在室温就有明显的衰退，有较高的有效原子序数，有强的能量响应，不太适合个人剂量。α-Al_2O_3:C 是目前研究最深入的材料，也是目前唯一商用的光释光材料。阴离子缺陷的 α-Al_2O_3:C 是苏联科学家 M. S. Akselrod 等于 1990 年报道的一种高灵敏的单晶热释光剂量计，并于 1992 年再对该种材料的热释光剂量学特性进行了系统报道。1995 年在匈牙利召开的第十一次国际固体剂量学学术会议上 B. G. Arkey，S. W. S. Mckeever 等对该种材料的 OSL 特性的研究进展进行了报道。目前，OSL 剂量计的 α-Al_2O_3:C 可从 Harshaw Saint-Gobain，Rados，Landauer Crystal Growth Facility，Nextep Technologies. Urals，Latvia 等处获得。

作为热释光材料 α-Al_2O_3:C 具有高的灵敏度、发光曲线简单、宽的线性范围等优点。但作为热释光材料，在实际应用中存在两个主要问题：一是热淬灭现象。热诱导的其灵敏度变化，读数仪的升温的稳定性对热释光灵敏度的影响较大。另一个是由于对光的极度敏感而产生的光衰现象。然而正是由于 α-Al_2O_3:C 较强的光衰减性能却使得其成为很好的 OSL 材料，比热释光具有明显的优点。

α-Al_2O_3:C 的发光机制：按照一种假设 C 被认为作为杂质进入了单晶的晶格形成空穴中心。V. Kortov and I. Milman 比较研究了 α-Al_2O_3:C 单晶和纯的 α-Al_2O_3 单晶的 TL 和 ESR 谱，来推测杂质在形成 TL 的作用。研究表明：α-Al_2O_3:C 的剂量峰与在单晶的晶格中 C 离子的存在无关。C 离子在形成 TL 的作用在晶体的生长阶段是重要的。在 C 存在情况下的晶体生长确保了在晶体的晶格中高浓度、热稳定的氧空穴。α-Al_2O_3:C 的最新发展是能够按 TL 和 OSL 进行优化。

1. OSL 的基本原理　光释光是光激发时从绝缘体或半导体中发射的光，是物质预先吸收了辐射能之后的光激发光。产生光释光的三个基本要素：第一，材料必须是绝缘体或半导体，金属不存在这种发光特性；第二，这种材料在受辐射照射的同时必须吸收能量；第三，用光激发的方法可激发出光子。OSL 强度是样品吸收辐射剂量的函数，因此可用于辐射剂量的测量。

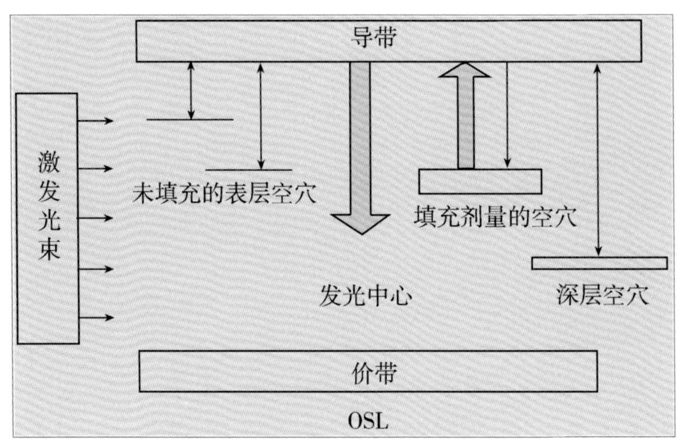

图 2-52　OSL 发光机制示意图

光释光的基本原理与热释光的基本原理相似。OSL 剂量片受到射线照射后，所产生的电子空穴对会被晶格缺陷捕获，用特定波长的光激发受过辐照的晶体，导致电荷从空穴场运动到发光中心，晶体受入射光激发后的发光量与晶体所受剂量和入射光的强度成正比，激光（laser）或发光二极管（LED）发出的光所提供能量，使得电子从空穴激发至导带和发光中心，只有很少数电子被激发，使得剂量计具有了重复分析能力。发光量取决于剂量计所接受射线的剂量大小和入射光的强度。OSL 发光机制如图 2-52 所示。另外，OSL 过程可以选择激发光的波长来释放一般 TL 过程无法释放的被较深的电子陷阱俘获的电子，从而 OSL 的测量灵敏度可比 TL 高。

2. OSL 测量方法 OSL 测量有两种基本方法：连续式和脉冲式。连续式 Continuous Wave（CW）OSL：发光在激发过程中被连续监测直到所有被“俘获”的电子全部被排空。通过滤光片区分激发光和发射光，即通过波长来分辨。脉冲式 Pulsed OSL：发光在激发脉冲之间被同步监测。通过快门区分激发光和发射光，即通过时间来分辨。此方式比连续式明显减少了滤光系统，且同步监测方法具有高灵敏和快速的优点。另外还有一种 LM-OSL（线性调制光释光）：在 OSL 读出时激发光强度线性增加，开始 OSL 输出信号随激发光强度的增加而线性增加，当陷阱开始排空时非线性下降直到零。此种方式有利于鉴别不同陷阱的 OSL 信号。

激发光源可采用多种光源，如 Akselrod 和 McKeever 利用的 Nd:YAG 激光器、Aitken 利用的氩激光器、宽带光激发、绿光、红光、蓝光发光二极管等。光探测系统可用光电倍增管、CCD、APD 光电二极管和 PIN 光电三极管等。利用 1.2 W 的激光激发，采用 a-Al_2O_3:C 和光电倍增管可监测 1 μGy 的低剂量，且采用脉冲激发方式，可以多次测量，剂量可重估。利用发光二极管为激发设备，采用单脉冲激发方式，1 mGy 的剂量能被测量；采用多个脉冲激发方式，最小可探测剂量能进一步减小。发光二极管为激发光源的优点是由于适合的发射带而不需要激发光滤光片、易使用和好控制、低功率和便宜。利用光电三极管代替光电倍增管，能进一步减小体积、降低功耗，甚至无须高压。10 mGy 的剂量能被测量：激发光强度线性增加，可获得峰形式的发射光，而不是衰退形式的发射光。最近美国蓝岛尔（Landauer）公司已开发出用于便携式的剂量监测的商用 OSL 剂量系统，采用发光二极管阵列作为激发光源，线性范围为 10 μGy 到 10 Gy。

图 2-53 是美国蓝道尔公司 Inlight 200 型光致发光剂量计测量装置示意图。测量过程是由光源产生激发光，由计算机控制的快门生成脉冲激发光，样品受激发后释放出的荧光信号直接从样品反面用光电倍增管测量，发光信号由计算机控制的快门与激发光分离。在光测系统中有一个恒定的^{14}C 放射性参考光源，它具有发光均匀、性能稳定等特点，用来监督读书器的工作状态。

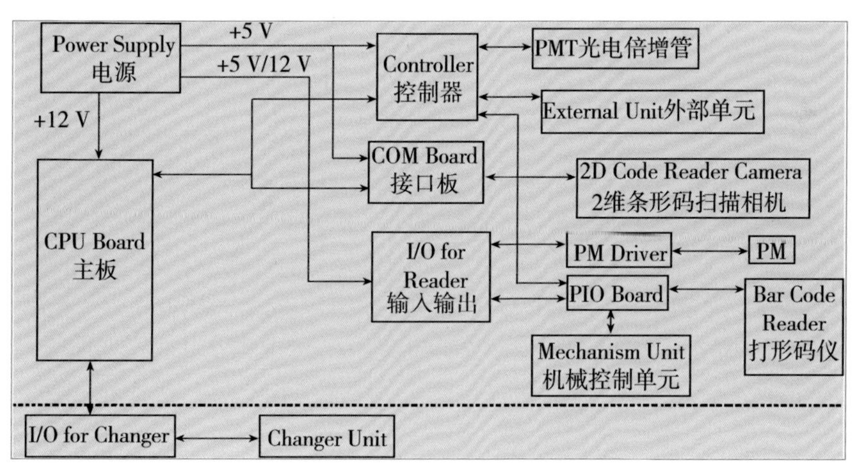

图 2-53 OSLD 测量装置示意图

通常情况下，热释光法以线型加温方式获取样品的发光曲线，因此具有多个能级陷阱的样品的发光峰可叠加而呈波状起伏（图 2-54a）；而光释光法多以单一能量的激发光激发，得到的发光曲线为单调下降（图 2-54b）。这易造成一种假象，似乎光释光的发光曲线只具有一种单一的能级陷阱。事实上，即使同一个样品的天然释光，经不同波段激发形成的发光水平也有明显差异。

3. OSLD 辐射剂量测量的特点及优点 光释光相对其热释光具有如下特点及优点：①光释光的主要优点是全光学不用加热。②TLD 在读出过程中被加热，灵敏度发生变化，需要经过复杂的热处理来恢复其初始灵敏度。因为 OSLD 读出可在室温中进行，热诱导的灵敏度变化不存在。避免了热释光材料的热淬灭现象。③利用 OSLD 读出比 TLD 读出能有较大的灵敏度，原因是在高温中脱失的陷阱电子

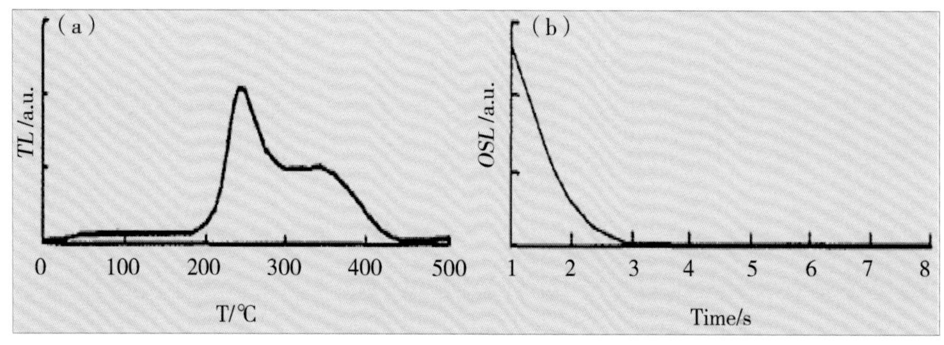

图 2-54 典型样品的热释光曲线（a）和光释光曲线（b）

有较大可能的非辐射复合。这就意味着由光激发脱失的陷阱有较大的数目导致光子发射。④采用脉冲式测量系统结合高灵敏度的 OSL 材料，剂量计可以读取多次，即提供了复读的机会。⑤读出过程的全光学性，容许使用"塑料"剂量计，可以制作出耐用的剂量计。⑥读出过程可以非常快，小于 1 秒，可快速分析大量的剂量计。⑦扩大了线性范围。

美国蓝道尔公司 Inlight 200 型 OSL 剂量仪和 RGD3 型热释光剂量计的特点（表 2-36）。通过对这两种计量仪比较可见，OSL 剂量仪具有可重复测量，读取速度快，受环境影响小等特点。

表 2-36 OSLD 与 TLD 剂量仪特点比较

性能	OSLD	TLD
测量速度	测读快速，280 剂量计/小时	60～100 剂量计/小时
复读能力	具有复读能力	只可测读一次
退火	剂量累积到一定程度时对剂量计进行重置	每次测量需要退火及灵敏度测定过程
环境影响	受热、湿度及化学因素的影响很小	对热、化学因素较敏感

4. OSLD 应用　光释光剂量计已广泛用于个人剂量、环境剂量、医学剂量、空间剂量等领域。在个人剂量中利用 OSLD 的进展主要集中在利用脉冲激发技术（POSL）作为剂量工具，采用 α-Al_2O_3：C 作 OSL 材料。除了具有上述的优点外，还由于高灵敏使得剂量成像成为可能。据统计全球约有 500 万套个人剂量计，其中 25%用光释光。在环境剂量方面，OSL 比 TL 灵敏度高，有好的能量响应，能快速测量环境光子剂量率。在医学剂量方面，光释光的高灵敏和全光学，使得在放射治疗中精确且近实时的内剂量成为可能。在空间剂量学方面，小型化、重量轻、低功耗的 OSL 系统可用于飞船内等进行空间剂量监测。另外 OSLD 可以代替目前使用的 X 光胶片，用于医学成像中，结合光纤用于遥测。

第三章　肿瘤放射治疗的设备与技术

随着基于传统加速器放射治疗技术的发展，新型放射治疗设备在设计上进行了很大的改进和创新，其照射精度和剂量率更高，并融合了图像引导放疗（IGRT）技术，使肿瘤定位更加精确。多模态影像引导技术已成为主要配置方式，部分影像系统兼具治疗中肿瘤的实时追踪和剂量验证。MRI 由于其在软组织成像方面的独特优势，以及无电离辐射损害，在靶区定位（大孔径 MRI 模拟机）和影像引导（融合到放射治疗系统中）越来越受到青睐。新型设备在专用功能上不断强化和提升，如在 SBRT 和 SRS 方面的配置更加丰富。这些对不规则形状的肿瘤照射具有很好的适形度，同时能保护邻近的危及器官，使得这些系统更适用于剂量递增方案，有望提高肿瘤控制率和减少毒副作用。大部分新设备配备了集成的放射治疗计划软件和输出硬件。SRS/SBRT 目的在于用极少的分次输出高剂量，这意味着一个几何失误的后果可能是灾难性的。几何失误的来源有很多，包括但不限于患者摆位变化和肿瘤运动。因此，支持更为准确的患者摆位、靶区实时追踪及自适应放射治疗的系统，对增强 SRS/SBRT 的安全性和效率至关重要。

不同制造商采用了不同的技术，并把不同的软件、硬件工具融入他们的设计中。每种技术的射束产生、建模、治疗方式、MLC、限光筒、剂量率、治疗计划系统和采用的 IGRT 都各不相同。一些设备的技术与经典的 C 形臂加速器技术也不同（CyberKnife，Hi-ART，ViewRay 和 Vero）。在这里需要注意的是，无论硬件（如放射治疗设备、质控设备、数据通信设备、附属配套设备）和软件（如 TPS、治疗机控制软件、影像引导软件、呼吸运动管理软件）多么先进和安全，总有自身的长处和短处，总有其极限，没有全能的设备，我们应最大限度地发挥其长处，避开其短处。同时，存在诸多的“黑匣子”，诸如 TPS、图像引导和形变配准的算法、剂量预测、自适应算法等，随着新技术的高度复杂化和数字化，这样的“黑匣子”会越来越多。我们要充分了解其技术原理和性能特点，科学合理应用。

第一节　放射治疗技术发展

一、三维适形放射治疗（3D-CRT）技术

通过适形挡铅或者多叶光栅（MLC）形成照射野，让照射野与肿瘤形状贴合一致。基于三维的 CT 影像进行计划设计、放射治疗剂量计算和计划评估，通过重建三维的肿瘤结构，在不同方向设置一系列不同的照射野，并采用与病灶形状一致的适形挡铅，使得高剂量区的分布形状在三维方向（前后、左右、上下方向）上与靶区形状一致，同时使得病灶周围正常组织的受量降低。该技术是放射治疗从平面二维到空间三维的突破（图 3－1）。

二、调强适形放射治疗（IMRT）技术

IMRT 是通过调整射野的强度分布，可以实现剂量分布与靶区高度适形，从而能够在提高肿瘤剂量的同时更有效地保护周围的正常组织。该技术主要通过多叶光栅（MLC）的移动来调节不同照射野的束流强度，进而实现对肿瘤靶区放射治疗剂量的多自由度控制。其优势在于可以更加有效地减少对肿瘤附近正常器官的照射，更好地保护正常器官。同时，可针对肿瘤靶区不同区域给予不同的照射剂量（即

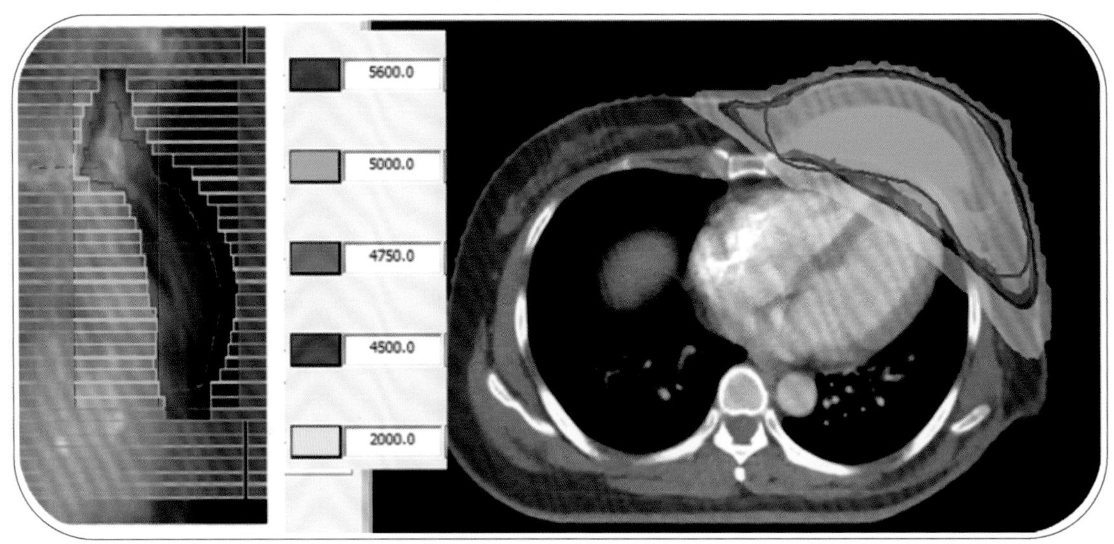

图 3-1　三维适形放射治疗技术照射野与剂量分布

同步推量调强放射治疗技术，SIB），有效提高肿瘤高危区域的剂量以获得更高的肿瘤控制率。调强适形放射治疗技术是目前的主流技术，适用于大部分的肿瘤放射治疗（图 3-2）。

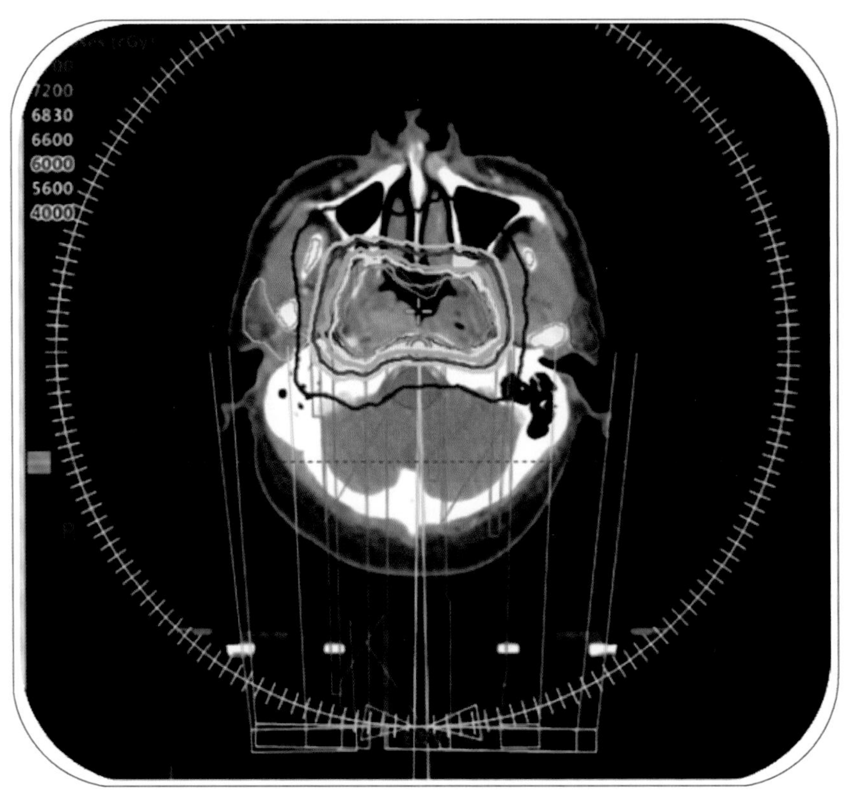

图 3-2　高度贴合肿瘤靶区的剂量分布

三、容积旋转调强放射治疗（VMAT）技术

该技术属于调强放射治疗的一种，实现方式是通过治疗过程中机架连续旋转、MLC 连续移动、剂量率连续变化，三者变化同步进行，根据肿瘤靶区形状和照射剂量需求进行多参数多目标同时优化设计，最大限度满足肿瘤治疗的个性化需求。具备治疗时间短、剂量分布优、患者舒适度好的显著优势（图 3-3）。

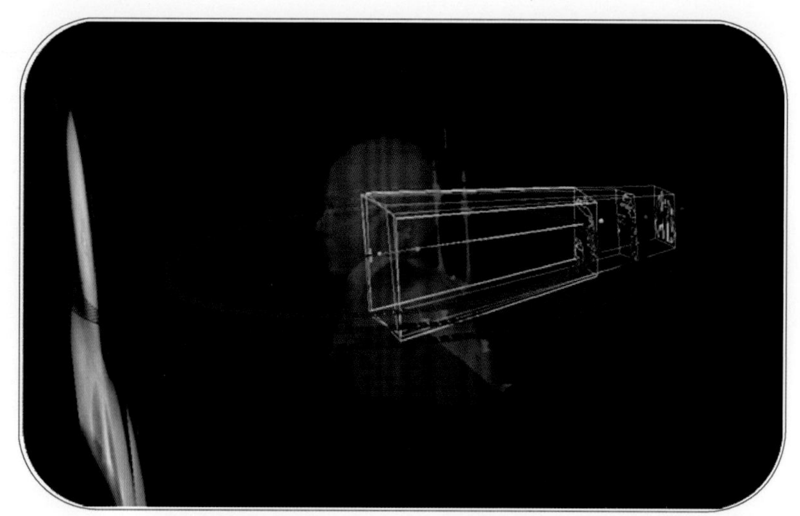

图 3-3　容积旋转调强放射治疗可实现围绕患者 360 度连续旋转照射

四、螺旋断层放射治疗（TomoTherapy）技术

该技术是光子线静态放射治疗的巅峰。可实现 40 cm 宽 160 cm 长的范围内上万个子野数目的超高调制，使治疗剂量能够完全按照肿瘤的形状来包绕，有效避开正常组织，有力扼杀肿瘤，减轻正常组织受照剂量。同时该系统集成低剂量兆伏级影像 CT（MVCT），确保治疗计划的完美实施，实现位置与剂量的双精准治疗。尤其满足多个病灶、长靶区等疑难复杂病症的放射治疗需求（图 3-4）。

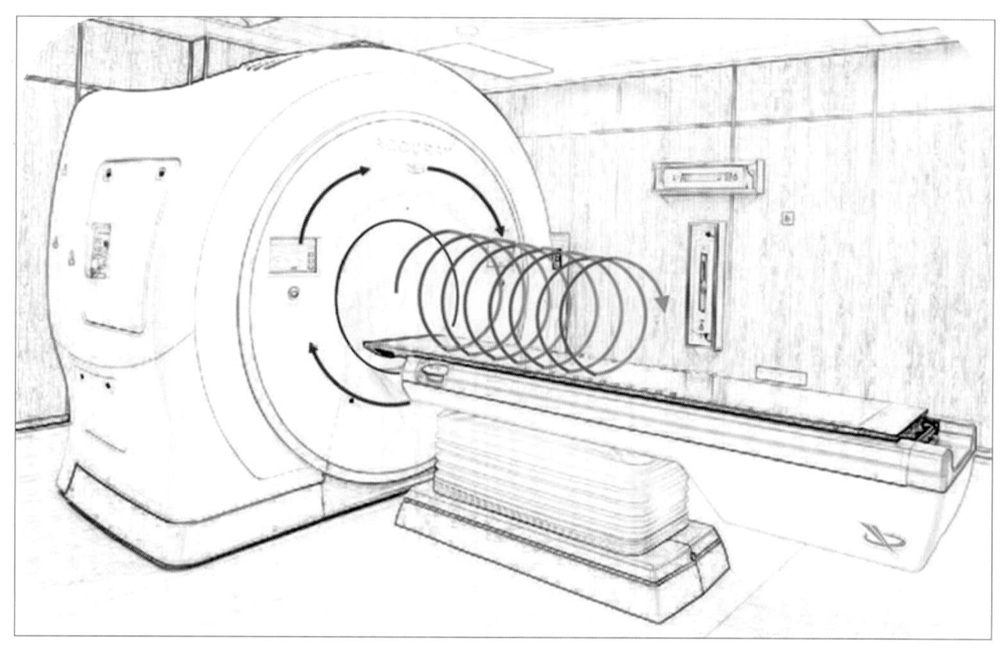

图 3-4　螺旋断层照射示意图

五、立体定向放射治疗（SBRT/SABR）技术

该技术采用多个共面或者非共面照射野使 X 射线从不同方向聚集到肿瘤，对肿瘤产生高剂量、快跌落的剂量分布。单次或少数几次治疗即可损毁肿瘤，有效保护正常组织。该技术需配合高精度的定位装置和图像引导使用，如立体定向框架，塑形垫等，保证治疗的高度精确性。与超高剂量率（FFF）技术联合使用可减少治疗时间，提高肿瘤外剂量跌落梯度，更好地保护周边正常器官，多适用于小体积病

灶情况。同时联合免疫治疗，可以充分发挥其独特的放射生物学优势（图 3－5）。

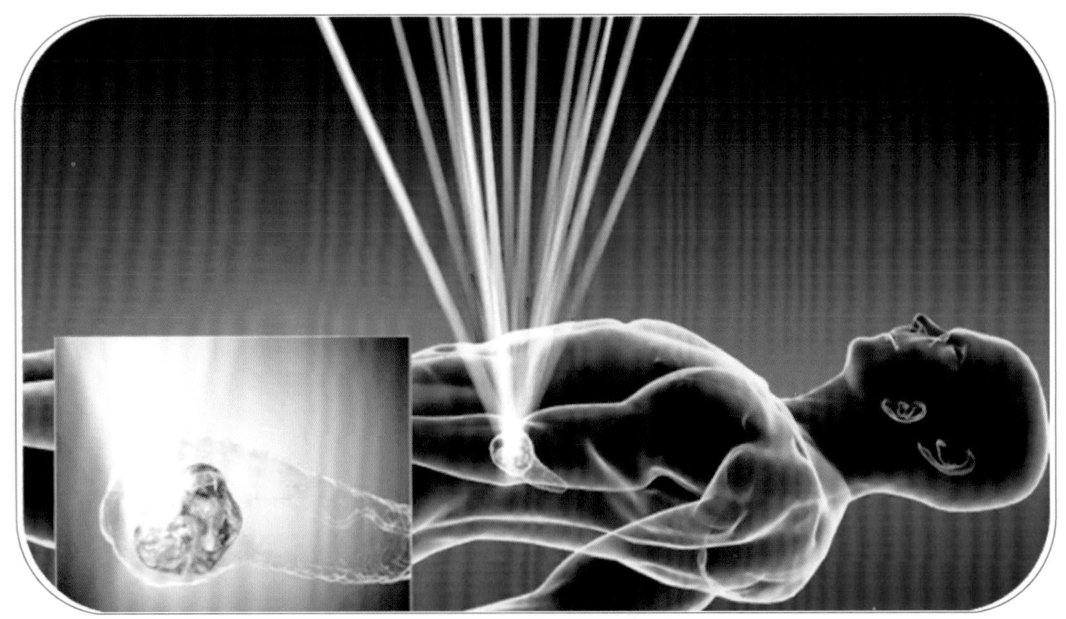

图 3－5　立体定向放射治疗—多个方向角度聚焦肿瘤高剂量照射

六、三维近距离放射治疗（Brachytherapy）技术

近距离治疗是精确放射治疗不可缺少的重要组成部分，是“妇科肿瘤”治疗必不可少的技术手段，俗称“三维后装治疗”。后装治疗是利用人体天然的管道和腔道，直接将放射源置入到肿瘤部位照射的一种方法。湖南省肿瘤医院在湖南省最早开展三维近距离放射治疗技术，疗效已远超二维技术，毒副作用也大幅减少。该技术以 CT/MRI 图像为基础，精确定位肿瘤的三维空间位置，经过三维计划、剂量计算与评估，精准控制放射源（铱 192）在肿瘤内部的驻留位置和驻留时间，使肿瘤达到高剂量分布的同时而周围正常组织中的剂量快速跌落（图 3－6）。

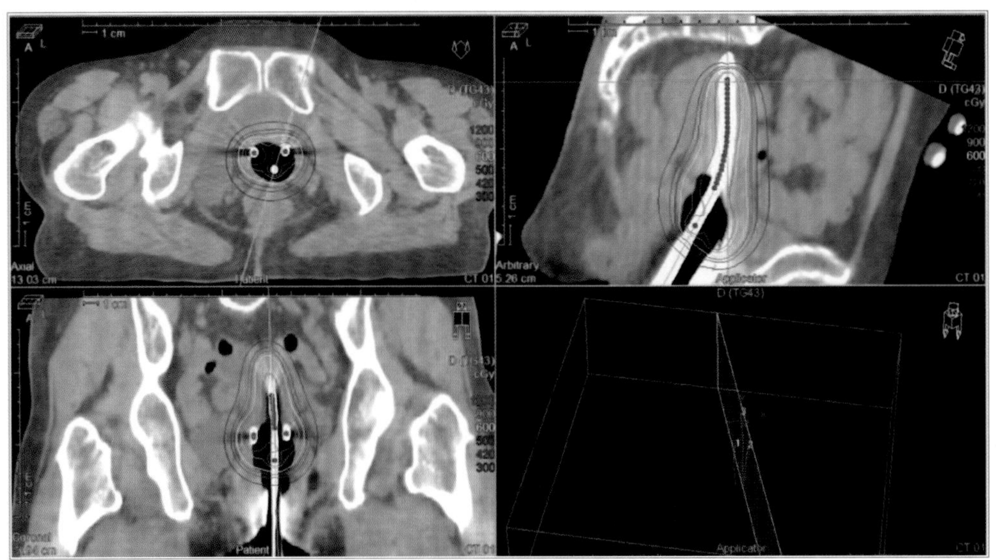

图 3－6　三维近距离放射治疗技术

七、图像引导放疗（IGRT）技术

图像引导放疗是一种利用影像设备的成像技术，在患者治疗过程中对其肿瘤及正常器官进行实时监

控，进而及时调整照射范围。该技术可精准把控解剖组织在治疗过程中的运动和分次治疗间的位移误差，并能根据患者器官位置的变化，同步调整治疗条件，使得照射野可紧紧“追随”靶区。图像引导系统包括二维影像（EPID 系统）、锥形束 CT 影像（3DCBCT 系统、4DCBCT 系统）、超声影像引导系统等。此外，利用六维治疗床可实现治疗床在平移和旋转总共 6 个方向上的位置修正，达到更高的治疗精度（图 3－7）。

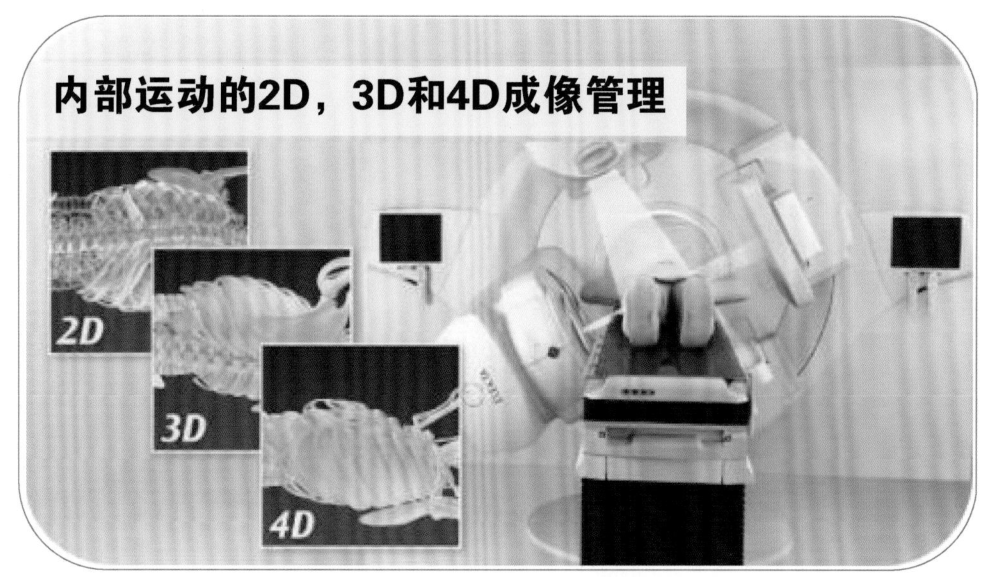

图 3－7　图像引导放疗技术

八、呼吸门控技术

由于人体在正常呼吸时相关胸腹腔脏器会随之移动，如果不控制呼吸，放射治疗中靶区（肿瘤）可能随之移出照射区，使治疗有效性下降。放射治疗为了避免此问题，通常需将照射区域扩大，从而导致正常组织损伤增大。呼吸门控技术就是通过人为干预呼吸，减少胸腹腔脏器的移动，减少放射治疗中靶区（肿瘤）移位，提高放射治疗的准确性，降低放射毒性（图 3－8）。

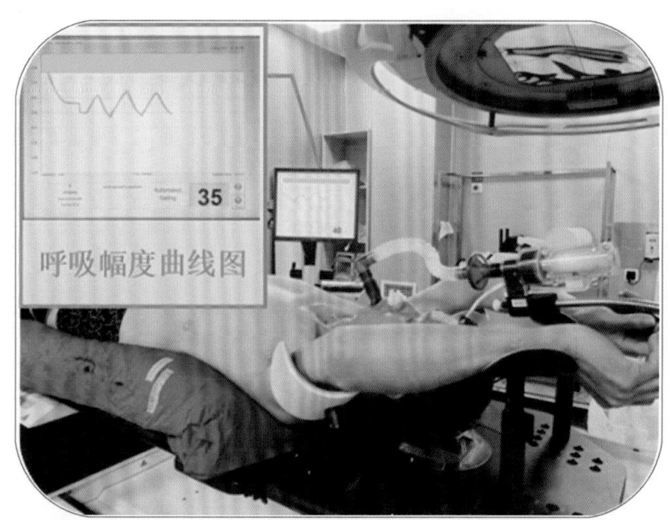

图 3－8　治疗时实时监控患者呼吸状态曲线

九、体表光学追踪引导放射治疗技术（SGRT）

该技术是一种高效的放射治疗患者体位检测及管理技术，属于图像引导的一种。体表光学追踪引导放射治疗技术（SGRT）拥有高空间和时间分辨率、实时监控、无辐射的优势。随着技术的发展，其精度日渐提高，已经应用于指导患者治疗摆位，分次内肿瘤运动监控以及呼吸门控技术等临床治疗中。SGRT 系统通常由投影器和一个或多个红外线摄像头组合而成，以采集患者的实时三维体表信息并重建显示。在此技术的基础上还可实施深吸气屏气（Deep Inspiration Breath Hold，DIBH）技术，以达到对患者的呼吸运动管理，左乳腺癌患者使用该技术可有效减少心脏的照射剂量，降低心脏放射性并发症概率（图 3－9）。

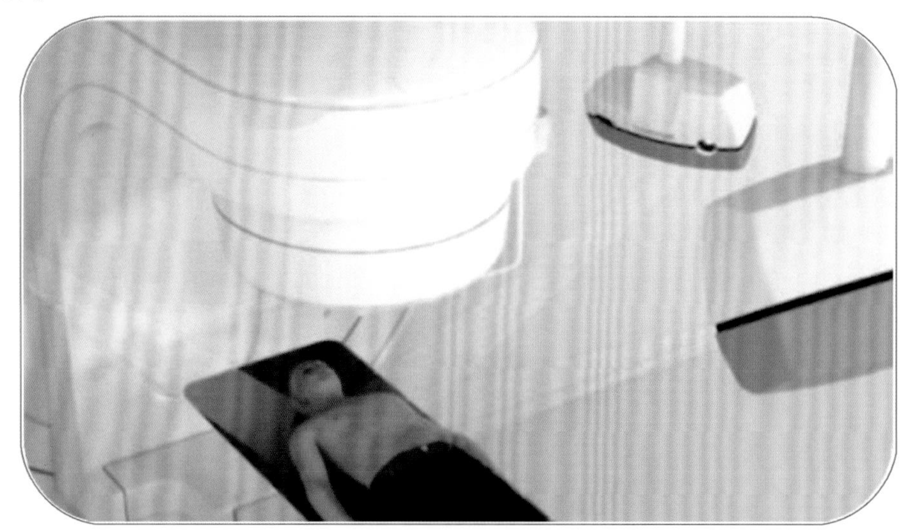

图 3－9　红外线相机对患者体表轮廓进行三维追踪成像

第二节　放射治疗设备

一、外照射设备

（一）医用电子直线加速器

医用电子直线加速器是利用微波电场对电子进行加速，产生高能射线（X 线和电子线），主要用于肿瘤治疗的大型医疗设备。它是医疗器械中的高、精、尖技术相结合的产品，也是医疗器械领域中技术含量最高的产品之一，在世界上也只有少数几个发达国家能够生产。随着我国国产设备在技术、生产规模及市场开发上的不断提高，加之国家对医疗器械行业的重点扶持，其市场占有率将逐步提高（图 3－10）。

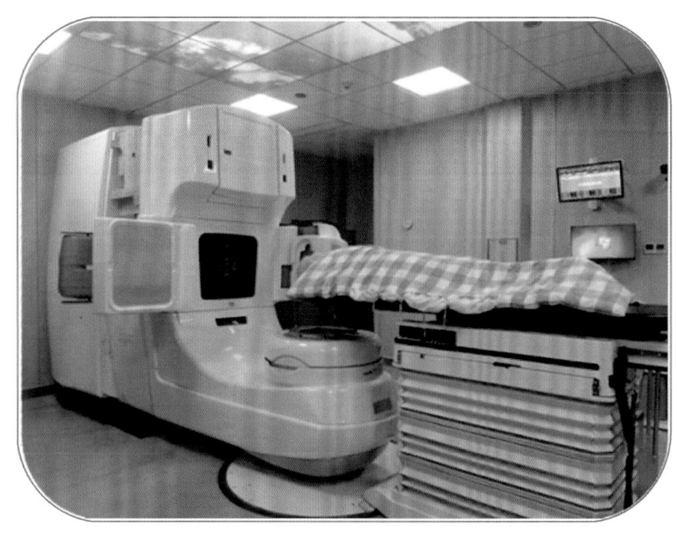

图 3－10　医用电子直线加速器

（二）螺旋断层加速器（TOMO）

螺旋断层加速器不同于传统加速器只从几个固定射野或者固定弧度进行照射，它设计为围绕患者螺旋断层照射。TOMO 把 6MV 直线加速器安装在 CT 滑环机架（与诊断 CT 使用相同的技术）上，窄扇形射线照射野可以环绕机械等中心做 360°连续旋转照射。机架旋转的同时，治疗床根据机架等中心进床，照射野射线围绕患者产生了一个螺旋形照射通量图。治疗过程中机架按照特定的恒速旋转，每旋转一圈有 51 个方向的调制射野。相当于把肿瘤分割成一段段，类似于“吐司面包片”一样分层进行照射。连续的螺旋照射方式解决了层与层衔接处的剂量不均匀问题（图 3 - 11）。

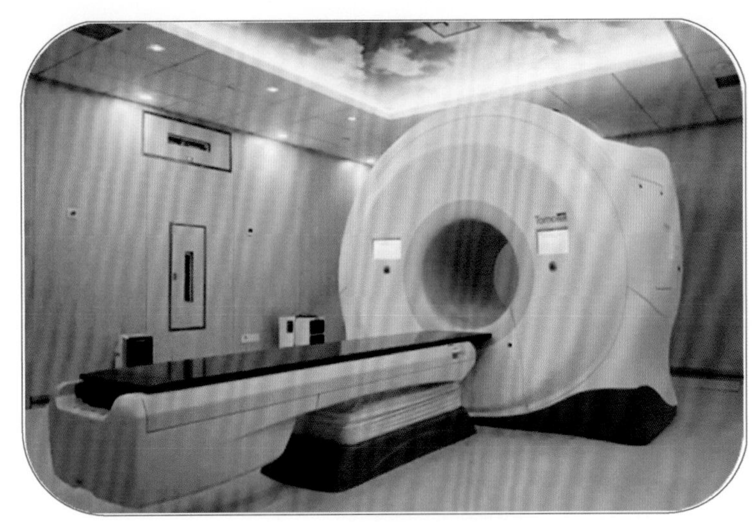

图 3 - 11　螺旋断层加速器

（三）质子治疗设备

质子治疗系统是一套庞大、复杂而又极其精密的高科技设备。其原理是通过回旋加速器加速质子，将质子射束加速到 16 万 km/s（约 2/3 的光速）。质子治疗独具布拉格峰剂量分布曲线，它可以近乎理想地实现肿瘤部位的“定点爆破”，即将质子射束直接输送到肿瘤处集中释放能力，杀灭肿瘤癌细胞，随后射线能量急剧下降至很低水平，肿瘤周围的健康组织和器官受到的照射极低。“增效减毒”是质子治疗最大的优势（图 3 - 12）。

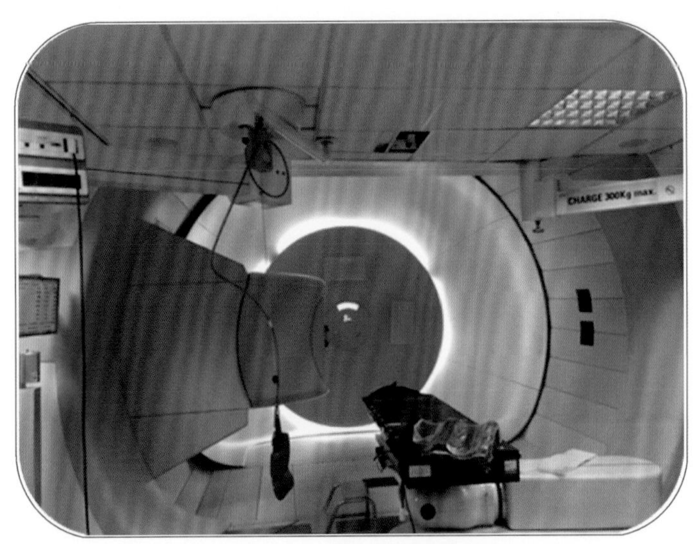

图 3 - 12　质子治疗设备

（四）伽马刀治疗设备

伽马刀放射治疗是治疗肿瘤的手段之一，伽马射线是一种具有很高能量的射线，它采用多个钴 60

源和非共面小野（如 201 个准直器孔的小野），应用立体定向框架，以一种非常准确的方式，把高的放射剂量投照到小的肿瘤靶区上，这是一种单次的大分割放射治疗。对比射波刀和直线加速器，伽马刀的精度更高，误差范围更小（小于 0.5 mm），但需要的摆位时间和治疗时间更长，更适范围较小的，动度不大的病变。借助于 CBCT、MR 等影像技术的改进以及计算机科学的迅猛发展，伽马刀的疗效也随之变得更加精确、可靠（图 3－13）。

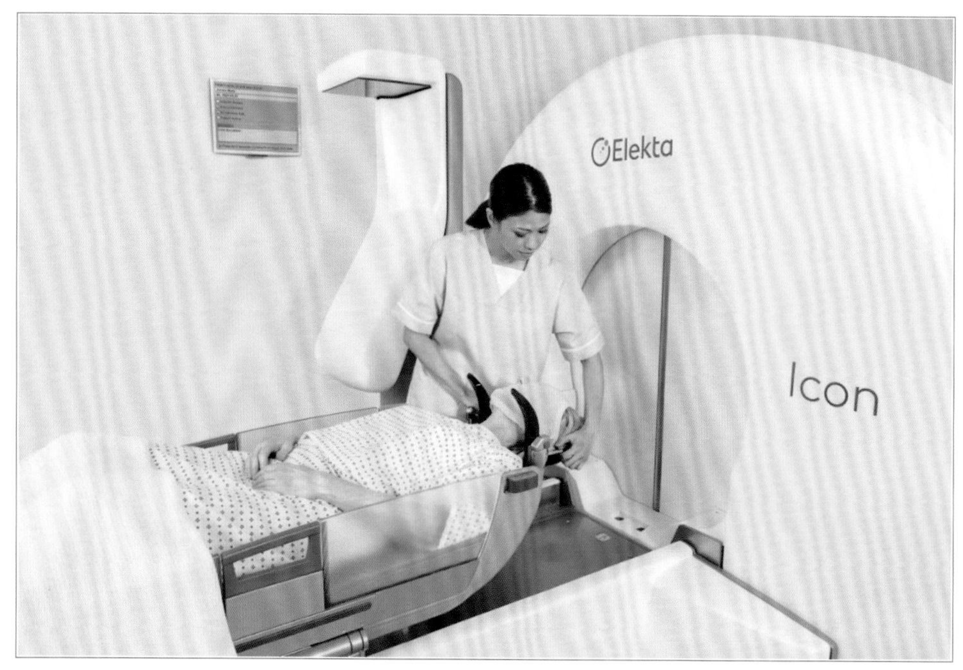

图 3－13　伽马刀治疗设备

二、内照射设备

内照射放射治疗设备主要包括后装治疗机。别看它个头小，却在放射治疗中发挥着外照射不可替代的作用。后装治疗机的原理是治疗时先将不带放射源的治疗容器（施源器）置于治疗部位，然后在安全防护条件下用遥控装置将放射源通过导管送到已安装在患者体腔内的施源器内进行放射治疗，由于放射源是后来装上去的，故称之为“后装”。后装放射治疗是指先将不带放射源的施源器置于治疗部位，由电脑遥控放射源送入施源器进行放射治疗。三维后装放射治疗技术较二维后装放射治疗技术优势明显，可使正常组织和肿瘤范围明确、可通过组织间插值的方式人为构建施源器通道、可根据靶区需要个体化布源、可更好地平衡肿瘤与周围器官之间的剂量。该技术极为有效地辅助了外照射放射治疗，不仅使较多中晚期宫颈癌患者得到了根治，亦使不愿意或者不能手术的早期患者取得和手术切除同样的治疗效果（图 3－14）。

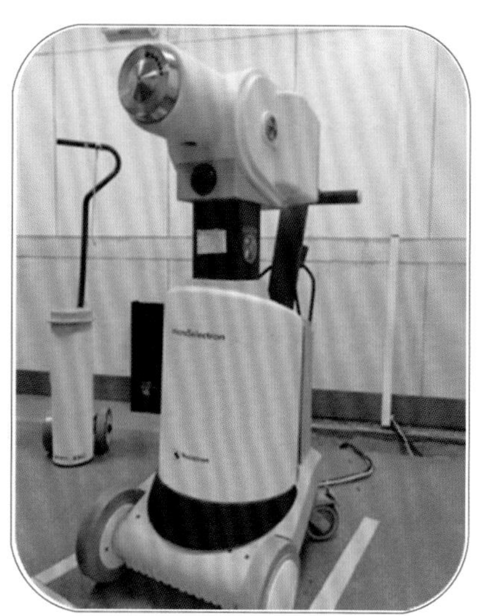

图 3－14　后装治疗机

三、放射治疗辅助设备

（一）大孔径 CT 模拟定位机

它主要用于获取患者在治疗体位下的三维或四维 CT 影像。放射治疗医师在 CT 影像上对肿瘤靶区进行精准定位和勾画标注。在四维 CT 影像采集模式下，可以监测患者的呼吸状态和肿瘤运动幅度（图 3－15）。

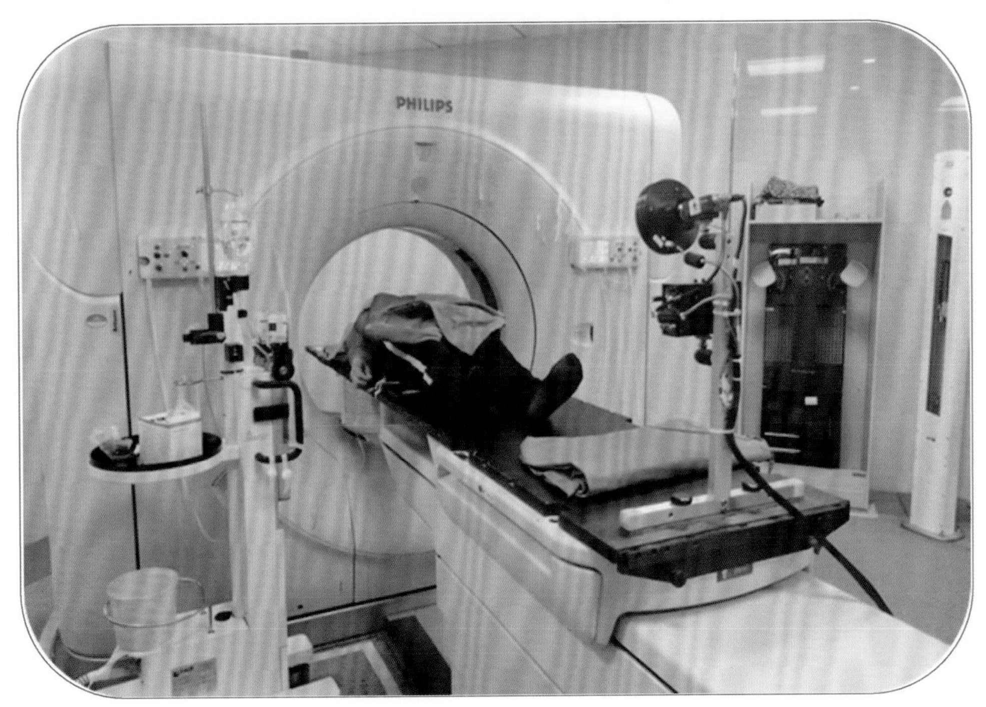

图 3－15　大孔径 CT 模拟定位机

（二）治疗计划系统

放射治疗医师和物理师利用治疗计划系统（TPS）准确勾画靶区，确定最优的照射参数和剂量分布。通过它们可以将所有的放射治疗设备连接起来，形成一个强大的放射治疗网络系统，使放射治疗工作环环相扣、有条不紊（图 3－16）。

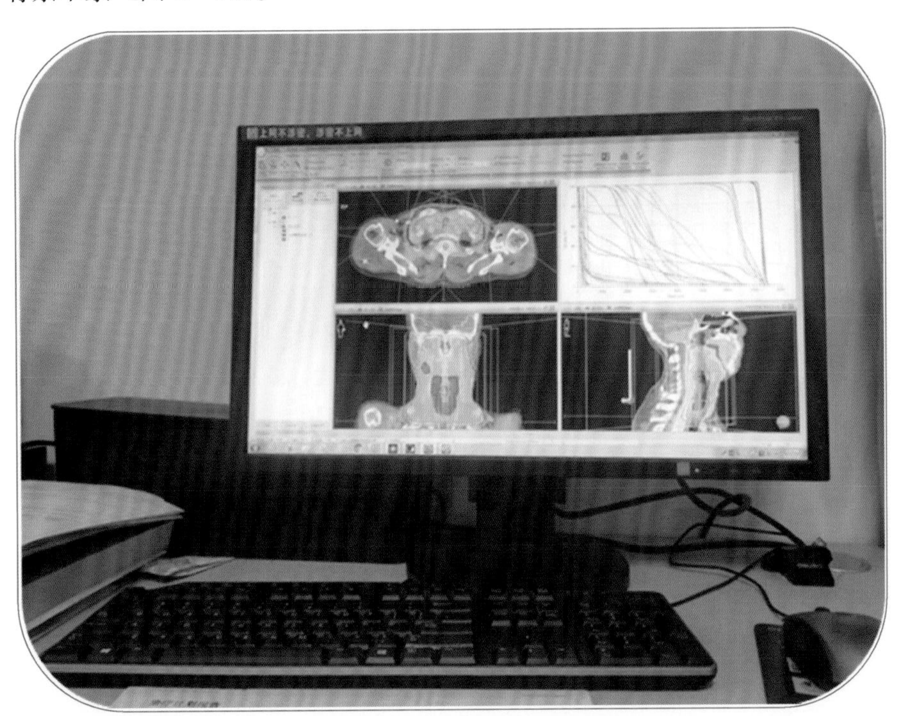

图 3－16　治疗计划系统

（三）剂量验证设备

剂量验证设备包括放射治疗剂量仪、电离室矩阵、人体仿真模体和三维测量水箱等。它们可以对所做的放射治疗计划实施个体化剂量验证，放射治疗流程的端到端（End to End）的临应用测试，确保放射治疗安全有效（图 3－17）。

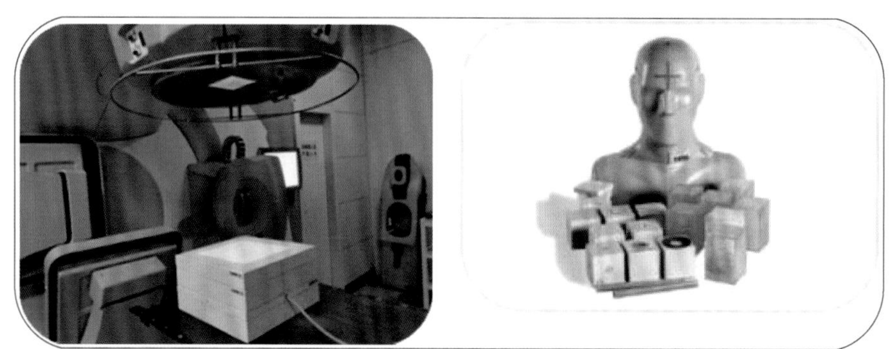

图 3－17 剂量验证设备

四、综合治疗系统

（一）瓦里安加速器及其系统

1. Varian Trilogy 系统 Varian Trilogy 是一个综合治疗系统，可用于开展 3DCRT、IMRT、IGRT、动态自适应放射治疗（DART），以及颅内和颅外立体定向放射治疗。2004 年，Varian 公司发布了 Trilogy Tx 系统，在 Trilogy 基础上对 SRS 技术进行了优化和改进，配置有改进型非晶硅（a-Si）平板图像引导系统、HD120 MLC，剂量率也更高（图 3－18）。Trilogy 平台综合了带有 MLC 的多模态直线加速器、成像系统、患者固定装置、靶区追踪与运动管理，以及治疗计划系统（Eclipse），其他市售 TPS 也可以使用。

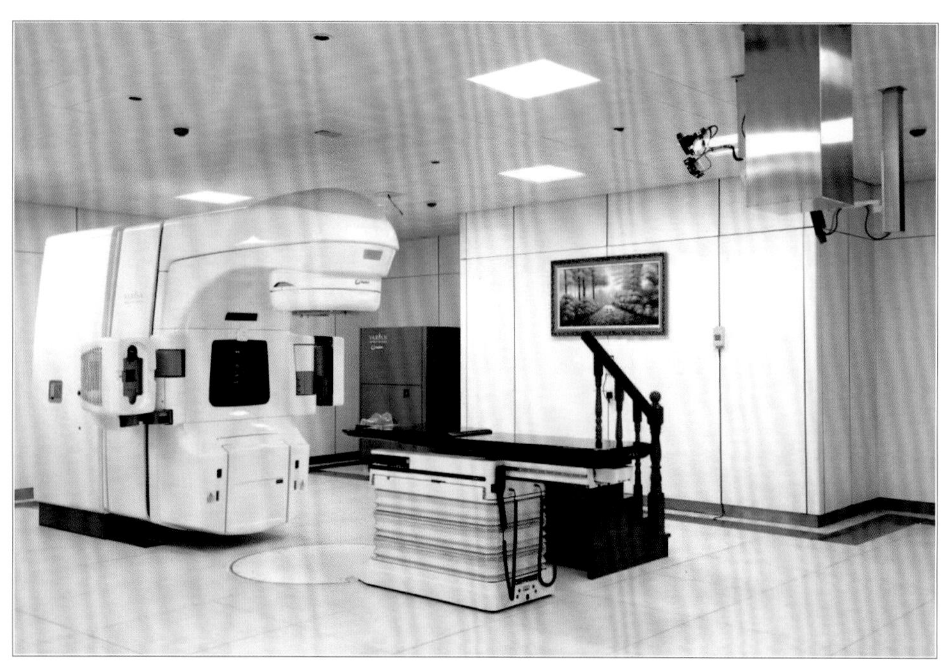

图 3－18 Varian Trilogy 直线加速器

Varian 直线加速器的特点是有一个栅极电子枪，能在 2～3 ms 内控制射束完全开启到完全停止。配有一个波导和一个带有消色差的 3 磁场偏转磁铁，后者与 3D 伺服系统和螺线管耦合。实时射束控制和双密封电离室用作反馈回路，确保射束精确和高度聚焦于靶区，并保持最佳的均整度、对称性和剂量测量的精确性。2 mm 的圆形焦点允许更陡峭的剂量梯度和更清晰的射野影像。Varian SmartBeamTM IMRT 以 2.5 mm×5 mm 分辨率“雕刻”肿瘤，输出的辐射强度水平可超过 250。用小射束剂量叠加可获得与靶区高度适形的剂量分布和陡峭的射野，同时可有效保护正常和重要组织。

新的 Varian 直线加速器的另一个特点是有一个能量开关，该开关能够对立体定向射束在最大剂量深度和 100 cm 的 SAD 处优化波导长度，对所有的能量，输出剂量率最高可达 1000 MU/min。Trilogy 有一个独立的小型滤过器，用 6 MV 射束 1000 MU/min 高剂量率模式对小野治疗进行优化。此功能对 SRT 治疗有用，考虑了每次大剂量输出。

Millennium™MLC 有 120 个叶片，可产生最大射野为 40 cm×40 cm，在中心区 20 cm 的叶片宽度为 5 mm。小叶片使其更适合小病灶的立体定向放射治疗。叶片运行速度快，射野形成更加快速，缩短了治疗时间。MLC 可在静态、动态（分步照射和滑窗出束）和弧形照射模式下运行。对立体定向技术，Trilogy Tx 配有 HD120 MLC 和锥形两种准直器。对于 SRS 模式，在 HDRM 的最大射野为 15 cm×15 cm，每个射野的最大输出剂量为 6000 MU。

动态靶区照射需要多个设备协同完成，包括光学、CBCT、X 射线透视成像以及呼吸门控。MV、kV 和光学图像引导系统用于患者摆位、靶区精确定位以及治疗输出验证。MV 成像系统用于验证患者摆位、治疗射野成像和治疗前 QA。它是一种非晶体硅探测器，有效尺寸为 40 cm×30 cm。图像获取可在治疗之前、治疗期间和治疗之后，可以记录 IMRT 计划和治疗前 QA 的 IMRT 射野的强度分布图。射野剂量测量功能带有图像查看和分析软件。通过机载成像设备完成 CBCT 图像的采集，它是一种 kV 级成像系统，用于靶区定位、患者摆位以及运动管理。对门控治疗射野，该系统提供用于治疗前验证的 kV 透视成像。呼吸门控系统持续追踪分次治疗内的运动，对患者呼吸提供被动实时监测。门控系统包括红外追踪摄像机、外部标记块和 RPM 工作站。

2. Varian Halcyon 系统　Halcyon 是一款全新的高能 X 射线放射治疗系统，具有可靠、精确、高效等特点，它使用的是 6MV 的锥形束射线。Halcyon 不仅可以完成常规调强放射治疗（IMRT）与容积旋转调强放射治疗（RapidArc®），它同时还能为每次治疗进行影像引导（IGRT）验证，以确保治疗位置的准确（图 3-19）。相对常规设计的加速器治疗系统，Halcyon 在治疗速度上得到了极大提升，把原来需要 10～20 分钟的 IMRT 治疗过程，缩减到 2 分钟左右。与常规加速器相比，效率提升 5 倍以上。此外，Halcyon 所采用的 100 cm 大治疗孔径以及转动部件全封闭的新型设计，提高了患者的安全性和舒适度；更为重要的是，该设计使得机架旋转速度提升了 4 倍，为单位时间内极大提高射线束的可调制性提供了坚实基础，确保临床治疗质量。

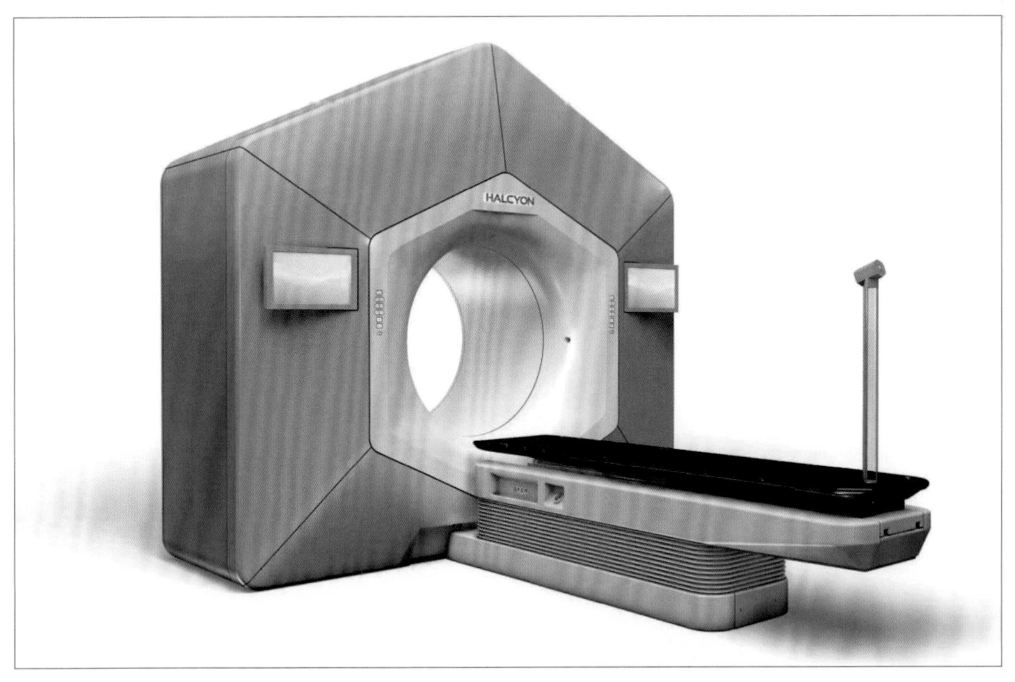

图 3-19　Varian Halcyon 直线加速器

在放射治疗领域，当前所有加速器的X射线参数指标采用的都是实测原则，也就是说射线的性能参数需要在医院现场实际测量，并将测量的参数输入治疗计划（计算机）系统。这一数据采集和处理过程一般需要1周到1个月的时间，其测量参数的可靠性强烈依赖于数据采集人员的水平高低。而Halcyon系统首次在放射治疗领域采用了出厂标准参数原则，即所有的设备出厂时参数有良好的一致性，在医院现场只需要1天时间进行简单的验收测量即可。治疗计划系统内预置有标准的射线参数供临床使用，治疗的安全性和可靠性得到了大幅度提高。这一标准的采用为患者在不同Halcyon治疗机之间切换或上级医院完成治疗计划而在下级医院进行治疗提供了方便。

在辐射安全性方面，Halcyon系统采用了自屏蔽设计，机器本身可以有效对治疗用的高能射线进行防护，治疗室占地面积仅为常规加速器的一半以下。

3. Varian TrueBeam系统　TrueBeam是Varian公司研发的一种新型直线加读器，是一种高度集成的放射治疗系统（成像、射束输出和运动管理），能够开展图像引导放射治疗和放射外科等，在治疗运动靶区、操作、精度和速度上都有很大的提高。2010年发布了TrueBeam STx，专门为放射外科治疗而开发。该系统采用了完全重新设计的控制系统Maestro，具有复杂的结构和众多的创新技术以实现动态同步成像、患者定位、运动管理、射野形成和治疗输出。该系统也可执行Varian的新型带有门控的RapidArc放射治疗计划，在围绕患者持续旋转的过程中通过同步成像和剂量输出对肿瘤运动进行补偿。

在该型直线加速器中有许多重要组件，包括波导系统、传输系统以及射束产生和监测控制系统，与之前的型号有显著不同。其中有一个关键技术是可使用两种类型的光子束：标准的均整滤过射束和无均整滤过（flattening filter-free，FFF）射束。TrueBeam在机头和相关组件上与之前的型号略有不同。传输系统经过修改，允许使用多个光子能量（均整和FFF模式）。它有一个综合偏转磁铁和一个置于空气中的靶，后者代替之前型号的置于真空密封的靶。TrueBeam还配置一个更厚的初级准直器，以允许更陡峭的射束锐减，同时TrueBeam采用一个反逆向散射的滤过器（antibacksatter filter），可以减少剂量对射野大小的依赖（Beyer，2013）。

用于SRS的TureBeam STx系统（图3-20）配备了Varian新型120片多叶准直器（HD 120），并由于使用了非均整射束增加了剂量率（6 MV FFF为1400MU/min和10 MV FFF为2 400 MU/min）。

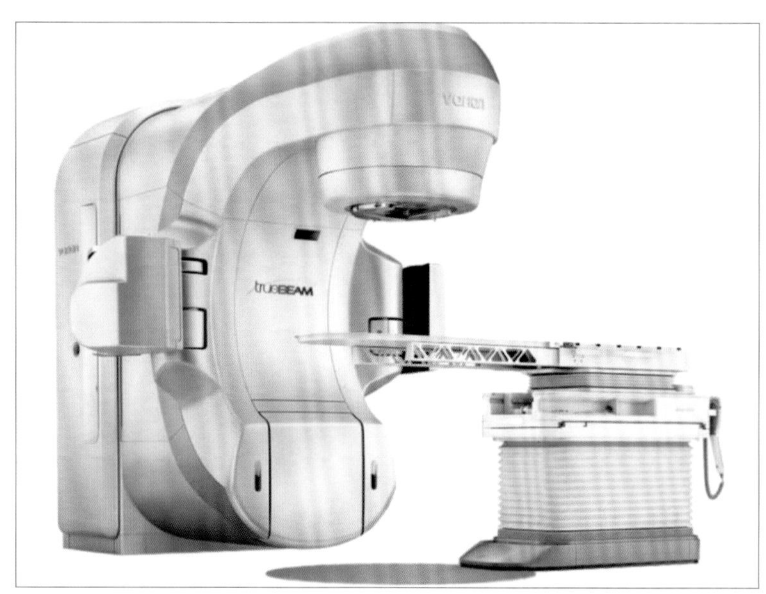

图3-20　Varian TrueBeam加速器

4. Elekta Harmony Pro系统　为了帮助临床医师在治疗精准度与诊疗效率之间实现平衡，Elekta又新推出了Elekta Harmony Pro——智能全流程自适应放疗系统（图3-21）。Elekta Harmony Pro将人工智能、自适应治疗、生物信息等先进技术与临床肿瘤诊断决策、治疗工作流程实现融合，为临床提

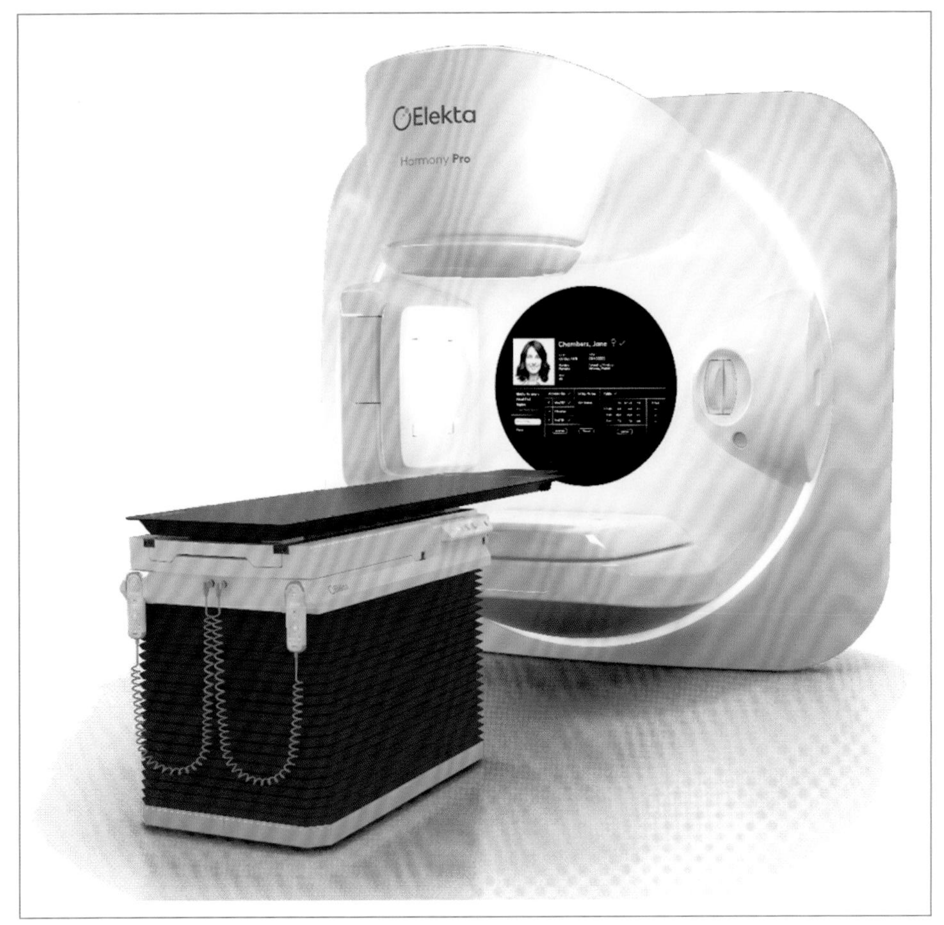

图 3-21　Elekta Harmony Pro 智能全流程自适应放疗系统

供精准智能个性化自适应放射治疗（adaptive radiation therapy，ART）新流程。

Elekta Harmony Pro 采用 RTiCC（RT Information Command Center）全息放疗指挥中心设计，搭载“OneStop”全流程管理功能，依托人工智能技术，让 ART 治疗更精准和更高效。此外，Elekta Harmony Pro 聚焦于患者信息识别、智能摆位、高清图像引导、自动治疗计划、精准治疗和在体实时剂量监测 6 项治疗环节，将单点精准走向全局智能精准。

5. Varian Edge 放射外科系统　Edge 放射外科系统是 Varian 公司开发的专门用于 SRT 的新型直线加速器，基于 TrueBeam 平台。2013 年 1 月，Varian 公司获得美国食品药品监督管理局的 510（k）售前批准、开始销售 Edge 放射外科系统（图 3-22）。该直线加速器系统的设计是为了满足放射外科和立体定向分次放射治疗的需求（profile 较 TrueBeam 系统小）。

Edge 颅内 SRS 利用光学体表监测系统（Optical Surface Monitoring System）和患者外体表的 3D 体表映射为放射外科治疗提供实时追踪和运动管理（Vision RT 运动管理解决方案）。Calypso 颅外 SBRT 配有 4D 定位与追踪系统，用于确保在整个治疗时间段内肿瘤始终在射束的辐射路径上。这是一种电磁追踪系统，在追踪时不会向患者施加额外的电离辐射。Calypso 利用射频波追踪靶区，这种技术也就是所谓的体部 GPS 技术（Body Technology）。它利用外部天线阵列驱动和监测，每个标记物都有其特有的共振频率，其位置根据与天线阵列的相对关系确定。将 3 颗电磁信标转发器植入到体内，用于传输靶区的位置信息。电磁信标密封在玻璃管中，通过经皮穿刺植入到体内。在制订计划时将转发器与治疗等中心建立关联。在治疗室内，天线阵列置于靶区上方，实时监测转发器与天线阵列的相对位置。通过耦联的光学跟踪系统天线阵列可以将转发器的实时位置与治疗等中心进行比较。追踪系统在患者摆位过程中锁定信号然后在整个治疗过程中持续追踪该信号（Kirkby 等，2008）。该系统配有电磁转发器、4D 电磁阵列（传输和接收射频信号的天线）、3 个红外摄像机的光学系统和 4D 追踪站。此系统的独

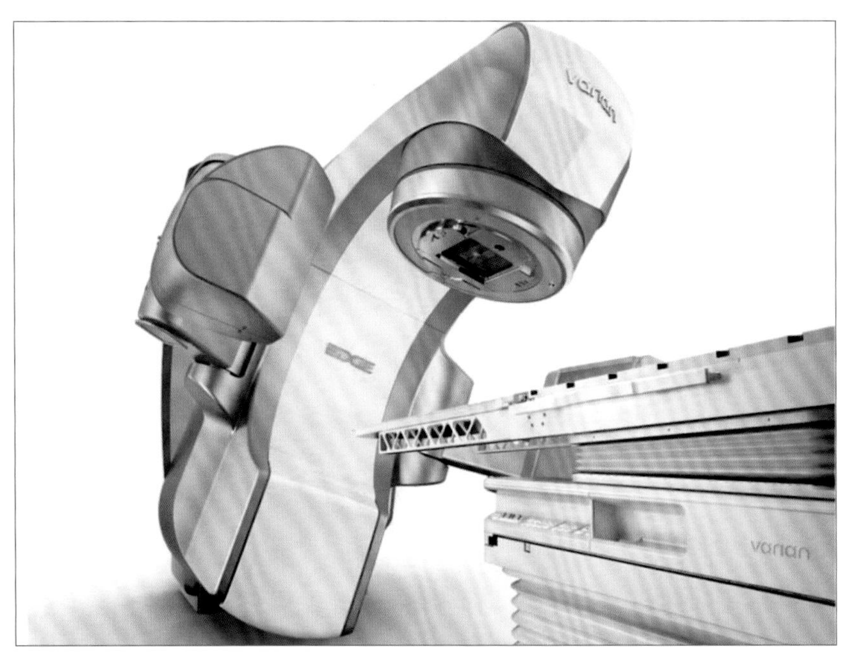

图 3-22 Varian Edge 加速器

特之处在于无须透视即可实现对内置标记物的实时监测，目前监测的体积范围为 15 cm^3。目前，内部转发器经 FDA 批准只能植入到前列腺。Calypso 体表信标转发器扩大了 Calypso 系统的使用范围，它可对体内任何运动部位进行实时运动追踪。FDA 批准其在一般用途中也可使用。

尽管如此，目前仍然存在几个技术问题。首先，电磁波平板阵列探测器与发射器之间的距离不能超过 27 cm，因此对患者身体在前后径向上的厚度提出了限制，过重或过于肥胖的患者将不能采用该系统进行影像引导（Murphy 等，2008）。类似于金标植入，发射器植入时也是有创性，同时在体内可能出现的移位风险同样值得关注。为了确保靶区定位准确，发射器周围不能存在任何导体或含导体的物体，以防止干扰信号。因此，如果患者体内安装有人工髋关节或前列腺附近区域内存在较大金属植入物，则不能使用 Calypso 系统（Langen 等，2008）。对于装有起搏器的患者，应用时需极为谨慎且密切监护，因为磁场可能影响起搏器的正常工作。理想的 IGRT 系统应能够呈现详细的解剖信息，但 Calypso 系统不具备直接显示靶区的能力，仅能根据射频读数监视数个标记点，间接地提示靶区的位置。为了扩展其应用能力，目前正对 Calypso 系统和透视影像的协同应用展开研究（Santanam 等，2008）。

Egde 系统配置了一套新型的具有 6 个自由度的 PerfectPitchTM 放射外科治疗床，可以在六个方向上调整患者的位置，而非早期四维治疗床。此外，它还采用无均整滤过器的高剂量率放射外科模式，对于 6MV 射束，剂量率为 1 400 MU/min；10 MV 时为 2400 MU/min，并具有 2D、3D、4D 成像功能。系统配置 HD120 MLC 和限光筒（0.4～1.75 cm）两套准直器用于射野形成，后者与设备操作系统联锁。对患者固定，Egde 支持框架和无框架两种方式。

6. VitalBeam™ 系统　VitalBeam™ 系统是一款全面而高效的直线加速器，是瓦里安融合加速器开发和制造经验、集成化软件生态和工业物联网技术创造的智慧化肿瘤放射治疗系统（图 3-23）。

VitalBeam™ 系统不仅仅是一款治疗设备，而是瓦里安打造的全新数字一体化系统，赋予科室放射治疗一个更高的起点。VitalBeam™ 汇聚了瓦里安多年以来的项目开发和科研成果，集合呼吸门控技术、高级成像技术、治疗技术，打造新一代的放射治疗解决方案，VitalBeam™ 治疗硬件融合了瓦里安最新的 Eclipse™ 计划设计软件，肿瘤信息系统 ARIA®。瓦里安统一的数据库体系，使 VitalBeam™ 智能加速器系统具备高度的集成性。

VitalBeam™ 系统可实现全功能治疗模式，包括调强放射治疗（IMRT）（静态调强和动态调强）、快速容积旋转调强放射治疗（RapidArc®）、门控快速容积旋转调强放射治疗（Gated RapidArc®）、影像

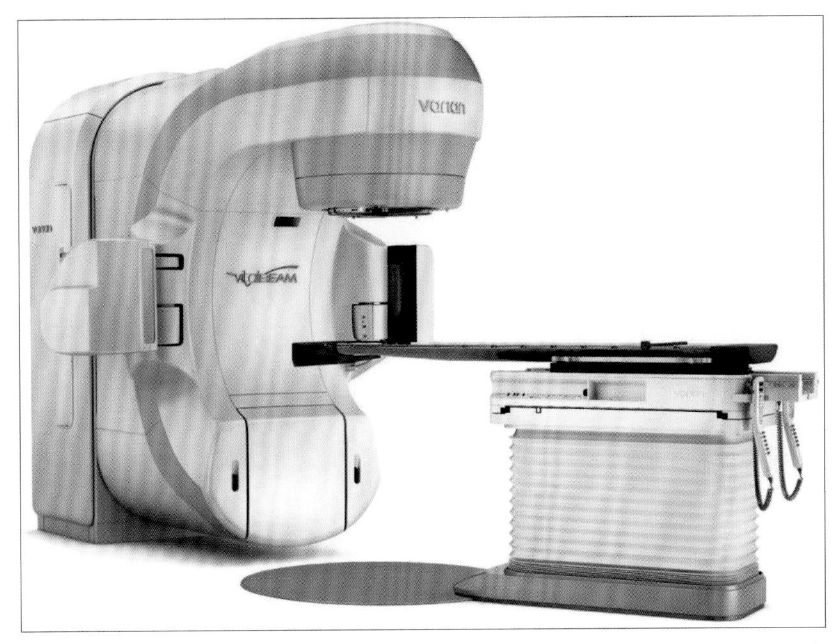

图 3 - 23　Varian VitalBeam 加速器

引导放疗（IGRT）及颅内立体定向放射外科治疗（SRS）、体部立体定向放射外科治疗（SBRT）等各类技术。

从病种上看，VitalBeam™ 系统可以覆盖任何适用放射治疗的肿瘤，包括肺癌、乳腺癌等胸部肿瘤、盆腔、腹部、头颈部肿瘤和四肢病变。

7. Varian ETHOS 系统　Ethos 是一款基于人工智能技术的在线自适应放射治疗系统，通过人工智能、多模态高清影像、高效的影像扫描和治疗平台、在线质控系统等众多技术的融合（图 3 - 24）。对于每一次治疗，Ethos 具备如下功能特色：基于 kV 级 CBCT 图像显示当前患者解剖形态，在治疗控制台访问诊断级 CT、PET 及 MR 图像。在较短时间内基于 AI 勾画患者器官结构，基于当前解剖形态为治疗方案计算剂量创建基于 AI 的自适应治疗计划，该计划充分发挥治疗系统双层多叶准直器（MLC）、高剂量率、快速机架旋转和顶尖射束投照技术的优势。Mobius 质量控制平台对治疗方案进行在线质控。

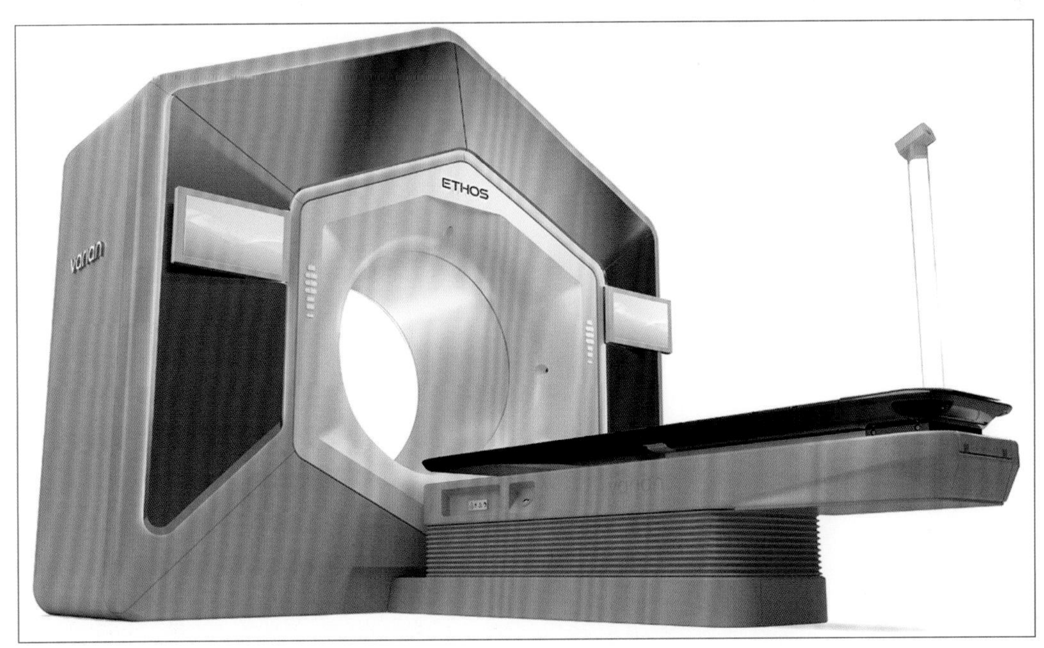

图 3 - 24　Varian ETHOS 系统

人工智能引导的快速治疗决策使 Ethos 能够充分考虑自适应计划设计的复杂度，可在数分钟内辅助决策。每一天临床专家能够自由选择治疗方案——初始方案或是自适应方案，只要能满足临床目标。Ethos 能够将剂量准确地按照治疗计划照射到目标靶区，有助于保护危及器官，使用个体化的外扩边界以降低潜在的毒副反应。Ethos 的医学信息以层级结构化显示，通过直观的决策树，Ethos 引导整个自适应治疗流程。治疗管理和治疗计划应用程序紧密结合，让在线实时调整无缝衔接。

Ethos 采用直径 100 cm 的环形机架设计，机架转速可达 4 RPM。ETHOS 使用 6 MV 的锥形束射线。Ethos 在每次治疗时均执行影像引导（IGRT）验证。Ethos 除了可以提供在线自适应治疗，还可完成常规调强放射治疗（IMRT）与容积旋转调强放疗（RapidArc ®），同时根据临床需求开展立体定向放射外科治疗（SRS/SBRT）。

Ethos 采用了出厂标准参数原则，即所有的设备出厂时参数有良好的一致性，在医院现场只需要一天时间进行简单的验收测量即可。在辐射安全性方面，Halcyon 系统采用了自屏蔽设计，机器本身可以有效对治疗用的高能射线进行防护，治疗室占地面积仅为常规加速器的一半以下。

（二）医科达加速器及其系统

1. Elekta Synergy 系统　Elekta Synergy 系统集成像系统和高精确输出为一体（图 3－25）。作为第一款具有调强放射治疗（IMRT）和影像引导放射治疗（IGRT）功能的多功能直线加速器，Elekta Synergy 的引入直接解决了现代放射治疗中最重要的两项问题：肿瘤靶区剂量分布的精细化调节和患者治疗中位置的准确性。这款设备使得医生在治疗时可在相同的参考框架内分析治疗位置，获取 CBCT 图像从而治疗患者，并获得临床信任。在完成更具挑战性位置的肿瘤治疗的同时，Synergy 也能将周围健康组织的损伤降到最低。

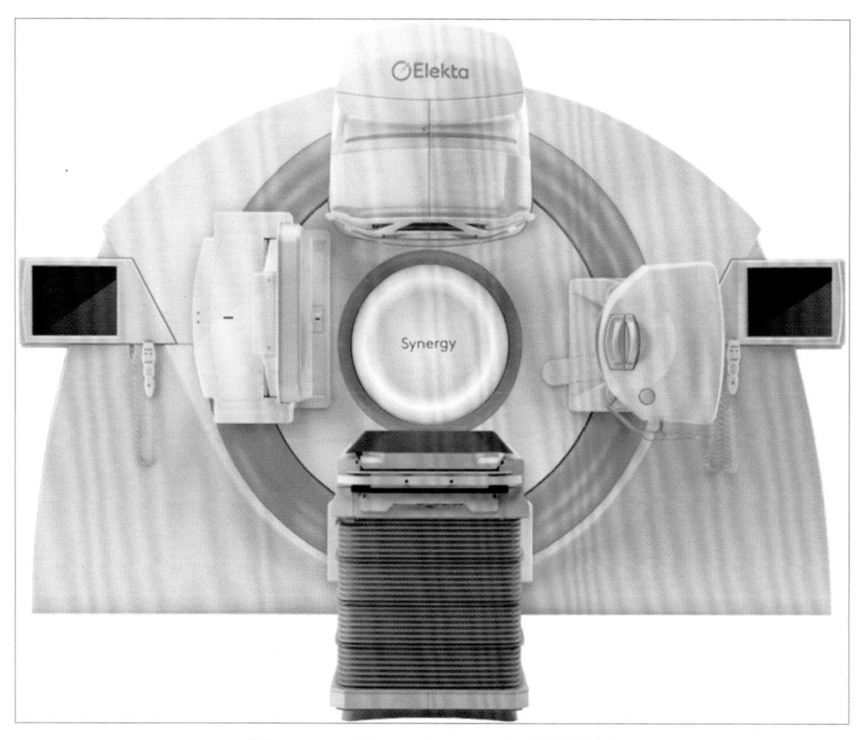

图 3－25　Elekta Synergy 加速器系统

Elekta Synergy 系统拥有 45 cm 的等中心空间，最大程度提高了治疗技术的灵活性，同时 IGRT 系统 50 cm×26 cm 最大视野，确保显示更多患者影像信息，提升了自动配准精度。Elekta Synergy 配置两种型号的 MLC，基本配置型号的 MLC 的叶片数是 80 片，叶片宽度为 10 mm。新引入的高分辨率 MLC 叶片数量为 160 片，叶宽为 5 mm，叶片速度为 6.5 cm/s，更适合开展多靶点肿瘤的精细化治疗。两款 MLC 的最大射野均为 40 cm×40 cm，满足临床各个部位肿瘤临床治疗需求。iBeam evo 治疗床板采用均质碳纤维制作，治疗区不含金属，提高了射线穿透性降低了 IMRT、IMAT 和 IGRT 治疗中射线的衰减。

2. Elekta Axesse 系统　Elekta Axesse 系统是全新一代智能加速器，可以开展 SRS、SRT、VMAT、IGRT、IMRT、CRT 治疗，是专为高精动态立体定向放射外科设计的放射治疗设备（图 3-26）。瑞典医科达公司自创立之初就专注于立体定向放射外科设备的研发，并一直引领着放射外科技术的发展和放射外科技术的标准。Axesse 是一套完全集成四维实时影像引导的高精动态治疗系统，可在治疗过程中采集患者四维运动影像（on-Line 4D CBCT）。这项技术是针对呼吸运动肿瘤的一种可视化方案，解决了临床中患者呼吸导致的如肺部肿瘤、肝脏肿瘤等的肿瘤运动治疗误差的问题。

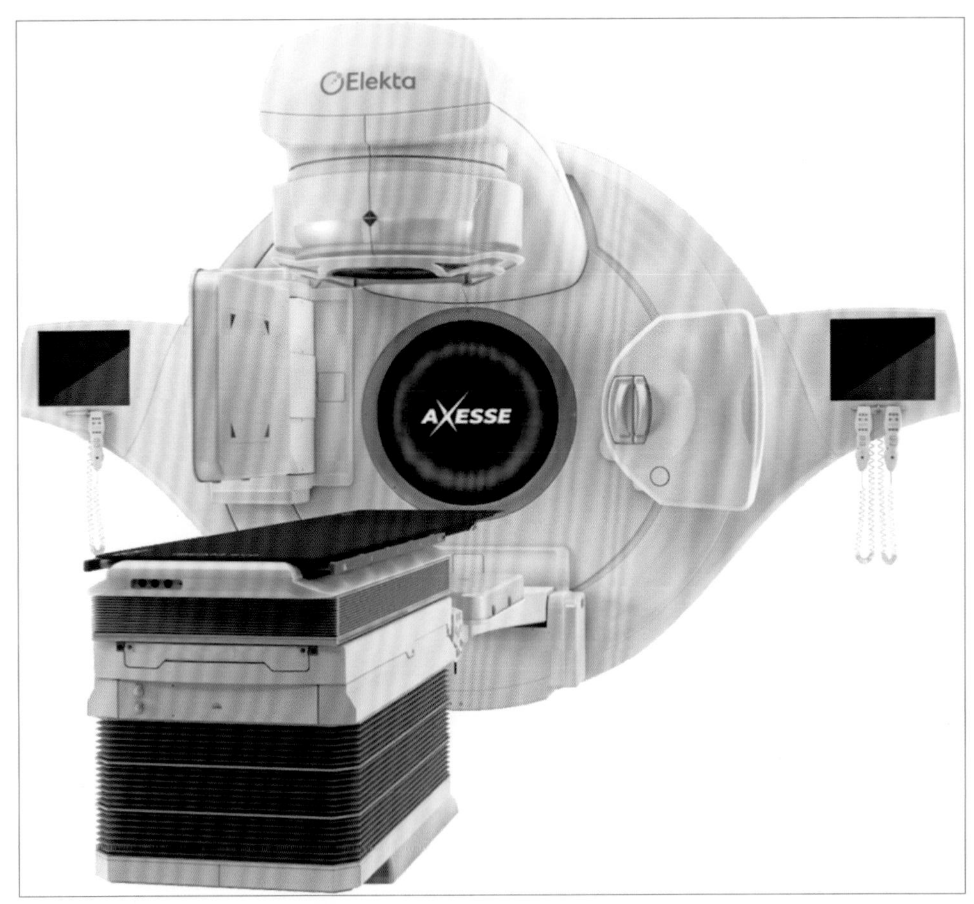

图 3-26　Elekta Axesse 加速器系统

3. Elekta Infinity 和 Versa HD 系统　Elekta Versa HD 直线加速器是由 Elekta 公司最新研发的第七代智能全数字化高端直线加速器。在突破了传统加速器在物理精度上的限制后，又对身体不同部位的肿瘤提供专业的个性化治疗方案，开发了全新的 HDRS 高精动态放射外科治疗技术，大幅度提高了治疗效率和治疗效果（图 3-27）。

Elekta Infinity 系统与 Elekta Versa HD 系统同平台推出（图 3-28），融合了超高剂量率、高速高分辨率、高精度多叶光栅和精准清晰的影像引导解决方案于一体，可以有效缩短治疗时间，提高治疗效率，适用于开展立体定向放射手术和立体定向放射治疗。这两款加速器配备的 FFF 超高剂量率模式使得治疗出束的剂量率达到常规加速器的 2～3 倍，与医科达全新一代 Agility“红宝石”高速多叶光栅系统配合，在同时治疗多个病灶或肿瘤范围较大时有明显优势，提升了计划质量和进一步缩短 SBRT/SRS 治疗时间。

在影像引导放射治疗方面，除了常规的成像技术之外，还配备有 Symmetry 四维影像引导模块和 Intra-fraction 分次内实时影像引导放射治疗模块，能够在患者接受兆伏级（MV）射线出束治疗时，实

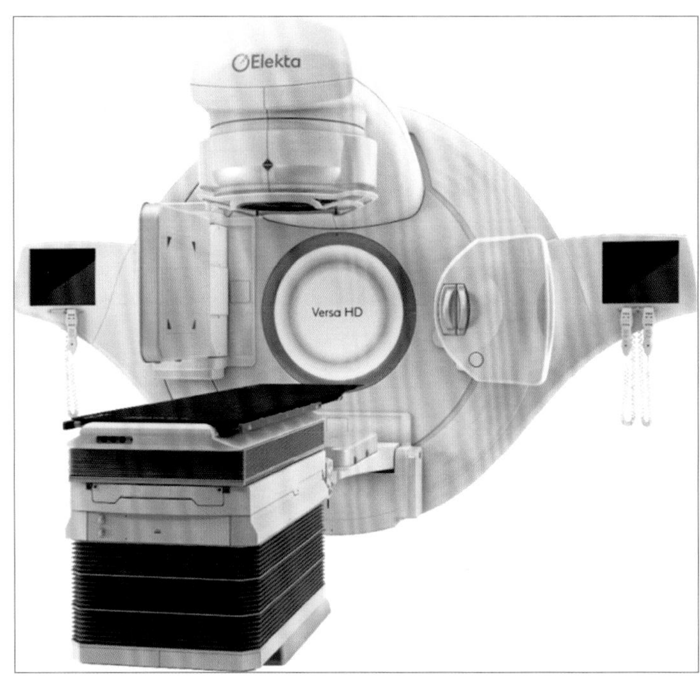

图 3-27 Elekta Versa HD 加速器系统

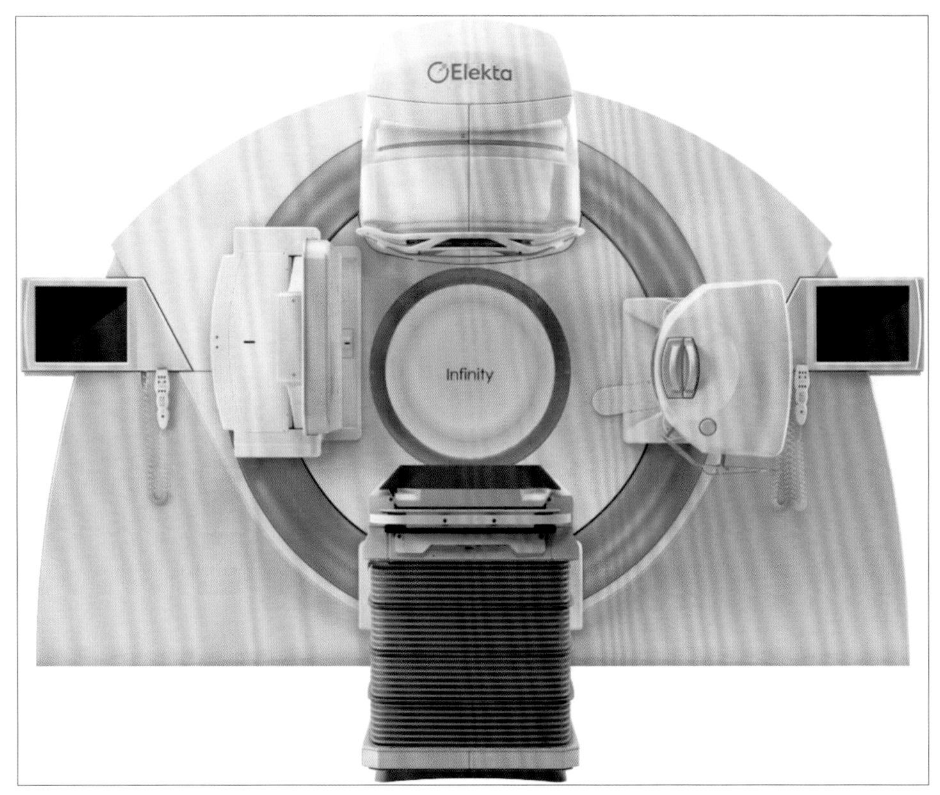

图 3-28 Elekta Infinity 加速器系统

时地采集千伏级（KV）二维平片、三维或四维影像。两组射线系统同步工作，可以分析患者每次治疗过程中存在的不确定性误差，使得放射肿瘤医生和物理师可以评价和控制分次内肿瘤靶区运动，成为患者每一次精准放射治疗的有力保障。

4. Elekta Unity 磁共振引导放射治疗系统——Elekta Unity 是全球首款高场磁共振放射治疗系统，它将放射治疗加速器、1.5T 高场强诊断级磁共振系统和在线自适应放射治疗流程软件系统集成在同一平台（图 3-29）。Elekta Unity 所带来的磁共振实时引导自适应放射治疗技术能够最大限度地提高

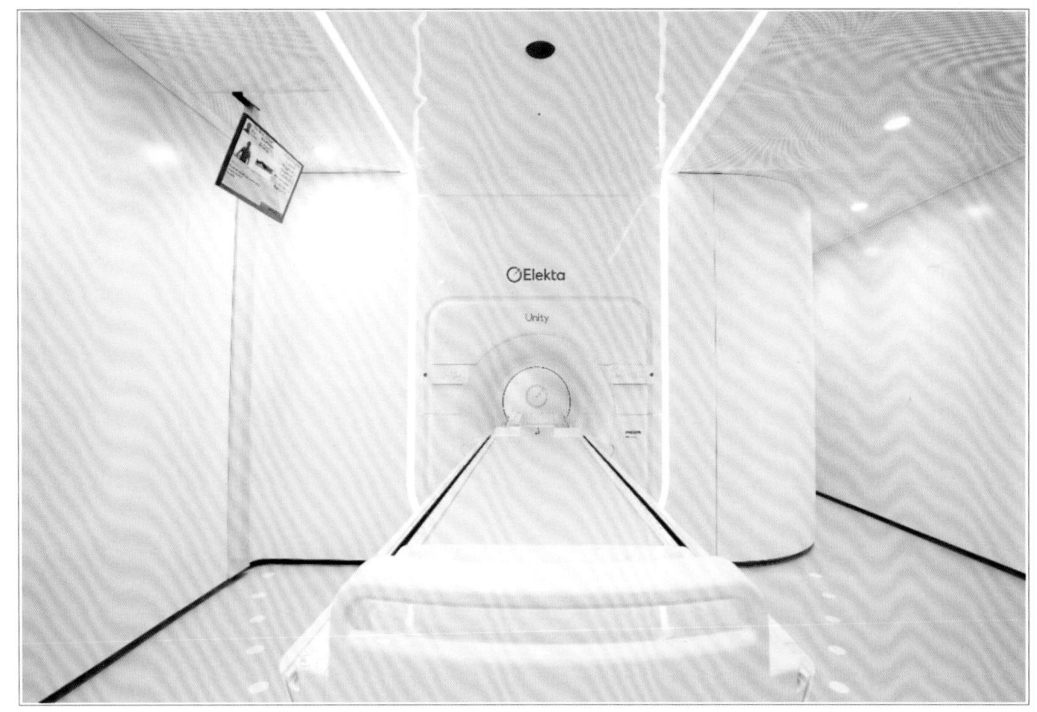

图 3－29　Elekta Unity 加速器

靶区剂量，同时降低正常组织的受照剂量。在治疗过程中，如果肿瘤组织在治疗期间移动，或者形状、位置、大小发生改变，医生都能精确定位靶区，进行靶区追踪治疗。在治疗后，可对肿瘤进行影像学成像的分析及定性，通过磁共振 DWI 和 ADC 影像对肿瘤进行治疗后的评估。

通过全球医疗机构实际使用的经验总结，Elekta Unity 通过最先进的实时自适应立体定向放射外科治疗模式对于头颈、胸腹、泌尿系统、妇科、孤立寡转移、儿童等全身多个部位的肿瘤治疗具备显著的优势。

5. Monaco 计划系统　Monaco® 是医科达公司独立开发的一套采用蒙特卡洛算法的肿瘤放射治疗计划系统，该算法的精确度是业界金标准（图 3－30）。蒙特卡洛算法对机器参数和治疗附件进行了准确

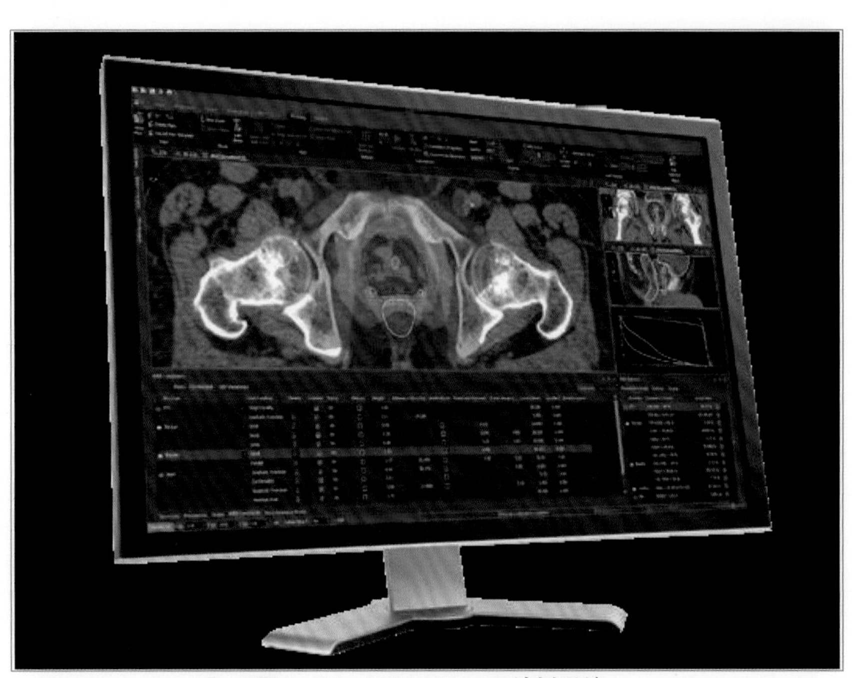

图 3－30　Elekta Monaco 计划系统

建模并从头到尾追踪离子状况：模拟大量的放射线粒子与人体组织相互作用的历史，直到所有的颗粒被吸收或者沉积在计算的组织体积内，然后计算和存储每个体素内每个粒子轨迹的吸收能量从而真实反映患者体内的受照剂量，其计算结果更为精准，便于医生更为准确地评估肿瘤靶区受照体积的剂量和危机器官的最大耐受剂量，从而正确地预测患者的预后及肿瘤的控制率和正常组织的并发症。该计划系统还具备了 DVH 剂量优化、EUD 生物优化、MCO 多目标优化等先进功能，为计划设计提供了自动化的工具。

同时 Monaco 也为 Elekta Unity 高场磁共振引导放射治疗系统开发了针对磁场环境下的最新版本，升级版 Monaco 计划系统中建立的 Elekta 的机器模型考虑了治疗床、磁共振接收线圈及低温恒温器对 X 线射束的衰减。同时改进了患者体内粒子输运模拟，能够精确地确定磁场对体内辐射剂量沉积的影响。

6. Elekta Flexitron HDR 近距离治疗系统　Flexitron 是医科达公司推出的最新一代后装治疗机。Flexitron 针对现在后装治疗流程日益复杂，操作失误风险大大增加的问题，对后装机进行了全新的设计，以使用者为中心，建立全新的工作方式，通过更加合理和简便的操作方式，简化操作流程，提高系统安全性和工作效率，从而实现更简单、更安全、更精确的后装近距离治疗。与传统后装机相比，Flexitron 具有如下突出的优势：①后装治疗更简单、更安全、更精确。放射源增加激光焊接保护头设计，接头强度增加 10 倍，放射源安全进出次数达到新的纪录 30,000 次。放射源定位方式采用全新革命性设计，从施源器入口位置开始计算驻留位置，避免了以前的后装机由于最远端参考位置定位不准，导致整个治疗位置出现偏差的问题。放射源以 1 mm 间隔逐点驻留，驻留位置达到 400 个，治疗长度固定 40 cm，驻留位置编号和驻留实际位置一致，避免了驻留位置编号混淆和错误。独有的前进式放射源布源方式，放射源到位精度更高，达到 0.5 mm。所有治疗传输管都采用统一固定长度，从根本上避免传输管长度错误。②全新治疗操作方式，优化治疗操作流程。采用全新的操作方式，治疗控制工作站用户界面非常简洁，图形化设计，操作方便。治疗控制台采用触屏式控制，取代传统的按钮控制方式，所有信息和操作提示都显示在液晶触控屏上，一目了然。随机配备换源和源线擦拭工具等全新的配套工具，使后装机操作维修保养更加人性化。

医科达近距离治疗系统配置目前全球最先进的 Oncentra® Brachy 近距离治疗计划系统，帮助用户快速精确的制定近距离治疗计划（图 3 - 31）。Oncentra® Brachy 具备如下特点：①强大的图像融合功能和靶区勾画功能。②具备二维和三维近距离治疗计划功能。③提供包括施源器模板等多种快速计划工具，包含最新的施源器和插植模型库，实现施源器快速重建。④可提供全自动逆向优化功能，可根据用户设定的优化条件自动逆向优化放射源的驻留位置和驻留时间，快速制订最优的治疗计划。⑤提供基于两种优化算法的逆向优化工具（IPSA 和 HIPO），针对各种临床应用均可提供逆向优化解决方案。

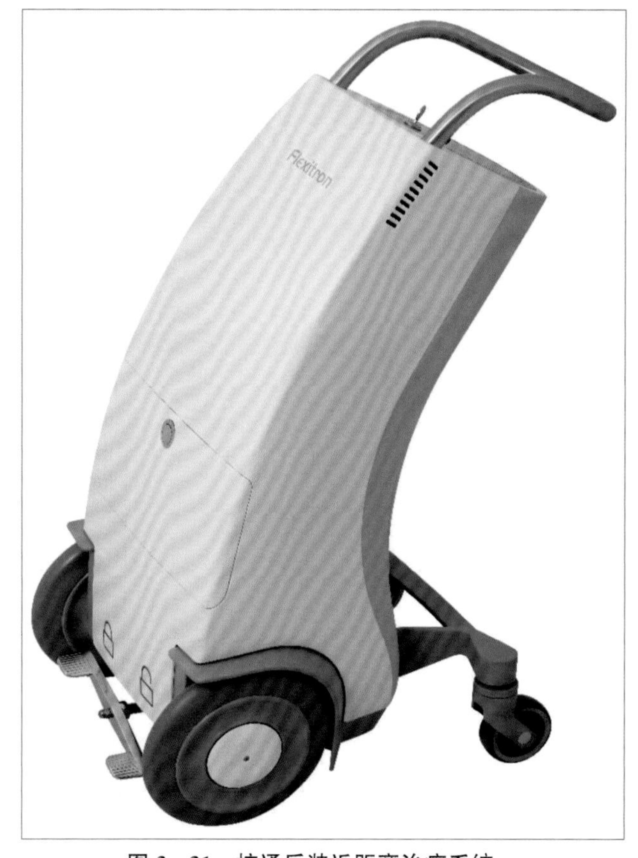

图 3 - 31　核通后装近距离治疗系统

7. Leksell Gamma Knife Icon 立体定向放射外科系统　Leksell Gamma Knife Icon 代表了当今立体定向放射外科精度的最高标准（图 3 - 32）。Icon 创新性的无框架定位系统和新增的分次治疗功能，进一步扩大了伽马刀临床适应证，最大限度满足个体化的治疗需求。内置一体化的立体定向 CBCT 系统，提供更精准的空间几何信息。在线自适应剂量控制功能和实时运动管理系统，通过高清运动管理系统通过红外线持续追踪患者头部的标记参考点，在整个治疗过程中实时监控患者移动，平均精度可达0.15 mm。如果患者移动到预设的范围之外，源则会切换到被阻挡的位置，立即停止出束。使无框架定位系统在拥有更强的灵活性、舒适性的同时，依然保持最高水平的定位精度。Leksell Gamma Knife Icon 在线自适应剂量控制功能和实时运动管理系统，可进行单次或分次的治疗模式，放宽了靶区类型的限制，进一步扩展了立体定向放射外科的应用领域。

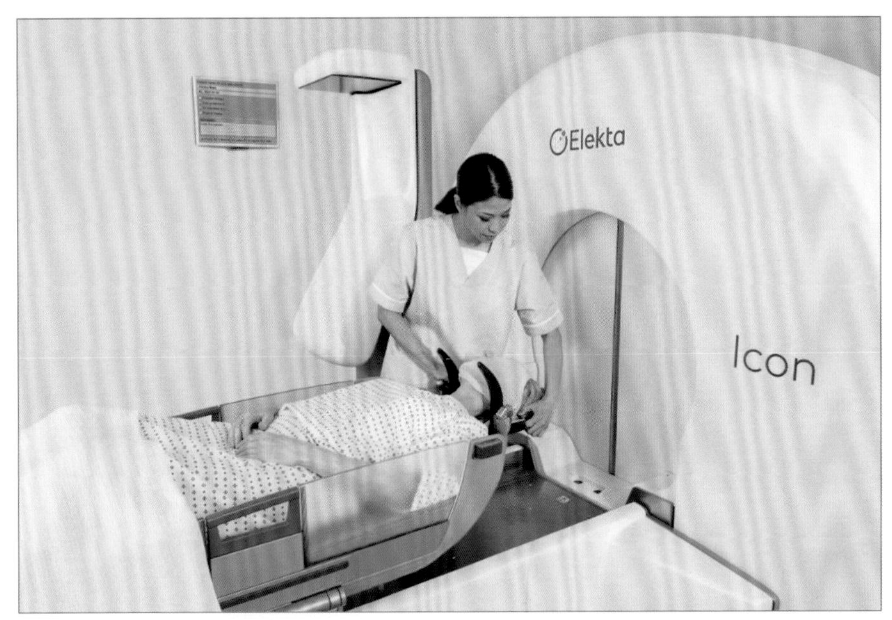

图 3-32 Elekta Leksell Gamma Knife Icon 立体定向放射外科系统

（三）螺旋断层放射治疗系统与 X 射线立体定向放射外科治疗系统

1. Tomo C 螺旋断层放射治疗系统 Tomo C 螺旋断层放射治疗系统（图 3-33）引入了 kV 级螺旋断层 CT，将螺旋断层影像系统与螺旋断层治疗系统结合在一个环形机架体系中，形成了“同轴共环”结构。与传统加速器 CBCT 影像系统存在明显伪影和 CT 值不确定性相比，Tomo C 通过“同轴共环”运行模式，首次在螺旋断层治疗平台中“植入”了诊断级螺旋断层 CT。采用兆伏/千伏（MV/kV）双源影像系统扇形束螺旋断层扫描，可显著降低散射伪影，为放射治疗提供更高清的影像及更精

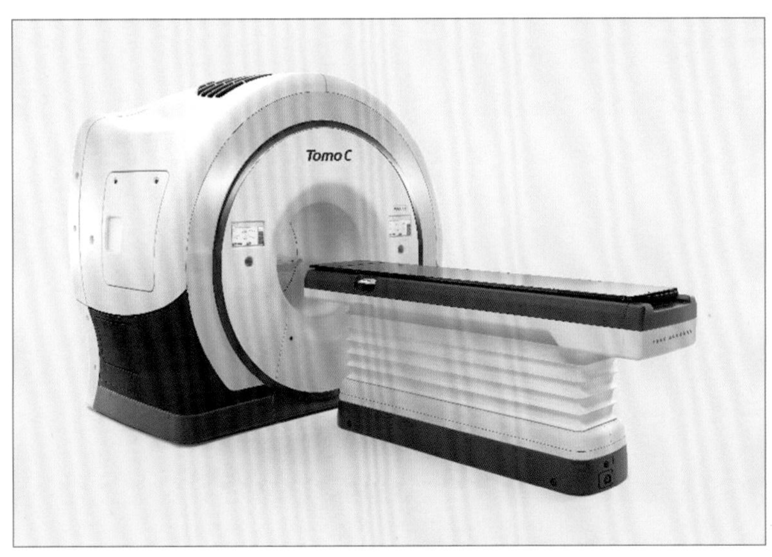

图 3-33 Tomo C 螺旋断层放射治疗系统

准的 CT 值。Tomo C 双螺旋机架平台的防沉降设计，可以实现等中心治疗精度低于 0.4 mm，同时采用的智能多循环温度管理系统，稳定性更高，能够降低至少 25%的故障率，大幅提升精准放射治疗效率。与传统加速器不同，Tomo C 可以在双螺旋平台高清影像条件下实现精准剂量计算，能够利用全新 KVCT 更准确地识别不同解剖结构轮廓，进行高精度自动勾画与自适应计划的制定。它具有较强的射束调制能力，能够在给予肿瘤足够剂量的同时，更好地保护好周边的正常组织，达到剂量雕刻的效果，实现精准自适应治疗。Tomo C 可以实现单部位 10 秒快速成像，达到实时扫描、实时重建。此外，Tomo C 的大孔径设计，令有效视野达到 44 cm，可显著减少截断伪影。可实现全身扫描，患者全身绝大多数部位的肿瘤均可一次就完成照射。

2. CyberKnife X 射线立体定向放射外科治疗系统　CyberKnife X 射线立体定向放射外科治疗系统俗称射波刀（图 3-34），是目前世界唯一一款机器人平台的立体定向专用设备。它可以凭借机器人平台的高灵活性和精准度对身体各部位的肿瘤和病变（包括颅内、乳腺、肺部、肾脏、肝脏、胰腺、前列腺和脊椎等）进行无创的放射外科治疗。它也是唯一能在治疗过程中追踪肿瘤运动或患者体位变化并自动地同步调整射线位置的放射治疗系统，并且能够以亚毫米的精度直接将放射剂量照射至靶区，又保护肿瘤周围正常组织免受过量照射。原先无法利用放射外科治疗技术和 SBRT 治疗的肿瘤，都可以通过 CyberKnife 获得高质量的治疗。

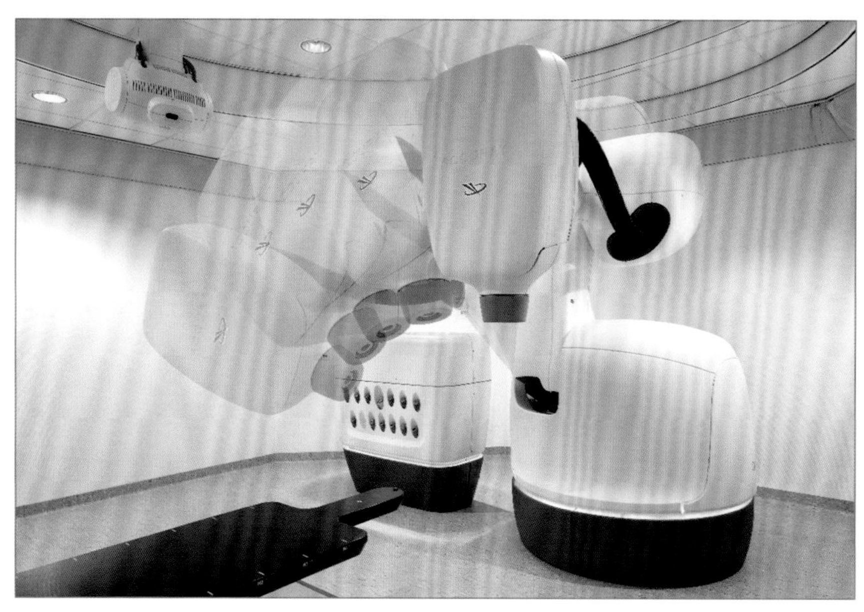

图 3-34　CyberKnife X 射线立体定向放射外科治疗系统

目前最新的第六代 CyberKnife M6 采用了全新升级的智能机器人，采用全新的等中心布局，治疗入射方向选择从 1560 个提升到约 3000 个。机器人由原来的模拟对话变成全数字对话，控制执行能力和治疗速度大幅提升。新增机器人运动路径优化功能。M6 配备了最丰富的准直器系统，创新引入了多叶光栅准直器（MLC），同时配备了升级的全自动的 Xchange 准直器更换系统。通常情况下，M6 1～5 次即可完成整个疗程，与常规放射治疗 25～30 次/疗程相比，大幅缩减治疗时间，提高治疗效率。

（四）新华 XHA2200Mi 系统

XHA2200Mi 是新华医疗承担的科技部“十三五”重点研发计划项目——容积影像多模式引导的高强度加速器精准放射治疗系统（图 3-35）。本项目针对于国内肿瘤发病率高居不下的现状，解决高端影像引导调强放射治疗设备长期依赖进口的局面，以实现“精准、高效、稳定”为核心目标研发而成。产品核心部件实现了国产化，系统主要技术指标达到国际先进水平。

容积影像多模式引导的高强度加速器精准放射治疗系统（XHA2200Mi）是一种“多影像引导模式、多放射治疗模式”集于一体的放射治疗设备，主要由双光子高剂量率加速器、CBCT 影像引导系统、

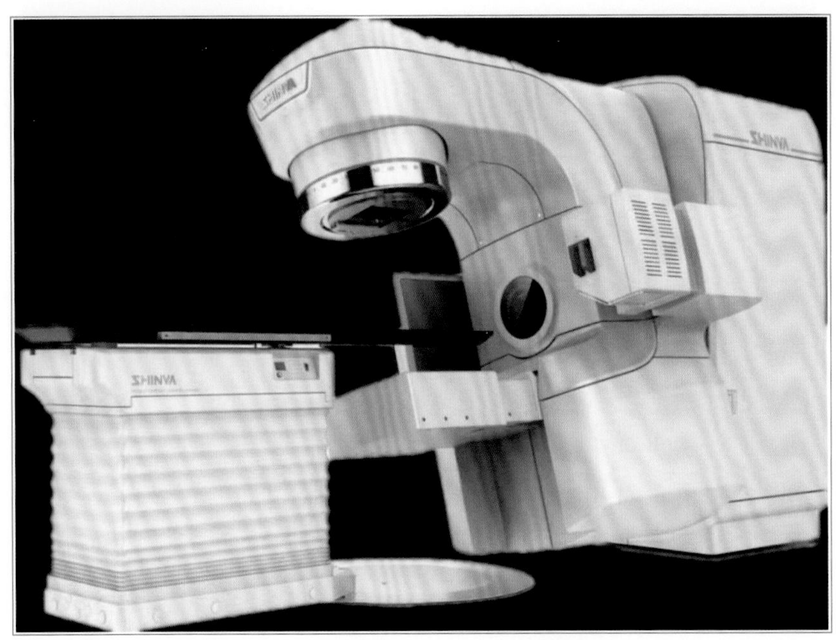

图 3－35　新华 XHA2200Mi 加速器

EPID 电子射野影像系统和高分辨率高速动态 MLC 等部分组成。产品具有 CBCT、EPID 多种模式影像引导，EPID 剂量验证，结合呼吸门控系统，可实现三维适形、静态调强、动态调强、容积调强以及 FFF 等治疗模式。

（五）联影 uRT-linac 506c 系统

联影放射治疗（RT）事业部于 2013 年正式成立。目前，联影放射治疗推出业界首台一体化 CT 引导直线加速器 uRT-linac 506c（图 3－36）。联影 uRT-linac 506c 首次实现诊断级螺旋 CT 与直线加速器的一体化融合，以高清图像引导提升放射治疗精准度，拓展放射治疗新应用。uRT-linac 506c 具有高端放射治疗软硬件性能，关键部件与核心技术均为联影自主研发，毫秒级剂量率的高精束流发生控制系统、高精度高分辨率机械与运动系统、智能 TPS 放射治疗计划系统、OIS 全流程放射治疗信息管理系统。

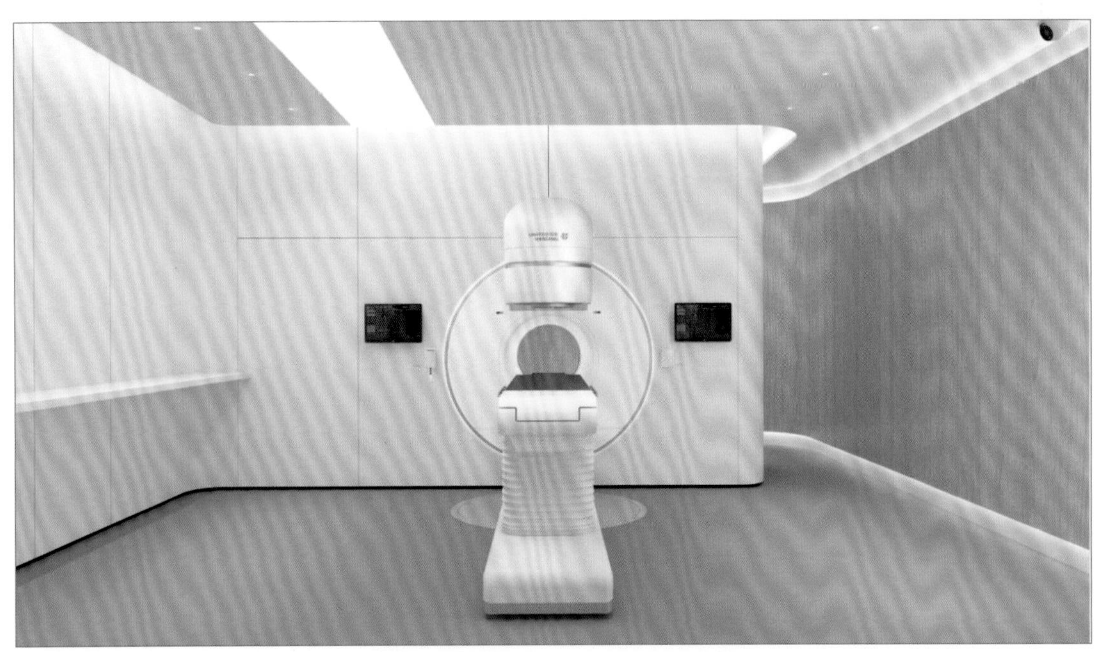

图 3－36　联影 uRT-linac 506c 加速器

精准医疗是未来发展的大势所趋，放射治疗更是一门精益求精的学科，从定位、计划到实施，无不体现了对精确的要求。图像引导放射治疗（IGRT）是近年来放射治疗最大的变革之一，在放射治疗前通过成像与计划图像的配准来保证治疗区域的准确性。然而目前市场主流的 kV-CBCT 技术因为成像原理上的限制，图像散射引起的伪影多且无法通过软件后处理消除，因此只能用来做治疗前的摆位检查并主要通过骨性标记来配准。事实上，靶区与危及器官等软组织及骨骼的位置关系并非一成不变的，因此 kV-CBCT 图像引导无法完全满足临床对于当前肿瘤位置及形态的精确配准需求。联影 uRT-linac 506c 采用诊断级 CT 与直线加速器一体化架构，为临床带来诊断级的高清 CT 图像引导，可以清晰辨别肿瘤软组织与周边危及器官的相对位置关系；同时具备高清 CT 影像引导调强放射治疗和 CT 模拟定位两种放射治疗重要功能，对于提升放射治疗精度，推动放射治疗工作流的革新具有广阔的价值。

uRT-linac 506c 采用诊断级 CT 实施 CT-IGRT，影像的对比度、均匀性、HU 准确性等远超 KV-CBCT，对于软组织解剖显示效果更好，部分肿瘤可直接看清靶区，手动通过靶区配准，影像引导结果更精准；基于时间的 4D CT-IGRT 可清晰显示器官运动范围，更好保护危及器官。同时提供低剂量扫描协议，在保证一定的软组织分辨率前提下，有效降低患者辐射剂量，全面满足临床需求。

（六）雷泰（LinaTech）VenusX 系统

VenusX 医用电子直线加速器（图 3－37）采用模块化设计，搭载正交双层光栅、CBCT 图像引导系统，EPID 全自动质控系统，能够开展三维适形、静态调强、动态调强、图像引导、容积旋转调强、立体定向放射治疗等多种治疗方式，同时配备 kV-kV、kV-MV、MV-MV、CBCT 等多种混合图像引导摆位技术。全自动 QA 设计，方便加速器质控操作，提高设备的整体稳定性和可靠性，从而达到提升患者治疗准确度的目的。其主要特点如下：

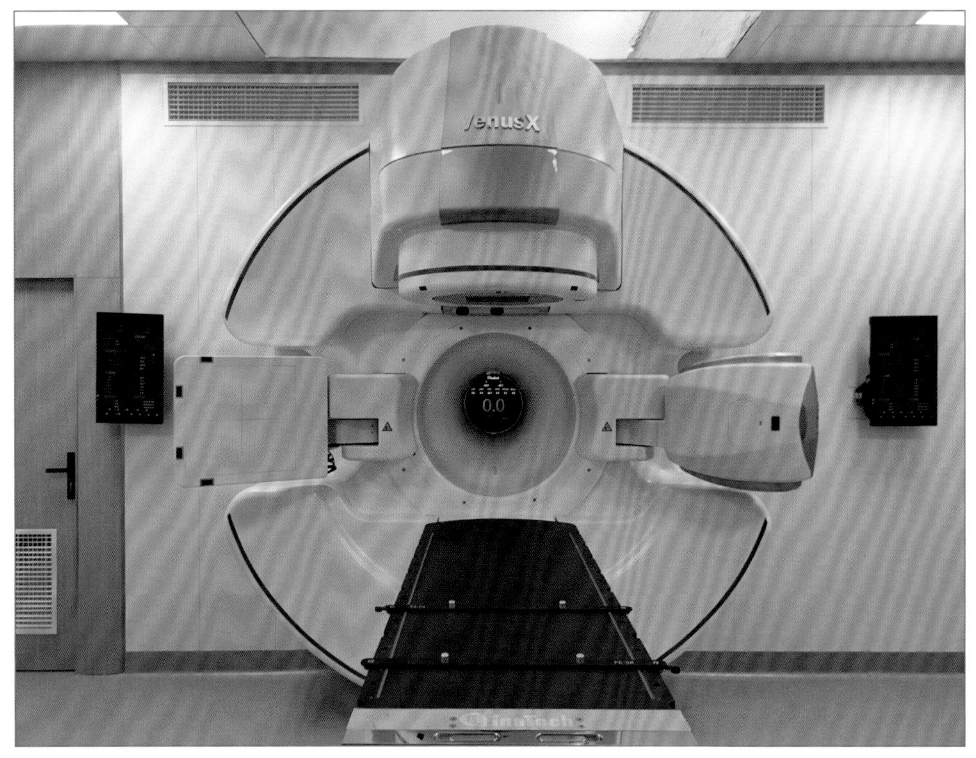

图 3－37　雷泰 VenusX 医用电子直线加速器

1. 采用正交双层多叶准直技术　在临床上提高靶区剂量适形度和剂量均一性，针对仅有单层多叶准直器的直线加速器，可更好地保护危及器官，更好地满足临床对复杂病例精准治疗的需求。

2. 配备高分辨率 CBCT 和 MV 级 EPID 混合图像引导系统。

3. EPID 全自动一键质控系统不仅可以帮助物理师快速完成常规日检、周检、月检及年检项目，而且可以数字化存档，方便后续追溯。

（七）东软智睿 NeuRT Aurora 系统

沈阳东软智睿放疗技术有限公司（以下简称“东软智睿”）NeuRT Aurora 极光智慧放疗平台（图 3-38）具备螺旋容积调强技术（SVMAT）、诊断级图像引导、超高剂量率治疗、分布式实时同步控制等多项特色功能。SVMAT 是在直线加速器平台上，基于 VMAT 治疗方式发展而成的一种全新的治疗模式。在 VMAT 剂量率、机架、MLC 同时运动的基础上，加入了床的连续移动和机架的无极旋转，形成螺旋形态的 VMAT 治疗，兼具 VMAT 的效率优势和 TOMO 在危及器官保护上的优势。iCBCT 诊断级图像引导采用双域迭代算法，软组织成像更清晰。采用 GPU 加速算法，14 秒实现图像引导。采用智能配准算法，达到亚毫米图像配准。1600 MU/min FFF 超高剂量率，10 毫秒“巨匠”分布式实时同步控制系统。双层叶片多叶准直器技术，叶片全行程覆盖和叉指能力达到了 100%，适形速度为 5 cm/s。在精度方面，双层叶片采用交错排列，全范围内有效分辨率达到 5 mm，能够准确地实现对肿瘤进行剂量雕刻，以最大程度地保护危及器官的安全。

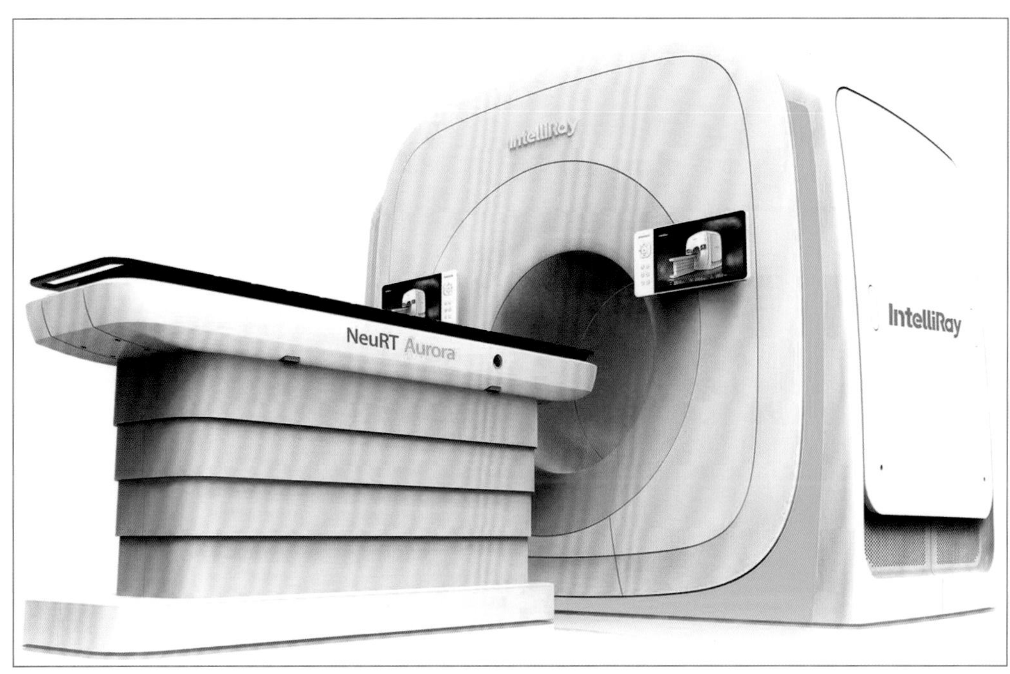

图 3-38　东软智睿 NeuRT Aurora 极光智慧放疗平台

第四章 肿瘤放射治疗软硬件设备的安装、测试和验收

肿瘤放射治疗技术是一种多学科交叉的新学科，其中涉及医学，生物学，物理学，计算机学等。患者从定位到计划，再到治疗全部结束需要放射治疗医生、物理师、技术员及护理人员共同参与，其中涉及环节和人员较多且疗程较长，在整个放射治疗过程，需要有一套有效的质量保证和质量控制程序来确保放射治疗的精准实施。

目前，放射治疗的质量保证和质量控制可分为针对放射治疗设备和针对患者两种。针对放射治疗设备的质量保证和质量控制主要分设备安装验收、放射治疗设备数据采集及日常的质量控制三大项内容，本章将重点介绍设备的安装验收的有关内容。

医用直线加速器设备验收是指在医用直线加速器设备投入临床使用之前，依据国家或者厂家标准要求，对设备质量、性能参数进行全面的测试，保证设备所有有关测试结果符合相关规定。目前，无论是在国内还是在国际上，放射治疗设备在安装以后必须由生产厂家、使用单位以及政府质量监督部门共同对机器进行质量验收检测，检测的结果必须完全符合国际、国家和生产方的企业或行业标准。验收检测的内容包括设备的机械运动精度、剂量学精度、电气和辐射防护安全等。从放射生物学角度得出的结论是放射治疗剂量相差 10%，在治疗增益上就会有明显的差别。故国际上对放射治疗剂量的误差标准为 ±5%。为了达到这个要求，放射治疗各个环节都制定了相应的容差范围。

放射治疗设备生产厂家在安装及安装后的测试中都会有自己的一套验收标准，我们称为产品安装验收（installation product acceptance，IPA）。目前大多数医院的医用直线加速器验收都是按这个标准来做的。除此之外，我国还专门制定了 GB/T 19046—2013（医用电子加速器验收试验和周期检验规程）。厂家标准跟国家标准基本上是一致的，一般厂家标准会高于国家标准。同时，因为医用直线加速器可以执行多种放射治疗技术，如：立体定向放射治疗等。不同的放射治疗技术对医用直线加速器有关技术标准要求会有所不同，验收的标准也会有所不同，具体的标准要求可参考 AAPM TG142 报告。

设备使用单位除了按厂家的验收标准来验收之外，还可按国际和国家标准或者医院实际使用要求对厂家提供的标准验收文件内容增加验收项目，以保证设备符合临床使用要求。有关增加检验项目的行业标准要求，在美国 AAPM 的有关对放射治疗设备的全面质量保证与质量控制和关于治疗计划系统、医用直线加速器、MLC 及 EPID 等的专门 QA 要求发表的报告里均作了详细的规定，使用单位可借鉴其中的检测方法及标准要求来对医用直线加速器进行验收检定。

在设备验收过程中，设备生产厂商通常会按照验收要求，根据合同配置，在用户面前逐项进行设备的性能测试及记录，确保所有性能和配置都符合签订的合同条款。同时，验收除了保证剂量测定、机械检验以及安全验收测试等都应满足合同规定的规范值外，使用单位还应对验收测试和调试的内容、结果详细记录并设置为基准值，方便为以后测试设备的剂量和稳定性，以及设备机械性能是否在一定的运行容差值范围内提供基准。在验收合格后，验收物理师代表使用单位在验收文档上签字。

常规验收内容主要有机械性能验收，剂量学性能验收，图像引导性能验收。本章节不包括呼吸门控，体表追踪等验收。其可参考厂家或 AAPM 等行业组织发布的验收标准。

一、机械性能验收

（一）前指针精度验收

1. 前指针是加速器质控重要工具，在加速器质控之前确保验证工具的精确度是非常有必要的。此项最好能用已刻度好的前指针作为金标准，排除由于验证工具不准确带来的干扰因素。要求误差小于等于±1 mm（表 4－1）。

2. 验收工具　前指针，钢尺板。

3. 检测方法

（1）机架转到 0°。

（2）插入前指针托架，固定好前指针（行程范围 95～101 cm），100 cm 刻度对齐托架上刻度线。

（3）在床头固定一把直尺（让直尺伸出床前端），通过升降床使直尺表面对准参考前指针尖端。旋转机架到 180°，观察直尺表面是否仍对准参考前指针尖端，记为结果 A。若满足要求则执行下一步操作，否则调节前指针顶丝使其满足要求。

（4）摘除前指针和直尺，在床面上固定坐标纸，并在坐标纸上画出十字叉丝投影。

（5）插入前指针并对齐 100 cm 刻度线，通过升床使前指针尖端轻微接触十字叉丝投影中心。旋转 Collimator，观察前指针尖端和十字线中心的距离，记为结果 B。若不满足要求调整前指针基座上的 3 个螺丝使其满足要求。

允许误差：±1mm 结果。

表 4－1　前指针精度测量

A 值	B 值	是否满足

注意：前指针使用前都是需要刻度的，并且需要检查其是否有变形，最好用不同的前指针互相检验。

（二）灯光源位置验收

1. 验收要求　在等中心处，灯光源位置偏差≤1 mm。

2. 验收工具　钢板尺、坐标纸。

3. 方法和步骤

（1）机架和小机头置于 0°，在治疗床上放置钢板尺并将钢板尺伸出床头外至等中心处。升床使治疗床表面离机头下表面 10 cm 处，使钢板尺投射影子到地面的转盘上。

（2）放置一张坐标纸在地面的转盘上，在钢板尺两个垂直边缘的投影上做好标记。

（3）旋转小机头从 90°到 270°，证实灯光源的偏轴误差。记录下偏移误差（注意：虽然在这个距离上存在半影，但还是能看出 1 mm 的变化。在转盘处 2.3 mm 的误差，近似等于在等中心处的误差 1 mm。对于 Elekta 加速器，床面升高到最高处即可）。

（三）激光灯指示精度验收

1. 验收要求　调强要求激光灯允许误差 1.5 mm，SRS/SBRT 误差 1 mm。

2. 验收工具　前指针，白纸，笔。

3. 验收方法　机架 0°，插上前指针底座，放置前指针让其 100 cm 位置，打开激光灯，使用白纸观察中心点位置激光灯的偏移，并观察激光灯的旋转和平移等。

（四）小机头旋转中心

1. 验收要求　小机头机械旋转中心要求≤2 mm 直径（1 mm 半径）。

2. 验收工具　前指针、坐标纸。

3. 方法和步骤

（1）在治疗床上铺好坐标纸，坐标纸要求紧贴床面，无皱起。

（2）机架 0°，插上前指针底座，放置前指针让其 100 cm 位置与底座上参考线对齐。升床使前指针的最下端与坐标纸大概有一张纸厚的距离。

（3）左右、前后、移动治疗床，使前指针的最下端尖点对准坐标纸的参考点，然后旋转小机头从 90°到 270°，前指针最下端尖点偏离参考点的最大偏差值即误差半径。当旋转床时，记录前指针中心偏离原参考中心最大偏差值。误差值要求≤2 mm 直径。

（五）治疗床旋转中心

1. 验收要求　治疗床机械等中心要求≤2 mm 直径（1 mm 半径）。

2. 验收工具　前指针、坐标纸。

3. 方法和步骤（类似小机头旋转中心）

（1）在治疗床上铺好坐标纸，坐标纸要求紧贴床面，无皱起。

（2）机架 0°，插上前指针底座，放置前指针让其 100 cm 位置与底座上参考线对齐。升床使前指针的最下端与坐标纸大概有一张纸厚的距离。

（3）左右、前后、移动治疗床，使前指针的最下端尖点对准坐标纸的参考点，然后旋转床从 90°到 270°，前指针最下端尖点偏离参考点的最大偏差值即误差半径。当旋转床时，记录前指针中心偏离原参考中心最大偏差值。误差值要求≤2 mm 直径。

注：这里治疗床的旋转中心指的是治疗床围绕小机头旋转轴的旋转，Elekta 加速器治疗床还可以围绕其床本身中心自转。

（六）机架旋转中心

1. 验收要求　机架旋转中心要求≤2 mm 直径圆（1 mm 半径）。

2. 验收工具　两根前指针。

3. 方法和步骤

（1）小机头角度 0°，治疗床角度 0°，插上前指针底座，放置好前指针，100 cm 刻度对齐托架上刻度线，使前指针的最下端刚好在等中心处。

（2）取另外一根前指针放于床面作为参考指针，调整床的高度和前指针的位置，使得前指针与机架旋转方向垂直，并且使治疗床上的前指针最前点与小机头上的前指针最前点接触。

（3）缓慢旋转机架整个 360°（自 180°到负 180°），观察两针尖距离的一致性，并观察机架位于 0°、90°、180°、270°时两针尖的距离。两根前指针尖端间最大的偏离差即为误差半径。记录最大偏离量。

（七）十字线对准及光栏平行验收

1. 验收要求

（1）十字线交叉点在 SAD＝100 cm 的等中心的偏轴误差≤1.0 mm 范围之内。

（2）十字线必须与上下光栏平行，平行度误差需在 SAD＝100 cm 、野长为 35 cm 时，偏离度在 ±2.5 mm 之内。

注：Elekta 加速器 MLC 自动跟随铅门，此项可按厂家要求测试

2. 验收工具　坐标纸。

3. 方法和步骤

（1）将机架置于 0°，小机头 90°，光野开到 35 cm×35 cm，治疗床上表面在 SAD＝100 cm 位置，将十字线投影与坐标纸的某两条互相垂直的线对齐，并在坐标纸上描出十字线叉丝的投影。

（2）旋转小机头从 90°到 270°，当旋转小机头时，十字线交叉点投影会偏离原参考坐标点，记录最大偏离量。要求十字线交叉点旋转误差小于 1 mm。

（3）按如下方法证实十字线分别平行于 XY 光栏：①把小机头转到 90°，证实十字线仍然与坐标纸上的十字线一致；②独自驱动 X 轴的 X/X 到十字线在等中心投影线的一侧 1 cm 处，而 Y 轴光栏大小保持在 35 cm；③测量径向十字线和各自 X 光栏在另外一个十字线末端的距离，在表中记录最差的测量情况数据，把 L1＼L2＼L3＼L4 偏离 1 cm 最大的一个数据记录到表中；④重复测量横向十字线当 Y 铅

门在 1 cm 处而 X 轴铅门在 35 cm 时的距离，在表中记录最差的测量情况数据。由于十字线存在轻微的非正交，所以横向的十字线通常展现出比径向十子线更大的平行度偏差。

（八）铅门位置准确性验收

1. 验收要求　X1，X2，Y1，Y2 在等中心处精度误差≤1 mm。

2. 验收工具　坐标纸（注：坐标纸网格需用钢尺确认准确无误），钢尺板。

3. 方法和步骤

（1）机架和小机头 0°，升床至等中心高度，在治疗床上铺好坐标纸，坐标纸要求紧贴床面，无皱起。使十字线与坐标纸上的网格十字线重合。

（2）分别将 X1，X2，Y1，Y2 独立铅门开至离十字线 5 cm 和 20 cm 处，记录最大偏移误差。

注：Elekta 加速器 MLC 自动跟随铅门，此项参考厂家验收要求。

（九）机架旋转角度读数验收

1. 验收要求　机架旋转位置读数误差≤±0.5°，机械刻度表盘指示误差≤±1°。

2. 验收工具　高精度水平仪（精度应优于 0.2°）。

3. 方法和步骤

（1）使用高精度水平仪紧贴小机头金属测量面确保机架分别旋转至 0°，90°，270°，180°。

（2）分别记录各个旋转位置处的数显读数偏差。

（十）小机头旋转角度及读数验收

1. 验收要求　真实的小机头位置角度与小机头数字位置读数显示一致，偏差≤±0.5°，小机头旋转机械指示误差≤±1°

2. 验收工具　胶带、水平仪、坐标纸。

3. 验收方法

（1）机架和小机头 0°，铅门开到最大。

（2）在地面旋转盘上用胶带贴在左右射野边缘 X 方向十字线上，并在胶带纸上作参考标记点 A，B。

（3）在顺时针或者逆时针两个方向各自旋转大机架 20°左右，观察所做的参考标记点是否在十字线的投影线上。左右转动机架时，投影标记点 A、B 始终在轴线的投影线上。若不在投影线上，说明小机头没有在 0°位置。

（4）如果没有在十字线的投影线上，继续小范围内转动小机头，直到旋转大机架时，所作的参考点始终在十字线的投影线上移动。此时的小机头角度位置就是机械 0°的位置。

（5）机架和小机头 90°，铅门开到最大。重复（2），（3），（4）步骤验证小机头 90°位置的准确性。

（6）记录偏差结果。

注：小机头旋转角度位置读数验收会使用十字线，把十字线作为小机头参考指示。做此项之前一定要确保十字线是符合标准的。

（十一）治疗床公转旋转读数验收

1. 验收要求　治疗床旋转角度与数字读数显示一致，精度误差在±0.5°之内，转盘机械位置指示精度在±1°之内。

2. 验收工具　坐标纸。

3. 方法和步骤

（1）机架置于角度 0°，小机头角度 0°，治疗床角度为 0°，床面上升到 SAD=100 cm 处，治疗床上放一坐标纸，坐标纸与治疗十字线对齐，考虑到用径向的十字线来作为治疗床旋转轴的参考指示线，确认径向十字线与坐标纸的某条线对齐，由于是使用小机头 0°时的径向十字线来验证床的 0°位置，所以在做以下步骤时，首先确认小机头的角度必须在 0°位。

（2）在坐标纸上做一个十字线交叉点的标记小点。

（3）前后移动治疗床，上述标记小点在治疗床前后移动时，且始终在径向十字线上运动，治疗床向径向移动时，治疗床上的A点始终在径向十字线上运动，则说明治疗床处在机械中心的0°位，如果不是，则稍微转动治疗床的角度，直到前后移动治疗床时，标记小点始终在径向十字线上运动。

（4）锁住治疗床，重新把坐标纸的方格十字线与野的十字线对齐，鉴于径向十字线是下面步骤里的角度参考指示线，确保径向十字线与坐标纸中的某根径向线对齐。

（5）旋转治疗床到90°和270°，是否转到90°和270°主要看X铅门的十字线是否与坐标纸原先对齐的线平行。

（6）记录测试验收，容差≤±0.5°。

注：治疗床旋转角度位置读数验收会使用小机头0°时的十字线，并把十字线作为参考指示。做此项之前一定要确保小机头0°和十字线是符合标准的。

（十二）治疗床径向（前后）移动精度验收

1. 验收要求　治疗床在径向移动时，其径向的数显读数与实际距离精度在±1 mm之内。

2. 验收工具　钢尺板，坐标纸。

3. 方法和步骤

（1）机架和治疗床转至0°，把治疗床升至SAD=100 cm高度。

（2）在治疗床上铺好坐标纸，坐标纸要求紧贴床面，无皱起，铅门开至最大。将光野十字线与坐标纸上的某两条十字线对齐，并将长钢尺板与坐标纸的十字线对齐径向放置。前后移动治疗床，使照射野的X轴十字线对准钢板尺的某个尺寸。再次前后移动治疗床至某一位置，计算实际移动距离并与数字显示计算的距离比较。记录下移动距离跟显示数字间的误差，看是否在正常误差范围之内。

（十三）治疗床侧向（左右）移动精度验收

1. 验收要求　治疗床在侧向（左右）移动时，其径向的数字位置读数显示精度应在±1 mm范围之内。

2. 验收工具　直尺，坐标纸。

3. 方法和步骤

（1）机架和治疗床转至0°，把治疗床升至SAD=100 cm高度。

（2）在治疗床上铺好坐标纸，坐标纸要求紧贴床面，无皱起，铅门开至最大。将光野十字线与坐标纸上的某两条十字线对齐，并将长钢尺板与坐标纸的十字线对齐横向放置。当左右横向移动治疗床，使照射野的Y轴十字线对准钢板尺的某个尺寸。再次左右移动治疗床至某一位置，计算实际移动距离并与数字显示计算的距离比较。记录下移动距离跟显示数字间的误差，看是否在正常误差范围之内。

（3）在数据表中记录测试验收结果。

（十四）治疗床垂直升降位置精度验收

1. 验收要求　治疗床在垂直升降移动时，其垂直升降移动的数字位置读数显示精度达1 mm之内。

2. 验收工具　卷尺、直尺。

3. 方法和步骤

（1）机架旋转到0°位置。用一根经校准的前指针，将治疗床升到SAD=100 cm的位置。

（2）用胶带把卷尺的末梢固定在小机头上，并延长卷尺到转盘。

（3）移动测量卷尺或者转动小机头，以便卷尺刚好接触到治疗床的边缘，同时确保卷尺是垂直于地面的。

（4）放置一钢尺在治疗床的边缘，钢尺跟卷尺的尺码对齐，作为一个参考垂直位置。

（5）通过升降治疗床到数据表中的另外两个位置，计算实际移动距离，并与数显计算距离比较。

（6）在数据表中记录测试验收结果。看是否符合要求。

（十五）测距灯验收

1. 验收要求　测距灯在SAD=100 cm处的指示读数精度应在±1 mm以内，其他位置距离指示读数精度应在±2 mm 以内。

2. 验收工具　前指针，卷尺，坐标纸。

3. 方法和步骤

(1) 在治疗床上放一张坐标纸，坐标纸要求紧贴床面，无皱起。用经校准的前指针，把治疗床升到等中心 100 cm 位置。左右、前后移动治疗床使十字线和坐标纸上的某条十字线重合。

(2) 打开灯光野和测距灯，验证测距灯的 100 cm 位置指示是否在规范范围之内。

(3) 用验收治疗床垂直升降时的方法，即用悬挂卷尺，来作为上升和下降的基准位置，分别把治疗床上升或者下降到 80 cm 和 130 cm 的位置，验证测距灯的距离位置显示在其他距离处是否符合规范。

(4) 记录测试验收结果。

(十六) 机架，小机头，治疗床运动验收

1. 验收要求　机架，小机头，治疗床都能通过手控盒或者操作室系统移动目标位置。

2. 验收工具　水平仪，坐标纸。

3. 方法和步骤

(1) 使用手控盒分别将机架、小机头、治疗床移动到设置的目标位置。

(2) 观察数显，并使用水平仪、坐标纸进行确认。

(3) 记录验收结果。

(十七) MLC 叶片到位精度验收

1. 验收要求　MLC 到位误差±1 mm。

2. 验收工具　坐标纸，直尺，笔。

3. 方法和步骤

(1) 将机架转到 0°，小机头转到 90°，射野 40 cm×40 cm，SSD=100 cm。

(2) 将坐标纸放在床面上。

(3) 执行测试计划，坐标纸上观察叶片的位置，并与叶片设置的位置比较。记录结果。

注：Elekta 加速器铅门自动跟随。

(十八) MLC 叶片位置重复性验收

1. 验收要求　误差±1 mm。

2. 验收工具　坐标纸，直尺，笔。

3. 方法和步骤

(1) 将机架转到 0°，小机头转到 90°，射野 40 cm×40 cm，SSD=100 cm。

(2) 将坐标纸放在床面上。

(3) 执行其中一个测试射野 A，在坐标纸上描出射野形状。

(4) 任意执行其他的射野走位，实现叶片的最大范围走位，再次执行测试野 A，观察叶片的位置与步骤 3 所描的形状是否一致，记录偏差。

注：Elekta 加速器铅门自动跟随。测试射野 A 自行设计。

二、射线性能验收

(一) 机架旋转时射束稳定性验收

1. 验收要求　机架 360°旋转时，加速器的剂量率稳定在 10%内，无连锁出现。

2. 方法和步骤

(1) 运行事先准备的计划，观察并记录最大剂量率和最小剂量率。

(2) 记录验收结果。

(二) 机架旋转辐射验收

1. 验收要求　机架旋转中心轴射线束偏离≤1 mm 半径。

2. 验收工具　固体水，胶片，大头针。

3. 方法和步骤

（1）用两片 2 cm 固体水夹着胶片竖直放在治疗床上，使胶片沿着 X 方向立在治疗床上。

（2）升降治疗床，使等中心大致在胶片中心，并确保机架旋转过程不会碰到治疗床。

（3）将射野开至 1 cm×40 cm 的窄缝，在机架为 0°，90°，275°，185°四个位置曝光胶片。

（4）画出四条曝光阴影的平分线。四条平分线的交点形成的四边形最长的边长即为偏移直径。

（5）记录验证结果。

注：对于 Varian 一些铅门不自动跟随的加速器还需要使用 MLC 形成窄条验收 MLC 机架的旋转辐射验收。

（三）小机头旋转机械与射野精度一致性验收

1. 验收要求　允许误差 1 mm。

2. 验收工具　免冲洗胶片，笔。

3. 方法和步骤

（1）将免冲洗胶片固定于床面，打开光野灯。

（2）根据十字叉丝的投影描出十字叉丝的投影，形成两条相互垂直的线。

（3）用记号笔在两条垂直的线交点处标记一个点，此点为光野中心。

（4）将铅门开到 0.5 cm×20 cm，小机头从 90 转到 270°，每隔 45°曝光一次。

（5）胶片上几条线的交点为射野中心，测量光野中心和射野中心的距离。

注：对于 Varian 一些铅门不自动跟随的加速器还需要使用 MLC 形成窄条验收 MLC 小机头的旋转辐射验收。

（四）床旋转机械和射野等中心一致性

1. 验收要求　允许误差 1 mm。

2. 验收工具　免冲洗胶片，笔。

3. 方法和步骤

（1）将免冲洗胶片固定于床面，打开光野灯。根据十字叉丝的投影描出十字叉丝的投影，形成两条相互垂直的线。

（2）用记号笔在两条垂直的线交点处标记一个点，此点为光野中心。

（3）将铅门开到 0.5 cm×20 cm，床从 90°转到 270°，每隔 45°曝光一次。

（4）胶片上几条线相交区域的中心为射野中心，测量光野中心和射野中心的距离。

（五）光射野一致性验收

1. 验收要求　SAD＝100 cm 位置，50％等射野剂量线与光野的各条边相一致，误差要求在±1.5 mm 之内。

2. 验收工具　免冲洗胶片，记号笔，钢尺，灰度计，胶带等

3. 方法和步骤

（1）机架，准直器转至 0°，治疗床面至 SAD＝100 cm 等中心高度。

（2）射野设置为 10 cm×10 cm 大小，将免冲洗胶片用胶带固定在治疗床上等中心处用记号笔在光野的 50％密度区域标出灯光野的边缘。

（3）加速器出 400 MU 曝光胶片，同时在曝光不同能量时，重新定位和标记胶片边缘。

（4）分别比较不同能量下 X 射野的 50％等剂量线与灯光野的边缘，记录结果。

（六）光子电离深度验收

1. 验收要求　在水中，射野大小 10 cm×10 cm，不同光子线最大剂量深度和水下 10 cm 处中心轴的剂量偏差满足厂家要求。

2. 验收工具　三维水箱。

3. 方法和步骤　使用三维水箱，按照水箱操作要求采集厂家要求条件的百分深度剂量曲线并分析记录结果。

（七）光子线平坦度和对称性验收

1. 验收要求　验收注意瓦里安提供的 IBA 扫描系统利用了瓦里安协议来分析射野的平坦度和对标性。对称性是分析比较射野等中心线两侧的等距离点，显示两个最差点之间的不对称性。因此，作为结果，如果扫描中有一个小的凸起区域，或者一个小的中心位移偏差，都会导致一个比较大的不对称值。通常，如果瓦里安协议的不对称性分析测量结果是 1.0%，扫描系统分析（可利用不对称平均协议）通常小于 0.5%。这个可以通过在扫描软件中的各个分析协议间的相互转换来具体说明。平坦度验收要求水模体中，SSD＝100 cm，水下 10 cm 处所得到的整体径向和横向主轴剂量线上，离中心 80%范围之内，最大和最小点之间最大偏离不应该超出下面所列出的范围。对称性验收要求水模体中，SSD＝100 cm，水下 10 cm 处所得到的整体径向和横向主轴剂量线上，离中心 80%范围之内，任何两个离中心点等距离的点之间的最大偏离不应该超出 2.0%。

2. 验收工具　较小电离室（如 IBA CC13、PTW 31010 等），三维水箱。

3. 方法和步骤

（1）SSD＝100 cm，电离室位于水下 10 cm，照射野大小为 30 cm×30 cm。

（2）测量 In-Plane 和 Cross-Plane 方向的 profile。

（3）从水箱分析软件中得到 80%剂量的离轴距，计算相应平坦度和对称性。平坦度要求±3%，对称性要求±2%。

（八）FFF 高强度光子野强度和对称性验收

1. 验收注意　对于无均整块（flattening filter free mode，FFF）模式，Varian 用一个新的野强度规范来代替常规的野的平坦度要求。由于 FFF 模式野的侧向图是不平的，射野的强度通过测量离中心轴同等距离的几个特殊点的强度来表达，将这些点的测量结果同规范要求去比较，证实是否是正确的野侧向形状。

2. 验收要求　在水模体中，SSD＝100 cm，水下 10 cm 处，野的径向和横向侧面图强度相对于归一化处理后中心轴点强度，其值不应超出厂家要求，对称性验收要求在水模体中，SSD＝100 cm，水下 10 cm 处所得到的整体径向和横向主轴剂量线上，离中心 80%范围之内，任何构个离中心点等距离的点之间的最大偏离，不应超出 2%。

3. 验收工具　水箱，电离室（建议电离至 IBA CC13）。

4. 方法和步骤

（1）按照测量百分深度电离曲线同样的要求设置各初始参数，同时把测量电极放置到水下 10 cm 处。

（2）设置扫描方式为径向（横向）扫描，在进行横向扫描之前，扫描所有的径向扫描，使不必要的一些方向需要校准。

（3）执行所有能量的中心轴扫描，包括径向、横向两个面的扫描，不同野不同能量间的扫描。分析各个扫描后的曲线，保存所有扫描信息，包括能量、扫描平面、射野大小等，并按中心轴归一。

（4）分析并记录数据。

（九）电子束电离深度

1. 验收注意　对于电子线，电离深度曲线值不等同于百分深度剂量值（PDD）。要获得百分深度剂量值，电离深度曲线值需要经过适当的校正参数校正。

2. 验收要求　在水模体内，SSD＝100 cm，采用参考的限光筒，所有电子线能量的相对最大点处的百分深度电离量，在特指的深度处，必须符合厂家的要求范围。

3. 验收工具　水箱，电离室（建议 4e 用平板电离室，其他用电离室 IBA CCI3）。

4. 方法和步骤

（1）按照测量电子线百分深度电离曲线的要求设置三维水箱的各初始参数。

（2）安装参考限光筒，确认插入完全到位。

（3）设置深度剂量扫描条件。

（4）扫描所有电子线能量的电离曲线。

（5）分析并记录电子线的能量，结果需满足厂家及国标要求。

（十）电子线平坦度和对称性验收

1. 检测工具　较小电离室（如 IBA CC13、PTW 31010 等），三维水箱

2. 检测方法

（1）SSD＝100 cm，选择参考限光筒。

（2）测量所有电子线能量的电离曲线，在 PDD 为 85％深度处测量 In-Plane 和 Cross-Plane 方向的 Profile。

（3）从水箱分析软件中得到 80％剂量的离轴距，计算相应的平坦度和对称性。

验收要求：平坦度在水模体中，SSD＝100 cm，水下 85％等剂量线半深度处，整体径向和横向主轴剂量线上，离中心 80％范围之内，最大和最小点之间最大偏离范围为±2.0％。

（十一）不同机架角度下光子线剂量率稳定性验收

1. 验收工具　电离室，平衡帽。

2. 验收方法

（1）机架 360°旋转，同时出束。每隔 90°记录一次剂量率。

（2）使用如下公式得到剂量率偏差：

$$偏差=\frac{最大剂量率-最小剂量率}{最大剂量率}\times 100\%$$

（3）将指形电离室（戴平衡帽）摆放于 SAD＝100 cm 处，射野大小 10 cm×10 cm。

误差范围±10％。

（十二）不同机架角度下光子线剂量稳定性验收

1. 检测工具　0.6 cc 电离室戴平衡帽，剂量仪。

2. 检测方法

（1）将指形电离室（带平衡帽）摆放于 SAD＝100 cm 处，射野大小 10 cm×10 cm。

（2）机架位于 0°、90°、180°和 270°时分别出 100 MU。

（3）记录剂量仪读数，并以机架位于 0°时读数归一。

注意：误差范围±1％。

（十三）不同剂量率下光子线输出稳定性验收

1. 检测工具　0.6 cc 电离室戴平衡帽，剂量仪，固态水模体。

2. 检测方法

（1）SSD＝95 cm，探头位于固体水模体下 5 cm，机架 0°。

（2）在不同剂量率（100、200、300、400、500、600 MU/min）下分别出束 100 MU。

（3）记录剂量仪读数，以 400 MU/min 时读数归一。

注意：误差范围要求±2％。

（十四）MU 线性验收

1. 检测工具　电离室，剂量仪，固态水模体。

2. 检测方法

（1）光子线：①SAD＝100，电离室位于 5 cm 下的固态水模体中；②出不同 MU（表 4－2）记录剂量仪读数；③每种情况下所得结果与出 100MU 记录到的读数归一。

（2）电子线：①SSD＝100，电离室 d_{max}处；②出不同 MU（表 4－2）记录剂量仪读数；③每种情

况下所得结果与出 100MU 记录到的读数归一。

表 4-2 误差范围

		非 IMRT	IMRT	SRS/SBRT
光子	≥5 MU	±2%	±2%	±2%
	2～4 MU	NA	±5%	±5%
电子	≥5 MU	±2%	±2%	±2%

（十五）计划系统算法精度验证

计划系统（TPS）属于医疗器械软件，其生产厂家需要取得国家食品药品监督管理总局（CFDA）颁发的证书才可以应用到临床治疗。TPS 的验收内容相当广泛，包括基于图像定义患者的解剖结构的准确性、描述多叶准直器形成复杂射野开口形状、三维剂量计算的算法和计划评估工具、剂量体积直方图等，详细内容可参考 TG53 号报告和 IAEA430 报告。本节主要介绍有关 TPS 应用 IMRT 和 VMAT 两种治疗方式的点和面剂量验证，数字化轮廓勾画准确性验证和计划系统 CT 值到相对电子密度转换的验证。

1. 均匀模体点剂量和面剂量的验证

（1）验证工具：固态水模体，指形电离室，胶片或二维矩阵。

（2）验证方法：

1）取 20 cm 固体水，5 cm 深度处放置指形电离室。

2）用 CT 扫描得到影像，传给 TPS 系统。

3）在 TPS 中勾画出外轮廓 Body，和电离室空气腔（PTV），设置 PTV 的 HU=0。

4）各类射野（包括方形射野，矩形射野，非对称射野，各种典型形状的 MLC 野等）制作计划，用 TPS 算法计算剂量。

5）在 TPS 中读取 PTV 平均剂量并记录。

6）在加速器上按计划条件摆好固体水，插入电离室。

7）执行计划，根据剂量仪读数计算出实际吸收剂量，并记录。

8）比较 TPS 计算值和实际测量值之间的误差。误差范围±3%。

9）将免冲洗胶片夹在固体水下 5 cm 深度，重复步骤 4），5）。

10）在加速器上执行计划，分析胶片测量的剂量分布与 TPS 计算的剂量分布的差异并记录。

2. CT、MRI 等图像确定患者或模体几何尺寸一致性（表 4-3），不超过 2 mm。

注：本测试可以在模体上标注方位，除了验证计划系统轮廓勾画的性能外，也可以对计划系统的图像坐标系统作可靠性验证，用来判断计划系统的坐标系统与 CT 扫描时的坐标系统一致。

表 4-3 患者或模体几何尺寸一致性记录表

项目	实际几何尺寸	TPS 计算的几何尺寸	验收结果
CT、MRI 等图像确定患者或模体几何尺寸一致性			

3. 计划系统 CT 值到相对电子密度转换的准确性验证

（1）验证工具：CT 密度插件模体。

（2）验证方法：

1）使用 CT 模拟定位机扫描密度模体，扫描条件为典型的临床扫描条件。

2）将扫描的密度模体图像传入 TPS 计划系统，利用计划系统的勾画功能，勾画出各种选定的非均质、水和空气，勾画时感兴趣的平均直径应在嵌入物的 0.5 倍半径附近，不应选在嵌入物的边缘，勾画完成后，读取其平均 CT 值，看 CT 值是否与原 CT 值有±20 的偏差。如果偏差较大，且 CT 重新校准后无法消除，就要将新的 CT 值的 RED 数据输入计划系统中。

注：非均匀模体的 TPS 验收需要非均匀模体，有条件的可以增加非均匀模体的点剂量和面剂量的验收。对于调强放射治疗计划的验证请参考国家癌症中心/国家肿瘤质控中心 2019 年 11 月 23 日发布的调强放射治疗剂量验证实践指南。

三、影像部分（EPID，CBCT）验收（以 Varian 加速器为范例）

Varian 加速器在做 EPID 验收前，通常会对 EPID 机械臂做一个垂直方向上的位置点预设置，设备默认为 P1、P2、P3、P4、P5。具体验收方法参考 Varian 加速器有关 EPID 验收文件。而 Elekta 加速器 EPID 不需预设位置，不会垂直方向运动。

（一）Varian 加速器 EPID 在中心层面到位精度验收

1. Varian 加速器 EPID 验收要求到位精度为±1 mm［图像参考平面（IDU）为影像板下 12 mm］。

2. 验收工具　前指针、直尺。

3. 方法和步骤

（1）机架打到 0°，EPID 机械臂定位到 P1（0/0/0）位置。

（2）在机架上放置前指针，当前指针的前端刚好触到 EPID 的外表面时，看前指针是否指示为（98.8±0.1）cm。通常 EPID 安装好后，会人为地标记个十字中心，用射野的十字投影中心与 EPID 上的标记的十字中心来判断 EPID 的径向和横向位移是否在±1 mm 内。

注：Elekta 加速器 EPID 运动方式不同，该项参考 Elekta 验收或自行设计针对 Elekta EPID 的验收方法。

（二）Varian 加速器 EPID 特定层面运动范围验收

1. 验收工具　直尺

2. 验收方法（表 4-4）

表 4-4　EPID 在 LAT/LNG 方向上最大运动范围误差

	标准值
MVD 在 LNG 方向运动最大行程	≥+40 cm
MVD 在 LAT 方向运动最大行程	≥+31.8 cm

注：Elekta 加速器 EPID 运动方式不同，该项参考 Elekta 验收或自行设计针对 ElektaEPID 的验收方法。

（1）将机架转到 0°将 MVD 移到−30.0/0.0/0.0 cm（VRT/LAT/LNG）处。

（2）将直尺放置于 MVD 表面中心处。

（3）用十字线或者激光与直尺的交点作为参考点，用手控盒控制 MVD 在 LAT/LNG 方向缓慢运动到两个方向的最大距离，通过直尺可以读出运动距离。

（三）Varian 加速器 EPID 垂直方向运动后中心点偏差验收

1. 验收要求　当 EPID 从 PI（0/0/0）位置垂直移到 P5（−60/0/0）位置时，前后径向位移和左右横向位移误差精度应≤2 mm（表 4-5）。

2. 检测工具　白色胶带、直尺、笔。

3. 检测方法

（1）将机架转到 0°。

（2）将 MVD 移到 0.0/0.0/0.0 cm 处，在 MVD 粘贴白色胶带，并描出十字叉丝投影。

（3）将 MVD 移到−60.0/0.0/0.0 cm 处，测量此时十字叉丝投影在 LAT/LNG 方向与原来白色胶带上标记偏差。

表 4－5　EPID 在垂直方向上运动时影像版中心点精度误差

MVD 在 VRT 从 0 cm 到－60 cm 时，LAT 和 LNG 方向偏差	标准偏差值
LAT	≤2.0 mm
LNG	≤2.0 mm

注：Elekta 加速器 EPID 运动方式不同，该项参考 Elekta 验收或自行设计针对 Elekta EPID 的验收方法。

（四）Varian 加速器机架旋转后 EPID 到位精度验收

1. 验收要求　旋转任意角度，EPID 位置到位精度允许±2 mm 误差。

2. 验收工具　前指针，直尺，或卷尺，或坐标纸。

3. 方法和步骤

（1）将机架打到 0°，将机械臂放在 P1（0/0/0）位置。

（2）在影像板平面做个十字标记，并与射野的十字线投影重合。

（3）转机架到 180°，重新伸出 EPID 机械臂到 P1 位置。

（4）利用前指针和根据 EPID 上的标记十字线与射野投影的十字线的偏离误差，判断其偏移误是否在范围之内。

注：Elekta 加速器 EPID 运动方式不同，该项参考 Elekta 验收或自行设计针对 Elekta EPID 的验收方法。

（五）Varian 加速器 EPID Dark Field 图像验收

Dark Field（DF）图像是在无束流无校准下获得的图像采集系统的漂移值。

1. 验收要求　图像的平均像素值在 2000～5000 像素。

2. 验收工具　直方图分析工具包。

3. 方法和步骤

（1）模式标签中，选择高性能图像模式，点击 Dark Field 按钮获得 Dark Field 图像。

（2）图像获取之后，按 Discard Calibration Set 按钮，开启直方图工具，把整个图像选择为感兴趣区，在验收记录表中记录像素统计平均值。

注：Elekta 加速器该项参考 Elekta 验收要求。

（六）Varian 加速器噪声图像测试验收

噪声图像测试验收是主要用来检查系统在其他嘈杂环境中重复获取一致和稳定图像的能力。通常用两个连续的 Dark Field 图像相减而得。

1. 验收要求　该噪声图像应是均匀的灰色图像且具有以下标准：像素平均值误差允许在±5 计算单元；像素的标准偏差值 aS500－Ⅰ：＜6；aS1000：＜10。

2. 验收工具　直方图分析工具。

3. 方法和步骤

（1）选择高性能图像模式，并进行噪声图像拍摄。

（2）用直方图工具选择全部图像作为感兴趣区，读出像素统计平均值和标准偏差值。

注：Elekta 加速器该项参考 Elekta 验收要求。

（七）Varian 加速器漂移像测试验收

漂移像主要用来测试图像探测单元（IDU）的好坏，它是在没有出束的情况下，自动用了一特定时间（15 s）后的两幅 Dark Field 图像相减而成。由于图像的质量依赖于图像探测单元的各个像素的漏电流情况，因此得到的图像有可能千差万别。

1. 验收要求　像素的标准偏差值应小于 500，因为图像的像素值还跟室内温度相关。

2. 验收工具　直方图分析工具。

3. 验收方法

（1）选择高性能图像模式，并按下 Drift 按钮，获取一幅漂移图像。

（2）用直方图分析工具，把整个漂移像作为感兴趣区域，读出像素统计平均值和标准差。

注：Elekta 加速器该项参考 Elekta 验收要求。

（八）Varian 加速器 EPID 图像质量

1. 验收工具　LAS Vegas 模体（图 4-1）。

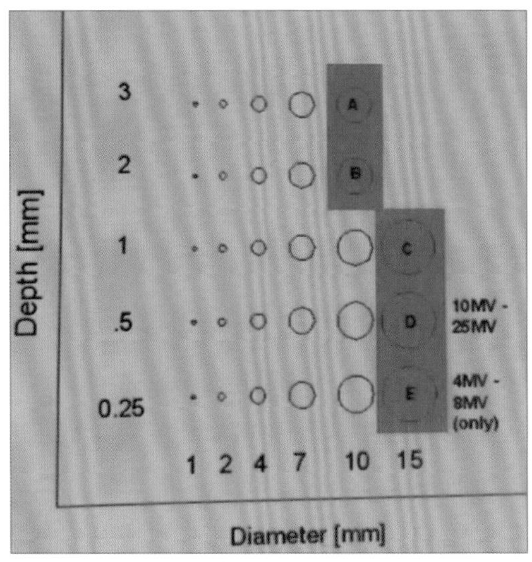

图 4-1　LAS Vegas 模体

2. 验收方法（表 4-6）

表 4-6　EPID 图像质量容忍误差

	非 SRS/SBRT	SRS/SBRT
4～8 MV	A、B、C、D、E 均能观察到	A、B、C、D、E 均能观察到
10～25 MV	A、B、C、D 能观察到	A、B、C、D 能观察到

（1）将治疗床面升到等中心位置，Las Vegas 模体摆放于治疗床上并进行摆位。注意孔深为 3 mm，直径为 1 mm 的孔位于左上角。

（2）MVD 位置为－50.0/0.0/0.0 cm，照射野开到恰好能包括整个探测平面（推荐 13 cm×13 cm），在低剂量模式下获取图像。

（3）观察不同能量下能看到的模体上的孔。

（九）Varian 加速器 EPID 等中心精度

1. 检测工具　Isocenter Cube 模体。

2. 检测方法

（1）将 Isocenter Cube 模体（内有直径 2mm 的金属球）放置于治疗床上，利用光野十字线及激光灯进行摆位。

（2）Maintenance 模式下出束。在机架为 0°/90°/180°/270°分别采集一张 Isocenter Cube 图像。

（3）激活工具栏中的 Graticule 工具，测量十字线中心到金属球中心的距离。四张图像中两中心最大偏差即为 EPID 与加速器等中心的偏差。

注：Elekta 加速器 XVI 精度验收使用的是 BB 球，其具体方法参考 Elekta 验收要求。

（十）Varian 加速器 KVS/KVD 垂直方向运动时影像板中心点精度

1. 检测工具　卷尺。

2. 检测方法（表 4-7）

表 4－7　影像板中心点精度

KVS 位置/cm	标准值/cm	测量值/cm	偏差/cm
100/0/0（A）	85.2		
KVD 位置（cm）	标准值		
－20/0/0（B1）	18.2		
－75/0/0（B2）	73.2		

（1）旋转机架到 90°，KVS 移动到－100.0/0.0/0.0 cm 位置。

（2）用卷尺测量 KVS 表面到加速器等中心点的距离，记为值 A。

（3）KVD 移动到－20.0/0.0/0.0 cm 位置，并移除保护壳。

（4）用卷尺测量 KVD 表面到加速器等中心点的距离，记为值 B1。

（5）KVD 移动到－75.0/0.0/0.0 cm 位置，用卷尺测量 KVD 表面到加速器等中心的距离，记为值 B2。误差范围≤±2 mm。

（十一）Varian 加速器 KVS/KVD 垂直方向运动时影像板中心点精度

1. 验收工具　白色胶带，直尺，笔。

2. 验收方法（表 4－8）

表 4－8　KVS/KVD 垂直方向运动时影像板中心点精度误差

技术	非 SRS/SBRT	SRS/SBRT
KVD 在 LAR/LNG 方向偏差（垂直运动范围 55 cm）	≤±1.5 mm	≤±1.5 mm
KVS 在 LAR/LNG 方向偏差（垂直运动范围 20 cm）	≤±2 mm	≤±2 mm

（1）机架转到 90°，用手控盒将 KVS 处于 retract 位置，KVD 处于－20.0/0.0/0.0 cm 处。通过天花板上激光灯在 KVD 表面做十字标记。

（2）用手控盒将 KVD 移动到－75.0/0.0/0.0 cm 位置，观察此时的十字线投影和 KVD 表面的十字标记在 LAT 方向和 LNG 方向的偏差。

（3）机架转到 270°，用手控盒将 KVD 处于 retract 位置，KVS 处于 100.0/0.0/0.0 cm 处。通过天花板激光灯在 KVS 表面做标记。

（4）用手控盒将 KVS 移动到 80.0/0.0/0.0 cm 位置，观察此时的十字线投影和 KVS 表面的十字标记在 LAT 方向和 LNG 方向的偏差。

（十二）Varian 加速器 OBI 缩放比例

1. 检测工具　Blade calibration 平板检测。

2. 检测方法

（1）将 Blade calibration 平板摆放于治疗床上，平板位于等中心处。

（2）机架转到 90°，KVS 位于 100.0/0.0/0.0 cm，KVD 位于－50.0/0.0/0.0 cm。

（3）Maintenance 模式下采集平板图像。曝光条件：90 kV/16 mA/8 ms，blades 采用 Track 模式，FF Single Pulse Full Resolution。

（4）按照图像上刻度测量 20 cm 距离，读数测量值并记录。

注：此项也可以验证软件距离测量功能。

（十三）Varian 加速器 OBI 等中心精度

1. 检测工具　Isocenter Cube 模体。

2. 检测方法

（1）将 Isocenter Cube 模体（内有直径 2mm 的金属球）放置于治疗床上，利用光野十字线及激光灯进行摆位。

（2）用手控盒移动 KVS 到 100.0/0.0/0.0 cm，KVD 到−50.0/0.0/0.0 cm。

（3）OBI 控制端进入 Maintenance 模式，曝光条件：90 kV/16 mA/8 ms，blades 采用 Track 模式，FF Single Pulse Full Resolution。机架为 0°/90°/180°/270°分别采集一张 Isocenter Cube 图像。

（4）激活工具栏中的 Graticule 工具，测量十字线中心到金属球中心的距离。四张图像中两中心最大偏差即为 OBI 与加速器等中心的偏差。

容忍误差：配备 IsoCal 机型±0.75 mm，未配备 IsoCal 机型±1.5 mm。

注：Elekta 加速器 XVI 精度验收使用的是 BB 球，其具体方法参考 Elekta 验收要求。

（十四）图像质量

1. KV　X 线平片密度分辨率和空间分辨率

2. 验收工具　LeedsTOR 18 FG 检测方法如下。

（1）旋转机架到 90°，用手控盒将 KVD 移动到−50.0/0.0/0.0 cm 位置。

（2）将 Leeds TOR 18 FG 置于 KVD 表面中心处，在 KVS 表面插入 1mm 的铜片用于模拟患者的厚度。

（3）OBI Maintenance 模式下，透视模式选择 70 kVp/32 mA/6 ms 或者照相模式 75 kVp/25 mA/6 ms（可以根据需要调整）曝光。

（4）调整窗宽窗位直到图像左侧白色正方形中能观察到白色圆圈，右侧黑色正方形中能观察到黑色圆圈为止，从 disk1 开始计数能观察到的圆盘数。

（5）OBI Maintenance 模式下，透视模式选择 50 kVp/80 mA/32 ms 或者照相模式 50 kVp/80 mA/120 ms（可以根据需要调整）曝光。此时不需要加铜板。

（6）调整窗宽窗位到能较清晰观察到圆盘中间的线对时为止，计数能观察的线对数。

容差要求：密度分辨率至少能看到 disk12，空间分辨率至少能看到第九线对。

2. CBCT 图像质量　医用直线加速器 CBCT 图像质量验收因机器品牌，型号不同，所采用的扫描条件和步骤有差异，容差标准因计算公式的差异有些许不同。采用的验收工具为 Catphan 系列的模体，具体摆位要求参考 Catphan 说明（表 4-9）。

表 4-9　CBCT 图像质量具体验收的项目

项目	
CT 值线性	
CT 值均匀性	
空间分辨率	
密度分辨率	
空间线性距离	

（十五）CBCT 精度验收

1. 验收工具　Marker Phantom

2. 验收方法

（1）用 CT 获取 Marker Phantom 的影像，输入 TPS 系统，做验证计划。

（2）在加速器上固定好模体，并按模体上的白色十字刻度线摆位。

（3）将黑色的固定螺丝取下，改变模体位置，在 LNG/LAT/VRT3 个方向上，人为创造 2 cm 的位移。

（4）调取计划，执行 CBCT 扫描。

（5）在 OBI 软件上，执行参考 CT 和 CBCT 配准，分析得出 LNG/LAT/VRT3 个方向上的偏差值，并记录于下表，对比记录值和实际位移的误差（表 4－10）。

表 4－10　CBCT 精度误差

技术	非 SRS/SBRT	SRS/SBRT
误差	≤±2 mm	≤±2 mm

注：Elekta 加速器 XVI 精度验收使用的是 BB 球，其具体方法参考 Elekta 验收要求。

三、放疗计划系统（TPS）的测试与验收

近年来，放疗计划系统（TPS）的精确性和复杂性显著增加，特别是三维调强适形放射治疗（IMRT）、容积调强放射治疗（VMAT）、SRS/SBRT 等放射治疗技术的广泛应用，这使得对 TPS 的质量控制工作显得尤为重要。

因此，制定一套符合本单位使用实际的 TPS 质量控制流程及标准意义显著。我们根据 AAPM 的 TG53 号报告，参考中国医学科学院肿瘤医院标准，并结合临床应用实际情况，制定了 TPS 的剂量测试流程及标准，用以指导临床实践工作。

当治疗计划系统通过验收，并且配置了本单位治疗机的数据时，系统便可以开始在临床使用。为保证系统性能一直保持在验收时的水平，需要建立常规质量保证程序，定期重复主要的验收测试项目，将新的测试结果与验收时的结果进行比较。如果结果有差异，就需要找出原因，使系统回到验收时的状态。

（一）治疗计划系统剂量测试的基本原则

1. 剂量测试前应测试机器机械运动参数

（1）机架、床、准直器坐标方向约定。

（2）机架、床和准直器运动范围。

（3）楔形板坐标方向约定。

2. 测试例应包括所有的机器配置数据测量条件，重现机器配置的剂量学数据。

3. 测试例应覆盖影响剂量计算的各种因素。

4. 每一个测试例应说明测试的因素、条件、测试位置和允许误差。

（二）算法验证需考虑的影响因素（表 4－11）

表 4－11　算法验证需考虑的影响因素

A	CT、MRI 图像输入
	根据 CT、MRI 图像确定患者或模体几何尺寸
	从 CT 值至电子密度的转换关系
B	外照射 X（γ）光子束
	射野形状和尺寸：不同尺寸的方野和矩形野
	照射距离
	准直器转角
	表面弯曲或倾斜
	楔形野：物理楔形板、一楔合成和动态楔形板
	标准挡块、定制挡块和补偿器
	独立准直器和多叶准直器射野

续表

	组织不均匀性（一维、二维和三维）
	旋转照射
	权重和归一方式对多野剂量合成的影响
	人体模体测试
C	外照射电子束
	射野形状和尺寸：不同尺寸的方野和矩形野
	照射距离
	准直器转角
	表面弯曲或倾斜
	挡块、组织填充物和补偿器
	组织不均匀性（一维、二维和三维）
	人体模体测试
D	腔内放射治疗
	胶片定位准确性
	点源剂量：单源、多源
	线源剂量：单源、多源
	自动优化程序
E	其他特殊照射技术或新技术计划功能引入的因素（如全身照射、立体定向放疗）

（三）X（γ）光子束、电子束剂量计算的质量控制标准（表 4－12）

表 4－12　X（γ）光子束、电子束剂量计算的质量控制标准

	X（γ）光子束	电子束
A　均匀模体（无挡块）		
1. 射野中心轴（不包括建成区）	2%	2%
2. 剂量高而剂量梯度低的区域	3%	4%
3. 剂量和剂量梯度均低的区域	3%	4%
B　综合因素、人形模体（偏轴、表面弯曲、不均匀性、射线衰减器和（或）电子失衡）		
1. 剂量高而剂量梯度低的区域	4%	7%
2. 剂量和剂量梯度均低的区域	3%	5%

（四）腔内放射治疗剂量计算质量控制标准（表 4－13）

表 4－13　腔内放射治疗剂量计算质量控制标准

A　单个点源	
距源 0.5～5 cm	5%
B　单个线源	
计算点位于源活性长度的 80%范围内，距源 0.5～5 cm	5%

（五）输入输出设备和剂量计算重复性的质量控制标准（表 4－14）

表 4-14　输入输出设备和剂量计算重复性的质量控制标准

装置或功能	内容	频度	要求
文字和图像输出设备	线性和精确度，数据打印的准确性	每周	误差小于 1 mm
存储的测量数据的完整性	剂量分布计算的重复性	每月	误差小于 2%或 2 mm.
	剂量分布计算的重复性	每年	误差小于 2%或 2 mm.
CT 数据导入	计划系统中的 CT 数据的几何精度，CT 值与电子密度之间的转换	每月	
软件工具	BEV/DRR 生成和输出精度，CT 几何精度、密度转换，DVH 计算，机器数据	每年	

（六）放疗计划系统（TPS）的测试和验证记录

治疗计划系统（TPS）在安装调试、临床数据建模完毕后，必须根据 TPS 的质量控制标准进行测试和验证，结果合格后才能正式投入临床使用，确保临床治疗安全有效。

参照 TPS 的质量控制标准，测试和验证记录如表 4-15 所示：

表 4-15　TPS 测试和验证记录

1. 基本参数

设备初装机时，经过调试达到国家及行业标准后，记录其基本参数作为基线值，供后续设备维修或状态变化后进行调试的参考值。

加速器品牌与型号：＿＿＿＿＿＿　计划系统品牌与版本：＿＿＿＿＿＿　投入使用日期：＿＿＿＿＿＿

X 线	1	2	电子线	1	2	3	4	5	6
能量			能量						
剂量率			剂量率						
Dmax			Dmax						
PDD10/TMR10			Rp						
PDD20/TMR20			R50						
PDD20/PDD10			EPID/iViewGT 配置			治疗床类型			
TPR20/TPR10			MLC 对数			可开展治疗技术			
平坦度/对称性			MLC 等中心投影宽度			OBI/XVI 配置			
楔形板类型			楔形板角度			治疗网络配置			

2. 机械及坐标参数

项　目		加速器设置	TPS 设置	验收结果
机架旋转范围	顺时针			
	逆时针			
治疗床坐标方向约定	X			
	Y			
	Z			
治疗床运动范围	X			
	Y			
	Z			

续表 1

准直器旋转范围	顺时针			
	逆时针			
楔形板坐标方向约定	A 方向			
	B 方向			
	G 方向			
	T 方向			

3. 影像与文字数据

3.1 影像存储与网络传输

验收结果：

3.2 CT 值与电子密度之间的转换

验收结果：

3.3 CT、MRI 等图像确定患者或模体几何尺寸一致性

项目	实际几何尺寸	TPS 计算的几何尺寸	验收结果
CT、MRI 等图像确定患者或模体几何尺寸一致性			

3.4 BEV/DRR 生成和输出图几何尺寸一致性

项目	输出图几何尺寸	生成图几何尺寸	验收结果
BEV/DRR 生成和输出图几何尺寸一致性			

3.5 文字和图像输出的准确性

验收结果：

4. 治疗计划系统剂量测试

4.1 测试例测试

测试因素	测试射野（cm×cm）	测试条件	测试结果
			2%/2 mm
不同射野尺寸的方野	1×1	SSD=90 cm；d=10 cm；MU 100	
	2×2		
	5×5		
	10×10		
	20×20		

续表 2

<table>
<tr><td rowspan="5">不同射野尺寸的长方形野</td><td>2×10</td><td rowspan="4">SSD=90 cm；d=10 cm；MU 100</td><td></td></tr>
<tr><td>10×2</td><td></td></tr>
<tr><td>5×20</td><td></td></tr>
<tr><td>20×5</td><td></td></tr>
<tr><td colspan="2">通过标准</td><td>3%/3 mm</td></tr>
<tr><td rowspan="3">物理楔形野</td><td>9×9，60°</td><td>SSD=90 cm，d=10 cm；MU 200</td><td></td></tr>
<tr><td>5×20，30°</td><td></td><td></td></tr>
<tr><td>20×5，30°</td><td></td><td></td></tr>
<tr><td rowspan="2">挡块形成的不规则射野</td><td>16×16，中央挡标准条形铅块</td><td rowspan="2">SSD=90 cm；d=10 cm；MU 100</td><td></td></tr>
<tr><td>16×16；L形射野</td><td></td></tr>
<tr><td rowspan="2">MLC形成的不规则射野</td><td>16×16，形成类似射野中央挡条形铅块的射野</td><td rowspan="2">SSD=90 cm，d=10 cm；MU 100</td><td></td></tr>
<tr><td>16×16，L形射野</td><td></td></tr>
<tr><td rowspan="2">斜入射</td><td>2×2，45°倾斜</td><td rowspan="2">SSD=90 cm，d=10 cm；MU 100</td><td></td></tr>
<tr><td>10×10，45°倾斜</td><td></td></tr>
<tr><td rowspan="3">不对称射野</td><td>2×2，X，Y方向离轴5 cm</td><td rowspan="2">SSD=90 cm，d=10 cm；MU 100</td><td rowspan="2"></td></tr>
<tr><td>10×10，X，Y方向离轴5 cm</td></tr>
<tr><td colspan="2">通过标准</td><td>4%/4 mm</td></tr>
<tr><td rowspan="3">切线照射</td><td>10×10</td><td rowspan="2">SSD=90 cm；机架90°，射野的一半照射水模，半导体探头水平放置。半导体探头用相对剂量模式在三维水箱中测量离水模侧面1.0，2.5，4.0 cm测量10×10野PDD，离水模侧面1.0，5.0，9.0 cm测量20×20野PDD；用绝对剂量模式测量相对剂量归一点的绝对剂量。</td><td></td></tr>
<tr><td>20×20</td><td></td></tr>
<tr><td colspan="2">通过标准</td><td>狭缝中线10%/3 mm，其他地方4%/3 mm</td></tr>
<tr><td rowspan="3">MLC叶片末端形状和相对叶片之间的间隙（叶片末端效应）</td><td>两个2×2的小野相距6 cm（Elekta & Varian MLC），中间6对（Elekta & Varian MLC）叶片关闭</td><td>SSD=90 cm；d=10 cm；MU 100。用电离室矩阵测量剂量分布，用半导体探头在三维水箱中测量Y=−3.5，0，3.5时的X方向的OAR</td><td></td></tr>
<tr><td>5个4×20的矩形野以4 cm为步进距沿X方向照射，形成4条射野衔接的狭缝</td><td>SSD=90 cm；d=10 cm；每野MU 100</td><td></td></tr>
<tr><td colspan="2">通过标准</td><td>3%/3 mm</td></tr>
<tr><td rowspan="2">MLC形成的菱形射野，区分MLC叶片和（后备）铅门的透射对剂量分布的影响</td><td>10×10的菱形射野</td><td>SSD=90 cm，d=10 cm；MU 100</td><td></td></tr>
<tr><td colspan="2">通过标准</td><td>4%/3 mm</td></tr>
</table>

续表 3

动态楔形板强度分布	10×10 射野以 1 cm 步进距沿 X 轴正方向缩小直至射野成为 1×10	SSD=90 cm；d=10 cm；每野 10 MU	
虚拟楔形野	9×9，60°	SSD=90 cm，d=10 cm；MU 100	
	5×20，30°		
	20×5，30°		

4.2 临床病例计划测试

姓名	住院号	部位（病种）	计划名称	2%/2 mm	3%/3 mm	感兴趣点计算剂量（cGy）	感兴趣点测量剂量（cGy）	感兴趣点剂量偏差	通过与否

5. 结论

测试与验证人： 审核人： 日期：

第五章　肿瘤放射治疗各环节的技术规范、操作要点和质控要求

第一节　放射治疗的健康宣教

放射治疗是临床治疗肿瘤的主要方式之一，是利用放射线治疗肿瘤的一种局部治疗方法。在放射治疗的同时实施健康宣教，不仅可让患者了解放射治疗的相关知识，让其对肿瘤疾病有准确的认识，纠正患者对放射治疗的错误认知，改善其紧张、焦虑等不良情绪，增强患者对放射治疗的依从性，确保放射治疗精准实施，还可提升患者对医护人员的信任感，让接受放射治疗的患者得到更好的治疗效果，使医患关系变得更为融洽和谐。因此，在进行放射治疗时对患者进行健康知识宣教尤为重要。

一、目前宣教的常用形式

1. 口头健康教育。
2. 举办专题讲座。
3. 健康咨询。
4. 利用健康教育橱窗、板报等。
5. 利用各种文字印刷材料，如传单、小册子等。
6. 举办展览。
7. 利用电子设备播放卫生科普片。
8. 移动新媒体，如微信、微博、抖音等。

二、目前宣教存在的问题

1. 重视不够。
2. 患者多、资源少。
3. 宣教时间短、内容少。
4. 缺乏系统、规范化宣教培训。
5. 宣教者不明确，由谁宣教？如何宣教？
6. 患者受教育程度不同，接受宣教多需要重复多次。
7. 能用的宣教方式有限。

三、放射治疗的宣教内容

1. 放射治疗前患者教育　告知目前分期、综合治疗模式及入放射治疗定位要求等相关情况；给予患者及家属心理辅导，正视所患疾病并告知有助于治疗的注意事项，告知放射治疗前贫血、感染等合并症对放射治疗的影响，患者注意事项及临床处置。

2. 放射治疗中患者教育　告知放射治疗和化学治疗实施细节及治疗中检查安排；帮助患者正视治疗过程中的毒副反应，并告知相应的缓解措施。

3. 放射治疗后患者教育　告知疗效评定及后续治疗安排；遵循终身随诊原则，告知随访间隔和检查项目；帮助患者完成治疗毒副反应的恢复、心理及身体上的社会回归；告知辐射对心脏疾患的影响，辐射致癌等远期并发症。

第二节　放射治疗体位固定

一、治疗体位的选择

治疗体位的确定应在最初阶段即体模阶段进行。合适的体位既要考虑患者的身体情况和每次摆位的可重复性，也要考虑放射治疗计划设计时布野的需求。影响体位重复性的因素主要有皮肤脂肪层的厚度、肌肉张力、重力的影响等，确定患者治疗体位的时候需要考虑这些因素的影响。患者感觉最舒服自然的体位一般是最容易重复和摆位的体位，但这种体位很多时候又不能满足放射治疗计划设计时布野的需求。可以根据治疗技术的要求，使用体位固定装置让患者得到一个尽可能舒适自然的体位。这样既满足放射治疗计划设计时布野的需求，又能让患者感到舒适和自然的体位，才是最佳的体位选择。

二、体位固定方式

体位固定的目的首先就是限制患者在治疗过程中的移动，减少摆位误差，提高治疗精确度。其次是减少重复治疗时的摆位时间，避免患者对治疗的忧虑，增加对治疗的信心。同时，在治疗过程中有助于增加体表标记与体内靶区相对位置的一致性体。在放射治疗的发展过程中，不同时期有不同固定方法。随着科技的发展，固定精确度也越来越高，从过去使用沙包、尼龙搭带甚至头颅固定钉等有创性固定过渡到现在使用真空垫、热塑膜、发泡胶及各种底座的无创性固定（图 5－1）。由于各单位使用的固定装置不尽相同，日常使用时应结合自身实际情况，合理选择体位固定方法。

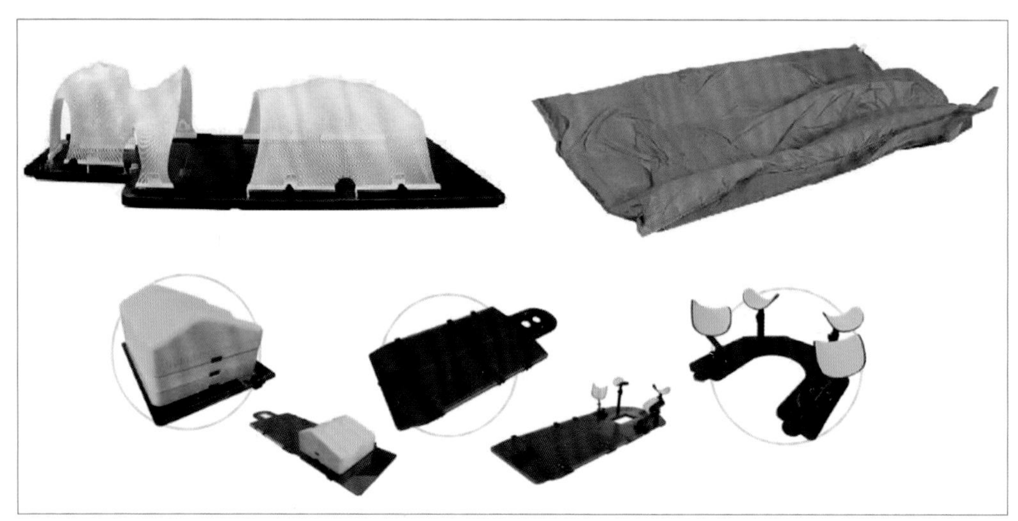

图 5－1　常用体位固定装置

鼻咽癌常用的治疗体位固定主要有以下几种：头颈肩热塑膜加标准头枕固定；头颈肩热塑膜加真空垫固定；头颈肩热塑膜加发泡胶个体化固定。其中头颈肩热塑膜加发泡胶固定的可重复性最好，做到了个体化适形。

对于颈段、胸上段食管癌，常用的治疗体位固定是：仰卧位，双肩自然下垂，双臂自然伸直紧贴身体两侧，手心向内，双腿自然伸直，用头颈肩网膜固定。对于中下段食管癌，常用的治疗体位固定是：仰卧位，双手抱肘或交叉置于额头，也可配合固定板双手上举握住手柄，用热塑体膜、真空垫、发泡胶等固定。

对于上段肺癌，常用的治疗体位固定是采用头颈肩膜，对于中下段肺癌，常用颈胸膜、真空垫固定。也可采用组合固定，利用膜加真空垫、发泡胶固定。

对于乳腺癌，常用的治疗体位固定有：热塑膜固定，真空垫、发泡胶固定，乳腺托架固定，也可采用热塑膜与真空垫、发泡胶联合固定。

对于直肠癌，常用的体位有仰卧位和俯卧位两种。仰卧位可采用真空垫、发泡胶、热塑膜、一体式多功能固定架等单独或联合固定，俯卧位可采用盆腔专用固定架、真空垫、发泡胶、热塑膜等单独或联合固定。

对于宫颈癌，常用仰卧位，可采用热塑膜、真空垫、发泡胶等单独或联合固定。对于少数需要特别保护小肠或其他原因需使用俯卧位的，可采用盆腔专用固定体架联合热塑膜固定。

第三节　模拟定位

模拟定位是模拟放射治疗时的情况，拟定放射治疗时的照射中心及照射区域。其目的是通过模拟定位的设备去获取患者的肿瘤区域图像信息，为后续放射治疗计划设计的实施做准备。

放射治疗定位用的普通模拟定位机（图 5－2）能将患者的三维实体变成二维图像，自其诞生以来就是放射治疗进行靶区（肿瘤）定位的一种必不可少的设备。普通模拟定位机的本质是一台可透视、可拍片的 X 光机，其机架与治疗用的直线加速器类似，医生可以利用这台 X 光机获得二维平面图像，根据相关的体位骨性或者专有标志，拟定出放射治疗时的射野中心，再根据照射中心外放距离，定出每个射野的边界。为了确保放射治疗时摆位准确，模拟定位时通常会在患者身上画出每个射野在皮肤上的投影形状，以便治疗技师在摆位时进行核对。患者定位以后，医生完成后续照射剂量等治疗数据的计算，就可以去加速器上执行放射治疗了。

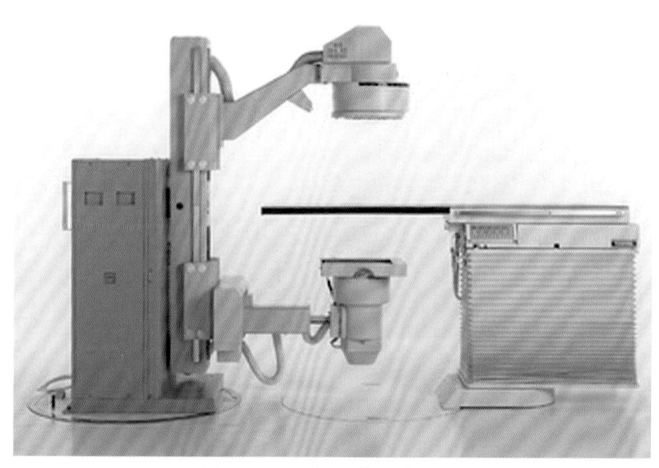

图 5－2　普通模拟定位机

普通模拟定位机的图像质量虽然很高，但是其解剖结构是重叠的，丢失了很多对定位有价值的信息。随着数字计算影像重建和显示技术的发展，CT 模拟定位机出现了。CT 模拟定位机解决了普通模拟定位机拍摄平片的缺点，可以提供更多的横断面内的解剖结构信息。计算机技术和医学影像技术的发展，使肿瘤的放射治疗进入了“精确定位、精确计划、精确治疗”的“三精”时代，极大地改善和提高了放射治疗的质量，这就需要有复杂且精确的放射治疗计划。精确的放射治疗计划需要精确的三维图像进行空间定位，而 CT 模拟定位机能获取患者靶区（肿瘤）区域的精确三维图像，因此在放射治疗中的作用与地位也就越来越重要。

CT 模拟定位机（图 5－3）一般由三部分组成：①一台大孔径的 CT 扫描机，扫描视野（FOV）越大，其定位空间就越大，就能容纳各种常见的和特殊的放射治疗体位以及体位固定装置的CT扫描；②一套能将CT图像进行三维重建和显示的软件，这种软件可以独立成系统，也可以融入治疗计划系统中；③一套三维移动激光定位系统，协助提供CT图像的三维空间坐标信息。

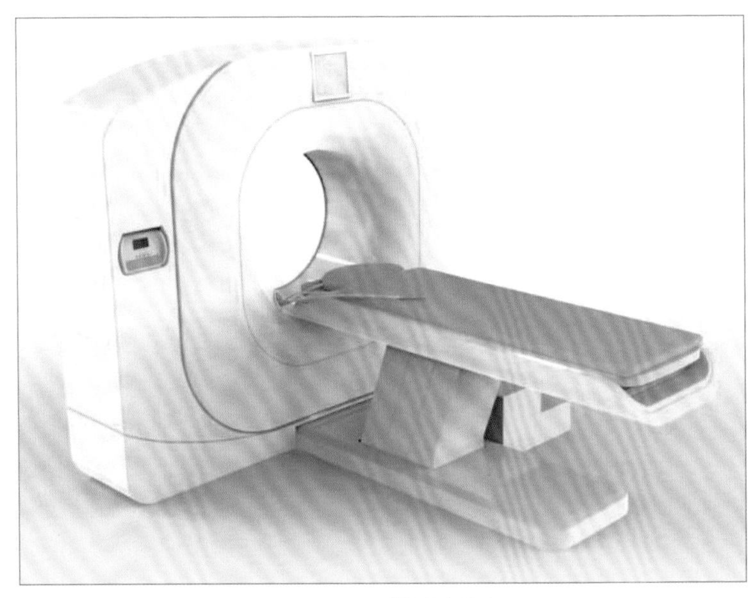

图5-3 CT模拟定位机

为了在放射治疗时获得相同体位状态，医生会在患者身上的相关区域做好标记线（标记点），这些标记线（标记点）是以后治疗的基准，如果不慎丢失，那么建立在这些基准上的CT模拟定位数据就失去了意义。因此，患者一定要保护好自己身上的标记线（标记点）。如果标记线（标记点）变淡或者消失了，要及时联系主管医生补画，不可随意自己画或置之不理。与早期常规模拟定位不同的是，精准三维放射治疗定位把定位到治疗的流程又进一步细化，先把CT模拟机扫描后获得的图像传输到治疗计划系统，再由医生在电脑上进行靶区勾画，最后由物理师计划设计。

CT模拟定位获得的是患者需照射部位的断层图像，再经过计算机处理后，可以获得整个需照射部位的三维立体图像，非常逼真地还原肿瘤和周围组织的关系，另外很重要的一点是CT图像反映的是患者身体组织的电子密度信息，它的作用是方便治疗计划系统为患者制定个性放射治疗方案时进行剂量计算，目前所有的TPS剂量计算都是基于CT电子密度。

目前CT模拟定位技术已逐渐成为主流，CT图像可直观地显示出肿瘤的范围与周围脏器的关系，为照射的设计与剂量分布的优化提供了直观的图像信息，具有更高的精度、更广的应用范围。

第四节　图像导入与登记

使用CT模拟定位机获取包含患者治疗部位解剖信息的CT图像后，通过放射治疗网络传输至放射治疗计划系统，在放射治疗计划系统中进行图像导入登记。图像导入登记的主要目的是：①建立患者坐标系。它是通过附在图像上的内外标记点建立的。该坐标系直接反映患者在治疗时的体位。体位固定装置是保持从定位、复位到摆位的整个治疗过程中坐标系不变的关键措施；②在该坐标系中重建出治疗部位的三维解剖结构，确定靶区及靶区与周围重要组织和器官的关系；③利用建立的患者坐标系，将不同来源的图像如CT/MRI/PET、模拟机射野模拟片、加速器射野证实片等进行融合、叠加和比较；④等剂量分布在不同图像中的相互映射。

到目前为止，CT图像仍然是肿瘤放射治疗计划设计的基本图像。对于二维系统，CT图像层片一般不超过10片；对于三维系统，必须有足够多数量的CT层片，才能保证三维数字重建后图像的质量。

CT层片数的多少，很大程度上依赖于肿瘤的部位和治疗计划系统的容量。扫描范围必须远大于肿瘤区域的体积，一方面是为了与其他设备的图像如MRI等融合时有较大的灵活性，另一方面是为布置射野提供足够多的组织范围。

相比于CT图像的软组织分辨率较差，MRI在这方面有较大的优势。由于MRI不能提供计划系统剂量计算时需要用到的组织电子密度等参数，放射治疗计划设计无法直接使用MRI图像，但由于MRI扫描能直接提供横断面、冠状面、矢状面以及T1、T2加权扫描等，使得MRI成为放射治疗计划设计中仅次于CT的主要图像来源。为了有效地利用MRI进行计划设计，MRI图像必须能从几何（即坐标系）上与CT图像融合，MRI图像必须对肿瘤诊断、靶区或重要组织器官的勾画明确有用。

除了CT、MRI图像外，其他来源的图像如PET、SPECT、X线片、射野证实片、体模图等都可以作为计划设计和验证的图像的来源。但是这些图像的存储格式、几何大小、分辨率、图像维数等差别很大，需要对坐标进行相应转换，变成统一格式后才给予登记。

第五节 靶区与OARs勾画

随着放射治疗技术的飞速发展，肿瘤放射治疗经历了二维普通放射治疗、三维适形放射治疗、四维自适应放射治疗的发展过程。以普通模拟定位机为基础的二维放射治疗，因无法展现肿瘤靶区和危及器官三维形态、体积和位置，在放射治疗计划设计时对靶区和危及器官受量的评估存在很大不确定性。随着医学影像技术和计算机硬件、软件及精确放射治疗设备的飞跃发展，促进了三维精确放射治疗技术（3D-CRT，IMRT，VMAT等）的应用，进而为精度更高、速度更快的肿瘤放射治疗提供了有力工具。高精度放射治疗技术的应用一方面要求对放射治疗计划进行更细、更好的设计和优化，另一方面为靶区和危及器官受量的准确评估和累加提供了基础。同时，对肿瘤靶区、危及器官的准确定义和勾画提出了更严格的要求。实践证明，对两者的深入了解不仅有利于提升临床工作质量，对开展科研、教学工作亦具有非常重要的意义。

以往国际辐射学单位委员会（international commission radtologieal units，ICRU）50号（1993年）、62号（1999年）、71号（2004年）- 78号（2007年）报告对放射治疗中计划设计和记录程序中涉及的肿瘤和正常组织的相关区域进行了定义，这些区域的定义对治疗计划的设计意义重大。目前，国内外对肿瘤靶区和危及器官的勾画标准大部分以ICRU 83号（2010年）报告为准，报告中定义的肿瘤放射治疗的相关区域主要包含以下几个方面：①大体肿瘤区（gross tumor volume，GTV）；②临床靶区（clinical target volume，CTV）；③计划靶区（planning target volume，PTV）；④危及器官（organ at risk，OAR）；⑤计划危及器官（planning organ-at-risk volume，PRV）；⑥内靶区（imternal target volume，ITV）；⑦治疗区（treated volume，TV）；⑧剩余危及区域（remaining volume at risk，RVR）。

大体肿瘤区（GTV）是指可见的大体肿瘤范围及其所在的解剖位置，应包含原发肿瘤（primary tumor GTV，GTV-T）、区域转移淋巴结（nodal GTV，GTV-N）及远处转移区（metastatic tumor，GTV-M）。一般来说，原发灶和转移淋巴结应定义为不同的CTV，但是特殊情况下，若转移淋巴结无法与原发灶分离（例如，鼻咽未分化癌肿瘤侵犯咽后间隙时，原发灶包含了可能受侵犯的淋巴结），在这种情况下，原发肿瘤和淋巴结都应该定义为CTV。对于手术后肿瘤完全被切除（达到R0或R1缓解）后接受放射治疗的患者来说，无须对GTV进行勾画，只需要勾画CTV即可。虽然对于大多数的患者来说GTV这个概念只适用于恶性肿瘤，但有时也适用于接受放射治疗的良性肿瘤（如颈动脉血管瘤、动静脉畸形和垂体腺瘤等）。对GTV完整、准确的描述和记录是非常重要的，有助于对患者进行准确的TNM分期，有助于通过给予CTV足够的照射剂量实现肿瘤的局部控制，有助于根据治疗中肿瘤的退缩情况进行准确的评估和及时进行CTV及PTV的修改，有助于通过治疗中GTV的变化情况预测治疗疗效。

临床靶区（CTV）是指包含可见 GTV 和/或存在一定转移风险概率、需要接受治疗的亚临床病灶。目前尚未有一个需要接受治疗的统一风险概率标准，一般来说如果发生概率超过 5%～10%，则需要接受治疗。这个概率值是根据恶性肿瘤的病理类型、治疗失败的后果、挽救性治疗的作用等因素作出的一个临床判断。尽管亚临床转移的病灶在临床和影像学检查中表现为正常，但其应包括：显微镜下发现的原发肿瘤 GTV 边缘浸润区域（在可以肉眼观察到、触摸到或者特殊影像技术下可见的边缘）、可能受浸的淋巴结和可能有转移的其他器官（如脑）。对于没有镜下和局部淋巴结浸润情况的良性肿瘤 GTV，则无须再进一步引入 CTV 的概念。对于术后获得 R0 或 R1 缓解的患者来说，已不存在 GTV，只需要对 CTV 进行定义和勾画即可。当前 CTV 的勾画主要依赖于临床经验，对原发肿瘤和转移淋巴结 CTV 进行三维方向勾画时，可以遵循已经发表的、旨在通过将存在镜下转移的区域转化为计划 CT 或 MRI 确定边缘的指南。原则上，每一个恶性肿瘤 GTV 都应引入 CTV 的概念。多个邻近的 CTV 可以共用一个 CTV。当在整个治疗过程中有多个 CTV 应用时，建议使用与 CTV 相对应的名词。CTV 的描述中并没有包含内部解剖结构的运动，关于 CTV 的运动可以通过 PTV 概念的引入和勾画予以补偿。

在 ICRU62 号报告中，内靶区（ITV）定义为对 CTV 外加一个考虑到在患者体内 CTV 体积、形状和位置不确定性的内边界构成。62 号报告建议内边界和外边界应该采用二次方程的方式进行添加，但目前较常用的是可能会导致边界过大的线性方程。当 CTV 的不确定性占据主导地位或与摆位不确定性相互独立时，ITV 的引入是十分必要的。ITV 被认为是一种可帮助 PTV 勾画的可选区域。

计划靶区（PTV）的概念最早于 ICRU50 号报告引入，并且在 62、71、73 号报告进行了重申和演化。PTV 是一个对治疗计划进行制订和评估的几何学概念。PTV 可通过约束吸收剂量的分布形状保证在可接受的概率范围内，将吸收剂量传输到 CTV 的每一个部分，而不用去考虑器官运动和摆位误差。其亦可应用于处方剂量的制定和计划报告的输出。PTV 通过对 CTV 设定时考虑了内部和摆位不确定性的外放边界，保证 CTV 获得足够的吸收剂量。摆位误差的边界考虑了治疗计划设计中与整个治疗过程中患者摆位和射束位置等的不确定性。PTV 的勾画综合考虑了肿瘤位置和治疗机机械参数存在的不确定因素，以及可能造成的后果。在早期的 ICRU 报告中，当 PTV 和 OAR 有部分重叠时，牺牲 CTV 到 PTV 外放距离的建议已经不再被提倡。为了保证与其他 PTV、OAR 和 PRV 有重叠区 PTV 的吸收剂量得到准确的记录，现在建议在勾画原发 PTV 时，外放距离不应该进行折中处理。计划系统软件的发展已经可以实现通过系统自带权重调整法则，在保护危及器官的同时使 PTV 获得足够的吸收剂量。如前所述 CTV 和 CTV 的勾画与照射技术无关，但 PTV 作为治疗处方的一部分有赖于照射技术。为防止 CTV 任何部分都可获得足够的吸收剂量，必须对 CTV 进行适当的外放——消除由于 CTV 位置、大小和形状的变化（内部变异）和患者本身及射束位置的变化（外部变异）造成的不确定性。内部变异的影响因素主要有解剖位置、相应的预处理方案（肠道处理等）及患者的特征性差异。外部变异的影响因素有患者的位置和设备的机械不确定性（机架角、准直器、治疗床等），剂量学的不确定性（射束的穿射因素），CT 图像的转换误差和人为因素等。这些因素在不同放射治疗中心之间、同一放射治疗中心不同机器之间、不同处理方案之间、患者和患者之间均获得非常大的差异。而患者体位固定装置、质量保证程序的应用和放射治疗技师的熟练程度等因素都必须予以考虑。图像引导放射治疗和其他不确定因素消除或减弱技术的应用可显著减少 CTV 到 PTV 的外放距离。

危及器官（OAR）或关键正常结构是指如果接受照射产生严重的并发症并能影响治疗计划和处方剂量制定的组织。原则上，所有不包含靶区的组织均为危及器官。但被考虑为危及器官的组织都是靠近 CTV 或处方剂量的区域。危及器官的确定和吸收剂量的限值随着时间而不断演变。从功能角度分析，人体的器官分为并行器官、串行器官，其中串行器官或类串行器官主要包括脊髓、神经和胃肠道，这些器官被认为包含链式功能单元，为保证器官的正常功能，所有功能单元都必须予以保护。例如：脊髓某一特定的神经束遭到破坏后，将会影响损伤平面以下的功能。并行和类并行器官如肺和腮腺，彼此的功能单元是互相独立的。例如：一定数目的肺泡破坏不会严重影响整个器官的运动和功能，只有肺体积的破坏达到一个阈值的时候，呼吸容量才会显著地减少。另外，一些器官兼有串行和并行组织的特点，如肾脏中的肾小球是一个较为平行的组织，而远端肾小管是连续的组织。在进行器官的剂量-体积限值的确定和剂量体积直方图的评估方面，组织学分类的观念是非常有用的。串行器官显示出的是阈值二进制效应，即当一定体积组织的吸收剂量达到或接近最大剂量时，能够准确地预测功能丧失情况。而并行器官则显示了分级剂量响应的特点，平均吸收剂量和在一定剂量水平下的体积则被用于器官组织功能损伤的预测。组织分类的观念对 OAR 的勾画非常有用。例如，对于像直肠、视网膜这样的管型器官进行室壁或者表面勾画的方法直接进行全器官的勾画会更为精确。对于串行器官，照射体积对评估器官耐受的影响并非显著，这些器官的勾画程度对患者的治疗影响较小。相比较而言，对于并行器官，体积评估非常关键，因此完整的器官勾画也是必需的。在所有情况下，OAR 勾画后的体积都应该被记录，这对于当 DVH 图只是显示相对体积的时候尤为重要。

和 PTV 一样，为避免严重的放射治疗并发症，治疗过程中危及器官位置的不确定性必须予以考虑。因此有必要对 OAR 进行适当的外放以补偿这些不确定和变化带来的误差，这和 PTV 外放边界的应用原则相似，这就是所谓的计划危及器官（PRV）。相对于并行器官（肺、肝脏、腮腺），对串行器官进行外放获得 PRV 更具有临床意义。需要注意的是 PTV 和 PRV 的勾画时，两者可能有重叠的部分，为了保证足够的正常组织得以保护，计划系统中权重规则可以将 PTV 和 PRV 分割为多个小的部分，然后给予不同吸收剂量的限值。

因为放射治疗技术的限制，接受处方吸收剂量的区域会与 PTV 的范围有所不同，其可能大于（有时可能过大）或小于，并且形成一般较简单的形状，就此引入了治疗区（TV）的概念。TV 是指组织被一定等剂量曲线所包绕的区域，该处方剂量是由放射肿瘤学的团队制订的，在并发症可接受的范围内实现肿瘤的消除或者缓解。因多种原因，确定治疗区的形状、大小位置与 PTV 的关系是非常重要的，其中一个重要的原因就是为肿瘤的局部复发的评估提供信息。

勾画 OAR 的理想状态是对所有可能遭受照射的正常组织进行勾画，这对调强放射治疗来说尤为重要。在患者的影像信息中，剔除掉 OAR 和 CTV 剩余的组织即为剩余危及区域（RVR），即 RVR 勾画是指由相同影像层面上患者的外部轮廓和 CTV、OAR 之间的区域组成。若未对 RVR 进行评估，则可能在人体内无法发现受到高吸收剂量的区域。除此之外，RVR 在评估晚期并发症（如致癌）的发生风险方面非常重要。因此对于可能获得长期生存的年轻患者来说，RVR 的勾画尤为重要。按照 DVH 图显示，通过检查所有射束的剂量分布，可在 CT 图像上逐层寻找 RVR 的高剂量区域。

第六节　计划设计

放射治疗的根本目的在于给予肿瘤区域很高的治愈剂量而其周围组织和器官接受的剂量却最少，即提高放射治疗的治疗增益比。治疗增益比指的是因某种治疗技术造成的肿瘤控制率与周围正常组织损伤率之比。

计划设计定义为确定一个治疗方案的全过程。一般来说，它通常被理解为计算机根据输入的患者治疗部位的解剖结构信息及相关组织的电子密度等，使用合适的射野（如体外照射）或合理布源（如近距离照射），包括使用楔形滤过板、射野挡块或组织补偿器等进行剂量计算，从而得到所需要的剂量分布。从广义上，上述定义应理解为：确定一个放射治疗方案的量化的过程，包括 CT/MRI 等图像的输入及登记；医师对治疗方案包括靶区剂量及其分布、重要器官及其限量、剂量给定方式等的要求及实现；计划确认及计划执行中精度的检查和误差分析等。显然按照这种理解，计划设计过程应是一个对整个治疗过程不断进行量化和优化的过程。治疗计划系统是整个计划设计过程的有机连接体中的一个重要纽带。

一个较好的治疗计划应满足临床剂量学原则，即下列 4 项条件：

（1）肿瘤剂量要求准确，照射野应对准所要治疗的肿瘤区即靶区。

（2）治疗的肿瘤区域内，剂量分布要均匀，剂量变化梯度不能超过±5%，即要达到≥90%的剂量分布。

（3）射野设计应尽量提高治疗区域内剂量，降低照射区正常组织受量范围。

（4）保护肿瘤周围重要器官免受照射，至少不能使它们接受超过其允许耐受量的范围。

正向放射治疗计划设计：根据放射物理学知识、射野设计经验、靶区与危险器官的位置关系、医师对靶区的剂量要求和对危险器官的剂量限制等，合理选择射线性质、能量、射野多少、入射方向、组织补偿等参数，再计算剂量分布的设计方式。

逆向放射治疗计划设计：先设定剂量分布，再由 TPS 自动设计治疗参数，优化和选择照射计划的设计方式。逆向设计是调强放射治疗计划的设计方式。

对于射野角度布置，我们应该要做到：

（1）从入射面到靶区中心距离尽可能短。

（2）尽量避开危及器官。

（3）射野边尽量平行于靶区的最长边。

（4）相邻射野夹角尽量大一些。

做计划时我们需要用到等剂量曲线图，其定义是把模体内过射线中心轴平面上剂量相同的点连接起来形成的一组曲线称为等剂量曲线。等剂量曲线直观反映了射线束在体内离轴方向的剂量变化。应逐层分析三维剂量分布图，各指标需符合外照射靶区剂量的各项规定：

（1）计算适形指数：适形度指数（CI）定义：为治疗体积与 PTV 的比值。通常以 90%等剂量线为代表的靶区最小剂量作为治疗区范围的下限。治疗区的形状和大小与计划靶区越符合，计划越好。CI 的优化可导致其他期望参数的恶化，如照射体积的大小或 PTV 中吸收剂量的均匀性。另外，为了优化 CI，从总体上看，做某些让步是需要的。

（2）照射区的大小：照射区是 50%等剂量线面所包括的范围。照射区的大小，直接反映了正常组织剂量的大小。

（3）剂量热点和冷点：①剂量热点。其定义为内靶区外大于规定的靶剂量的剂量区的范围。热点面积大于或等于 2 CC 时，临床上才认为有意义；当面积小于 2 CC 时，临床上一般不考虑其影响。不过小器官的热点体积应该小于以上标准，如晶体、喉等。剂量热点（靶区外）不能出现在危及器官上。②剂量冷点（靶区内）。PTV 内最小剂量不能低于治疗区剂量。

做计划时我们还会用到 DVH 图，即剂量体积直方图。DVH 图是评估治疗计划最有力的工具，可以显示靶区和重要器官的体积内多少体积受到多高剂量水平的照射。根据 DVH 图可以直接评估高剂量区与靶区的适合度。最佳的治疗计划是使靶区内 100%体积接受剂量规定点的剂量（100%），同时危及器官内 100%体积接受的剂量为 0，但实际中很难达到，所以要求 95%的体积即可。PTV 中接受处方剂量体积大于 95%PTV 体积的放射治疗计划一般是临床可以接受的。剂量上限：靶区剂量不是越高越好，我们关心靶区剂量不超过 110%。造成高量的原因：皮表的不均、空腔的存在、密度相差过大等。至少 95%PTV 满足靶区处方剂量，PTV 接收＞110%的处方剂量的体积应＜20%，PTV 外任何地方不能出现＞110%的处方剂量。DVH 图也有局限性，就是没有空间概念，不能标明靶体积内低剂量或危及器官内高剂量区的位置。如果低剂量区靠近肿瘤，可导致肿瘤复发，如果高剂量区出现在串型危及器官，危害比在并型器官要大，所以要结合等剂量曲线图来分析，进一步去修改放射治疗计划。

放射治疗计划对剂量均匀性是有要求的：对于计划靶区的剂量分布，一般要求是尽可能均匀，尤其是不要出现冷点，与处方剂量的偏差以不超过－5%～7%为佳。靶区内及周围的危及器官要符合规定的剂量限制。对于串联危及器官：如脊髓、晶体，在勾画时可不画全，但应统一（如头颈脊髓下至 T1），我们在计划设计时脊髓、晶体要看最高剂量点（Dmax）、2%体积所受剂量（D2%）。对于并联危及器官，如肺，应该勾画全器官，计划设计时要评价 Dmean，Vd。串联并联不明危及器官：如肾脏勾画，应该勾画全器官。计划设计时要评价 D2%、Dmean、Vd。

计划设计时，还有一些注意事项：

（1）核实治疗计划是否是按照处方规定设计，包括分次剂量，总剂量及次数。

（2）反复确认整个治疗计划射野分布，有没有优化射野方向的可能，可以和其他剂量师、物理师一起讨论。

（3）对危及器官要逐个分析，不能有遗漏分析重要危及器官，否则容易出现重大事故。

（4）计划优化后可能所有的危及器官剂量都有变化，要逐个重新分析。

（5）纸质版要核对后再签字。

（6）有时计划通过反复设计仍然会出现达不到要求的情况，需要和临床医生商量，根据权重轻重选择妥协。

第七节　计划评估

评估放射治疗计划一般可以使用CB-CHOP法。

C：Contours评估靶区和危及器官勾画。

B：Beam arrangement/field合适和合理射野（数量和角度）。

C：coverage评估三维剂量分布和DVH。

H：heterogeneity热点和冷点的空间位置。

O：organs at risk评估详细的剂量限值，计划中的等剂量线和DVH。

P：prescription总剂量、分割剂量。

一、靶区和危及器官勾画（contours）

放射治疗科医生开始审核放射治疗计划时，首先需要审核各种感兴趣区（ROI）的勾画范围和精度，包括肿瘤区和危及器官（OAR）或者特殊的组织结构，特别是当这些勾画由经验不足的医师或其他非专业人员（例如剂量师）代为完成的。必须确保每个危及器官都被准确勾画出来，不能遗漏必须考虑和评价的危及器官。这个过程也可以重新检查勾画的靶区，包括GTV/CTV/PTV等。如果修改了GTV，需要重新外扩CTV和PTV。

常见的需要注意的方面：

（1）剂量师可能在勾画危及器官时，不小心改动了GTV/CTV/PTV，所以一定需要仔细确认。

（2）重要危及器官一定要由放射治疗医生勾画，如原发性肝癌的正常肝脏组织、十二指肠、小肠，如头颈部肿瘤的内耳、海马，危及器官勾画不准确，正常器官受量评估就没有任何意义。

（3）靶区勾画要考虑到肿瘤的运动，如直肠癌放射治疗膀胱的运动、胰腺癌放射治疗呼吸对胰腺肿瘤运动的影响。

（4）当PTV甚至GTV与重要的危及器官重叠时，需要综合考虑剂量对器官的影响，并给出剂量限值。

二、射野设置（beam arrangement/field）

主要评估放射治疗的射野设定和实施技术，这些技术包括简单的单野或对穿野照射乃至复杂的容积调强放射治疗技术（VMAT）等。放射治疗实施技术由放射治疗医师在制订计划之前确定，而射线束的设定由剂量师确定。射野角度以避免过多的正常组织受到照射为宜。射束的开野形状（包括使用多叶光栅或其他设备控制的射线束形状）要尽量符合靶区的投影形状。这个可以通过射野方向观（beam's eye view）界面直观的观察每个射野的形状，并且基于三维等剂量线的形状可以在CT图像上显示出来。例如：在进行胸部或颈部放射治疗时，医师必须确定射线不经过肩膀或者不必要的口腔组织。对于调强放射治疗计划（IMRT），必须考虑射野的数量和进入身体的位置以及影响方式。当射野覆盖和危及器官限值不是最佳需要调整射野的数量和角度时，评估射野和进入身体的角度是非常重要的。并且要评估射野或者拉弧的数量对于治疗时间的影响。例如：某些患者不能长时间保持体位，这时要适当缩短治疗时间。

射线束设置/射野设计主要取决于剂量师，同时剂量师要保持与放射治疗医师的沟通，了解放射治疗医师的主要和特殊要求。如原发性肝癌，对正常肝脏组织保护要严格，宁可牺牲适形度，也要尽量保证部分正常肝脏组织不受照射。而在胸部放射治疗中，IMRT 或 VMAT 中射野数目过多及照射覆盖范围较大会造成肺的低剂量体积增大，这种情况下需要减少射野数目和减小射野夹角。当放射治疗部位存在极重要组织结构（如卵巢、幼儿内分泌腺体、顽固性皮肤溃破、结直肠的造口等）需要保护时，要避免射野直接以及间接照射。另外非必要情况下，要避免入射路径较长的射野角度，以减少组织低剂量照射。对于疼痛明显的患者要考虑复杂放射治疗技术，如 IMRT、VMAT 应用所需时间很长，患者的位置移动和器官运动的影响也会增加。

三、靶区覆盖（coverage）

放射治疗计划的剂量评估一般分为以下两种：

1. 2D/3D 等剂量曲线评估　可以在 CT 图像上逐层（2D）或在 BEV 界面（3D）观察等剂量线的分布。处方剂量线需要包绕对应的 PTV，覆盖不到的 PTV 区域以及处方剂量包绕的 PTV 之外的区域需要认真识别和评估。如果覆盖不到的 PTV 区域可能是肿瘤容易复发的部位或是处方剂量包绕的 PTV 之外的区域落在重要器官上，则需要修改计划。

2. DVH 评估　靶区覆盖通常可使用剂量-体积直方图（DVH）来定量评估。X 轴显示相对或者绝对剂量（Gy），Y 轴显示相对或绝对体积。可以针对每条代表不同组织结构的曲线来评估。例如：当代表 PTV 的曲线达到处方剂量时对应的体积符合要求甚至更高，则认为靶区覆盖是足够的。

两种评估方法各有优点，互为补充。在审核计划时，放射治疗医师需要同时兼顾。等剂量曲线评估具有更好的空间位置性，方便放射治疗医师根据解剖结构进行评估。不足之处是不易定量评估靶区及 OAR 的剂量体积参数；DVH 能提供准确的剂量体积参数，局限性在于无法提供空间信息，尤其是明确剂量热点或冷点的位置。所以审核任何一个放射治疗计划都绝不能只单独使用其中一种评估方法。推荐在 DVH 评估前先在 CT 图像上观察剂量曲线分布与肿瘤及危及器官的空间位置关系。由于剂量归一方式不同，建议放射治疗医师使用绝对剂量的等剂量线进行评估，如给予 60 Gy 处方剂量，则用 60 Gy 处方剂量线检查覆盖 PTV 情况。在使用等剂量线评估时，放射治疗医师不应只关注处方剂量线，要了解不同百分比剂量的分布以及对危及器官的影响，以使计划调整至最优，减少放射治疗损伤。另外如上所述的情况，当 PTV 甚至 GTV 与危及器官重叠时（如脊髓），要对重叠区域的剂量做出恰当的评估。

四、剂量异质性/热点（heterogeneity/hot spots）

剂量异质性是指放射治疗计划中剂量分布的不均一性，包括 PTV 内最低剂量（冷点）和 PTV 以内及 PTV 以外的最高剂量（热点）。对于常规分割的调强放射治疗计划，可以接受的 PTV 最低剂量为 95％左右的处方剂量，可以接受的最大剂量为 115％左右的处方剂量。在确定了冷点和热点的量化数值后，需要进一步确定冷点和热点的空间分布。相对于危及器官内的热点，GTV 内的热点是可以接受的。冷点、热点需要看体积、位置，对于调强放射治疗计划，如果更注意适形度，剂量均匀性就会变差，如果更注意剂量均匀性，适形度就会变差。当二者兼顾时，可能会造成子野及 MU 数过多，增加照射时间和计划复杂性。适当增加射野数目或弧度有利于提高适形度和均匀性，但对正常组织器官造成的影响需要进行评估。

五、危及器官（organs at risk）

评估危及器官的第一步是确定危及器官优先考虑位次。某些 OAR 有严格的剂量阈值，超过此值就会发生严重的毒性反应，这些器官的限量是要严格遵守的。例如：对于视觉通路器官或者脊髓的限量非常重要，可以避免失明和无力的发生，而腮腺和口腔就没有这么显著。

评估 OAR 时，检查 DVH 图和检查 CT 上危及器官所接受的三维剂量分布同样重要。DVH 可以提供最大剂量，平均剂量和体积限量，但 DVH 不能提供剂量的空间分布，而 CT 上的三维图像可以显示某等剂量线相对于 OAR 的空间分布。例如我们可以通过检查 CT 上危及器官所接受的三维剂量分布，可以知道 45～50 Gy 等剂量线相对于脊髓的位置。

常规分割的危及器官剂量限值可以通过正常组织效应定量分析（QUANTEC）来查找。大分割方案的危及器官受量可以参考美国医学物理学家协会（AAPM）TG-101。也可以查阅最新的临床试验方案内的危及器官限量，如 RTOG 相关的临床试验方案。由于这些剂量限制是基于每次分割剂量确定的，因此换算为等效生物剂量再确定合适的剂量限值可能更重要。建议每一个放射治疗计划按照预定的总照射剂量进行评估，以最大程度评估 OAR 在最终完成全部剂量照射后的损伤。

六、处方剂量（prescription）

最后一步是制定和确认处方剂量。物理师在计划完成后已经编辑好处方剂量，我们必须再次确定处方总剂量和分割剂量。治疗的一些细节也必须重新确认，包括射线的类型、能量、实施技术和照射时间表（确定每天照射、隔天照射、超分割放射治疗等）。由于 TPS 一般设置是物理剂量，剂量师可能会误将 8 Gy×7 次编辑成 7 Gy×8 次，而此时总处方剂量是一样的。这在等剂量线分布及 DVH 上也不会显示出差异，因此格外需要注意。

第八节　剂量验证

放射治疗剂量验证是放射治疗质量保证的重要环节，开展放射治疗剂量验证的前提是已经完成治疗设备、计划系统、放射治疗网络等系统的调试、验收测试及流程测试以及常规的质量控制，放射治疗剂量验证要与这些质量保证措施相结合进行，相互不可替代。

每例患者的放射治疗剂量验证通常需要在治疗前完成。如果受条件限制，常规剂量分割方案治疗患者的剂量验证最迟应在前 3 个分次内完成，对于大分割治疗患者的剂量验证应在治疗前完成。对于新开展调强放射治疗的机构，或使用新的设备、开展新的调强放射治疗技术时，每例患者的剂量验证是必不可少的。如果所有患者的剂量验证结果均在容许误差范围内 1 年以上，可以考虑选择部分患者不进行基于测量的剂量验证。但应非常慎重选择，且同时要做好相关的质量保证工作：严格按相关标准进行治疗设备的质量控制；对于复杂计划及大分割治疗计划仍应每例都进行基于测量的剂量验证；治疗设备大修、计划系统、治疗设备控制软件、放射治疗网络升级后，对每例患者均应进行基于测量的剂量验证，直到所有验证结果均在容许误差范围内 3 个月以上。

放射治疗剂量验证内容包括点剂量验证和剂量分布验证，有条件的可以开展基于患者解剖结构的三维剂量验证。使用 EPID 或日志文件等进行无模体的剂量验证，应与其他验证方法结合使用。计划系统进行验证计划剂量计算时应使用临床患者治疗应用的剂量计算算法。根据具体的病例、技术，使用 2～3 mm 的剂量计算网格，有更高空间分辨率要求的病例可以使用更小的剂量计算网格。

点剂量验证需要选择适用于放射治疗剂量验证的点剂量测量探测器及配套的模体。选择测量点位置时，应选在使探测器体积内最大剂量和最小剂量之差尽可能小的区域，最大应不超过探测器体积平均剂量的 5%。如果治疗中心在高剂量坪区内，测量点的位置可以选择在治疗中心点；如果治疗中心不在高剂量坪区内，测量点需选择在高剂量坪区内的点。

点剂量差异的计算公式为$\frac{Dm-Dc}{Dc}\times 100\%$，Dm 为测量剂量，Dc 为计算剂量，计算剂量应使用探测器体积平均剂量。计算和测量点剂量的差异在+/-3%以内为验证通过，当剂量差异超过±5%时不能进行患者治疗，需要查找原因后根据情况再决定。

剂量分布验证可以使用胶片、探测器阵列、EPID、基于机器日志文件计算等方法进行。需要根据使用的放射治疗设备、开展的放射治疗技术及患者情况选择恰当的剂量分布验证方法，并应对所使用的验证设备（包括模体、硬件和软件等）进行严格的调试和验收测试。

胶片生产批次变更或验证结果变差时应重新进行胶片剂量校准。探测器剂量响应和加速器剂量输出变化对验证结果会造成影响，每次剂量验证前应进行探测器阵列的绝对剂量校准。根据设备特性和厂家推荐，每隔一段时间应对探测器阵列进行相对剂量校准。

参考剂量分布可选择测量剂量分布或计算剂量分布。被评估剂量分布空间分辨率通常不低于参考剂量分布分辨率，如果被评估剂量分布空间分辨率低于参考剂量分布分辨率，可以对被评估剂量分布插值。探测器阵列方向依赖性可以忽略或能够修正时，应按实际机架角度照射固定的探测器阵列，分析多野合成剂量。探测器阵列方向依赖性不能忽略且不能修正时，由于多野合成剂量分布可能造成不同射野剂量误差的相互抵消，所以应使射线垂直于探测器阵列（置于治疗床或机头上）照射，分析单野剂量分布。考虑到临床意义，剂量分布比较时应使用全局归一。剂量归一点应选择在最大剂量点或高剂量坪区内的其他点（剂量高于最大剂量的90%）。局部归一比全局归一更严格，可以用于调强技术调试及剂量验证不通过时查找原因。剂量分布比较应进行绝对剂量比较，不应进行相对剂量比较或在相对剂量模式对剂量进行归一。

剂量分布差异比较评价应包括多点剂量差异，DTA，伽马指数及其通过率，Profiles 或等剂量曲线差异，基于剂量梯度、剂量区域的分类分析。有条件的可以使用基于患者解剖结构的剂量分布、剂量体积直方图分析。分析伽马指数时，不应只关注其通过率，应分析其区域分布、最大值、平均值、中位数、最小值、γ值超过 1.5 所占的比例和直方图。伽马分析的范围应排除无临床意义却会影响剂量验证分析结果的低剂量区域，结合临床病例选择合适的剂量阈值（比如，当危及器官剂量限值大于处方剂量10%时将剂量阈值设定为10%）。剂量差异3%、DTA 2 mm，10%剂量阈值时伽马通过率应大于95%。对于 SRS/SBRT/SRT 计划，可以结合临床病例、技术设备，分析和记录其他标准下的伽马通过率。伽马通过率低于 90%时，若不能通过的点广泛分布在靶区或危及器官内，且剂量差异有临床意义时计划不能通过，不能进行患者治疗；若不能通过的点无临床意义，与医师沟通是否接受计划和实施治疗。推荐根据肿瘤部位，持续记录患者γ通过率以发现系统性误差。对γ通过率进行记录时，须标明剂量差异（全局归一/局部归一）/DTA 标准和剂量阈值。

计划验证不能通过时，须分析γ分布和剂量差异，分析和查找原因。例如，使用局部归一或使用更严格的剂量差异/DTA 标准，判断差异是否为特定肿瘤部位/治疗机的系统误差。若按实际机架角度进行多野合成剂量验证未通过时，可使用垂直照射单野剂量验证进一步分析计划与测量剂量差异。

剂量验证不通过的常见原因通常有：治疗计划系统调试问题、放射治疗设备建模问题、计划射束强度调制复杂、多叶准直器叶片到位问题、加速器输出变化、模体摆位问题、验证剂量点处于高梯度区等。完成剂量验证后要生成放射治疗剂量验证报告，并留档保存。

第九节　治疗位置（复位）验证

放射治疗计划完成后，患者上机进行治疗前，需要在CT 模拟定位机或 X 线模拟定位机上进行位置模拟验证，又称复位。复位的主要目的有两个：第一是通过移动三维坐标系统将定位时的等中心转换成治疗时的坐标等中心，第二是将计划系统生成的正交数字重建图像（DRR）或横断层面图与对应条件下 X 线模拟定位机或 CT 模拟机上获取的图像进行比较，评判位置的一致性。因此，放射治疗前的复位是确保放射治疗位置精度的重要保证。治疗实施前必须要对治疗位置进行验证，确保治疗安全、准确。

1. 二维模拟定位机验证主要步骤

（1）患者摆位并将激光灯对齐定位坐标原点，摆位与定位时要求一致，核对患者和固定装置信息、患者体位等。

（2）根据患者的放射治疗计划单上的移床参数进行移床，移床至激光灯对齐等中心点，找到计划等中心点在患者固定膜和体表上的投影位置。

（3）模拟机机架分别位于0°和90°，拍摄正侧位X线平片，并分别与DRR正侧位片进行比较。通过正侧位图像观察等中心的一致性和射野内各部位骨性标志的重合性，确认无误后保存。如果不一致则查找原因，常见原因包括患者的标记线不准确、摆位不够准确以及等中心层面图像打印错误等。

（4）如果复位等中心与计划等中心偏差在允许范围以内，则对等中心点在患者固定膜和体表上的投影位置进行标记，并注明治疗机器。

（5）复位完成后，移除固定装置，协助患者下定位床，离开定位室。

2. CT模拟定位机验证主要步骤

（1）摆位与CT定位时要求一致，核对患者和固定装置信息、患者体位等。激光定位灯应先调回零点，再将其与CT定位时的相对坐标原点对齐。

（2）根据患者的放射治疗计划单上的移床参数进行移床，移床至激光灯对齐等中心点，找到计划治疗等中心点在患者固定膜和体表上的投影位置。

（3）将等中心层面贴上定位标记后进行扫描，核对扫描图像与放射治疗计划单上的等中心层面是否一致。如果不一致则要查找原因，常见原因包括患者的标记线不准确、摆位不够准确以及等中心层面图像打印错误等。

（4）如果复位时等中心与计划等中心偏差在允许范围以内，则对等中心点在患者固定膜和体表上的投影位置进行标记，并注明治疗机器。

（5）复位完成后，移除固定装置，协助患者下定位床，离开定位室。

第十节　治疗实施

治疗实施是放射治疗中的最后环节，必须精益求精，严格按照规范流程执行，严格执行双人摆位，双人核对制度。

一、治疗前位置验证

在设备条件支持的情况下，患者首次治疗前需要进行位置验证。位置验证是图像引导放射治疗（IGRT）中的重要步骤，发明图像引导放射治疗技术的目的就是为了保证照射位置的准确性。位置验证是在治疗技师摆位完成后、加速器出束治疗前，通过影像装置获取图像，然后将获取到的图像与计划的图像进行比较配准，也就是对比实际位置和计划位置之间的差别。常见的验证方式有CBCT、EPID等，CBCT方式目前越来越普遍，可以获取横断位、冠状位和矢状位图像。对于目前新安装的直线加速器，CBCT也基本上成了标配。

以CBCT为例，配准的过程本质上是比较计划CT和CBCT图像中靶区和正常组织结构的位置差异。在进行配准时，需要先确定配准范围，对于配准范围的大小设置，很考验治疗技师的经验：范围不能太大也不能太小，要根据实际情况确定。确定范围后，一般先进行自动配准，然后再根据自动配准结果进行手动微调。

在观察配准结果时，常用四分窗模式，一般以骨性结构作为参考，因为骨性结构相对稳定。但也不是绝对的，比如肿瘤的位置离骨性结构比较远（或者是软组织肿瘤），就需要以肿瘤（靶区）区域配准为主。

配准时一般是3个维度（常说的进出、升降和左右3个方向）进行配准，如果加速器配置了六维床，也可以启用六维配准，也就是在三维的基础上加了旋转、左右方向倾斜和头脚方向倾斜。

CBCT除了可以进行位置验证，用来对比位置差异，还可以用来观察治疗期间肿瘤形状和大小的变化。如果治疗了一定次数之后肿瘤缩小得很明显，这时就需要适当调整计划，也就有了自适应放射治疗。

对于位置验证的频次，不同患者的情况也不一样。有的需要每次都做位置验证（如 SBRT），有的是每周验证一次，有的是前 3 次加之后每周一次验证，还有的是前 5 次加之后每周一次验证，可以结合医院和患者实际情况来确定。当然位置验证的频次也不是绝对的，如果刚开始连续进行位置验证差异都较小后，转为每周做一次验证时，又发现位置差异比较大，那么第二天还需要再次进行位置验证以确保摆位准确。

二、放射治疗实施

首次治疗报到时治疗技师必须核对治疗单确认患者姓名、住院号（ID 号）、治疗计划、体位固定等是否正确，严格执行医嘱，若发现疑问应及时联系主管医师或物理师予以核实。

首次治疗前需对患者进行放射治疗宣教，告知一些常见注意事项，确保患者能积极配合治疗，放射治疗能顺利得到精准实施。

治疗摆位时应根据治疗中心参考标记，利用激光定位系统按定位时的体位进行摆位和固定，确认体位固定装置是否属于或适用于患者本人，确认机架旋转不会与患者、治疗床和其他物品发生碰撞导致危险。摆位结束后，确认除患者外其他人员离开机房后再关上防护门。

治疗出束前须再次核对患者信息，确认治疗计划无误后方可开机实施治疗，治疗中必须通过监控密切观察患者情况，如有异常应及时停机。若遇患者突发病危，治疗技师应立即通知医生护士到现场急救，并在机房安抚患者和做好力所能及的急救准备。

治疗结束后，治疗技师应将治疗床降至合适位置，帮助患者下床，应特别注意老年患者、儿童患者、行动不便患者的安全，预防跌倒风险。治疗技师应按要求填写或确认治疗记录，确保与实际执行一致。

第六章　肿瘤放射治疗的质量控制和质量保证

第一节　定位设备质控

一、CT 与放射治疗

自从 1895 年 11 月 8 日德国著名物理学家威廉・康拉德・伦琴（Wilhelm Röntgen）发现 X 射线后，科学家们就对 X 射线的特性不断进行研究探索，并利用它进行疾病的诊治。1963 年，美国物理学家科马克（Cormack）发现人体不同的组织对 X 线的透过率有所不同，在研究中推导出有关计算公式，为 CT（computed tomography，CT）即电子计算机断层扫描的应用奠定了理论基础。1967 年，英国电子工程师亨斯菲尔德（Hounsfield）开始进行 CT 相关的研究，并与一位神经放射学家合作研制出世界上第一台 CT 机，标志着医学影像技术的革新，具有里程碑意义。

1976 年，CT 开始应用于临床放射治疗，19 世纪 80 年代，高尔文（Galvin）等人阐述了 CT 模拟机（computed tomography simulators，CT-Sim）的关键构造，而后逐渐形成了集成诊断型 CT 机、治疗床、计算机控制台、模拟工作站、激光定位系统为一体的 CT 模拟机定位系统。

为适应放射治疗的特殊需求，19 世纪 90 年代末大孔径的 CT 模拟定位机应运而生，并迅速应用于肿瘤放射治疗学科，与治疗计划系统相连接共同构成了一个快速、精确的放射治疗计划与优化系统，从此，放射治疗进入三维适形放射治疗、精确放射治疗的崭新时期。

二、放射治疗 CT 模拟机与放射诊断 CT 机

放射治疗 CT 模拟机是在放射诊断 CT 机应用基础上发展而来，两者有共性，但是影像信息在很多方面上的要求却有很大差异，在几何形变、空间位置精确性、水平面重建精度、CT 值准确性等方面 CT 模拟机有更严格的质控要求（图 6－1）。

	目的	图像质量要求	几何形变影响	重建精度要求	空间位置精确性	水平面重建精度	CT值准确性
诊断CT机	定性	★★★★★	小	★★	★★	★★	★★
放疗CT模拟机	定量	★★★★★	不可接受	★★★★★	★★★★★	★★★★★	★★★★★

图 6－1　放射诊断 CT 与放射治疗 CT 模拟机功能比较

放射诊断科使用 CT 主要目的是获取患者的解剖结构、组织形态、功能成像，达到发现病变、诊断病变、疗效评估的目的，简要而言其主要目的是查看扫描范围内的解剖结构、查找/发现异常病变等，主要为一种定性检测设备。

放射治疗科使用 CT 模拟机定位系统主要是建立起患者三维坐标系，通过高质量的横断面 CT 影像资料获取并重建出病变和周围正常组织的几何解剖等图像信息，包括精确位置、几何尺寸、CT 值等定量数据，帮助临床医师精确勾画出肿瘤靶区及危险器官的轮廓，并通过治疗计划系统进行放射治疗计划

优化设计、剂量计算及组织不均匀性校正等，获得放射治疗的照射野位置、大小、剂量等信息，达到精确放射治疗的目的。

在硬件配置上，与放射诊断CT机最主要的不同之处在于放射治疗科CT模拟机一般采用为专门设计的大孔径（big bore）CT（现在投入临床使用的CT模拟机孔径一般达80～85 cm），并配置外置三维激光灯定位系统，与治疗设备相同或者近似的扫描平板床（图6-2）。

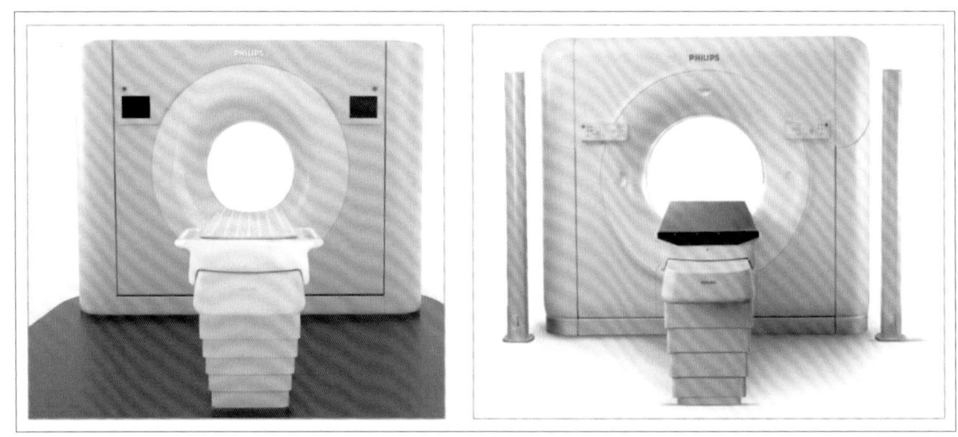

图6-2　放射诊断CT与放射治疗CT模拟机配置比较（左图为放射诊断CT，右图为放射治疗CT模拟机）

三、CT模拟机定位系统的构成

CT模拟机定位系统主要由以下几个部分组成（图6-3、图6-4）：

1. 大孔径CT机　孔径为80～85 cm，可满足放射治疗特殊体位和体位固定装置不受孔径限制。

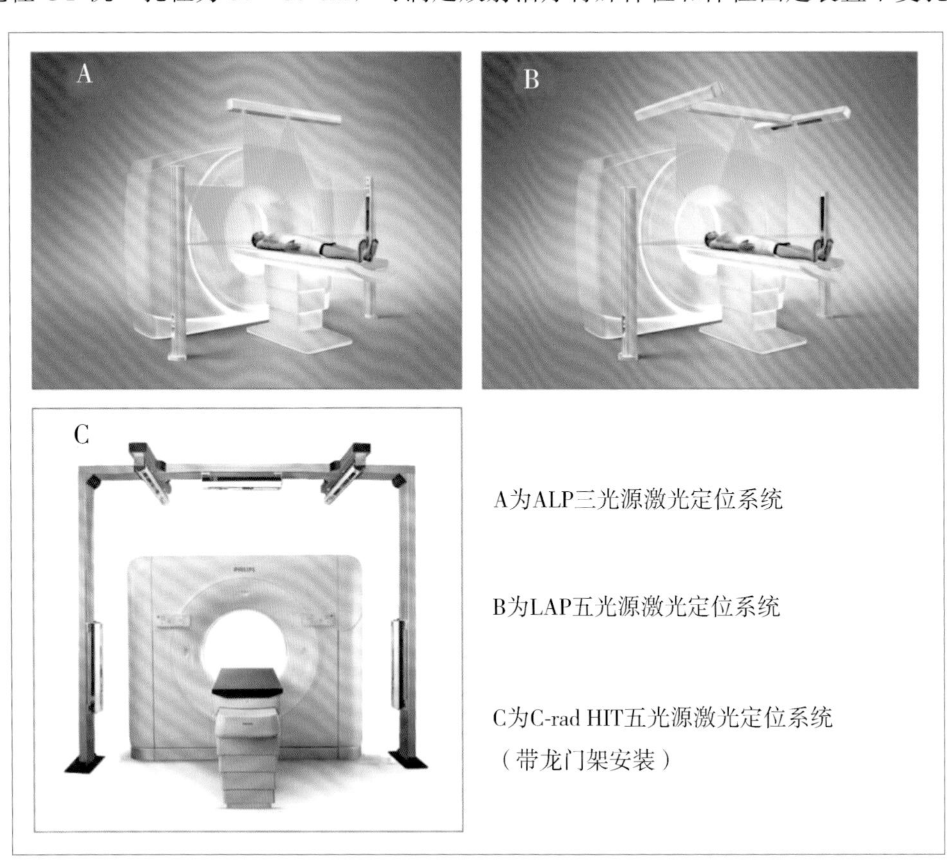

A
B
C
A为ALP三光源激光定位系统
B为LAP五光源激光定位系统
C为C-rad HIT五光源激光定位系统
（带龙门架安装）

图6-3　CT模拟机主机及外激光定位系统

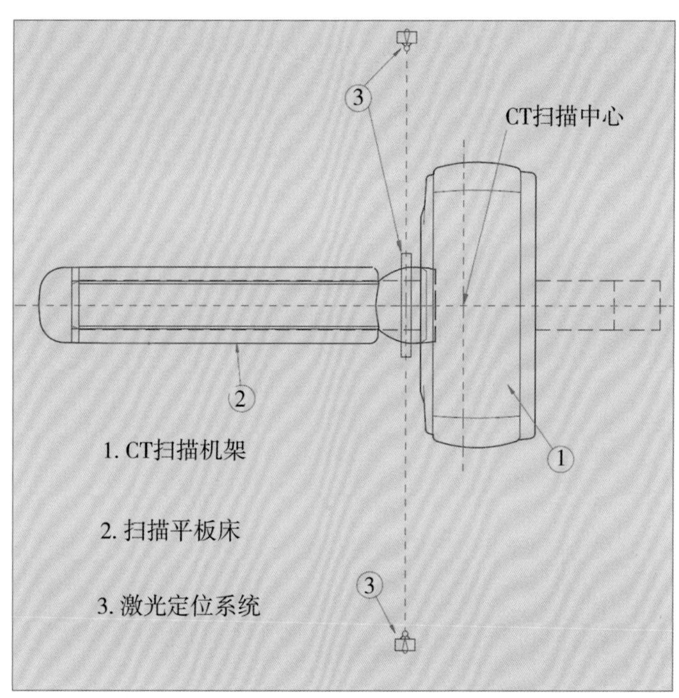

图 6－4　CT 模拟机主机及外激光定位系统俯视图

2. 平板治疗床　与放射治疗设备治疗床一致。

3. 外置三维激光定位系统　用于患者定位与体表标记并辅助建立患者治疗坐标系。外置激光系统因功能不同有三光源激光定位系统和五光源激光定位系统。三光源激光定位系统的 Y 值调节通过移动 CT 床实现，五光源激光定位系统 Y 值调节直接通过移动激光线实现。

4. 计算机控制台　CT 扫描系统的控制系统。

5. 模拟机工作站　可拟合加速器的机械参数、可勾画靶区、兴趣区，并通过 BEV 设置三维适形射野（不提供剂量计算功能）。因放射治疗计划系统的应用，模拟工作站使用频次越来越低。

CT 模拟定位扫描是放射治疗临床流程的第一步，它为放射治疗提供了详细精确的定位影像，建立放射治疗全流程的三维坐标系，为放射治疗治疗计划系统提供剂量计算所需要的电子密度信息，从而实现了肿瘤高精度、高剂量、高疗效且肿瘤周围正常组织和器官低剂量的照射。CT 模拟机的机械性能和图像质量引起的误差有可能作为系统误存在于患者的整个放射治疗流程中，因此其质量控制和质量保证（QAQC）工作不可忽视。

CT 模拟定位系统的质量控制和质量保证的目的是保证放射治疗多个流程的安全，包括模拟定位流程安全、放射治疗靶区及周围兴趣区勾画安全、放射治疗计划设计及剂量计算安全等。其质控内容涵盖机械性能、图像质量、辐射安全防护和流程质控等，本章所述质控内容主要涉及 CT 定位系统的机械性能、图像质量部分，项目依据国内外已发布的相关标准和行业规范，所述内容并不详尽且允许容差为最低要求，各放射治疗机构应根据自身的治疗设备、质控设备、开展的放射治疗技术等情况制定适宜的质控流程和要求。

四、CT 模拟机定位系统质量控制质量保证

（一）质量检测的类别

1. 验收检测（acceptance test）　新设备安装完成后或设备的一些重要部件进行更换或修理后是否符合约定值或行业/技术标准进行的质量控制检测，由厂家和用户共同完成。验收检测的结果以及有关的数据和图片等应该保存好，它一方面代表了机器安装/维修以后机器的性能，而更重要的是可以作为一种基线值（base line value，BLV）以便日后进行定期的稳定性检测时的参考。

新安装CT的验收检测结果应符合随机文件中所列产品性能指标、双方合同或协议中技术条款，但不得低于本标准的要求。未规定的项目应符合本标准的要求。质量控制检测结果符合或优于本标准中所规定的指标数值为合格。

2. 稳定性检测（constancy test） 是在验收检测的基础上实施的一种经常性的、特定的、判定是否符合控制标准的设备质量控制检测，即用户自己进行的设备周检、月检、季检、年检等。CT模拟机定位系统的稳定性检测是放射治疗治疗安全的重要保障。

3. 状态检测（status test） 评价临床使用中的设备性能指标是否符合相关标准而进行的质量控制检测。一般由上级主管部门或第三方有资质的机构进行检测，一般每年1次。

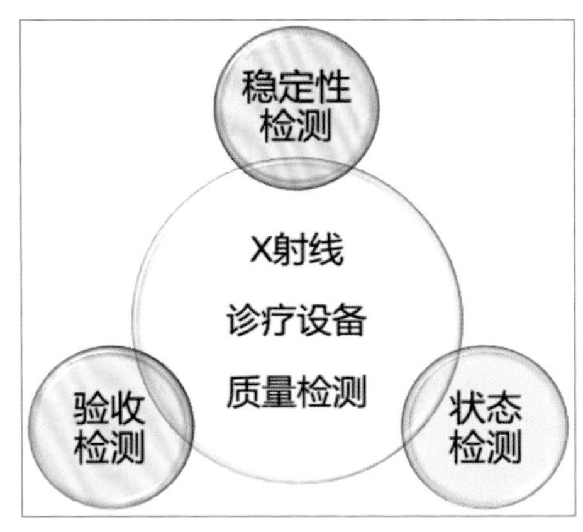

图6-5 质量检测的类别

（二）放射治疗三维坐标系的建立和描述

1. 放射治疗空间坐标系的建立 CT模拟机定位系统以CT模拟机的扫描中心和机架0°时的扫描平面为基准，通过外置三维可移动激光定位系统模拟建立起患者的放射治疗三维坐标系（图6-6）。

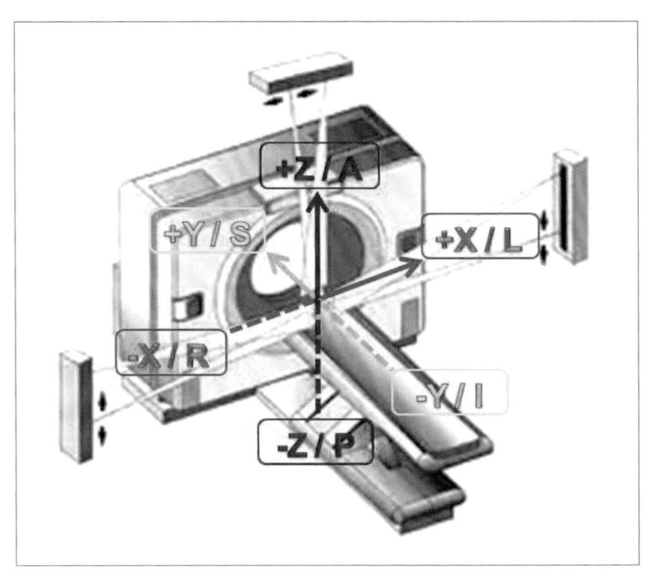

图6-6 CT及激光定位系统建立的放射治疗三维坐标系

放射治疗中靶区勾画、计划设计、复位验证、治疗实施等流程中涉及的肿瘤大小、各兴趣区之间相对位置、射野尺寸、射野相对位置等信息的描述都基于CT模拟机定位系统建立起来的三维坐标系。

在CT模拟机定位系统质控过程中，需要对放射治疗三维坐标系的扫描轴和扫描平面/重建平面进行统一的描述。

2. CT扫描平面、放射治疗三维坐标系平面的描述 CT模拟机机架显示为0°时，CT扫描平面应为垂直于水平面的竖直平面，此平面即放射治疗三维坐标系的XZ平面，也即CT图像的横断面

(Transvers，以患者仰卧位平躺扫描床体位进行描述，下同)。相应地，XY 平面为 CT 图像的冠状面 (Frontal，又称水平面)，YZ 平面为 CT 图像的矢状面 (sagittal)。

理想状态下外置激光定位系统所指示的 XZ 平面（横断面）与 CT 扫描平面平行，XY 平面（冠状面）与水平面平行，XY 平面、XZ 平面、YZ 平面相互垂直。

3. 放射治疗三维坐标系轴的描述　放射治疗三维坐标系轴的 X 轴垂直于矢状面（YZ 平面），Y 轴垂直于横断面（CT 扫描平面/XZ 平面），Z 垂直于冠状面（水平面/XY 平面）。

以患者头先进仰卧位为例，患者左右为 X 轴方向（右侧为负，左侧为正），腹背方向为 Z 轴方向（背侧为负，腹侧为正），头脚方向为 Y 轴方向（脚侧为负，头侧为正）。在有些品牌的 CT 扫描系统（如 GE）描述图像的三维坐标位置时有其特定的表述方式，与放射治疗计划系统的表述略有不同，X 轴的正负用 L/R（left/right）表示，Z 轴的正负用 A/P（anterio/posterior）表示，Y 轴的正负用 S/I（superior/inferior）表示，相应关系如表 6-1 所示。

表 6-1　三维坐标系的坐标轴描述

坐标轴	X 轴		Y 轴		Z 轴	
方向	负方向	正方向	负方向	正方向	负方向	正方向
人体位置	右侧	左侧	脚侧	头侧	背侧	腑侧
放射治疗坐标系描述	X1/－X	X2/＋X	Y1/－Y	Y2/＋Y	Z1/－Z	Z2/＋Z
CT 特定描述	R	L	I	S	P	A

注：位置描述以患者头先进仰卧位为例。

4. 外置激光定位系统调节参数的描述　为保证外置激光定位系统指示的准确性，物理师需定期对外置激光定位系统进行质控检测。如有偏差，需对相应的坐标轴/平面进行调节，以保证：

(1) 外置激光灯指示的中心与 CT 扫描中心一致。

(2) 外置激光灯所指示的横断面/XZ 平面与 0°机架角 CT 扫描平面平行；外置激光灯所指示的冠状面/XY 平面与水平面平行；外置激光灯所指示的矢状面/YZ 平面与 0°机架角 CT 扫描平面垂直，与水平面垂直。

(3) 左右两侧激光灯所指示的水平面/Y 轴、横断面/Z 轴重合。

(4) 如果外置激光定位系统的顶部激光灯（天花板激光灯）可提供横断面指示功能，所指示的横断面与左右两侧激光灯所指示的横断面重合。

外置激光定位平面调节用下列 3 个参数描述：

(1) 平移（translation）：外置激光灯所指示平面上下/左右平行移动（图 6-7）。

(2) 旋转（rotation）：外置激光灯所指示平面绕 X 轴顺/逆时针旋转（图 6-8）。

(3) 倾斜（tilt）：外置激光灯所指示平面的轴以光源点为中心仰俯/左右扇形摆动（图 6-9）。

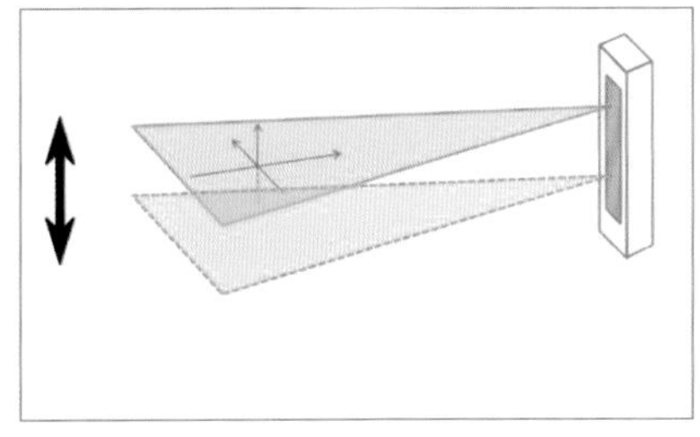

图 6-7　外置激光灯的平移调节 (translation)

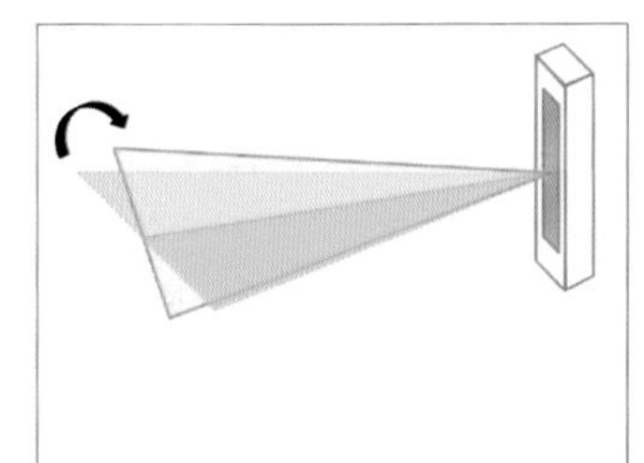

图 6-8　外置激光灯的旋转调节 (rotation)

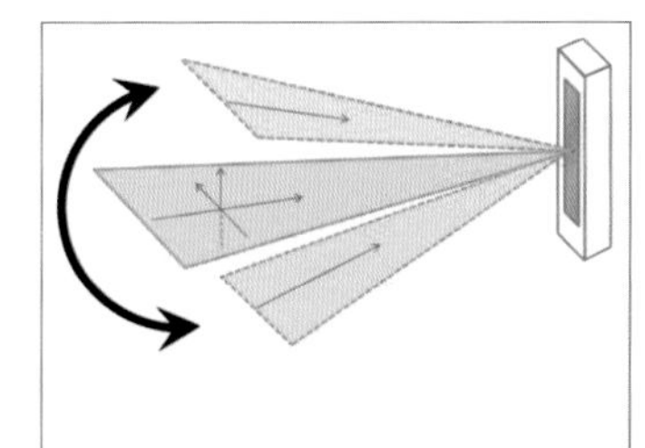

图 6-9　外置激光灯的仰俯调节 (tilt)

外置激光定位系统坐标系的 X、Y、Z 值的变化是通过调节相应激光平面的平移距离值进行判定

（图 6－10、图 6－11、图 6－12）。调节平面与观察轴线值的对应关系（表 6－2）。

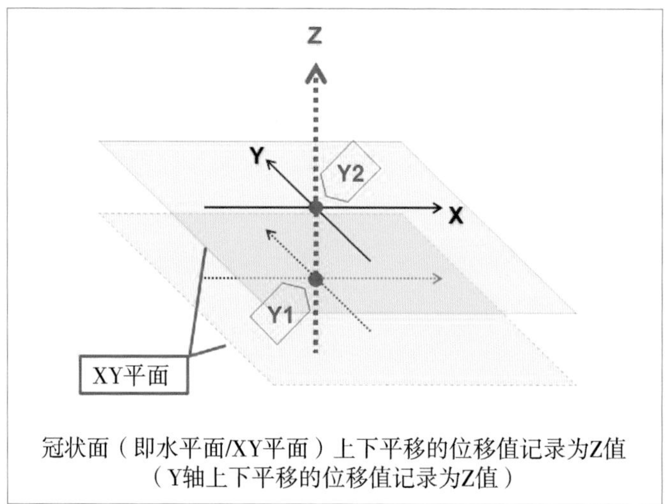

冠状面（即水平面/XY平面）上下平移的位移值记录为Z值
（Y轴上下平移的位移值记录为Z值）

图 6－10　外置激光定位系统坐标系 Z 值对应水平面（冠状面/XY 平面）的上下平移值

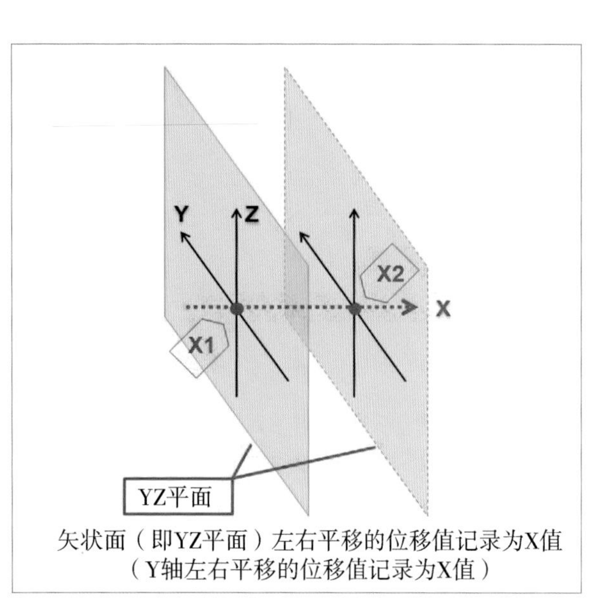

矢状面（即YZ平面）左右平移的位移值记录为X值
（Y轴左右平移的位移值记录为X值）

图 6－11　外置激光定位系统坐标系 X 值对应矢状面（XZ 平面）的左右平移值

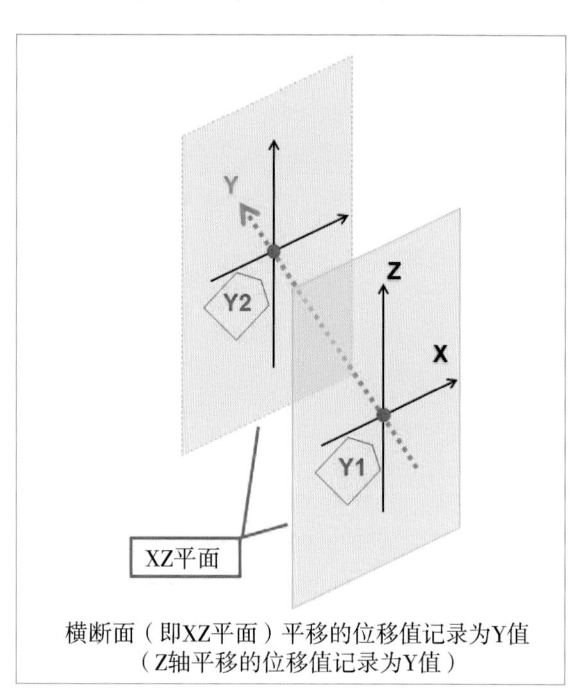

横断面（即XZ平面）平移的位移值记录为Y值
（Z轴平移的位移值记录为Y值）

图 6－12　外置激光定位系统坐标系 Y 值对应横断面（XZ 平面）的头脚方向平移值

表 6－2　调节平面与观察轴线值的对应关系

CT 图像平面	冠状面/水平面	矢状面	横断面
坐标系平面	XY 平面	YZ 平面	XZ 平面
调节方向	腹背/上下	左右	头脚
调节时记录值	Z 值	X 值	Y 值

注：位置描述以患者头先进仰卧位为例。

（三）CT 模拟机定位系统设备质控检测内容

CT 模拟定位系统安装完成后厂家会有验收测试，科室物理师应与厂家工程师共同参与设备的安装验收测试，结合本科室开展技术的临床需求、按照厂家提供的验收手册建立各项验收基线值，并保存好可作为科室日常质控检测的标准。相关检测要求还应参照国家、行业等发布的质控标准与要求。

1. 机械性能检测　CT 模拟机定位系统机械性能检测包括内外激光定位系统、CT 扫描床和 CT 扫描机架的机械精度检测。

（1）CT 扫描机架倾角精度：放射治疗 CT 模拟定位是在扫描机架为 0°时进行的，定位专用 CT 模拟机扫描机架倾斜扫描在 CT-模拟中通常是不需要的，极少有机架倾斜远离垂直成像平面的情况。CT 机架的数字指示的角度与成像平面的角度应精确到± 1°。机架角 0°时，CT 扫描平面与水平面垂直，可采用特定模体所获取的特定图像进行检测判定。

大多数 CT 机能够通过倾斜机架获取非正交的 CT 扫描图像，对于与放射诊断共用的 CT 机，可能会经常机架倾斜用于非正交平面的诊断扫描，因此必须在 CT-模拟临床应用及 QA 程序中重视此问题，要求机架在倾斜到某个其他角度后，能准确地返回到标称的垂直成像平面的位置，这一点对于与放射诊断共用的 CT 机的科室尤为重要。机架倾角校正能力是检测机架显示角度的精确性，可利用胶片扫描法、斜率指示器进行检测，精确度≤1°。

（2）CT 扫描机架内置激光灯精度：机架内置激光灯通常安装在机架的旋转架上，其指示精确度受安装精确度的影响。①内置激光灯指示的中心与 CT 扫描中心一致，精确度≤1 mm；②左右两侧激光灯的横线、竖直线重合，精确度≤1 mm；③左右两侧激光灯的横线指示的冠状面与水平面平行，竖线指示的横断面与水平面垂直，上方激光矢状线与 CT 扫描定位床纵向移动轴重合/平行，上方激光矢状线指示的平面与水平面垂直，与左右两侧竖线指示的横断面垂直。

（3）CT 扫描定位床机械精度：CT 模拟机必须有一个类似放射治疗机器的平板床，CT 模拟机床面几何形状如果与治疗机床面一致将非常有利于放射治疗实施及提升放射治疗精确度。平板床应该配置适应特殊定位要求的适配装置，并支持患者的固定装置可以应用到放射治疗设备上，以保证患者治疗体位的重复性和可操作性（图 6-13）。

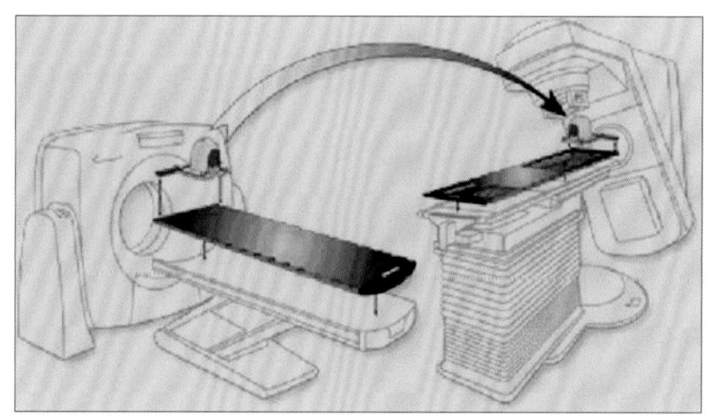

图 6-13　带有定位装置的 CT 模拟机碳纤维床面和定位装置的使用
（由 MED-TEC，Inc，Orange City，IA 提供）

尽管两者的床形状可能很相似，但是治疗机上的治疗床通常并不是模拟定位机床的完全重复，两种床的负重沉降不同，这些差异可能会导致摆位误差。临床治疗策略和计划靶区体积勾画等流程应考虑到这些差异。

CT 模拟定位床的质控检测应在空载、均匀负重 70 kg 的条件下进行。

（1）水平度及负重沉降：

1）方法一：可用高精度水平测量尺或激光投线仪进行检测。

2）方法二：也可将外置激光系统的 X、Y 轴激光线投影在床面上，在 X、Y 轴线上张贴小铅点，X 轴上铅点相距约 300～400 mm，Y 轴线上铅点相距至少 500～600 mm，然后过铅点进行薄层 CT 扫描，读取铅点在 CT 图像上的 Z 坐标值（X 轴上 Z 值差异代表 CT 扫描床左右水平度，Y 轴上 Z 值差异代表

CT 扫描床纵轴/GT 方向水平度，左右及纵向均要求≤2 mm)。

3）方法三：利用 Civco-MTTG66 模体替代上述 2）所述铅点进行检测，读取模体左右两侧模块十字线的 Z 坐标值，以及 Y 轴线上不同位置处模体中间模块十字线的 Z 坐标值，如图 6－15 所示。

水平度及负重沉降建议空载及负重时均需检测。

（2）纵向移动精度：

1）纵向移动轴与 CT 扫描平面的垂直度：CT 扫描定位床中线与纵向移动轴平行，CT 扫描定位床中线、纵向移动轴均垂直于 CT 扫描平面，水平面、矢状面内精确度≤1°。

2）纵向移动到位精度：CT 扫描纵向移动（水平移动）数显值与实测值≤1 mm，检测此项目时，将直尺摆放在 CT 床面上，直尺长轴与 CT 纵向移动轴或 Y 轴激光线重合，观察 CT 数显移床值与直尺读数是否一致进行手工检测；另需按上述“水平度及负重沉降的方法二、方法三”所述摆放并扫描铅点/模体，观察 Y 轴线上不同位置处铅点/模体中间模块十字线的 Y 坐标值间距与实际间距差异进行检测。

（3）升降移动精度：

1）升降移动轴与水平面垂直度：CT 扫描定位床升降移动轴垂直水平面，冠状面、矢状面内精确度≤2°。

2）升降移动到位精度：此项目用高度测量尺直接测量，高度测量尺长轴与 Z 轴激光线重合/平行（图 6－14），要求 CT 扫描升降移动数显值与实测值≤1 mm。

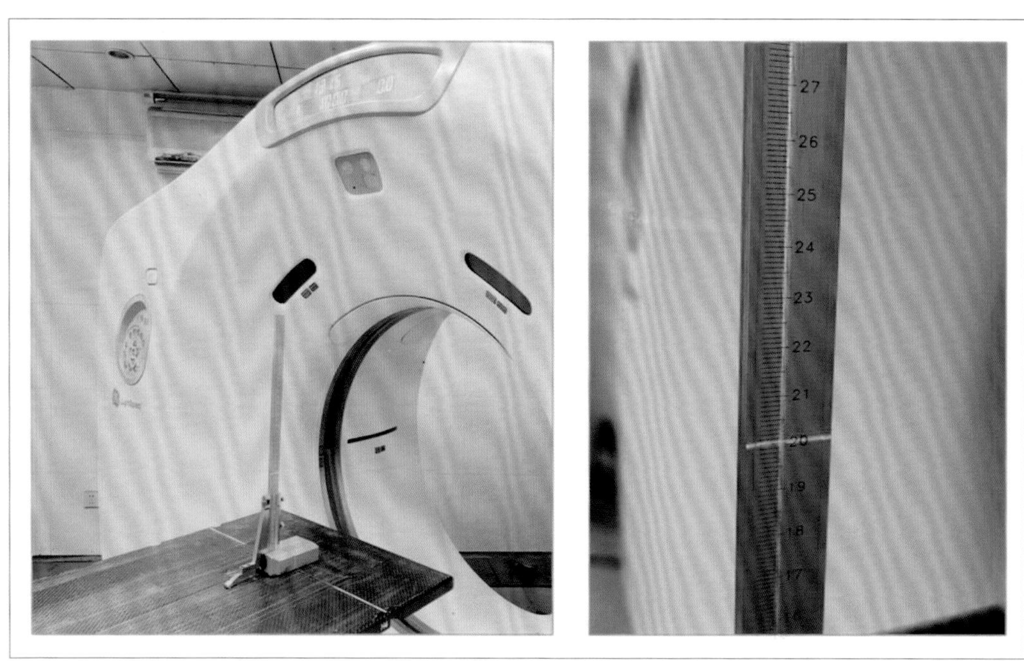

图 6－14 高度尺测量竖直方向位移精度

（4）外置激光定位系统机械精度：激光灯的准确性直接影响到通过皮肤标记准确确定患者治疗体位的能力以及从 CT 机到治疗机器的患者位置的可重复性。因此，模拟机激光灯的指示精度必须与治疗机的相当，质控内容如下：

1）激光灯中心与 CT 扫描中心间距：此间距为设备安装时预先设定的固定距离，通常与成像平面相距为 500 mm 以上。

检测此距离时将直尺摆放在 CT 床面上，直尺长轴与 CT 纵向移动轴或 Y 轴激光线重合，移动 CT 床至预先设定的固定距离，观察 CT 数显移床值与直尺读数是否一致进行检测，精确度≤1 mm。

2）激光灯中心与 CT 扫描中心一致/重合性：检测时，将模体定位标识置于外置激光系统中心，移动 CT 床至预先设定的固定距离，CT 床值归零，然后进行最薄层扫描，观察 0 层 CT 图像中模体特定标识物中心或者十字线中心是否与 CT 自带网格线或者 ISO 指示的中心一致进行检测判定（图 6－15A、图 16－15C），精确度≤1 mm。

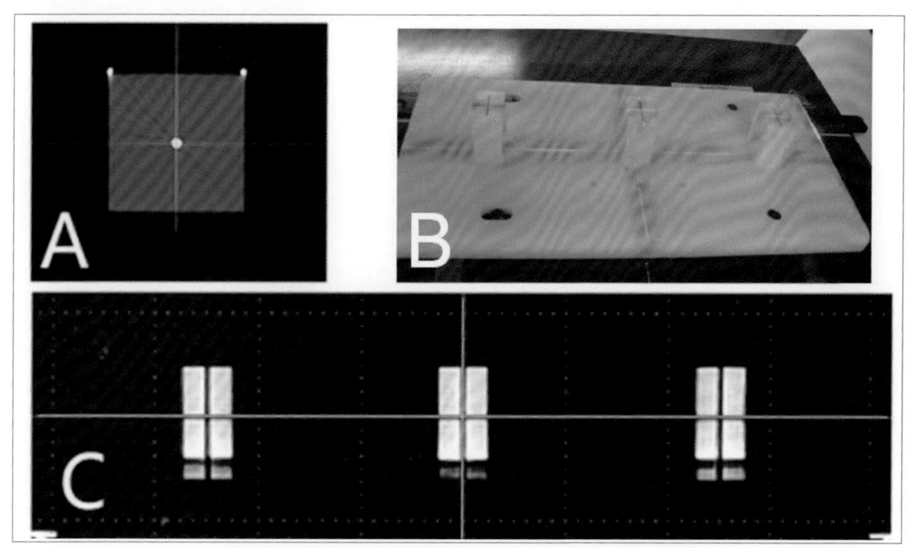

图 6－15　等中心检测模体与 Civco-MTTG66 模体

A. 等中心检测模体（中心为直径 2 mm 圆球），CT 扫描中心（绿色十字线）处于白色圆球中心；B. Civco MTTG66 模体摆位示意图；C. Civco MTTG66 模体 CT 扫描影像，CT 扫描中心（绿色十字线）与模体中心模块的十字线重合，模体 3 个模块的十字线同时出现在同一 CT 层面。

3）激光灯指示平面精确性：①左右两侧激光灯水平线指示的冠状面重合，并与水平面平行。②左右两侧激光灯竖线指示的横断面重合，并与水平面垂直。①、②两项重合性检测精度建议≤0.5 mm。超过 0.5 mm 时，两条激光线的分离将非常显著。③左右两侧激光灯竖线指示的横断面与 CT 扫描平面平行。检测时利用 Civco MTTG66 模体，模体摆放同上述 2），观察 MTTG66 模体的三个十字线是否同时出现在同一个 CT 横断图像层面上进行检测判定（图 6－15 C），精确度≤1 mm。④顶部激光灯矢状线指示的矢状面与水平面垂直，与左右两侧竖线指示的横断面垂直。激光灯指示的冠状面、横断面、矢状面相互正交，其交点与 CT 扫描中心间距为预先设定固定值。三个面指示精度如有偏差，需在工程模式或维修模式下通过平移（Translation）、旋转（Rotation）、倾斜（Tilt）3 个维度进行调节。

4）激光定位灯的移动精度：①X 值。矢状面的左右方向移动（顶部激光灯，用 Y 轴线左右移动检测）是精确的、线性的、可重复的。②Y 值。横断面的头脚方向移动（头脚方向移动需激光定位系统功能支持，用 X 轴线头脚方向移动检测）是精确的、线性的、可重复的。检测激光定位灯 X、Y 值位移精度时，将直尺摆放在 CT 床面上，直尺长轴与 X 或 Y 轴激光线重合，移动激光线，观察激光线位移值与直尺读数是否一致进行检测，精确度≤1 mm。③Z 值。冠状面的上下（腹背）方向移动（左右两侧激光灯，用 Y 轴线上下移动检测）是精确的、线性的、可重复的。检测激光定位灯 Z 值用高度测量尺直接测量，高度测量尺长轴与 Z 轴激光线重合/平行（图 6－14），精确度≤1 mm。开展 SBRT、SRS 等放射治疗技术时，激光定位灯的位移精度建议要有更高精度要求。

CT 模拟机外置激光定位系统机械精度与精确放射治疗密切相关，要求定期进行质控检测，建议检测频率为周检。现有部分品牌外置激光定位系统通过自带模体可实现机械精度自动校准（图 6－16），方便了 QAQC 工作。

2. 图像质量检测　CT 模拟定位图像质量直接影响识别和勾画放射治疗计划中靶区体积和周围兴趣区的能力。图像质量不佳可能导致靶区、正常结构的体积缺失或增加，从而导致严重错误。CT 机用于 CT 模拟的图像性能必须尽可能保持最佳。AAPM 第 39 号报告详细介绍了图像性能测试的内容。该报告中概述的测试和建议足以建立用于 CT 模拟的扫描机的图像性能质量检查。

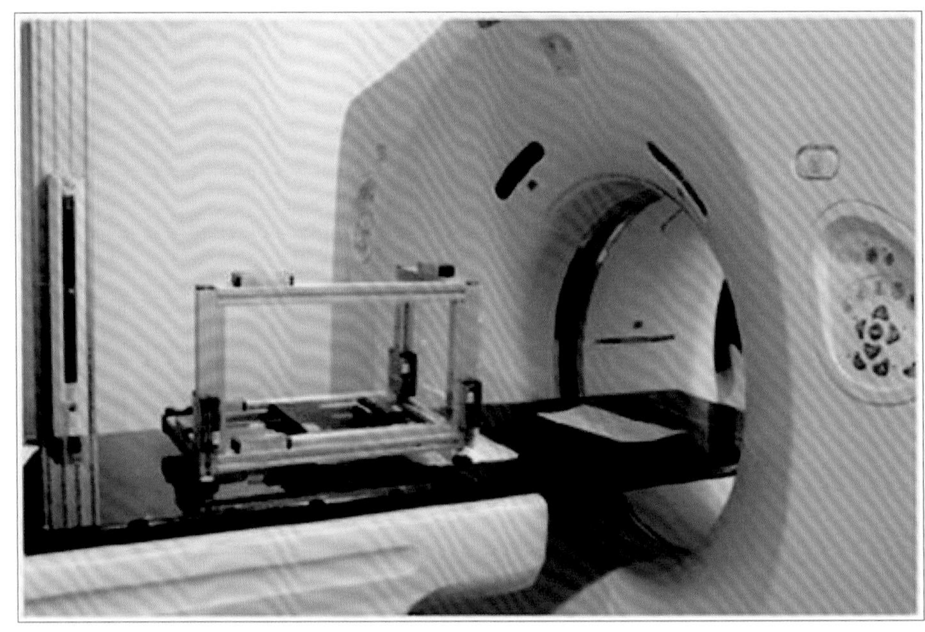

图 6-16 外置激光定位系统精度自动校准模体（图片由 C-rad HIT 提供）

（1）CT 值：CT 模拟机获取的图像将传输到现代治疗计划系统进行精确放射治疗计划的制订。现代治疗计划系统可以进行密度校正剂量计算。这些计算通常依赖于 CT 图像中包含的相对物理或电子密度（每单位体积的电子数）信息，该信息是从 CT 图像中获得的从密度到值的转换。物质的值是物质与水的线性衰减系数差与水的线性衰减系数的比值。

$$CT_{物质}=\frac{\mu_{物质}-\mu_{水}}{\mu_{水}}\times 1000 \quad (6-1)$$

值的大小与扫描能量、CT 机型相关，所以使用多台 CT 扫描机和扫描能量来提供治疗计划图像时，应在治疗计划系统上建立不同 CT 机、不同扫描能量相对应的值和密度关系曲线，并定期对 CT 值转换关系进行检测，确保放射治疗计划剂量计算的精确性。与值相关的质控检测内容包括：

1）值准确性：要求用自带的标准均匀水模体置于 CT 扫描中心进行扫描，图像中心区域值精度的偏差为±5 HU，若超出需进行校准。

2）值均匀性：分别测量标准均匀水模体图像 3 点、6 点、9 点、12 点的方向、距模体影像边沿约 10 mm 处，取相同面积 ROI 的平均值，与图像中心 ROI 平均值的最大差值作为均匀性的测量值（图 6-17），HU 值均匀性应在±5 HU 以内。

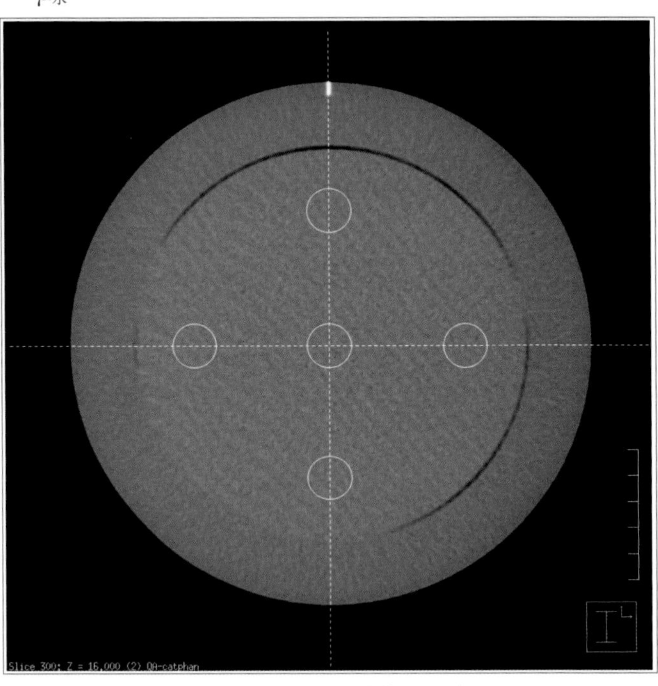

图 6-17 CT 值均匀性检测示意图

3）CT 值线性：不同密度物质对 X 线衰减系数有线性关系，需通过含多种不同物理密度的模体定期进行相应的检测。不同品牌所包含不同密度物质的物理参数（图 6-18、图 6-19）。

（2）噪声：噪声又称像素值的随机不确定性。理想情况下，均匀体模的 CT 扫描图像具有均匀的单一的像素值（值）。实际上，均匀体模的图像中的值并不均匀。像素强度的变化具有随机性和系统性。图

Cathpan模体的CTP404模块模拟8种不同密度组织

Nominal material formulation and specific gravity

Material	Formula	Specific Gravity*	Electron Density (10^{23}e/g)	CT # est.
Air	.78 N, .21 O, .01 Ar	0.00	3.007	-1000
PMP	$[C_6H_{12}(CH_2)]$	0.83	3.435	-200
LDPE	$[C_2H_4]$	0.92	3.429	-100
Water	$[H_2O]$	1.00	3.343	0
Polystyrene	$[C_8H_8]$	1.05	3.238	-35
Acrylic	$[C_5H_8O_2]$	1.18	3.248	120
Delrin™	Proprietary	1.41	3.209	340
Teflon	$[CF_2]$	2.16	2.889	990

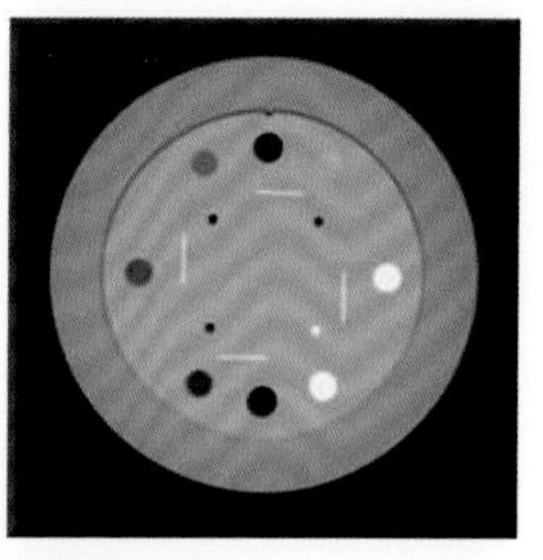

图 6－18　Catphan 模体的 CTP404 模块模拟 8 种不同密度组织插件物理参数

Cirs-062M模体模拟10种不同密度组织

Model No.	Description	Physical Density	Electron Density Per cc X 10^{23}	RED (Relative to H_2O)
06202	PHANTOM HEAD (Center Section)	1.01	3.346	1.002
	PHANTOM BODY (Outer Ring)	1.01	3.346	1.002
	INSERTS			
06203	H_2O SYRINGE	1.00	3.340	1.000
06204	Lung (Inhale)	0.20	0.634	0.190
06205	Lung (Exhale)	0.50	1.632	0.489
06206	Breast (50/50)	0.99	3.261	0.976
06207	*Dense Bone 800mg/cc [illegible]	[illegible]	[illegible]	[illegible]

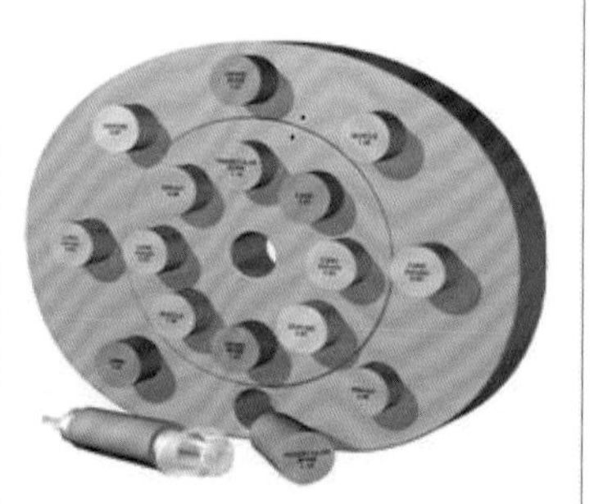

图 6－19　Cirs-062M 模体模拟 10 种不同密度组织插件物理参数

像噪声决定了观察者（医师、剂量师等）可以区分的物体对比度的下限，噪声小的图像能增加正常结构和靶区体积的描绘精度。

图像不均匀性的随机因素是噪声。噪声可采用均匀水体模中感兴趣区域（ROI）内像素值的标准差来描述：

$$n=\frac{\delta_{水}}{CT_{水}-CT_{空气}}\times 100\% \qquad (6-2)$$

式中 $\delta_{水}$ 是感兴趣区域内的 CT 值的标准差；$CT_{水}$ 和 $CT_{空气}$ 分别为水和空气的 CT 值。

CT 的噪声与扫描剂量和所选择的层厚有关，当扫描层厚越薄时，噪声越大，应选取 10 mm 层厚、图像中心大约 500 个像素点大小（建议有效测量面积大于模体面积 1/3）的区域进行检测（图 6－20，白色圆圈所包绕区域为有效测量面积）。

对于最大层厚小于/不能设置为 10 mm 的 CT 机，先用最大层厚扫描获取图像，再按下式对噪声进行修正：

$$n_{10}=n_T\sqrt{\frac{T}{10}} \qquad (6-3)$$

式中 n_{10} 是层厚为 10 mm 时的噪声，n_T 是实际扫描时层厚为 T 时的噪声测量值，T 是预设层厚，单位为 mm。

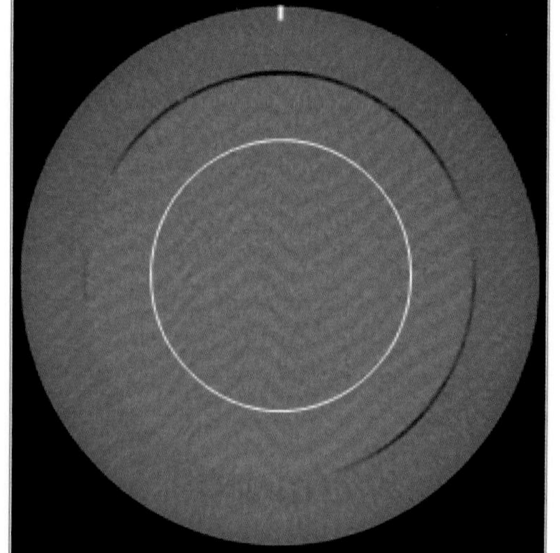

图 6－20　Cathpan 模体 CTP486 模块检测噪声

（3）系统的不确定性：系统的不确定性可用射野均匀度检测。CT 模拟扫描经常要扫描偏离 CT 扫描中心的感兴趣解剖区域，如乳腺患者的乳腺病变区域及兴趣区通常处于扫描区域的侧面。由于机器设备设计、射束硬化或图像重建软件等可导致图像系统性的 CT 值（同一解剖组织处于不同的扫描位置而 CT 值不一样）。

将均匀的模体并在放置于扫描视野 CT 扫描中心及上下左右移动一定距离（视不同机型约 9～

12 cm）共 5 个不同位置进行扫描（图 6－21），测量均匀模体固定区域（面积约 1 cm^2）的平均 HU 值的差异，量化系统不确定性。均匀模体在固定区域的平均 HU 值差异应在±5 HU 以内。

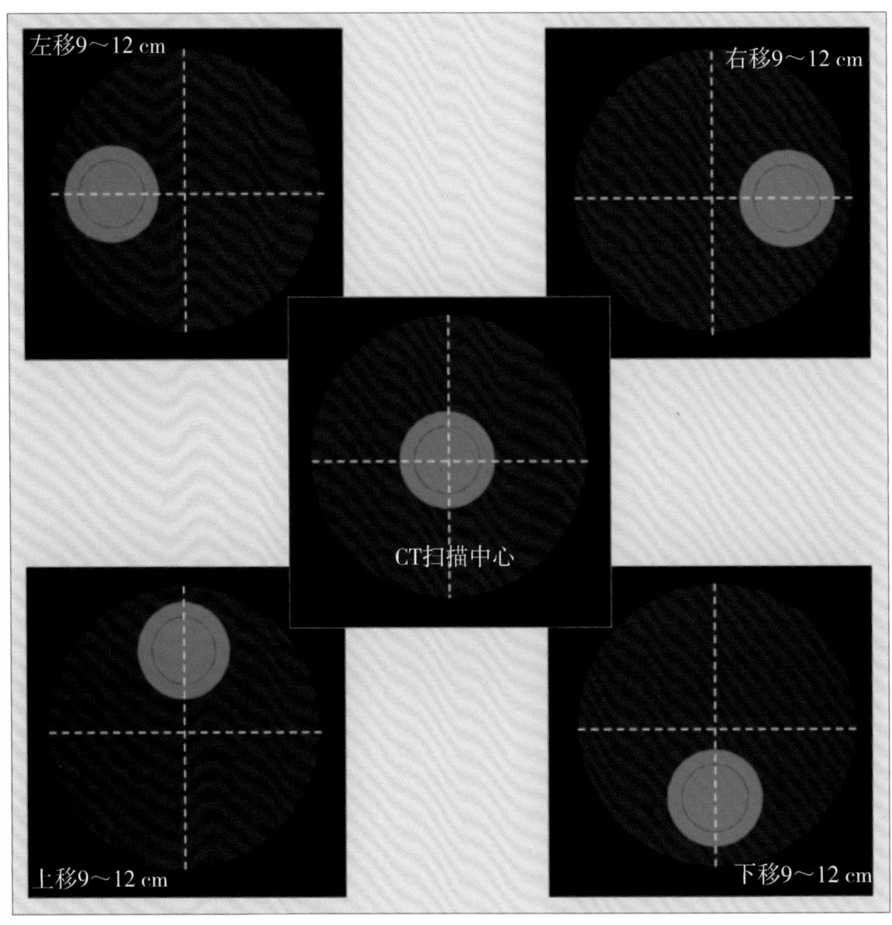

图 6－21　CT 模拟定位系统图像 HU 值系统不确定性检测方法示意图

（4）几何重建精度：几何重建精度又称空间完整性。CT 模拟图像应在±1 mm 范围内准确重建真实的患者解剖结构，在整个扫描射野内无空间扭曲和失真。几何重建精度是放射治疗 Target、OAR 勾画的基本要求，它直接影响照射野大小、剂量精确性，误差过大可导致治疗脱靶或者不必要的照射。几何重建精度检测内容有：

1）水平面水平度重建精度：CT 扫描水平度即为 CT 重建图像三维坐标系 XY 平面（冠状面）的水平度，此平面可通过单层轴扫静态的水平面结合 CT 机图像观察窗自带的横断面 XZ 平面坐标十字线检测。如果没有专业模体，可用 1.5 L 纯净水瓶盛装约 750 mL 水进行扫描检测（图 6－22）。CT 扫描图

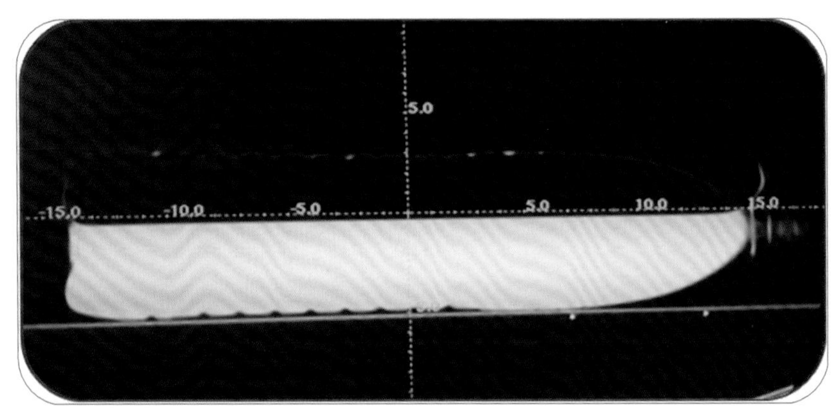

图 6－22　CT 模拟定位系统图像水平度重建检测方法示意图

像重建水平度达标后，可作为其他检测项目如床水平度检测、激光灯平面水平度检测的参照标准。

2）矢状面几何尺寸重建精度：此项目主要检测 CT 扫描重建图像在头脚（Y 轴）方向能否真实显示的患者解剖结构，在整个扫描射野内无空间扭曲和失真。用 Catphan 模体的侧位定位像测量判定（图 6-23），或者扫描模体特定距离的标识点（建议设置过标识点最薄层扫描），读取所在层面的 Y 轴坐标值判定，容差≤1 mm。

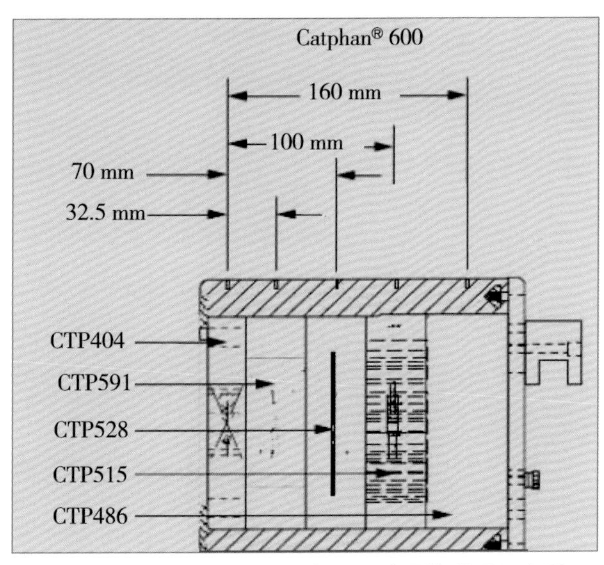

图 6-23　Catphan 600 矢状面重建图像说明示意图

3）横断面几何尺寸重建精度：此项目主要检测 CT 扫描重建的横断面图像能否真实显示的患者解剖结构，在整个扫描射野内无空间扭曲和失真。用 Catphan 模体的 CTP401/CTP404 模块进行 CT 扫描图像测量特定标识的距离进行判定，容差≤1 mm（图 6-24、图 6-25）。

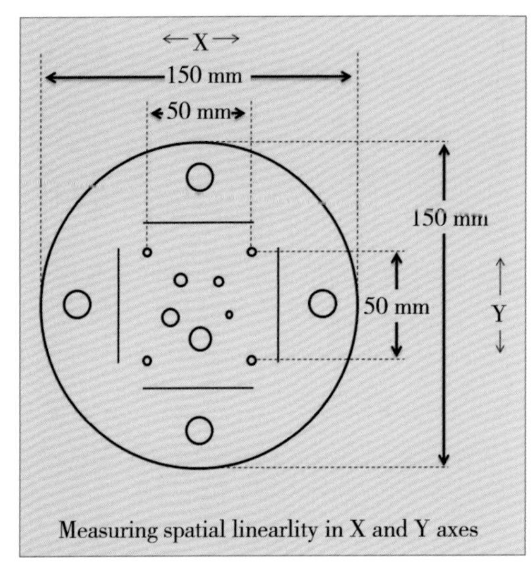

图 6-24　Catphan 模体 CTP401 模块

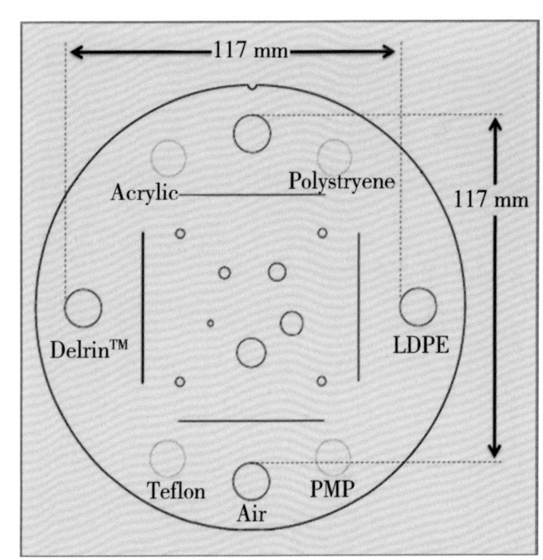

图 6-25　Catphan 模体 CTP404 模块

（5）空间分辨率：空间分辨率通常被称为高对比度分辨率，是评估图像系统的常用参数。它用于描述图像重建系统中区分紧密放在一起的两个非常小的物体的能力。

通常用线对数进行描述，用 Catphan TCP528 模块在头部标准扫描条件下扫描获取模块图像，设置窗宽为 0，并调节窗位找出分辨清楚的最高一级线对，≥5lp/cm（代表最小能分辨能力为 1.0 mm）（图 6-26）。

（6）密度分辨率：密度分辨率又称低对比度分辨率，指目标物质与均质背景的 X 射线线性衰减系数

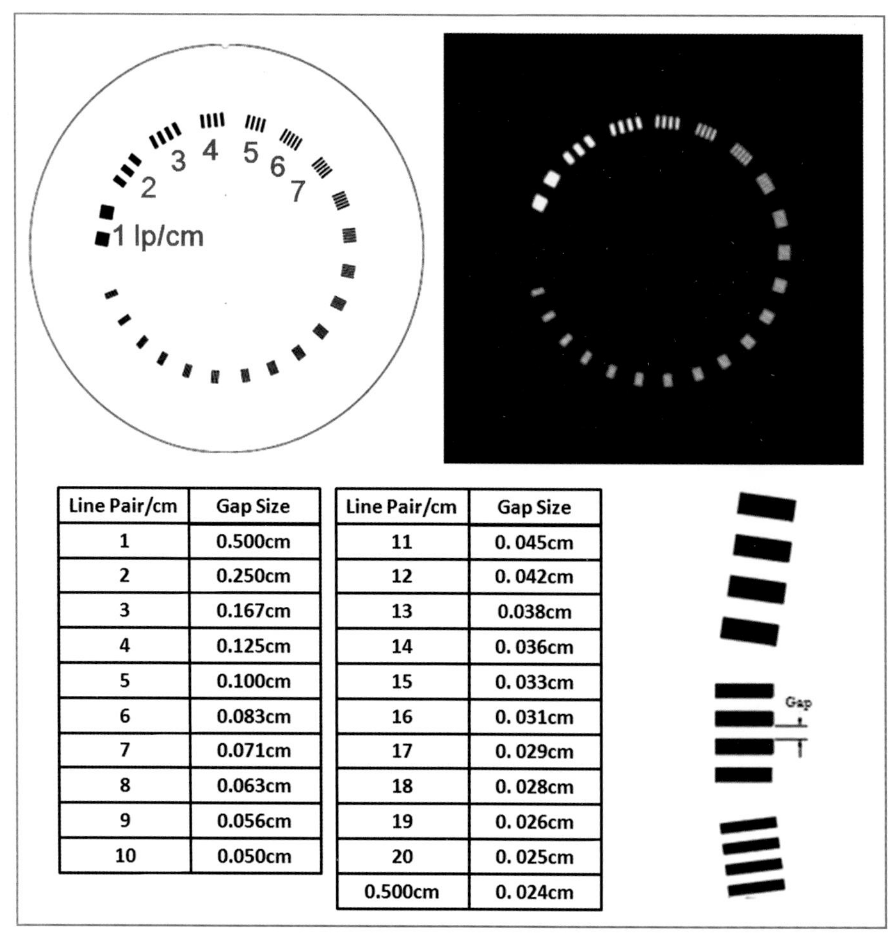

Line Pair/cm	Gap Size
1	0.500cm
2	0.250cm
3	0.167cm
4	0.125cm
5	0.100cm
6	0.083cm
7	0.071cm
8	0.063cm
9	0.056cm
10	0.050cm

Line Pair/cm	Gap Size
11	0.045cm
12	0.042cm
13	0.038cm
14	0.036cm
15	0.033cm
16	0.031cm
17	0.029cm
18	0.028cm
19	0.026cm
20	0.025cm
0.500cm	0.024cm

图 6－26 Catphan 模体 CTP528 模块

相差小于 1%时，CT 机所能分辨目标物质的能力，即描述 CT 值较低的物体与背景之间具有低对比度时，将一定大小的物体从背景中鉴别出来的能力。

通常使用 Catphan CTP515 模块来检测 CT 的密度分辨力，采用头部标准扫描条件，层厚 10 mm（若被测 CT 最大层厚小于 10 mm，则选取其最大层厚）扫描模块，获取模块图像，每次扫描时模体中心位置处的辐射剂量应不大于 50 mGy。调节窗宽、窗位（窗宽 WW＝（CT_M－CT_B）＋5SD_{max}，宽位 WL＝（CT_M＋CT_B）/2，式中 CT_M 为模块外层孔阵 1%对比度圆孔的 CT 值，CT_B为 CT_M 周边区域 CT 值，SD_{max} 为 CT_M、CT_B 两个测量值中最大的标准差），观察 1%、0.5%和 0.3%三种不同对比度孔径阵列，至少分别能够分辨出 3 mm、5 mm、7 mm 的圆孔的能力（图 6－27）。

（7）重建层厚：CT 扫描获取的横断位图像为一定层厚的解剖结构信息压缩成一张图像进行显示，成像实际层厚受 CT 机准直器的影响，CT 扫描层厚标识的准确性影响到横断位图像的信息。重建层厚的检测用 Catphan CTP401 模块（图 6－28）。采用头部标准扫描条件、单次轴向扫描模体，获取图像后，将窗宽调整到最小，逐渐调高窗位，分别记录斜线消失的窗位和背景出现的窗位；然后把窗位调整至前面两个窗位的中间值，测得此时斜线的投影长度，乘以 0.42，得到实际层厚，验证其与标称层厚的偏差。容差值见附录。

（四）辐射和患者安全的测试

CT 机通常被视为“安全”的医疗设备，但毕竟它能产生危害患者、公众和医务人员的辐射，临床及质控操作必须确保 CT 产生的辐射水平严格遵循相关法规的限制。屏蔽测量、安全联锁、描述 CT 扫描患者的接受剂量的 CT 剂量指数 CTDI、加权 CT 剂量指数 $CTDI_w$ 等均需符合国家及行业标准。

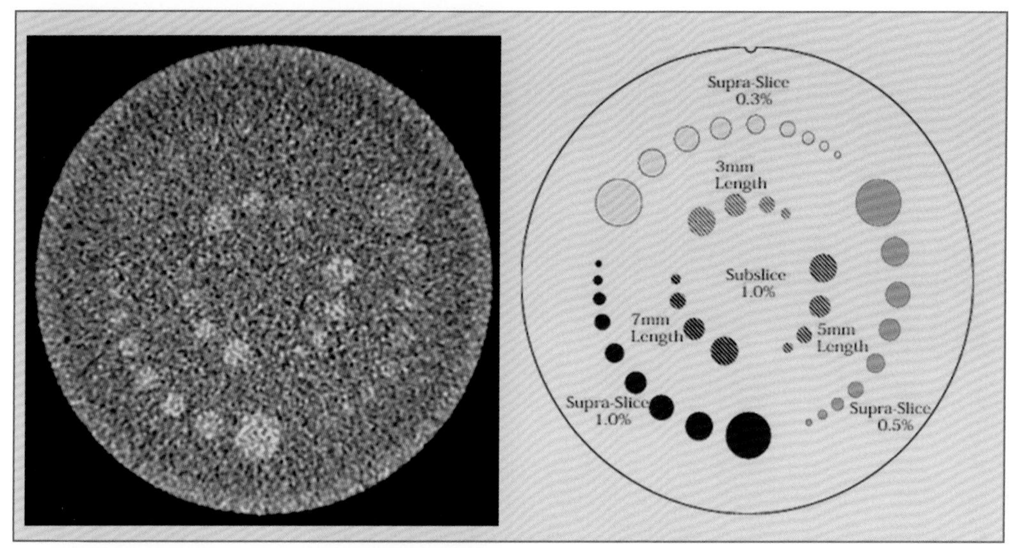

图 6－27　Catphan 模体 CTP515 模块

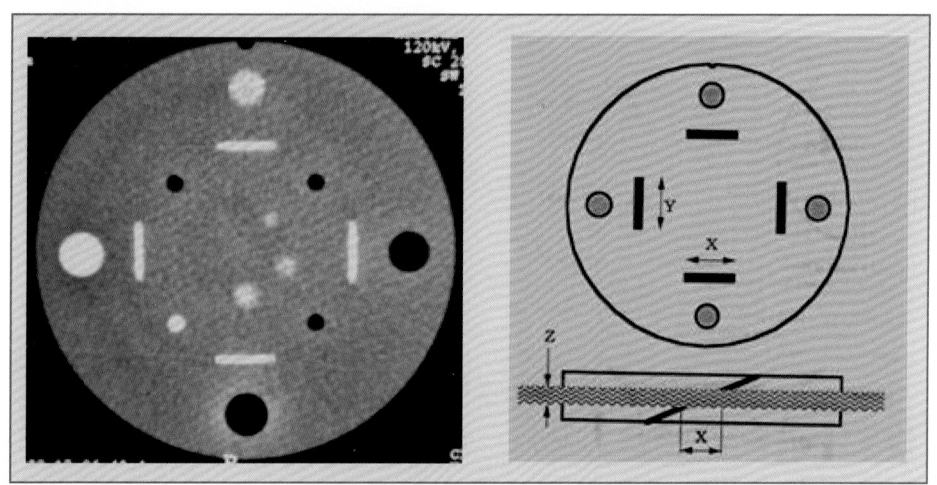

图 6－28　Catphan 模体 CTP401 模块

〔附一〕　NCC/T-RT 006—2021《CT 模拟机质量控制指南》机械性能和图像质量检测项目及频度

附表 6－1　　机械性能检测项目表

机械部分	测试科目	容差	频度	备注
机架激光	共面性	±1 mm	每天	在整个影像平面内的最大误差
	与扫描中心层面的平行性和垂直性	±2 mm 或 0.5°	每月	在激光投影覆盖的长度范围内
	内激光指示中心点与扫描中心点的重合性	±2 mm	每月	
外激光系统	共面性	±1 mm	每天	在整个影像平面内
	与扫描中心层面的平行性和垂直性	±2 mm 或 0.5°	每月及调整激光之后	
	激光移动精度	±1 mm	每月及调整激光之后	在整个定位范围内的定位误差

续表

机械部分	测试科目	容差	频度	备注
定位床	床面水平度	±2°	每月	在整个床面范围内
	纵向移动时与扫描中心层面的垂直性	±1 mm	每月	在负重情况下，整个移动范围内测试
	纵向移动的到位精度	±1 mm	每月	
	升降移动的到位精度	±1 mm	每月	
机架	机架倾角指示精度	±1°	每年	从任意倾斜位置恢复到零位时的准确性和重复性
	机架倾角校正能力	±1 mm	每年	

附表 6－2 图像质量检测项目表

测试项目	容差	频度	备注
CT 值精度（水）	±5 HU	月检	相对于验收时的基线值
均匀性	±5 HU	月检	相对于验收时的基线值
图像噪声	±10%	半年检	相对于验收时的基线值
CT 值线性	60 HU	半年检	
空间完整性	±3%	半年检	图像的层内几何尺寸误差
高对比度分辨率	—	半年检	相对于验收时的基线值
低对比度分辨率	—	半年检	相对于验收时的基线值
重建层厚	±20%或±1 mm，以较大者控制	半年检	相对于验收时的基线值
CT 值-电子密度曲线	±2%	年检及更换球管后	相对于验收时的基线值

〔附二〕 WS519—2019《X 射线计算机体层摄影装置质量控制检测规范》质量控制检测项目与技术要求

附表 6－3 CT 检测项目与要求

序号	检测项目	检测要求	验收检测	状态检测	稳定性检测	
			判定标准	判定标准	判定标准	周期
1	诊断床定位精度	定位	±2 mm 内	±2 mm 内	±2 mm 内	一个月
		归位	±2 mm 内	±2 mm 内	±2 mm 内	
2	定位光精度	内定位光	±2 mm 内	±3 mm 内	—	—
3	扫描架倾角精度	长方体模体或倾角仪	±2°内	—	—	—
4	重建层厚偏差（S）	S≥2 mm	±1 mm 内	±1 mm 内	与基线值相差±20% 或±1 mm 内，以较大者控制	一年
		2 mm≥S≥1 mm	±50%内	—	—	
		S<1 mm	±0.5 mm 内	—	—	

续表

<table>
<tr><th rowspan="2">序号</th><th rowspan="2">检测项目</th><th rowspan="2">检测要求</th><th colspan="2">验收检测</th><th colspan="2">状态检测</th><th colspan="2">稳定性检测</th></tr>
<tr><th colspan="2">判定标准</th><th colspan="2">判定标准</th><th>判定标准</th><th>周期</th></tr>
<tr><td rowspan="2">5</td><td rowspan="2">CTDIw</td><td>头部模体</td><td colspan="2">与厂家说明书指标相差±15%内</td><td colspan="2">与厂家说明书指标相差±20%内，若无说明书技术指标参考，应≤50 mGy</td><td>与基线值相差±15%内</td><td rowspan="2">一年</td></tr>
<tr><td>体部模体</td><td colspan="2">与厂家说明书指标相差±15%内</td><td colspan="2">—</td><td>—</td></tr>
<tr><td>6</td><td>CT值（水）</td><td rowspan="3">水模体内18～21 cm，CTDIw不大于50 mGy，噪声检测层厚10 mm</td><td colspan="2">±4 HU内</td><td colspan="2">±6 HU内</td><td>与基线值相差±4 HU内</td><td>一个月</td></tr>
<tr><td>7</td><td>均匀性</td><td colspan="2">±5 HU内</td><td colspan="2">±6 HU内</td><td>与基线值相差±2 HU内</td><td>一个月</td></tr>
<tr><td>8</td><td>噪声</td><td colspan="2">≤0.35%</td><td colspan="2">≤0.45%</td><td>与基线值相差10%内</td><td>一个月</td></tr>
<tr><td rowspan="4">9</td><td rowspan="4">高对比分辨力</td><td rowspan="2">常规算法
CTDIw<50 mGy</td><td>线对数</td><td rowspan="2">>6.0 lp/cm</td><td>线对数</td><td rowspan="2">>5.0 lp/cm</td><td rowspan="4">—</td><td rowspan="4">半年</td></tr>
<tr><td>MTF10</td><td>MTF10</td></tr>
<tr><td rowspan="2">高分辨力算法
CTDIw<50 mGy</td><td>线对数</td><td rowspan="2">>11 lp/cm</td><td colspan="2" rowspan="2">—</td></tr>
<tr><td>MTF10</td></tr>
<tr><td>10</td><td>低对比可探测能力</td><td>—</td><td colspan="2"><2.5 mm</td><td colspan="2"><3.0mm</td><td>—</td><td>—</td></tr>
<tr><td>11</td><td>CT值线性</td><td>—</td><td colspan="2">±50 HU内</td><td colspan="2">—</td><td>—</td><td>—</td></tr>
</table>

注："—"表示不检测此项；S为层厚。

第二节　加速器质控

医用直线加速器作为大型的放射治疗设备，其机器的各个参数对放射治疗患者获益直接相关。由于设备的使用磨损、电子元件的稳定和机械故障等，加速器的性能指标可能随着设备的使用会发生变化，为了确保机器的各项参数的偏离不能超过验收与测试时所获取的基准值，必须建立周期性加速器质控程序，确保机器的性能指标稳定在国标要求的范围内。

放射治疗质控的最终目的是保证患者的放射治疗剂量能精准地投照到患者靶区。为了达到这一目的，参考AAPM TG-142报告，加速器周期性质控的主要内容包括设备的安全性能、机械性能、射束性能、剂量稳定性、允许误差及测试的频率等。根据临床开展的治疗技术制订每天、每周、每月及年度检测表格。随着放射治疗新技术的不断发展，测试的内容和参数的数量也随之增加，如机载影像系统（OBI，包括二维X射线成像及锥形束CT）及呼吸门控等装置。特别是对用于立体定向放射治疗（SRS/SBRT）的设备须额外增加不同的测试项目和容差，AAPM为此也发布了相关指南。周期性质控项目的各项参数值都必须在容差范围内，参考国家癌症中心发布的医用直线加速器质控指南。

一、医用直线加速器月检项目

（一）监视器

正常 □　　　维修后正常 □

（二）对讲系统

正常 □　　　维修后正常 □

（三）门连锁

正常 □　　维修后正常 □

（四）场地监测仪

正常 □　　维修后正常 □

（五）机架旋转同心度

允许误差≤±1 mm。

1. 测量条件　GA=0，SSD=100 cm，射野 30 cm×30 cm。

2. 测量方法　参考指针末端粘贴于治疗床的床头，前端伸出床外，将针尖置于 SSD=100 cm 处的光野十字线中心位置；当机架角位于 0°、90°、180°、270°时，调整参考指针或治疗床，使针尖位于光野十字线中心的平均位置处。旋转机架记录光野十字线与针尖位置的偏差（mm）。

3. 结论　符合要求 □　　不符合要求 □

（六）光距尺指示准确性

允许误差≤±2 mm。

1. 测量条件　Gantry，Collimator，Couch=0 度，射野 30 cm×30 cm。

等中心平面、等中心平面上方 20 cm、等中心平面下方 20 cm 的 SSD 读数分别____ cm、____cm、____cm

2. 结论　符合要求 □　　不符合要求 □

（七）光野“十”字线稳定性

允许误差≤±1 mm。

1. 测量条件　GA=0，SSD=100 cm，射野 30 cm×30 cm。

2. 测量方法　分别旋转准直器至 45°、90°、315°、270°，观测光野十字线中心与坐标纸十字中心的偏差（mm）。

3. 结论　符合要求 □　　不符合要求 □

（八）机架和准直器角度指示准确度

允许偏差≤0.5°。

使用高精度数字水平仪确定机架和准直器处于 0°、90°、180°和 270°时，记录数显读数（表 6－3）。

表 6－3　机架和准直器角度指示准确度记录表

	0°	90°	180°	270°
机架（读数）				
准直器（读数）				

（九）治疗床

1. 治疗床角度指示准确度　允许偏差≤1°。

机架和准直器置于 0°，将光野面积开到最大，在床面上固定一张白纸并在十字线 Y 轴做上标记点，通过观察床进出时标记点是否一直在 Y 十字线上确定床的 0°，确定治疗床 0°时治疗床机械盘面的准确性。再读取并记录治疗床数显读数与机械盘面数值的差异（表 6－4）。

表 6－4　治疗床数显读数与机械盘面数值的差异记录表

	0°	45°	90°	270°	315°
治疗床（读数）					

2. 治疗床到位准确度　IMRT 允许偏差≤2 mm；SRS 允许偏差≤1 mm。

治疗床 X、Y 和 Z 分别移动一定的距离，记录数显与实际移动距离的差异（表 6－5）。

表 6－5　治疗床数显与实际移动距离的差异记录表

纵向	20 cm	40 cm	60 cm	70 cm
横向	10 cm		20 cm	
垂直	10 cm		20 cm	

（十）激光定位

允许偏差≤±1 mm。

使用白纸观察治疗区域 20 cm 处激光灯的偏移并记录（表 6－6）。

表 6－6　激光灯的偏移记录表

	左激光灯横线	左激光灯竖线	右激光灯横线	右激光灯竖线	上激光灯竖线
等中心处偏差					
调整后					

（十一）射野平坦度与对称性

允许偏差平坦度≤±3%，对称性≤±2%。

1. 平坦度定义　80%射野范围内最大、最小剂量由相对中心轴剂量归一后的剂量变化幅度。对称性定义：80%射野范围内偏离中心轴对称的两点的剂量率的差值与中心轴上剂量率的比值变化幅度。

2. 测量条件　Field Size：____cm^2，SDD：____cm，Depth：____cm，其余参数零位。

3. 测量设备　____。

4. 记录数据（表 6－7）

表 6－7　射野平坦度与对称性记录表

射线能量	方向	平坦度/%	对称性/%
06 MV	AB		
	GT		
	AB		
	GT		

（十二）光射野一致性

IMRT 或 VMAT≤2 mm，SRS 或 SBRT≤1 mm。

1. 测量仪器　使用免冲洗胶片测量，用黑度计确定射线野的边界。

2. 测量条件　SDD：100 cm，Gantry＝0°、90°，Collimator、Couch：0°，Field Size：10 cm×10 cm，20 cm×20 cm。

表 6－8　光射野一致性记录表

射　野	X1		X2		Y1		Y2	
	光野	射野	光野	射野	光野	射野	光野	射野
G=0，10 cm×10 cm								

续表

射野	X1		X2		Y1		Y2	
	光野	射野	光野	射野	光野	射野	光野	射野
G=0，20 cm×20 cm								
G=90，10 cm×10 cm								
G=90，20 cm×20 cm								

3. 结论　符合要求 □　　　不符合要求 □

（十三）加速器的多叶光栅到位准确度

允许偏差≤±1 mm。

1. 测量目的　评价多叶准直器在光野下和射野下的到位准确度。

2. 测量方法　光野下到位准确度：机架和准直器旋转至 0°，坐标纸平铺在治疗床面，调整床面高度至 SSD=100 cm，钨门开到最大位置；将坐标纸中心十字线和光野十字线对齐，分别调整两侧多叶准直器到 15 cm、10 cm、5 cm、0 cm、−10 cm，观察光野投影位置与坐标纸位置的偏差。

3. 射野下到位准确度　设置多叶准直器形成栅栏测试射野组，拍片分析测量值和设置值之间的偏差。

（十四）加速器的输出剂量

允许偏差<±2%。

1. 剂量仪________　电离室________　校准时间________。

2. 测量条件　Gantry、Collimator、Couch 归零，SSD=100 cm，Depth=10 cm，出束 100 MU。

T（温度）________℃　P（气压）________hPa。

3. 测量记录（表 6－9）

表 6－9　　加速器的输出剂量记录表

能量	CF	射野大小 cm×cm	测量深度 /cm	PDD /%	测量读数/cGy				Dmax 处修正值/cGy	偏差＊	剂量率 MU/min
					1	2	3	均值			
		10×10	10（9.8）								
		10×10	10（9.8）								

$$*\text{偏差}=\frac{\text{Dmax 修正值}}{100-1.0}\times 100\%$$

（十五）加速器通道 1 和通道 2 监测电离室稳定性

机架和准直器旋转至 0°，射野尺寸为 10 cm×10 cm；加速器出束 100 MU，重复 3 次，分别记录加速器通道 1 电离室（MU1）和通道 2 电离室（MU2）的平均读数，两者偏差应≤2%。

（十六）X 线输出积分线性（表 6－10）

表 6－10　　X 线输出积分线性记录表

	5 MU	10 MU	20 MU	100 MU	200 MU
6 MV					

允许偏差≤±1 %。

1. 剂量仪________　电离室________　校准时间________。

2. 测量条件　Gantry、Collimator、Couch 归零，SSD = 100 cm，Depth = 10 cm，剂量率：

400 MU/min

T（温度）________℃　P（气压）________hPa。

（十七）X线剂量稳定性VS剂量率、机架角度检测（表6-11）

1. 剂量仪________　电离室________　校准时间________。

2. 测量条件　Gantry、Collimator、Couch归零，SSD=100 cm，Depth=10 cm，出束100 MU。

T（温度）________℃　P（气压）________hPa。

表6-11　X线剂量率、机架角度检测记录表

射线能量	剂量率MU/min				机架角度（剂量率400MU/min）			
	10	100	400	600	0度	90度	180度	270度
06 MV								
08 MV								

（十八）加速器能量稳定性

允许偏差≤±1%。

X射线。

方法：机架和准直器旋转至0°，射野尺寸为10 cm×10 cm。加速器出束，辐射探测器沿辐射野中心轴方向（Z方向），抽样采集两个不同深度的剂量点数据；计算两者的比值，与基准值的偏差应满足性能要求（表6-12）。

表6-12　X射线不同深度的剂量点数据记录表

射线能量	PDD/%		PDD_{20}/PDD_{10}		误差/%
	10 cm	20 cm	测量值	参考值	
06 MV					
08 MV					
10 MV					

二、加速器年检项目

（一）机架旋转同心度

允许误差≤±1mm。

1. 测量条件　GA=0，SSD=100 cm，射野30 cm×30 cm。

2. 测量方法　设置X方向准直器宽度为可达到的最小宽度（一般0.1～0.6 cm），Y方向准直器宽度30 cm，分别在0°、60°、120°、150°、210°和270°的机架角度，对胶片进行曝光照射，胶片上呈星形射野形状；对胶片进行光密度分析，获取胶片上每条射野的长轴所在位置；测量胶片中各长轴交点的内接圆半径，与基准值的偏差应符合要求。

3. 结论　符合要求 □　　不符合要求 □

（二）光距尺指示准确性

允许误差≤ ±2 mm。

1. 测量条件：Gantry，Collimator，Couch=0°，射野30 cm×30 cm。等中心平面、等中心平面上方20 cm、等中心平面下方20 cm的SSD读数分别为____cm、____cm、____cm。

2. 结论　符合要求 □　　不符合要求 □

（三）光野“+”字线稳定性

允许误差≤±1mm。

1. 测量条件　GA=0，SSD=100 cm，射野 30 cm×30 cm。

2. 测量方法　设置 X 方向准直器宽度为可达到的最小宽度（一般 0.1～0.6 cm），Y 方向准直器宽度 30 cm，分别在 300°、330°、0°、30°、60°和 90°的准直器角度，对胶片进行曝光照射，胶片上呈星形射野形状；对胶片进行光密度分析，获取胶片上每条射野的长轴所在位置；测量胶片中各长轴交点的内接圆半径，与基准值的偏差应符合要求。

3. 结论　符合要求 □　　不符合要求 □

（四）机架和准直器角度指示准确度（表 6-13）

允许偏差≤0.5°。

表 6-13　机架和准直器角度指示准确度记录表

	0°	90°	180°	270°
机架（读数）				
准直器（读数）				

（五）治疗床

1. 治疗床角度指示准确度（表 6-14）　允许偏差≤1°。

表 6-14　治疗床角度指示准确度记录表

	0°	45°	90°	270°	315°
治疗床（读数）					

2. 治疗床到位准确度（表 6-15）　IMRT 允许偏差≤2 mm；SRS 允许偏差≤1 mm。

表 6-15　治疗床到位准确度记录表

<table>
<tr><td rowspan="2">纵向</td><td>20 cm</td><td>40 cm</td><td>60 cm</td><td>70 cm</td><td></td></tr>
<tr><td></td><td></td><td></td><td></td><td></td></tr>
<tr><td rowspan="2">横向</td><td colspan="2">10 cm</td><td colspan="3">20 cm</td></tr>
<tr><td colspan="2"></td><td colspan="3"></td></tr>
<tr><td rowspan="2">垂直</td><td colspan="2">10 cm</td><td colspan="3">20 cm</td></tr>
<tr><td colspan="2"></td><td colspan="3"></td></tr>
</table>

3. 治疗床的水平、沉降和旋转同心度

（1）治疗床水平检测：GT 方向度；AB 方向度。允许误差≤±0.5 度。

结论：符合要求 □　　不符合要求 □

（2）治疗床沉降检测：模拟患者治疗状态，治疗床均匀负重 75 kg，测量床头相对床尾的沉降距离。允许误差≤5 mm。

结论：符合要求 □　　不符合要求 □

（3）治疗床的旋转中心检测：允许误差≤±1 mm。

1）测量条件：GA、CA=0，SSD=100 cm，射野 10 cm×10 cm。

2）测量方法：治疗床旋转，记录“十”字线位置，位置间最大距离为____mm。

3）结论：符合要求 □　　不符合要求 □

（六）激光定位（表 6－16）

允许偏差≤±1 mm。

表 6－16　激光偏差记录表

	左激光灯横线	左激光灯竖线	右激光灯横线	右激光灯竖线	上激光灯竖线
等中心处偏差					
调整后					

（七）射野平坦度与对称性

允许偏差平坦度≤±3%，对称性≤±2%。

1. 平坦度定义　80%射野范围内最大、最小剂量由相对中心轴剂量归一后的剂量变化幅度。对称性定义：80%射野范围内偏离中心轴对称的两点的剂量率的差值与中心轴上剂量率的比值变化幅度。

2. 测量条件　Field Size：____×____cm^2，SDD：____cm，Depth：____cm，其余参数零位。

3. 测量设备　____。

4. 记录数据（表 6－17）

表 6－17　射野平坦度与对称性记录表

射线能量	方向	平坦度/%	对称性/%
06 MV	AB		
	GT		
	AB		
	GT		

（八）光射野一致性

IMRT 或 VMAT≤2 mm，SRS 或 SBRT≤1 mm。

1. 测量仪器　使用免冲洗胶片测量，用黑度计确定射线野的边界。

2. 测量条件　SDD：100 cm，Gantry＝0°、90°，Collimator，Couch：0°，Field Size：3 cm×3 cm，5 cm×5 cm，10 cm×10 cm，20 cm×20 cm，15 cm×20 cm（表 6－18）。

表 6－18　光射野一致性记录表

射　野	X1		X2		Y1		Y2	
	光野	射野	光野	射野	光野	射野	光野	射野
G=0，10 cm×10 cm								
G=0，20 cm×20 cm								
G=90，10 cm×10 cm								
G=90，20 cm×20 cm								

3. 结论　符合要求 □　　不符合要求 □

（九）加速器的多叶光栅到位准确度

允许偏差≤±1 mm。

1. 测量目的　评价多叶准直器在光野下和射野下的到位准确度。

2. 测量方法　光野下到位准确度：机架和准直器旋转至 0°，坐标纸平铺在治疗床面，调整床面高度至 SSD＝100 cm，钨门开到最大位置；将坐标纸中心十字线和光野十字线对齐，分别调整两侧多叶准直器到 15 cm、10 cm、5 cm、0 cm、−10 cm，观察光野投影位置与坐标纸位置的偏差。

3. 射野下到位准确度　设置多叶准直器形成栅栏测试射野组，拍片分析测量值和设置值之间的偏差。

（十）射线 PDD 和射线质检测

1. 测量仪器　三维水箱

2. 测量条件　GA=0，CA=0，SSD=100 cm。

3. 射野大小　X 射线 Field Size=10 cm×10 cm；电子线（限光筒大小为 10 cm×10 cm）。

X 射线质评价参数：PDD_{20}/PDD_{10}；电子线射线质评价参数：R_{50}。

（1）X 射线（表 6－19）：

表 6－19　X 射线射线质记录表

射线能量	PDD/%		PDD_{20}/PDD_{10}		误差/%
	10 cm	20 cm	测量值	参考值	
06 MV					
08 MV					
10 MV					

结论：符合要求 □　　不符合要求 □　　允许偏差≤±1%。

（2）电子线（表 6－20）：

表 6－20　电子线射线质记录表

射线能量	R_{50}/mm		误差/%
	测量值	参考值	

结论：符合要求 □　　不符合要求 □　　允许偏差≤±1 mm。

（十一）输出剂量检测

1. 输出剂量积分线性（表 6－21）

（1）剂量仪________　电离室________　校准时间________。

（2）测量条件　Gantry、Collimator、Couch 归零，SSD = 100 cm，Depth = 10 cm，剂量率：400 MU/min。

T（温度）________℃　P（气压）________hPa。

表 6－21　输出剂量积分线性记录表

	5 MU	10 MU	20 MU	100 MU	200 MU
6 MV					
8 MV					
10 MV					

（3）结论：符合要求 □　　不符合要求　　□　允许偏差≤±1%

2. 剂量稳定性 VS 剂量率、机架角度检测（表 6－22）

（1）剂量仪 ________　电离室________　校准时间________。

（2）测量条件　Gantry、Collimator、Couch 归零，SSD=100 cm，Depth=10 cm，出束 100 MU。T（温度）________℃　P（气压）________hPa。

表 6－22　剂量率、机架角度检测记录表

射线能量	剂量率 MU/min				机架角度（剂量率 400 MU/min）			
	10	100	400	600	0 度	90 度	180 度	270 度
06 MV								
08 MV								
10 MV								

（3）结论　符合要求 □　　不符合要求 □　　允许偏差≤±1。

3. 剂量刻度（表 6－23）　　允许偏差≤±2%

（1）剂量仪 ________　电离室________　校准时间________。

（2）测量条件　Gantry、Collimator、Couch 归零，SSD=100 cm，Depth=10 cm，出束 100 MU。T（温度）________℃　P（气压）________hPa。

表 6－23　剂量刻度记录表

能量	CF	射野大小 cm×cm	测量深度 /cm	PDD /%	测量读数/cGy				Dmax 处修正值/cGy	偏差＊	剂量率 /(MU/min)
					1	2	3	均值			
		10×10	10（9.8）								
		10×10	10（9.8）								
		10×10	10（9.8）								

＊偏差=(Dmax 修正值/100－1.0)×100%。

（十二）静动态 IMRT 多叶准直器到位准确度检测

选择不同肿瘤部位的临床静动态 IMRT 计划各 3 例，分别在加速器上执行照射，照射完成后提取加速器日志文件；读取日志文件中多叶准直器的各叶片末端在整个执行过程中的位置误差大小，计算均方根（RMS）值。要求 RMS≤1.5 mm，95%的误差计数不应超过 1.5 mm。

第三节　螺旋断层放射治疗质控

螺旋断层放射治疗系统（TomoTherapy，简称 TOMO），是从 1990 年开始由美国威斯康星大学和后来组建 TomoTherapy 公司（现在为 Accuray 公司）的 Rockwell Mackie 和 Paul Reckwerdt 一起研发的最新 一代放射治疗设备。

TOMO 将 6 MV 加速器集成在 CT 机架里，是一种在 CT 图像引导下，以调强治疗为主的当代最先进的放射治疗设备之一。其 360°全角度照射概念、单次照射多达数万个子野数目、薄层照射理念，二元气动多叶光栅，实时 IGRT 影像引导，独创的自适应计划等创新科技及专利技术，被公认为现代影像引导放射治疗的代表之作。由于其与传统的医用直线加速器构造不同，质控内容也不尽相同。

一、螺旋断层放射治疗设备质控月检

（一）绿激光灯

允许误差≤±1 mm。

观察绿激光灯是否位于参考标记范围内（表 6－24）。

表 6-24 绿激光灯记录表

位　置	机架激光灯		天花板激光灯	
	横线	竖线	横线	竖线
是否符合要求				

（二）红激光灯

允许误差≤±1 mm。

1. 选择“ZZZ_Reg”计划，使红激光灯回到零位，观察红激光灯是否位于所贴标记范围内（表 6-25）。

表 6-25 “ZZZ_Reg”计划的红激光灯记录表

位　置	A 激光灯		B 激光灯		天花板激光灯
	横线	竖线	横线	竖线	竖线
是否符合要求					

2. 选择“ZZZ_RedLaser_Pos17 cm”计划，使红激光灯朝正方向移动 17 cm，观察红激光灯是否位于所贴标记范围内（表 6-26）。

表 6-26 “ZZZ_RedLaser_Pos17 cm”计划的红激光灯记录表

位　置	A 激光灯		B 激光灯		天花板激光灯
	横线	竖线	横线	竖线	竖线
是否符合要求					

3. 选择“ZZZ_RedLaser_Neg17 cm”计划，使红激光灯朝负方向移动 17 cm，观察红激光灯是否位于所贴标记范围内（表 6-27）。

表 6-27 “ZZZ_RedLaser_Neg17 cm”计划的红激光灯记录表

位　置	A 激光灯		B 激光灯		天花板激光灯
	横线	竖线	横线	竖线	竖线
是否符合要求					

（三）治疗床水平

允许偏差≤±0.5°。

测量方法：用数字水平尺测量床头、中段和床尾的水平度（表 6-28）。

表 6-28 治疗床水平记录表

位　置	床头		中段		床尾	
	X 方向	Y 方向	X 方向	Y 方向	X 方向	Y 方向
测量结果						
是否符合要求						

（四）治疗床移动

允许偏差≤±1 mm。

测量方法：治疗床负重 75 kg，通过摆位控制面板控制治疗床移动，用直尺测量实际移动距离。①进床 20 cm；②升床 20 cm；③左移 2 cm；④右移 2 cm（表 6-29）。

表 6－29　治疗床移动记录表

方　向	进床	升床	左移	右移
实际移动距离				
是否符合要求				

检查天花板绿激光灯竖线与进床方向是否一致。在治疗床上标记虚拟等中心位置，进床 20 cm，观察该标记点偏离绿激光灯竖线的距离是否在 1 mm 之内（表 6－30）。

表 6－30　绿激光灯竖线的偏离距离记录表

方　向	进床	出床
偏离距离		
是否符合要求		

（五）治疗床沉降

允许偏差≤5 mm。

测量方法：治疗床负重 75 kg，Cheese Phantom 摆放在床头，中心与绿激光灯对齐，扫描 MVCT，测量 Cheese Phantom 从虚拟等中心进床到治疗中心的沉降。将 Cheese Phantom 摆位到床尾，扫描 MVCT，测量沉降。床尾与床头沉降差应在 2 mm 内（表 6－31）。

表 6－31　治疗床沉降记录表

方　向	床头	床尾	床尾-床头
沉降/mm			
是否符合要求			

（六）静态输出和能量

允许偏差：输出量≤±2%；能量≤±1%。

测量方法：选择“Daily QA”计划，采用 A1SL 电离室和固体水测量，SSD 85 cm（表 6－32）。

T（温度）________℃　P（气压）________kPa　电离室型号________。

表 6－32　静态输出和能量记录表

	输出量	能量	能量
测量深度（cm）	1.5	10	20
测量值			
参考值			
偏　差			
是否符合要求			

（七）监测电离室计数一致性

允许偏差≤±2%。

测量方法：执行“Daily QA”计划，记录监测电离室计数、计算偏差（表 6－33）。

表 6－33　监测电离室计数一致性记录表

通道 1	
通道 2	
偏　差	
是否符合要求	

（八）旋转输出

允许偏差≤±2%。

测量方法：选择“ZZZ _ RotationOutput”中的计划，Cheese _ Phantom 与绿激光灯对齐，采用A1SL 电离室测量模体中心下 0.5 cm 处绝对剂量（表 6－34）。

表 6－34 旋转输出偏差记录表

	未中断	中断
测量值/cGy		
参考值/cGy		
偏　差		
是否符合要求		

1. 正常出束，比较测量值与计算值的偏差。
2. 出束 30 秒左右中断，并完成续接计划，比较该测量值与不中断的测量值的偏差。

T（温度）________℃　P（气压）________kPa　电离室型号________。

（九）旋转输出剂量率稳定性（表 6－35）

允许偏差≤±2%。

表 6－35 旋转输出剂量率稳定性记录表

显示值	参考值	偏差

（十）GT 方向离轴曲线

允许偏差≤±1%。

测量方法：选择“ZZZ _ Topographic _ Profile FWxx”计划，采用 A1SL 电离室和固体水测量，SSD：85 cm，深度：1.5 cm。分别测量铅门宽度为 1.0 cm、2.5 cm 和 5.0 cm 时的半高宽（表 6－36）。

表 6－36 GT 方向离轴曲线记录表

读数/mm	测量值/mm	参考值/mm	偏　差	符合要求

（十一）MVCT 图像质量

1. 几何精度（表 6－37）　允许偏差≤±1 mm。

表 6－37 MVCT 图像几何精度记录表

	X 方向	Y 方向	Z 方向
测量值/mm			
物理长度/mm			
偏　差/mm			
是否符合要求			

2. 噪声（表 6－38）　允许偏差：中心区域 70 HU；边缘区域 40 HU。

表 6-38　**MVCT 图像噪声记录表**

距中心距离	2 cm	12 cm
标准差		
是否符合要求		

3. 均匀性（表 6-39）　允许偏差≤25 HU。

表 6-39　**MVCT 图像均匀性记录表**

最大 Mean HU	
最小 Mean HU	
偏　差	
是否符合要求	

4. 空间分辨率（表 6-40）　允许偏差：第 3 排。

表 6-40　**MVCT 图像空间分辨率记录表**

可观察到第几排		是否符合要求	

5. CT 值准确性（表 6-41）　允许偏差：水±30 HU；肺或骨±50 HU。

表 6-41　**CT 值准确性记录表**

密　度			
测量 HU 值			
参考 HU 值			
偏　差			
是否符合要求			

（十二）MVCT 配准精度

允许偏差≤±1 mm。

测量方式：选择“ZZZ _ Reg”计划，Cheese Phantom 沿 3 个方向偏离虚拟等中心各 10 mm。扫描配准（表 6-42）。

表 6-42　**MVCT 配准精度记录表**

	X 方向	Y 方向	Z 方向
摆位偏差/mm	10	10	10
配准移位/mm			
偏差/mm			
是否符合要求			

（十三）MVCT 扫描剂量

允许偏差≤3 cGy。

测量方式：选择“ZZZ _ Reg”计划，扫描 Cheese Phantom，测量中心下 5 mm 处的点剂量(表 6-43)。

表 6-43 MVCT 扫描剂量记录表

温度/℃	
气压/kPa	
电离室型号	
测量值/cGy	
是否符合要求	

二、螺旋断层放射治疗设备年检项目

（一）GT 方向束流中心与准直器中心一致性

允许偏差≤±0.3 mm。

1. 测量仪器　A17 电离室

2. 测量条件　SAD=85 cm（调用程序 ZZZZ _ HB4010-JawShift）

3. 测量方法　调用条状野（40 cm×0.2 cm）叠加照射的治疗文件，根据静电计读数和相应条状野的位置，拟合得到抛物线，计算抛物线的顶点坐标 Y（Dmax）。则束流中心在 GT 方向的偏移为 Y（Dmax）/18（表 6-44）。

表 6-44 GT 方向束流中心与准直器中心一致性

测量值/mm	
是否符合要求	

（二）LR 方向束流中心与准直器中心一致性

允许偏差≤±0.34 mm。

1. 测量仪器　MVCT 探测阵列。

2. 测量条件　调用程序 ZZZZ-MLC-Tongue and Groove Alignment Test）。

3. 测量方法　治疗床退到机架外，调用先只打开奇数片后打开偶数片叠加照射的治疗文件，测量得到 Profile，并根据 MLC 全部打开的 Profile 进行归一得到 T&G Profile，分别计算 T&G Profile 左右两部分的平均值和标准差：avg _ L，avg _ R，stdev _ L，stdev _ R。束流中心在 LR 方向偏移量计算公式为

$$\frac{1-(avg\_ratio+stdev\_ratio)}{2}\times 17$$

式中

$$avg\_ratio=\frac{avg\_L}{avg\_R}$$

$$stdev\_ratio=\frac{stdev\_L+mean}{stdev\_R+mean}$$

$$mean=\frac{avg\_L+avg\_R}{2}$$

如果 avg _ ratio 或 stdev _ ratio 大于 1，则取倒数后用于计算偏移量（图 6-29、表 6-45）。

表 6-45 LR 方向束流中心与准直器中心一致性

测量值/mm	
是否符合要求	

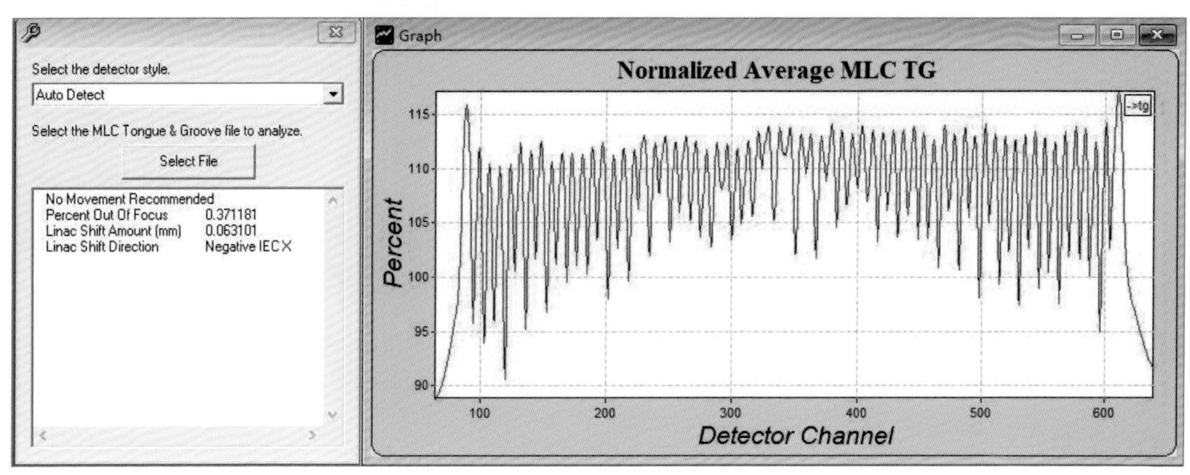

图 6-29　T&G Profile

（三）准直器扭曲性测试

允许偏差：平移≤±0.5 mm；夹角≤±0.5°。

检查次级准直器是否关于旋转中心对称；检查次级准直器是否与旋转平面平行。

1. 测量仪器　胶片，2 cm 厚固体水。

2. 测量条件　SAD=109 cm，建层厚度 2 cm，FW=2.5 cm，调用程序（ZZZZ _ HB4010-Central Axis Y-Axis Misalignment）。

3. 测量方法　照射野只打开左半侧 MLC，同一张胶片在 G=0°和 G=180°时各照射一次。导入到 Film Analyzer 软件进行分析（表 6-46）。

表 6-46　准直器扭曲性测试记录表

	平移/mm	夹角/°
测量值		
是否符合要求		

（四）准直器对称性测试

允许偏差≤±0.5 mm。

检查次级准直器是否相对射野中心对称运动

1. 测量仪器　胶片，2 cm 厚固体水

2. 测量条件　SAD=85 cm，建层厚度 2 cm，调用程序（ZZZZ _ HB4010-Field Center Versus Jaw Setting）。

3. 测量方法　照射野共两个子野。①FW=2.5 cm，MLC 序号为 11-18、29-36 和 47-54 的叶片打开。②FW=5 cm，MLC 序号为 2-9、20-28、38-45 和 56-63 的叶片打开。导入到 Film Analyzer 软件进行分析（表 6-47）。

表 6-47　准直器对称性测试记录表

测量值/mm	
是否符合要求	

（五）MLC 扭曲性测试

允许偏差：平移≤±1.5mm；夹角≤±0.5°。

检查 MLC 是否关于旋转中心对称；检查 MLC 是否与旋转平面垂直。

1. 测量仪器　胶片，2 cm 厚固体水。

2. 测量条件 SAD=85 cm，建层厚度 2 cm，FW=5 cm，调用程序（MLC Center-Gantry ISO-center Plane）。

3. 测量方法 照射野共两个子野。①在 G=0°时，MLC 序号为 32－33 和 27－28 的叶片打开。②G=180°时，MLC 序号为 27－28 的叶片打开。导入到 Film Analyzer 软件进行分析（表 6－48）。

表 6－48 MLC 扭曲性测试记录表

	平移/mm	夹角/°
测量值		
是否符合要求		

（六）绿激光 Laser 检测

检测绿激光灯准确性如表 6－49 所示。

1. 测量仪器 胶片，2 cm 厚固体水，钢尺，cheese 模体。

2. 测量方法

（1）检测天花板绿激光灯：通过固体水和钢尺检查和调整绿激光灯对 tilt，调用 ZZZ _ HB4010-Overhead Laser 程序，SSD=85 cm，建层 2 cm 拍片，使用 TOMO 胶片分析软件分析。

（2）检测后墙上绿激光灯：通过固体水和钢尺检查和调整绿激光灯对 tilt，调用 ZZZ _ Transverse-Plane-Z LaserLocalization 程序扫描 cheese 模体检测绿激光灯对平移。

表 6－49 绿激光灯准确性记录表

	天花板绿激光	后墙绿激光
是否符合要求		

（七）射线质

1. 测量仪器 水箱，A1SL 电离室，静电计。

2. 测量条件 SSD=85 cm。

3. 测量方法 测量 40 cm×1.0 cm、40 cm×2.5 cm 和 40 cm×5.0 cm 射野的百分深度剂量曲线，按 1.5 cm 深度归一，PDD10 cm 与标准比较偏差应该小于 1%（表 6－50）。

表 6－50 射线质偏差记录表

	40 cm×1.0 cm	40 cm×2.5 cm	40 cm×2.5 cm
参考值/%			
测量值/%			
偏差/%			
是否符合要求			

（八）离轴曲线

允许偏差≤±1%。

1. 测量仪器 水箱，A1SL 电离室，静电计。

2. 测量条件 SSD=85 cm。

3. 测量方法 测量 40 cm×1.0 cm、40 cm×2.5 cm 和 40 cm×5.0 cm 射野在 1.5 cm、5.0 cm、10.0 cm、15.0 cm 和 20.0 cm 深度处的离轴曲线，与计划系统建模数据进行比对。Transverse 方向要求 80%射野范围内与标准数据平均偏差小于 1%。Longitudinal 方向要求 1.5 cm 深度半高宽与标准比较偏差应该小于 1%。采样时间 300 毫秒（表 6－51）。

表 6－51　离轴曲线偏差记录表

Transverse	40 cm×1.0 cm	40 cm×2.5 cm	40 cm×2.5 cm
平均偏差/%			
是否符合要求			
Longitudinal	40 cm×1.0 cm	40 cm×2.5 cm	40 cm×2.5 cm
参考值			
测量值			
偏差/%			
是否符合要求			

（九）剂量输出 QA（表 6－52）

偏差≤±2%。

表 6－52　剂量输出 QA 记录表

	测量值	参考值	偏差
静态输出			
动态输出			

（十）机架旋转每周进床位置检测

偏差≤1 mm。

测试机架旋转一周床是否前进相应距离（表 6－53）。

1. 测量仪器　免冲洗胶片，固体水。
2. 测量条件　SAD=85 cm，建层厚度 2 cm。
3. 测量方法　调用程序 TG－148 Couch travel per Gantry Rotation-cornal film setup to ready 70。

表 6－53　机架旋转每周进床位置检测记录表

偏差（mm）		是否符合要求	

（十一）床速度均匀性检测

偏差≤±2%。

测试床速度是否匀速（表 6－54）。

1. 测量仪器　免冲洗胶片，固体水。
2. 测量条件　SAD=85 cm，建层厚度 2 cm。
3. 测量方法　调用程序 TG－148。

表 6－54　床速度均匀性检测记录表

偏差/mm		是否符合要求	

（十二）机架床一致性检测

测试进床与机架旋转一致性。

1. 测量仪器　免冲洗胶片，固体水。
2. 测量方法　调用程序 TG－148。

（十三）调强计划验证

点剂量和面积量，头胸腹各一例，高剂量区点剂量偏差≤±3%，面积量 3 mm&3%通过率>90%

（表 6－55）。

表 6－55 调强计划验证记录表

	住院号	测量设备	测量点值/计算值	面剂量（3 mm&3%）通过率	是否符合要求
头					
胸					
腹					

第四节 后装机质控

后装治疗作为放射治疗的重要组成部分，对于宫颈癌等恶性肿瘤的治疗具有不可替代的作用。近年来，国内越来越多的医院开始开展图像引导三维近距离治疗，同时还有大量的医院仍然在开展基本的二维近距离治疗。但是目前国内后装治疗质量控制仍然处于较低水平，国内仅有几个后装治疗安全相关的标准和规范，已经不能满足后装治疗质量控制的要求。

本节内容涵盖了后装治疗机、施源器、治疗流程质控在内的近距离治疗质量控制各方面的内容，可为各放疗中心提供更加全面的质量控制方面的参考。

主要参考相关标准与指南：AAPM TG56，AAPM TG43，AAPM TG186，国标 GBZ 121－2020，卫生行业标准 WS262－2017，NCC/T－RT002－2019。

一、后装治疗机的质量控制

1. 日检

（1）检查后装治疗机是否正常开机，对于有自检功能的后装治疗机检查开机自检过程是否正常。

（2）检查后装治疗机控制系统和治疗计划系统显示的放射源强度、校准日期、时间是否准确。

（3）检测监视系统、对讲机、呼叫器、门连锁等是否正常工作。

（4）检测后装治疗机房辐射监测仪、辐射指示灯是否正常。

（5）检查应急设备是否工作正常、警示标志是否完整。

（6）检测紧急停止和治疗中断功能是否正常。

（7）采用模拟计划，进行一次完整的模拟治疗。

（8）每天质量控制和质量保证内容应有纸质或电子版的记录。

2. 季检

（1）实测放射源活度与计划系统和控制系统显示的放射源活度之间的偏差应≤±5%。放射源活度需在每次放射源更换后检测，最长检测间隔时间不能超过 6 个月。

（2）检测放射源到位精度，实测放射源位置与计划驻留位置之间的偏差应≤±1 mm。检测至少 3 个点，其中至少一个点测量 3 次及以上，体现到位精度的重复性和线性。

（3）检测放射源在单个驻留位置的驻留时间，实测驻留时间与计划驻留时间的偏差应≤±0.5 秒。

（4）检测紧急停止和治疗中断功能是否正常。

（5）检测在断电情况下设备备用电池是否能正常工作。

（6）检查当季的每天质量保证记录。

（7）每季质量控制和质量保证内容应有纸质或电子版的记录。

3. 年检

（1）检测施源器与连接导管长度，误差≤±1 mm。

（2）放射源收回时，测量距离后装治疗机贮源器表面（前、后、左、右、上方）5 cm 和 1 m 处的辐射水平，数值应低于国家规定水平。

（3）测量传输时间效应。

（4）检测定时器性能。

（5）检查线缆、后装机表面、施源器、治疗床（转运床）是否存在放射污染。

（6）检查应急措施，举行应急演练，如有必要对应急措施进行修改和完善。

（7）检查手动放射源收回曲柄的功能。

（8）有条件的单位邀请其他单位对后装治疗机进行交叉检测。

（9）每年质量控制和质量保证内容应有纸质或电子版的记录。

4. 验收　后装治疗机的验收应参照 YY/T 1308－2016 的要求，主要包括：

（1）随机文件应提供后装设备、放射源、施源器以及可使用配置的详细信息。

（2）放射源最大传送距离与随机文件的规定差值≤ ±1 mm。

（3）后装设备传送放射源到驻留点位置的误差≤±1 mm。

（4）后装设备重复定位放射源至驻留点的位置的误差≤±1 mm。

（5）后装设备传送放射源至多个驻留点后，最后一个驻留点实际传送位置与预置位置的误差≤±1 mm。

（6）放射源到驻留点的最大传送时间、可设置的驻留时间范围、机头可升降范围应符合随机文件规定值。

（7）从应急处理角度考虑，后装治疗机还应配备手动回源工具（通常为手摇柄）和应急储源器等必要附件。

5. 放射源安装/更换

（1）后装治疗机用放射源，应符合 GB 4075－2009 的规定。

（2）放射源必须有说明书及检验证书。说明书应标明放射源编号、核素名称、等效活度、检测日期等。

（3）后装治疗机需要有安装/更换放射源规范化操作手册及应急预案。

（4）放射源的更换必须由专业技术人员操作，后装治疗机使用单位应按照 GBZ 128－2016 的要求对技术人员进行个人剂量监测，并建有技术人员剂量档案。

（5）专业技术人员须具备一定的安全防护措施，进入机房前要佩戴剂量报警仪。

（6）安装/更换过程中须进行现场剂量监测。

（7）新安装/更换放射源后，更改治疗控制台和治疗计划系统的放射源参数。

（8）放射源退役后必须及时退还生产厂家或送交指定的放射性废物库统一处理。

（9）新安装/更换放射源后，需要进行稳定性检测，检测的项目与技术要求至少包括季检的（1）、（2）、（3）项。

（10）放射源的安装/更换应有放射源安装/更换记录。

说　明

1. 使用井型电离室测量放射源强度　应在测量前将井型电离室置于后装治疗室内至少 2 小时，使电离室内空气与治疗室达到热平衡。井型电离室放置于离房间墙壁与地板至少 1 m 的距离进行测量。

准备好井型电离室、静电计、连接导管、专用施源器、温度气压计、模拟定位尺等，并进行连接。测量通道长度，在静电计内输入温度、气压、电离室校准因子等参数。

详见井型电离室说明书。

2. 源到位精度测量（两种方法）

（1）使用带刻度免洗胶片测量：将此胶片插入刻度尺，注意胶片刻度线与刻度尺的刻度线对齐，使用连接导管分别连接后装机与刻度尺，设置并调取 QA 计划（计划应包含不少于 5 个驻留点，最好间隔距离一致，根据源强设置好驻留时间，不宜过长也不宜过短），计划执行完毕后，取出免洗胶片读取数据并记录。

（2）使用录像机进行测量：使用连接导管分别连接后装机与刻度尺，将录像机镜头垂直于即将测量的驻留点的正上方进行录像，设置并调取 QA 计划（此方法宜单点测量，且驻留时间最好多于 5 秒），计划执行不少于 3 次（重复性），与第一个测量点间隔相等距离（如 2 cm）取不少于 5 个驻留点（线性），待所有计划执行完毕后，在计算机上读取录像视频上的驻留位置数据并记录。

3. 源在某点驻留时间的测量　推荐采用录像方式，能在视频中一帧一帧读取数据，精确度高。

二、施源器的质量控制

后装质控过程中，除了治疗机器的质控外，施源器的质控也很重要。

后装治疗机及施源器、传输管等均属于医疗器械范畴，必须经过中华人民共和国国家药品监督管理局（NMPA）认证方可投入临床使用。

施源器质控内容：

1. 施源器的完整性　包括机械固定装置、屏蔽块、螺丝固定性、宫腔棒的弯曲度、插植针的平直度、锐利度、倒角等。

2. 施源器参数的测量　indexer 和 offset。

（1）Indexer 的定义：从后装机头表面到施源器最顶端驻留点的距离。对于金属插植针可以使用源位置模拟尺进行测量；对于塑料材质等软性材质且可自由裁剪的插植针，必须使用源位置模拟尺对每一根施源器进行测量。

由于日常使用及消毒灭菌，施源器及传输导管的机械性能特征可能会发生变化。定期检查施源器及传输导管的机械完整性，特别注意可重复使用的塑料施源器及相应传输导管可能会发生长度变化。采用源位置模拟尺测量施源器和传输导管的组合长度。

（2）Offset 的定义：施源器顶端到最顶端驻留点的距离。

Offset 的测量可以采用胶片法进行测量，将施源器与胶片贴合在一起，用笔标记施源器顶端位置，调取 QA 计划，设置驻留点为顶点位置，测量施源器顶端到顶点驻留点之间的距离。

3. 施源器的清洗和消毒灭菌　重复使用的施源器及传输导管应按照产品制造商所提供的方法进行清洗及消毒灭菌作业。

厂商规定单次使用的施源器不得再次重复使用。

三、后装治疗流程的质量控制

所有治疗，最重要也最容易忽略的质量控制内容就是流程质控。

1. 工作团队组织架构　开展后装治疗需要组建由经过专业培训后并取得相应资质的放射肿瘤医师、医学物理师、放射治疗技师以及护士构成的工作团队，团队成员应分工明确、职责清晰。

2. 患者准备　核对患者信息，核对治疗方案，准备正确的施源器，确保施源器完好且灭菌，辅助设备就位。辅助患者安全平躺于治疗床（转运床），防止跌倒坠床。

3. 施源器植入　放射肿瘤医师完成施源器的准确置入与固定，阴道按照射需求进行填充。

4. 患者定位扫描　采用 X 射线、超声、CT、MR 等影像技术进行定位，应注意施源器的影像兼容性。对于 CT、MR 建议扫描层厚≤3 mm。扫描过程中，确保患者保持体位不变，微小的挪动（抖动）都会影像施源器的重建。对于插植针较多的患者，建议将体外部分尽量扫全，方便后期连接管道的核对（需要保证插植针连接的管道与计划系统设置一致）。

5. 图像处理与计划设计　正确导入患者图像资料，认真核对患者信息。放射肿瘤医师和医学物理师应遵循相应的规范和指南，协同完成治疗计划设计和优化。计划设计过程中，物理师应认真核对患者使用的施源器是否与图像一致，确保施源器各项参数（Indexer 和 Offset 等）输入正确。

6. 计划的审核与传输　放射肿瘤医师和医学物理师应对治疗计划进行评估审核，合格后方能传输应用于临床治疗。

物理师主要核对以下内容：①治疗机、放射源、施源器、处方剂量与治疗方案一致；②施源器位置及驻留位置正确；③施源器通道的序号、长度和偏移量设置正确；

医师可参照 GEC-ESTRO 推荐、ABS 指南和 ICRU 89 号报告的要求，确认计划并生成计划报告。注意结合外照射情况综合评估当次内照射剂量。

审核完毕后，传输正确格式的治疗文件至正确位置。

7. 患者治疗　治疗前应再次核对治疗单，确认患者信息及治疗体位，检查治疗时间、分次、处方剂量准确无误，确保施源器与后装机治疗通道连接正确，正确调取治疗计划。

8. 施源器取出　取出施源器后应确认施源器是否完整，是否有医用器材（耗材）遗留在患者体内。对于应用组织间插植患者应观察是否有出血症状并给予填塞或药物处置。阴道内如有必要留置纱布，须告知患者纱布取出时间，避免长时间留置导致患者局部感染。取出施源器后，患者就地休息 15 分钟，无不适状态方可离开。

整个后装治疗过程中，出现任何状况，应第一时间进行处理，尽量避免后续环节才发现问题，回头重复做前面做过的工作。

第七章 肿瘤放射治疗的网络和信息化管理

第一节 放射治疗数据记录和确认

在放射治疗中，我们知道整个过程呈现出以下的特点：①放射治疗是由临床医师、物理师、技术员、工程师以及护理人员等众多部门和许多工种的工作人员共同参与，协同完成的一个时间跨度长、环环相扣的双向循环过程，程序相对复杂，需要参加的人员加强沟通和交流；②每个患者的放射治疗过程环节较多，包括在型模室的体位固定，模拟定位室的影像信息采集，临床医师对靶区和危及器官、正常组织的确定，物理计划室的治疗计划设计和评估，治疗计划的剂量验证和位置验证，放射治疗的实施和随访等，需要各个环节相互统一和协调；③放射治疗进入三精放射治疗（精确定位，精确计划，精确治疗）时代后，要求我们对每个环节的质量控制越来越严格，随着调强放射治疗（intensity modulated radiation therapy，IMRT）、图像引导放射治疗（image guided radiation therapy，IGRT）、立体定向放射治疗（stereotactic body radiation therapy，SBRT）等越来越多的高精放射治疗技术的发展，患者在放射治疗过程中将会产生更多的数据和资料。由于放射治疗是一个系统工程，对放射治疗数据进行记录和确认，既能够确保患者在放射治疗整个流程中使用同一固定装置，保持同一治疗体位，以达到精确治疗的目的，也是给放射治疗患者病例建档，回访备查的必要步骤。

放射治疗数据的记录和确认，其目的就是对患者放射治疗的相关信息进行管理。我们在进行手动记录的同时，也会将记录上传至肿瘤信息管理系统（oncology information system，OIS）形成电子文档，可以更方便地归档、查询和管理，尽量避免错误发生的同时有效地提高工作效率。下面将根据放射治疗技术的整个流程来介绍每个主要环节对放射治疗数据记录与确认的要求。

一、体位固定

体位固定是患者在确定需要放射治疗后，进入放射治疗流程的首要步骤，也是整个流程中非常重要的一个环节，患者体位固定方式选择是否恰当直接关系到患者靶区能否得到精准照射，危及器官会否得到有效保护。在临床实践中我们对于常见放射治疗病种的体位固定要形成一套标准的操作流程和规范，来指导常规的体位固定操作和制约工作人员的操作行为，做到高效工作的同时也提供优质服务；而对于特殊患者、特殊部位、特殊治疗方式的放射治疗患者，我们需要根据实际情况选择更精准更适宜的个体化体位固定方式。所以此过程中的数据记录和确认也至关重要，首先数据记录能保证患者在整个放射治疗过程中保持同一体位，减少摆位的误差，增加体外标记与实际靶区位置匹配的一致性，从而提高放射治疗的精度；其次详细的数据记录能有效缩短每天治疗的摆位时间，增加患者对实施放射治疗的技师的信任，减少对放射治疗的恐惧，从而增加患者治疗的信心，来配合顺利完成治疗。

在进行体位固定之前，我们要仔细核对和确认患者的体位固定申请单，主要包括以下内容。①患者身份识别的基本信息：姓名、性别、住院号（登记号）等；②放射治疗相关信息：患者病种信息、需要放射治疗固定的部位，是否需要空腹、憋尿或其他特殊要求等；③治疗方式信息：选择的治疗机器、治疗方法对误差范围的要求等。放射治疗技师在实施体位固定时要仔细审核这些内容，若有疑问需要及时联系主管医师。必要时需要医师、物理师、技师相互沟通协调后完成以满足临床精准治疗的需要。

我们将根据患者不同的病种、不同的部位、不同的放射治疗方式等选择特定的体位固定方式，目前在临床使用实践中，我们在完成精确体位固定后需要记录好以下相关数据并上传至 OIS 系统以归档备查。

（1）需要固定放射治疗的部位：常见的固定部位主要为颅脑、头颈、胸部、腹部、盆腔、四肢等。比如肺癌脑转移的患者，此次患者需要放射治疗固定的是脑部还是肺部，一定要与主管医师沟通协调直至清楚明确。

（2）患者选择的体位：通常使用仰卧位和俯卧位，偶有左侧卧位、右侧卧位等特殊体位，以及患者双手置放的位置等。食管癌患者的放射治疗，若病变在食管上段，我们多选择让患者双手自然放置于身体双侧，若病变在食管中下段，我们会选择让患者双手上举于头顶双侧握好把手固定。这些就需要在固定器上着重标记和备注。

（3）固定体架的选择：根据需要固定的部位选择适宜的固定体架，常见的有头部固定板、体部固定板（目前多使用组合在一起的一体化体架板），乳腺专用仰卧位托架（图 7－1）、俯卧位专用体架、SBRT 专用固定体架等，这些体架一般选用碳纤维材料制作，通过和相关固定装置配合调整和使用，并记录固定体架时使用的相关数据（如图 7－2 所示，为乳腺专用托架配套使用的数据记录单），可以获得更有利于患者治疗计划设计和治疗实施的体位。

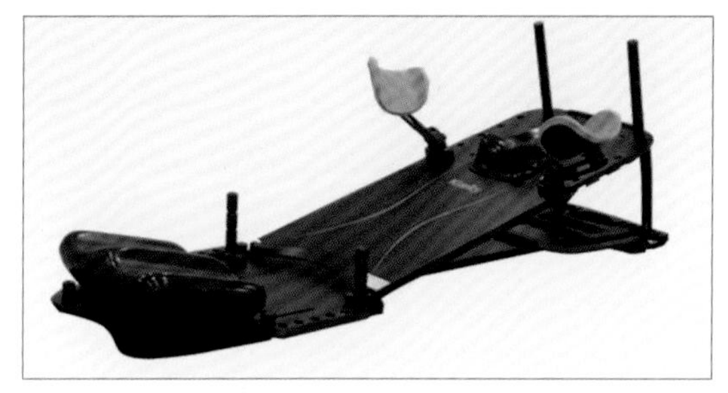

图 7－1　乳腺专用仰卧位托架

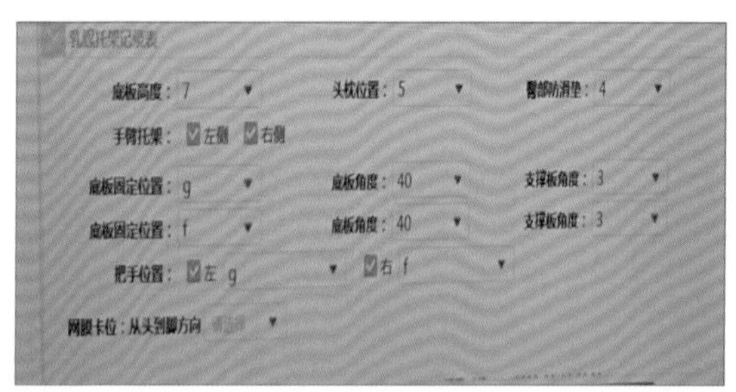

图 7－2　乳腺专用托架数据记录单

（4）固定装置的选择：目前主要有以下几种：①由高分子聚酯材料组成的热塑网膜，根据临床需要可选择头膜、头颈肩膜（图 7－3）、体膜等；②由内含微小泡沫粒的可充放气的密封袋组成的真空负压袋（图 7－4），根据临床需要做成各种规格，常见的有凸形和方形，分别用于头部和体部的固定；③其他，如目前使用比较多的发泡胶、塑形垫、口含器、合适高度和曲度的头枕的使用等。使用这些时也需要精确记录。

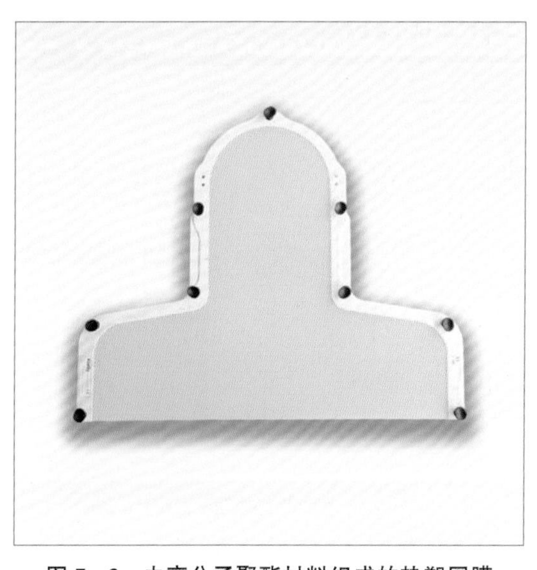

图 7－3　由高分子聚酯材料组成的热塑网膜

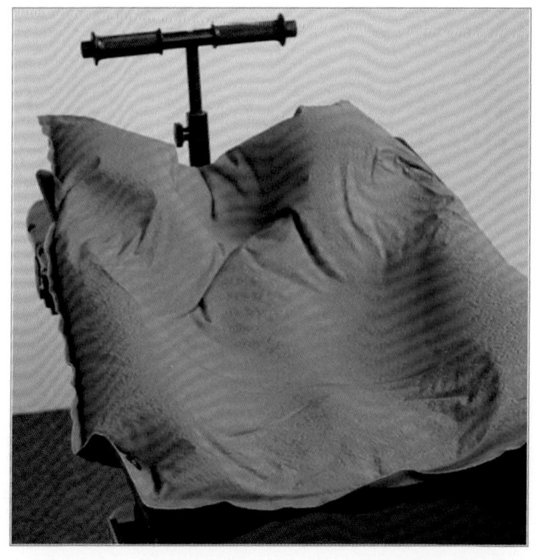

图 7－4　由内含微小泡沫粒的可充放气的密封袋组成的真空负压袋

（5）其他特殊要求：常见的包括空腹体位固定、憋尿后测定尿量的体位固定、特殊部位特殊体位特殊治疗方式等的体位固定要使用专用的数据记录单做好详细记录。

体位固定装置要伴随患者的整个放射治疗过程，所以一定要保存好，相关的记录数据也要保留完整和明确，不得遗漏和丢失。

二、模拟定位

模拟定位的放射治疗过程中非常重要的环节，目前使用的主流定位设备及方式有 3 种：①传统的常规 X 线模拟定位机，实质为一套能够模拟各种类型的常规远距离放射治疗设备状态的 X 线透视机，主要用于二维放射治疗定位，随着放射治疗技术的高精发展，此类定位方式已经逐步淘汰，这里不再作赘述；②CT 模拟定位系统，已经成为现代放射治疗技术不可或缺的重要组成部分，它的功能贯穿于现代放射治疗的精准定位、计划设计、计划验证整个过程；③MR 模拟定位系统，是这些年发展起来的弥补 CT 模拟定位系统在软组织成像和功能成像等方面缺陷的一种定位方式，多与 CT 模拟定位结合使用。

本章节主要以 CT 模拟定位流程来说明放射治疗数据的记录与确认在模拟定位过程中的具体要求和注意事项。

在行 CT 模拟定位之前，首先我们要仔细阅读主管医师根据患者放射治疗需要开具的 CT 模拟定位申请单，主要确认以下信息：

1. 患者身份识别的基本信息　姓名、性别、住院号（登记号）等。

2. 放射治疗定位相关信息

（1）需要扫描的部位、范围和扫描层厚等。

（2）采用的扫描方式：主要包括常规扫描和增强扫描，需要增强扫描的患者一定要询问患者是否有碘过敏史、了解患者的身体状况是否适宜做增强扫描、造影剂的注射方式等。

（3）使用的定位技术：是选择常规三维模拟定位还是四维 CT 模拟定位。

（4）其他特殊要求：是否需要空腹、是否需要做肠道造影准备、是否需要膀胱充盈、是否需要排空膀胱直肠、是否需要覆盖填充膜扫描等。

3. 患者体位固定相关信息　体位固定时记录的所有信息。

CT 模拟定位之前一定要清楚患者的扫描要求及体位固定要求，确保患者在同一体位固定方式下，按照临床的需要进行精准的定位扫描。在执行 CT 模拟定位的同时，我们需要记录和确认以下数据：

（1）选择扫描进程和重建方式：头先进、脚先进、仰卧位、俯卧位等。

（2）扫描部位和范围：明确扫描部位、确定扫描的上界和下界，并做好扫描时零位层面及中心参考点标记。

（3）扫描层厚和间距：条件允许的可以选择靶区内薄层扫描，多为 2.5～3 mm，靶区以外 5 mm 扫描。

（4）扫描条件：扫描电压、电流符合计划设计系统的要求、FOV 大小的设置，扫描层数和整体图像的大小。

图像重建完成后需要仔细审核和确认图像质量，并确保体位固定装置与患者贴合完好，网膜卡扣等固定装置处于正确的位置（图 7 - 5），中心点标记物处于零位层面且水平位置一致无偏差（图 7 - 6 身体轮廓左右及上方三个高密度显影为铅点标记显示位置）等，图像清晰可用于靶区勾画和计划设计等。确认无误后方可上传至医生指定的计划系统。

三、计划验证

随着放射治疗技术不断发展和完善，从最开始的普通放射治疗技术到三维适形放射治疗，再到现在的调强放射治疗，更好地实现了临床靶区的三维适形，在更好地保护周围正常组织和危及器官的同时最大限度地提高肿瘤靶区的剂量，提高了治疗增益比。由于三维调强放射治疗或容积调强（VMAT）计划中射野的复杂性，以及调强计划剂量的分布特点：即靶区内高剂量分布均匀，靶区边缘的剂量梯度差衰减更快。为了保证治疗的有效性及准确性，要求对计划实施前进行严格把关，所以在每一个放射治疗计划实施于患者之前都要对其进行两方面的验证。

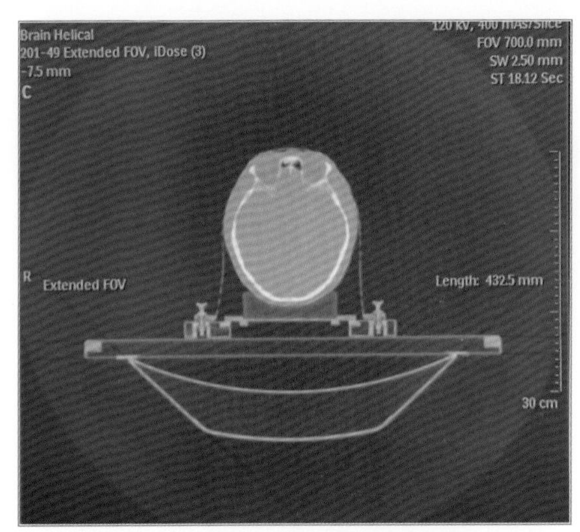

图 7-5 观察网膜与体表的贴合程度，并确认网膜卡扣完全卡紧

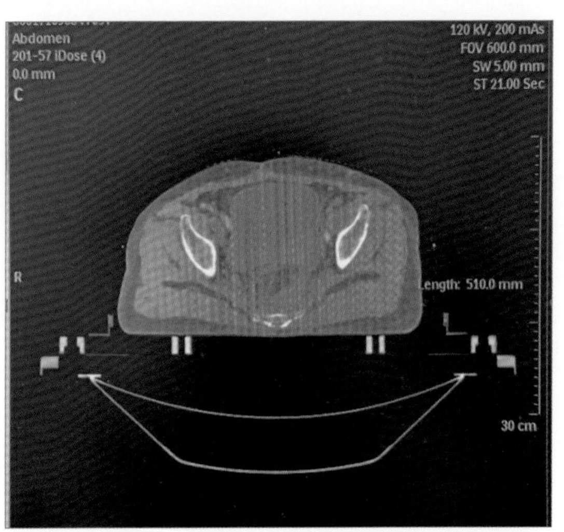

图 7-6 确认零位层面，确保设定的中心参考点 3 个铅点处于该层面，且两侧铅点在同一水平

（一）剂量验证

剂量验证分为绝对剂量验证和相对剂量分布的验证，这一步主要由物理师来完成，具体操作在相关章节已有详细描述，这里不再赘述。

（二）位置验证

位置验证是指在患者进行放射治疗前、治疗中及治疗后利用各种影像设备获取相关影像资料，对肿瘤、正常组织器官或患者体表轮廓进行定位，根据其位置变化进行调整，以达到靶区精确放射治疗和减少正常组织受照为目的的放射治疗技术。位置验证主要分为以下两类：

1. 在放射治疗实施前，主要利用 X 线模拟定位机或 CT 模拟定位机这两种设备来验证并确认调强放射治疗计划中给予的放射治疗中心点位置的过程，也就是我们平时所说的复位的流程；

2. 在放射治疗实施时进行的图像引导放射治疗（IGRT），一个理想化的图像引导设备应该具备以下特点：容积成像，高空间分辨率，高时间分辨率，高保真，及时响应，与治疗系统之间无干扰，无辐射剂量，可以实时评估，成本低等。所以我们的图像引导设备也日新月异，从最开始的验证胶片、电子射野影像设备（EPID）到现在比较主流的锥形束 CT（CBCT），千伏级螺旋 CT、兆伏级螺旋 CT、超声引导放射治疗系统，以及比较先进的 MRI 引导放射治疗系统。这些都是图像引导放射治疗的得力干将。本章节我们主要讨论调强计划实施前的位置验证，也就是我们平时所说的复位过程中需要确认和记录的数据。

在复位验证过程中，我们主要从以下 4 个方面对放射治疗数据进行记录和确认：

（1）患者身份识别及复位计划单数据的确认：

1）患者身份识别：主要包括患者姓名、性别、住院号（登记号）等，同时要对患者所携带的体位固定装置上的相关信息进行一一核对确认，看是否与患者本人和患者在复位时所使用的体位固定装置上的信息一致无误。

2）复位计划单数据：主要包括患者信息，所需要复位的放射治疗部位信息、放射治疗疗程信息，计划中心点的移床位置信息，计划中心点三维图像信息等是否完整和正确。

（2）复位实际图像与计划中心图像的匹配审核：

1）通过普通 X 线模拟机进行复位的方式下，我们主要通过计划系统形成的正位和侧位图像与实际 X 线模拟机透视下的正侧位正交图像进行匹配来确定好放射治疗计划中心点的位置。以一例肺癌患者的复位为例，先看下正位图像的比对（图 7－7）左图是计划系统显示的 DRR 正位目标图像，右图是根据计划中心点位置位移移床后在 X 线模拟机透视下采集到的正位图，我们看一下坐标中心点以及坐标轴的位置：中心点位于第六胸椎棘突的上缘，X 轴走向平第六后肋的上缘，Y 轴走向靠中心部分基本上是通过棘突中心，与目标图一致；左图射野中红框标识是 10 cm×10 cm 大小的对称野，我们可以看到射野的上界是平患者左侧锁骨头下缘、第四右后肋的上缘的，与右图上界基本一致，因射野左右界没有明显的骨性标志可以参考，只能通过测量 X 轴坐标线与胸廓外缘交点的距离来确定，肋骨外缘为 10 cm，X 线模拟机上来测量射野中相应位置也为 10 cm，因此大致可以确定患者体位在左右 X 轴方向和头脚 Y 轴方向上与定位时的位置基本一致；再来看一下侧位图像的比对（图 7－8），由于身体厚度的影响，侧位的图像质量远远不如正位图像，侧位片我们主要来确定患者前后方向 Z 轴上的误差，中心点落在椎体前缘 2 cm 的位置，前界在胸骨前缘处是 6.5 cm 左右，后界在棘突后缘处是 8.6 cm 左右，我们通过设定射野的大小来测量相应的骨性标志的位置，并通过移动模拟机床到目标位置即可。由于在侧位图像有位置调整，所以我们需最后回到正位通过重新透视确定正位的图像对比配准是否有新的改变，确保最终正侧位位置都和放射治疗计划目标位置一致。

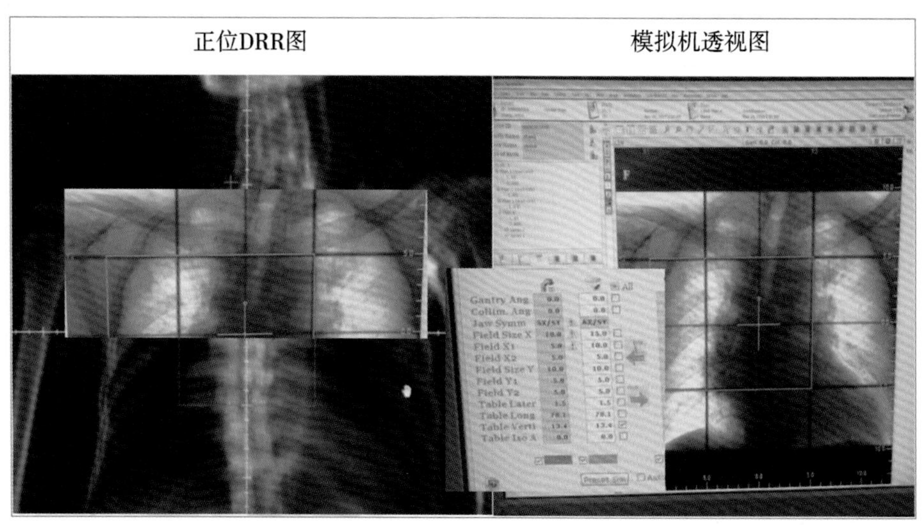

图 7－7　正位图像的比对

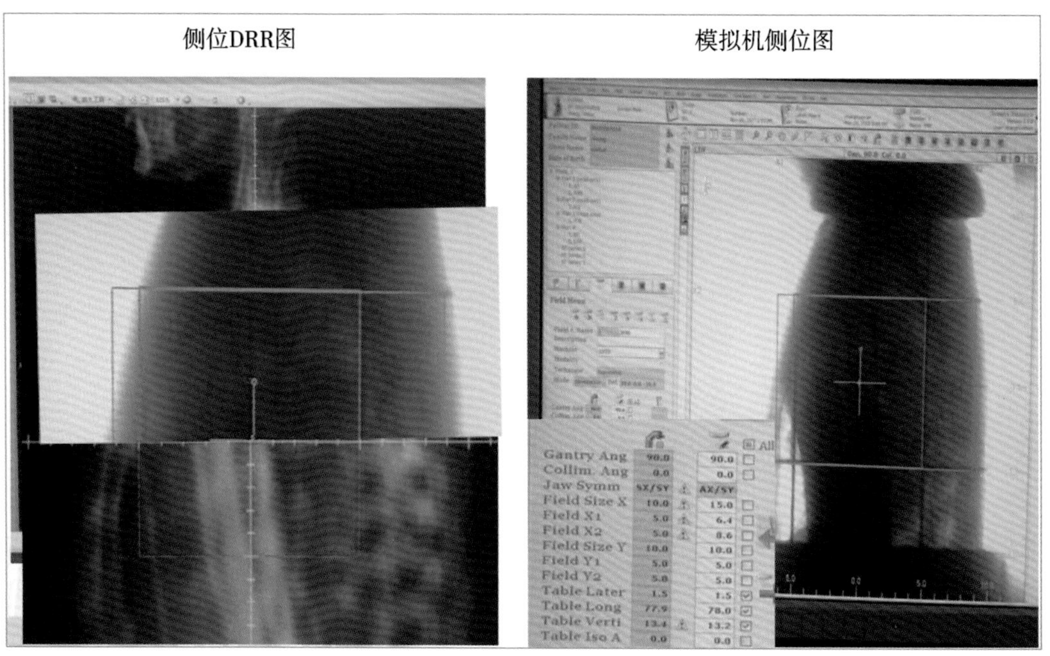

图 7－8　侧位图像的比对

2）通过 CT 模拟定位系统进行的复位方式下，复位扫描时我们会选择与定位扫描时相同的层厚，以减少图像因容积效应影响带来的误差，一般情况下，我们采用头颈部 2.5 mm 层厚、胸腹部 5 mm 层厚。复位时一般扫描中心点上下共 5 层，有条件的情况下我们可以选择 PTV 最上缘横断面、中心点所在横断面、PTV 最下缘横断面进行 CT 扫描匹配，可以达到更精准的位置验证效果。

在进行复位验证时我们要着重从以下几个方面的内容进行核对：坐标中心点所在的位置；沿 X、Y、Z 轴坐标线上各器官组织的走形，特别是骨性标志的分布及与坐标线的毗邻关系；特定大小射野框周围组织轮廓的比对，影像模糊不好确认时可通过测量和比例尺工具匹配身体轮廓与中心点之间的距离进行判断。例如：一位宫颈癌患者的 CT 模拟定位机复位（图 7－9），扫描后得到 5 层图像，先找到零位层，是不是和调强计划里预设中心点所在的层面一致，大图是我们 CT 复位时扫描获取的图像，小图是计划给出的中心层面图，通过对软组织及骨性标志的比对，确认两层图解剖结构基本一致，然后再观察中心点所在的位置，以及坐标轴通过的明显骨性标志，X 轴通过左侧骶髂关节前缘前 1 cm 处，Y 轴通过左侧骶髂关节后缘中心部分，两者基本一致。为确保输入的图像重建中心点的坐标值正确，我们可以测量中心点的坐标值：这里显示是 L40 mm，P17 mm，S0 mm 即零位层。

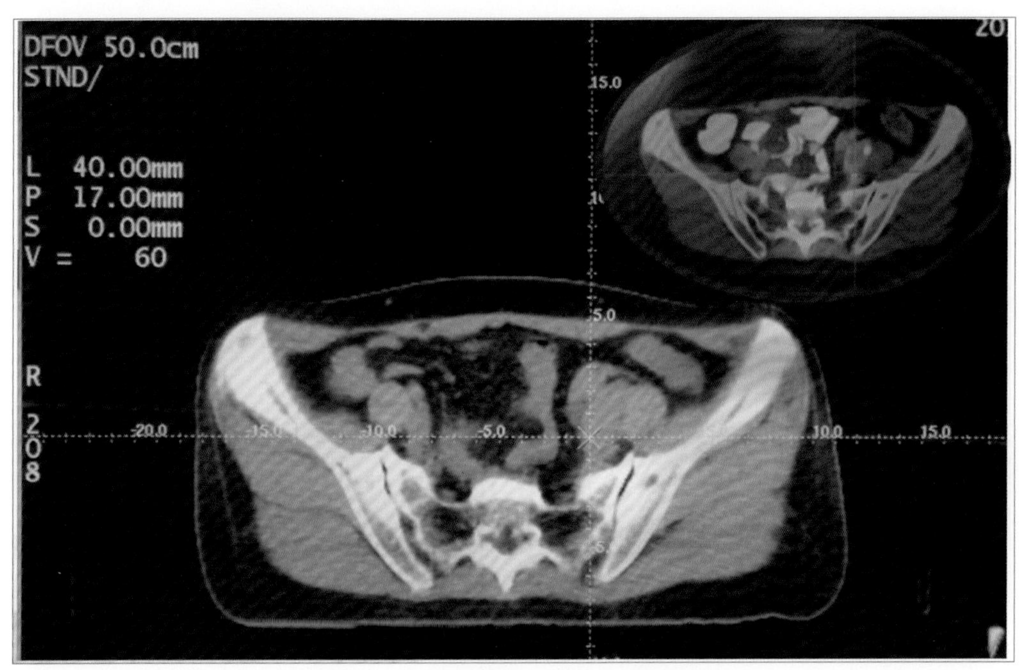

图 7－9　CT 模拟定位机复位图像匹配

（3）相关数据输入的审核：以 CT 模拟定位机复位为例，我们的相关输入数据主要如下。

1）中心点位置的移床数据：按照计划系统给出的中心位置移动数值，通过三维可移动外置激光灯系统移动 X、Z 轴坐标，通过进出床实现 Y 轴坐标移动（图 7－10）。

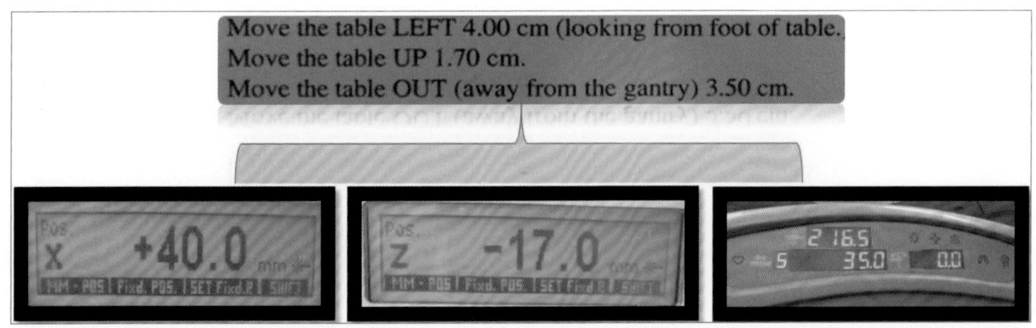

图 7－10　该复位病例，上图计划单中心点向左 4.0 cm 则在三维坐标系统上 X 轴方向输入＋40 mm；升床 1.7 cm 则在三维坐标系统上 Z 轴方向输入－17 mm；出床 3.5 cm 则直接通过机械移动床板位置为 S35 mm

2）中心点层面重建位置输入数据：在进行图像扫描之前必须确保重建图像中心点的位置坐标信息准确无误地输入到重建界面（图 7－11），这样才能保证我们的图像坐标出现在相应位置，方便我们对图像进行精准的匹配。

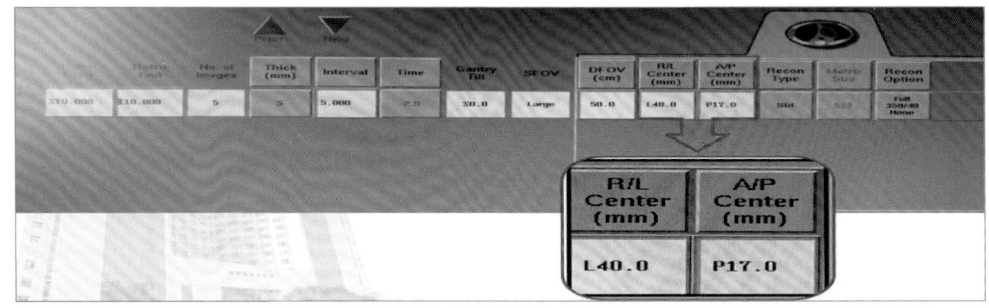

图 7－11　同上病例信息，图像重建时主要输入 X、Z 轴位置移动数据，因为 Y 轴在移床归零后，扫描得到图像自动默认中心点位置层面为零位层

3）中心点标记线粘贴的位置数据：我们在进行图像匹配后，若有修正，一定要详细记录修正后的位移数据，并将该数据一起核算到需要做标记的中心点位置信息里。在粘贴标记线之前确保中心点所对应的激光灯位置信息准确无误。复位完成后须做好最后一步质量把关，就是检查粘贴的标记线是否正确。因为特别是对于没有 IGRT 设备的放射治疗患者来说，复位就是计划实施前的最后的一次位置验证，如果复位错误或者标志粘贴错误，治疗就会照射到其他组织或器官造成严重的医疗事故。所以最后一定要通过治疗计划单上的中心点位移数据来核对照射中心点标记线是否正确（图 7－12）。

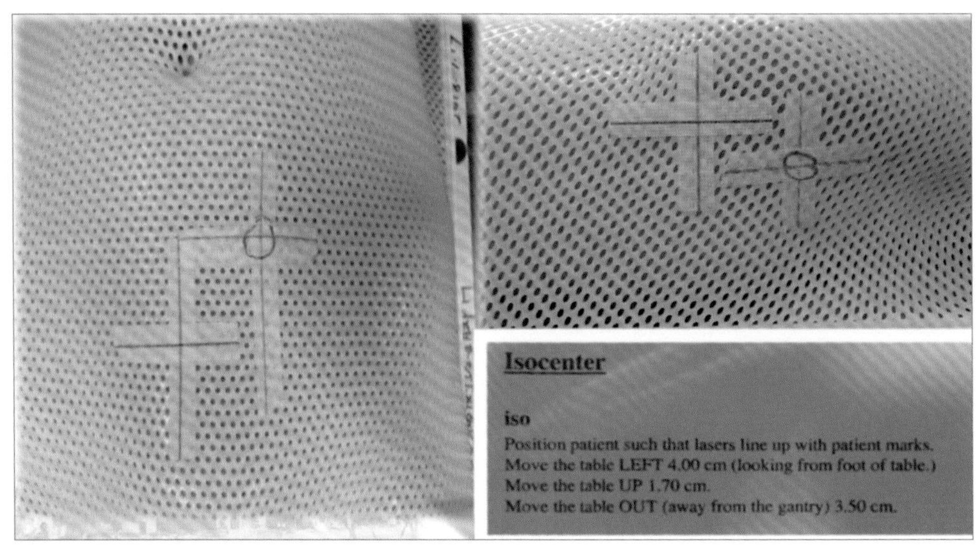

图 7－12　仔细比对复位后所粘贴的红色标记线与蓝色定位零位线之间的位移是否和放射治疗计划单中心点移床数据一致，包括数据和方向的核对

标志线的标记，这里主要包括三维激光灯在体表的投影标记，以及确定患者和固定装置（主要包括热塑网膜、固定体架或底座、真空袋、发泡胶、填充膜等）之间位置相对固定的标记线。而且为了避免放射治疗时差错的产生，我们需要对这些标记线要做统一的规定：我们一般在定位扫描时预定的零位参考点用蓝色笔标记十字线，复位完成后照射用的三维十字标记线我们一般用红色笔标记，并画上圆圈示意为照射靶中心，放射治疗时对红色十字标记线即可。

四、治疗实施

放射治疗的实施是整个放射治疗过程中的关键步骤，前期精准定位、精确计划的所有努力都是为了保证最终放射治疗计划能够在患者身上得到精准执行治疗，放射治疗师也在这个过程中起到最后的放射治疗质量把关的作用。为了保证最后治疗的顺利和精准落实，我们在实施治疗时一定要仔细核对相关数据和做好相应的记录。得益于计算机应用的发展，我们对患者放射治疗计划的信息和放射治疗执行的信息，均通过手动记录的纸质版本和自动记录的肿瘤信息管理系统 OIS 网络电子文档进行记录、确认和核对。

在实施治疗前，我们需要记录和确认的相关信息主要有：

1. 机器状态确认　检查机器是否正常运行，检查患者治疗所需的体位固定装置是否齐全，确认机器运行范围内无障碍物，确认摆位用三维激光灯位置准确重合等。

2. 患者身份确认　查看患者手腕带核对患者基本信息（姓名、性别、住院号/登记号）；查看患者所携带的体位固定装置的相关信息是否与其本人信息一致；这里需要注意的是我们一定要确认患者的身体状态：包括精神状态、有无疼痛及呼吸平稳规律训练状况，首次治疗请咨询其主管医师，确保可以上机实施治疗等。

3. 治疗计划信息确认　调用患者计划，并核对计划单上医嘱信息，确保患者信息符合；确认需要实施的计划疗程、实施频次、实施机器型号、治疗技术类型等治疗参数。

4. 治疗摆位信息确认　核对体位固定装置上患者所有信息，并按记录单要求使用正确的辅助装置及标记点位置；按要求正确精准实施摆位，确保患者体表标记、体位固定装置上的标记与三维激光灯等中心位置准确重合；确保呼吸运动管理方式与定位时采用的方式一致等。

5. 位置验证信息　新计划每次治疗前实施图像引导（IGRT），即在放射治疗时获取患者的三维甚至是四维影像，与计划系统传输的参考影像通过选取合适的配准范围和配准方式进行配准比较，然后对摆位位置误差进行验证并修正，确保位置正确无误，这样可以明显减少治疗时摆位分次间和分次内的误差。我们也需要观察修正数据，根据修正数据做出不同的处理：修正前摆位误差＞5 mm 时，寻找误差原因并重新进行摆位验证；修正后误差应≤±1 mm，并记录摆位误差数据。

在进行 IGRT 图像匹配时，一定要从横断面、矢状面、冠状面 3 个方向上对放射治疗目标进行 X、Y、Z 轴方向的三维验证（图 7－13 需从患者影像的横断面、矢状面、冠状面 3 个方向进行比对），并在每个断面影像上逐层比对，确保靶区、危及器官等完全重合。搭配有 4D-CBCT 影像的设备在进行配准后还需要关注靶区的运动度，确保运动轨迹没有超出 PTV 勾画的范围，以免造成误照射或漏照射的情况发生。受限于放射治疗过程中体位固定的效果、患者体表轮廓的变化及内部器官位移变形等、采取的

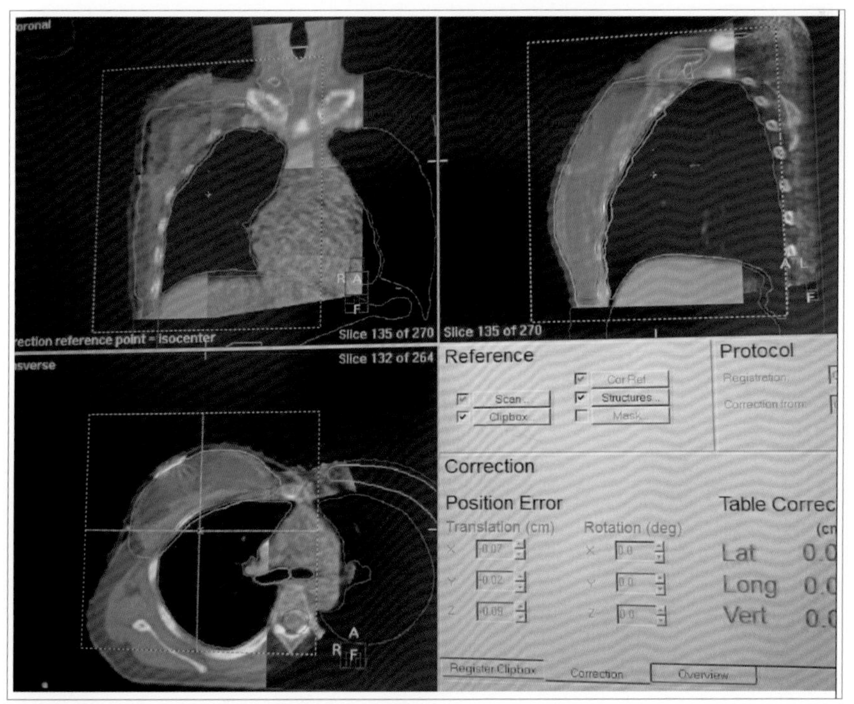

图 7－13　患者影像的三维验证

放射治疗技术、实施放射治疗治疗师的水平等诸多因素的影响，我们对图像引导必须建立标准的流程规范，将配准图像传回肿瘤信息管理系统 OIS，既可以由临床医师审核并进行质量把关，也可以留作治疗时影像资料存档。

在开机治疗实施前，需再次确认患者信息、体位固定信息、摆位特殊要求、治疗计划的调取等是否与放射治疗单（图 7－14）上医嘱记录的一致，确认无误后方可开机治疗，且在整个治疗过程中，需密切关注患者治疗状态，机器运行情况等，确保治疗正常完成。治疗结束后，指导患者安全退出机房，并在纸质放射治疗单上记录好相关治疗信息（图 7－15），并查看肿瘤信息管理系统 OIS 里是否有完整的电子信息记录。

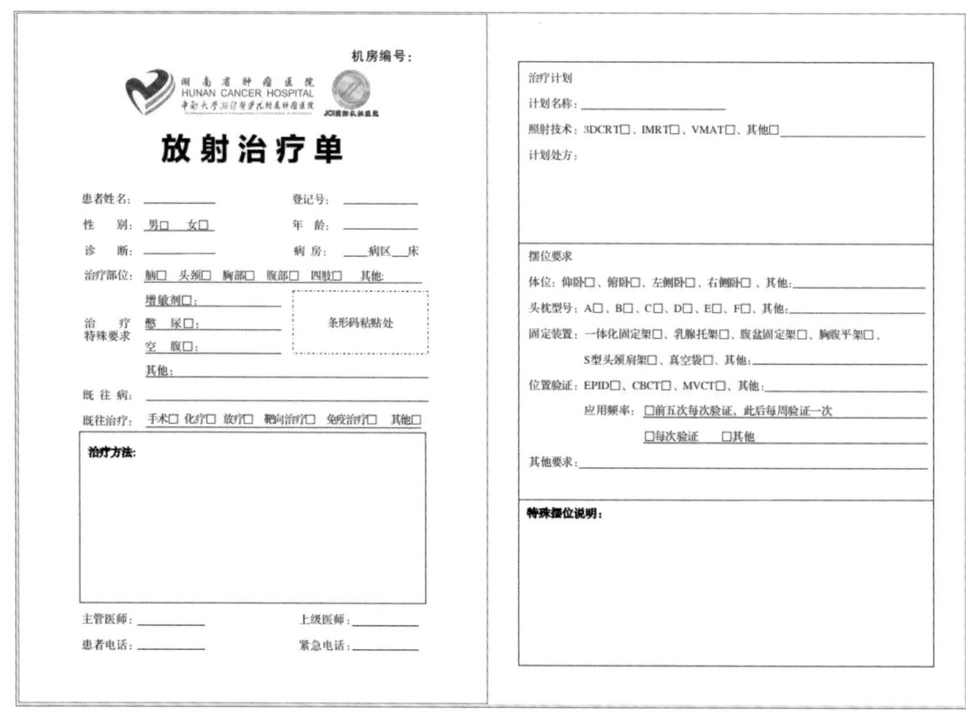

机房编号：

湖南省肿瘤医院
HUNAN CANCER HOSPITAL
中南大学湘雅医学院附属肿瘤医院

放射治疗单

患者姓名：＿＿＿＿ 登记号：＿＿＿＿
性　　别：男□　女□ 年　龄：＿＿＿＿
诊　　断：＿＿＿＿ 病　房：＿＿病区＿＿床
治疗部位：脑□　头颈□　胸部□　腹部□　四肢□　其他：
治疗特殊要求：增敏剂□：＿＿＿＿　憋　尿□：＿＿＿＿　空　腹□：＿＿＿＿　其他：＿＿＿＿
条形码粘贴处
既往病：＿＿＿＿
既往治疗：手术□ 化疗□ 放疗□ 靶向治疗□ 免疫治疗□ 其他□

治疗方法：

主管医师：＿＿＿＿ 上级医师：＿＿＿＿
患者电话：＿＿＿＿ 紧急电话：＿＿＿＿

治疗计划
计划名称：＿＿＿＿
照射技术：3DCRT□、IMRT□、VMAT□、其他□＿＿＿＿
计划处方：

摆位要求
体位：仰卧□、俯卧□、左侧卧□、右侧卧□、其他：＿＿＿＿
头枕型号：A□、B□、C□、D□、E□、F□、其他：＿＿＿＿
固定装置：一体化固定架□、乳腺托架□、腹盆固定架□、胸腹平架□、S型头颈肩架□、真空袋□、其他：＿＿＿＿
位置验证：EPID□、CBCT□、MVCT□、其他：＿＿＿＿
应用频率：□前五次每次验证，此后每周验证一次　□每次验证　□其他
其他要求：＿＿＿＿

特殊摆位说明：

图 7－14　放射治疗单患者信息页

分次编号	年/月/日	摆位验证	治疗情况	治疗时间	治疗师签名	登记签名
1						
2						
3						
4						
5						
6						
7						
8						
9						
10						
11						
12						
13						
14						
15						
16						
17						
18						
19						
20						

分次编号	年/月/日	摆位验证	治疗情况	治疗时间	治疗师签名	登记签名
21						
22						
23						
24						
25						
26						
27						
28						
29						
30						
31						
32						
33						
34						
35						
36						
37						
38						
39						
40						

图 7－15　放射治疗单治疗记录页

第二节　放射治疗流程信息化管理

一、放射治疗信息化基本概念

放射治疗就是用各种不同能量的射线照射肿瘤，以抑制和杀灭癌细胞的一种治疗方法，和外科、化学治疗并列为肿瘤治疗的三大手段之一。约70%的肿瘤患者在疾病的不同阶段需要接受放射治疗。放射治疗需要信息化作为支撑。

（一）医院信息化

医院信息化是医院在业务流程优化重组的基础上，利用先进的信息技术，建立适应信息大规模采集、存储、利用的管理模式和运行机制，控制和集成化管理医院在实施其职能中产生的所有信息，实现医院内外信息资源的共享和开发利用，提升医院的管理决策水平和医疗服务水平，提高医院经济和社会效益的过程。

现阶段医院信息化总体目标：利用各种先进的信息水平，结合现代化的医院管理模式，将医院建设成集成化的数字化医院。实现“一个平台，五大业务体系”的核心部署。即基于医院平台技术为医院建立标准化的应用平台，实现以下五大业务体系的建设：建立基于业务数据实时的全成本核算系统；建立支持临床路径的医护工作体系；建立基于电子病历（EMR）的医院综合信息系统；建立完全数据共享交互的辅助检查系统；建立基于业务数据实时的全成本核算系统；建立完全数据共享交互的辅助检查系统；建立基于商业智能的综合决策分析体系。

医院信息化常使用计算机新技术构建医院信息系统，即医院信息化新技术，主要指与医院信息采集、处理、存储、传输及利用相关的信息技术及管理技术，主要包括：高速以太网、物联网、云技术、传感技术、射频识别（RFID）、语音识别技术、建模技术、XML技术、数据仓库、数据挖掘、数据安全、分布式计算、掌上电脑PDA或手持设备、电子商务、多系统应用界面集成（CCOW）以及标准化技术等。

（二）放射治疗信息化

放射治疗信息化是放射治疗中运用信息管理、使用、治疗等系统的总称。放射治疗信息化是指在整个放射治疗过程中使用信息化管理，从患者放射治疗开始到治疗结束都要进行信息化管理。放射治疗信息化系统包括放射治疗信息管理系统、流程管理系统、治疗计划计算优化系统、网络系统、治疗日程管理系统和患者回访系统等由多个系统构成放射治疗信息化。随着放射治疗技术的更新发展，从患者的治疗影像采集到传输，治疗计划的制订到上机治疗等都要依赖于放射治疗信息化，所以放射治疗信息化直接影响到放射治疗能否进行。放射治疗信息化有别于医院信息化，医院信息化用来医院管理，而放射治疗信息化是不仅用来放射治疗的管理而且还用于治疗患者，直线加速器运行依靠放射治疗信息化系统，整个放射治疗信息化系统在安全性、精确性、稳定性等都有很高的要求。

（三）肿瘤医院信息系统概念

基于中国医院的分类属性特征和业务科室设置的实际情况，肿瘤医院的HIS与综合医院的HIS基本功能需求相同，但是由于肿瘤学的独特学术理论和临床实践，又对肿瘤医院HIS提出了特殊的功能需求，因此，肿瘤医院HIS需要提供综合医院HIS所有的功能模块，并遵照执行卫生部颁布实施的与HIS系统构建有关的技术规范和标准，并在此基础上，增加肿瘤特需的功能模块和信息标准。肿瘤医院HIS是一个基于综合医院HIS，又是肿瘤特色的医院信息系统，对其系统的要求更多、更复杂。因而，就其系统功能的完整性和多重性，也可称其为最具中国医院特色的信息系统（CHIS），其系统构建模式和方法可提供地方肿瘤医院参考和借鉴。

在理解医疗卫生信息化之前，首先需要明确的是放射治疗的概念。放射治疗信息化，顾名思义，就是利用信息化手段应用到放射治疗的过程中进行管理。放射性线治疗肿瘤是一种局部治疗方法。这里涉及三个层面的意思：一是对信息化进行引导和使用射线对肿瘤细胞杀死的治疗手段，这是狭义上的；二是放射性治疗信息化对放射治疗的主体，医院与科室、科室与患者，通过对科室的决策、建设等的管理，形成对放射治疗信息化的效用，这是医院信息化管理之一；三是对信息化是全民健康保障现代化建设的重大战略举措。医院信息化作为卫生信息化的重要组成部分，在新医改形势下，要求从“以管理为中心”转变“以患者为中心、以业务人员为主体，全面提升医疗决策、医院管理和诊疗水平”上来。在这里我们所讲的信息化管理主要采用的狭义上的信息化管理，放射治疗信息化管理也因此而产生。

在理解了医疗信息化管理的概念之后，对放射治疗信息化管理就有了清晰的理解。医疗信息化管理涵括医院的财务、人力、病历、影像等多个部门。医学影像学的发展历史至今仅仅只有短短的100余年。20世纪70年代末，计算机断层成像（CT）、磁共振成像（MRI）及数字减影血管造影（DSA）等一系列医学数字化成像设备进入临床应用，开始了医学影像学的数字化时代。20世纪90年代以来，随着以CR（Computer Radiography，计算机放射线照相技术）、DR（Digital Radiography，数字化放射线照相技术）为代表的常规X线数字化成像技术的临床应用和医院信息化进程的发展，推动了作为医院的医学影像学科信息化环境基本框架的医学信息系统（HIS、RIS、PACS）的发展。

医院现代化的重要标志是运用计算机网络实现医院网络管理数字化，其基本特征是医院管理网络化、医师决策知识化、诊疗流程电子化，患者健康状态信息的采集、处理、分析利用的数字化。

（四）放射治疗信息化建设的内涵

放射治疗信息化，是指肿瘤科室在对放射治疗时企业树立先进的管理理念并应用先进的计算机网络技术整合医院放射治疗的所有资源、实现管理、信息共享等，及时地为医院“三层决策”系统（战术层、战术层、战略层）提供准确有效的数据信息，以便为实际需求做出迅速的反应，其本质是提高为患者服务质量和加强医院的竞争力。

放射治疗信息化建设是指在放射治疗领域中为收集、加工、存储、检索、分析、研究、传输和提供等为信息服务建立的综合系统，按照传统的放射治疗流程进行数字信息化建设，利用网络数字信息化贯穿整个放射治疗流程。通过与卫生系统的机构改革和诊疗信息化相结合，来实现整个放射治疗系统系统化、规范化、科学化和现代化，各项业务处理和决策的更科学、更合理，从而达到最大限度地共享卫生资源、更好地为癌症患者服务的最终目标。

进行对放射治疗信息化概念深入剖析后，建设的内容也更加明确。具体来说，主要有以下几方面的内涵：

一是放射治疗信息标准的建设。放射治疗信息标准的制定是解决放射治疗行业内异构数据库数据的同步、分布、交换与共享等一系列关键技术的简单而有效的办法，它将原来各处分散的信息进行集中管理，实现信息共享，并在此之上进行数据挖掘与整合，为决策支持与信息利用提供有效的服务。

标准是为使重复性事件获得最佳秩序，在深入研究的基础上，经有关方面协调一致，由主管机关批准、颁布、实施的规范性文件。标准化是针对标准进行研究、制订、发布和实施的一系列活动。前者强调结果，后者突出过程，而过程与结果是密不可分的。标准与标准化的区别在于，标准是通过实践经验的总结，是标准化最终的成果。标准化工作的目的和作用，都要通过制定和贯彻具体的标准来体现。在放射治疗领域，通过长期临床实践中形成的传统医学的现代化、信息化具有特别意义和作用。

二是数据采集技术方法。所谓数据采集就是信息系统的如何将信息数据输入到系统中，最后送到经过信息系统进行数据处理或存储到数据库的记录过程。数据采集系统是信息系统设计的关键，它是计算机与外部数据联系的纽带，是获取信息的重要途径，即信息系统的输入。数据技术方法为肿瘤信息学研究提供了甄别和获取信息的工具，是实现临床肿瘤信息化的手段之一，采用这种方法能帮助使用者快速简便地获取信息，并可提高所获取信息的完整性和可靠性。相应的临床数据采集是指将临床诊疗过程中的信息量收集后存储下来的过程。目前，对于可以客观量化的肿瘤信息采集的客观化、规范化研究的不断进步。

三是数据库技术方法。数据库它是信息系统的关键，用来长期储存在信息系统内大量的有组织的、统一管理的相关数据的集合。数据库技术是数据管理的最新技术，是研究数据库的结构、存储、管理、设计和使用的一门软件学科。数据库技术是在操作系统的文件系统的基础上发展起来的，而且数据库管理系统本身要在操作系统主持下才能工作。数据库技术是在信息管理系统中是关键技术，也是 IT 领域应用最广泛的技术之一，它已经成为计算机信息系统和应用的重要技术支柱。在信息系统中，数据库技术常和网络通信技术、人工智能技术、面向对象技术、并行计算技术等互相结合，使信息系统更适合实际需求。数据库技术方法是构建肿瘤信息数据仓库的工具，可提供对肿瘤信息的整理加工、存储管理和查询检索功能，将保证快速准确地为肿瘤信息学研究信息资源。

肿瘤放射治疗信息学是现代医院信息研究体系的重要组成部分，他的方法学具有统一规范，技术先进，可信度、共享性、动态性和可操作性高的明显优势。通过规范信息和统一流程，为深化肿瘤信息学研究提供了条件，对提高肿瘤学临床医疗质量和疗效评价体系的建立奠定基础。

二、放射治疗流程化管理介绍

肿瘤的放射治疗涉及放射治疗专家团队，包括放射治疗医师、放射治疗物理师、定位技师和治疗技师，设计的过程有放射治疗患者的收治，定位，放射治疗计划申请，放射治疗计划设计及评估，患者的体位验证及剂量验证，放射治疗患者的治疗，放射治疗患者的出院及回访。在任何一个放射治疗患者放射治疗的过程中，每个环节都会产生大量的数据信息（图 7－16）。

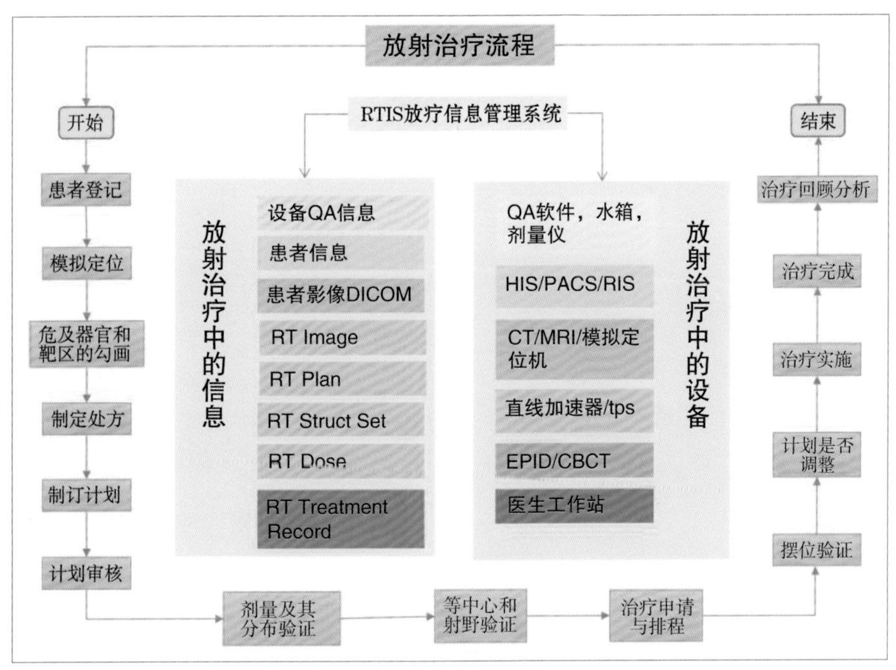

图 7－16　放射治疗流程

在放射治疗中没有应用信息化之前，放射治疗中的大部分信息没有系统记录，而且不同的信息存放在不同办公室，形成许多个信息化孤岛，如有些信息被存放在不同的地方或纸张，或存储在不同的电脑上，给工作带来了很大的不便，查看一个患者的完整信息需要跑到不同的部门查看，且存在丢失的风险，也给统计带来了很大的难度。因此，在放射治疗中按照放射治疗流程化管理是非常有必要的。

三、放射治疗流程信息化建设（MIP）

放射治疗流程信息化建设是开发一个可用于放射治疗实际情况的放射治疗信息系统，对放射治疗过程中产生的数据进行集中存储、处理和分析，优化放射治疗工作流程。湖南省肿瘤医院采用联合第三方公司联合开发设计，基于 Mosaiq 系统的放射治疗流程信息化管理系统（MIP）。

（一）各流程中的主要信息

1. 患者基本信息　登记患者的基本信息，系统与 HIS 关联，从 HIS 里直接获取基本信息。包括姓名、住院号、出生年月、性别、联系电话、登记时间、病理诊断和分期、病区、床号、医生组、主管医师、备注和大头照等（图 7-17）。

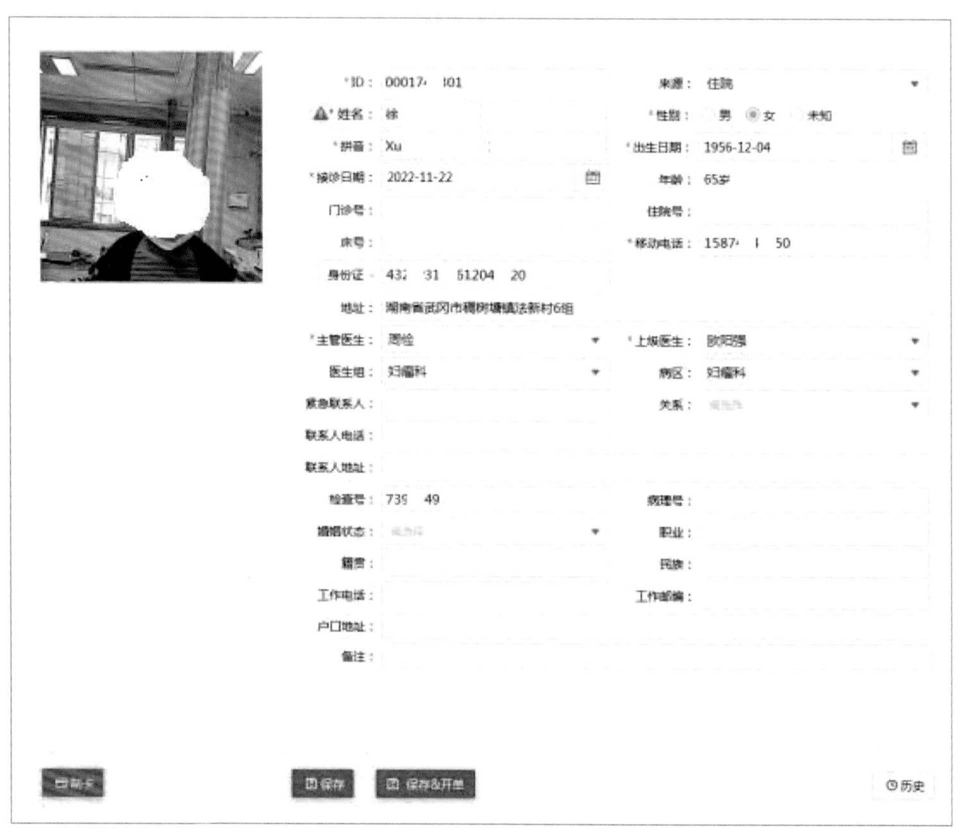

图 7-17　从 HIS 上获取患者基本信息

2. 型膜定位及 CT 扫描信息　开具登记患者的网膜制作基本参数制作单、定位及 CT 扫描信息，包括固定装置，扫描部分，扫描上界和下界，体位，扫描方向，手放置位置，CT 扫描的主要参数（电流、电压、层厚）和 CT 扫描时的照片等（图 7-18、图 7-19、图 7-20）。

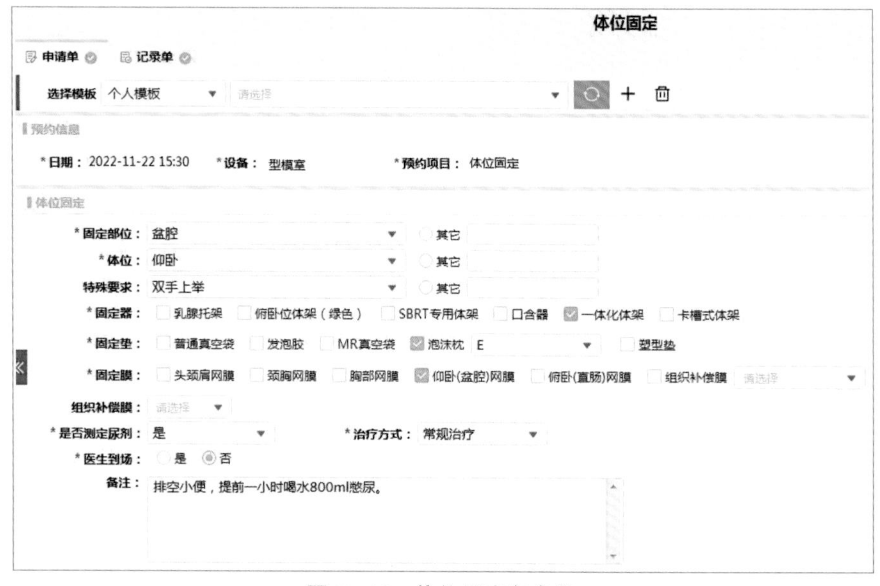

图 7-18　体位固定各参数

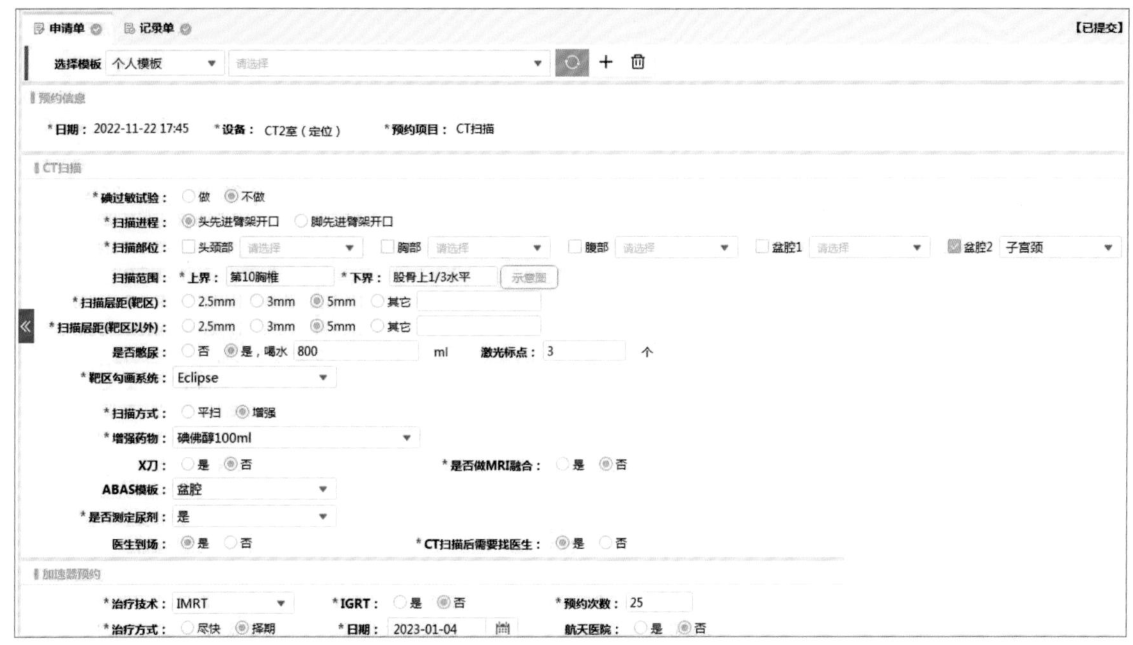

申请单　记录单　【已提交】

选择模板：个人模板　请选择

预约信息

*日期：2022-11-22 17:45　*设备：CT2室（定位）　*预约项目：CT扫描

CT扫描

*碘过敏试验：○做　◉不做

*扫描进程：◉头先进臂架开口　○脚先进臂架开口

*扫描部位：□头颈部　请选择　□胸部　请选择　□腹部　请选择　□盆腔1　请选择　☑盆腔2　子宫颈

扫描范围：*上界：第10胸椎　*下界：股骨上1/3水平　示意图

*扫描层距(靶区)：○2.5mm　○3mm　◉5mm　○其它

*扫描层距(靶区以外)：○2.5mm　○3mm　◉5mm　○其它

是否憋尿：○否　◉是，喝水 800 ml　激光标点：3 个

*靶区勾画系统：Eclipse

*扫描方式：○平扫　◉增强

*增强药物：碘佛醇100ml

X刀：○是　◉否　*是否做MRI融合：○是　◉否

ABAS模板：盆腔

*是否测定尿剂：是

医生到场：◉是　○否　*CT扫描后需要找医生：◉是　○否

加速器预约

*治疗技术：IMRT　*IGRT：○是　◉否　*预约次数：25

*治疗方式：○尽快　◉择期　*日期：2023-01-04　航天医院：○是　◉否

图 7－19　模拟定位申请单

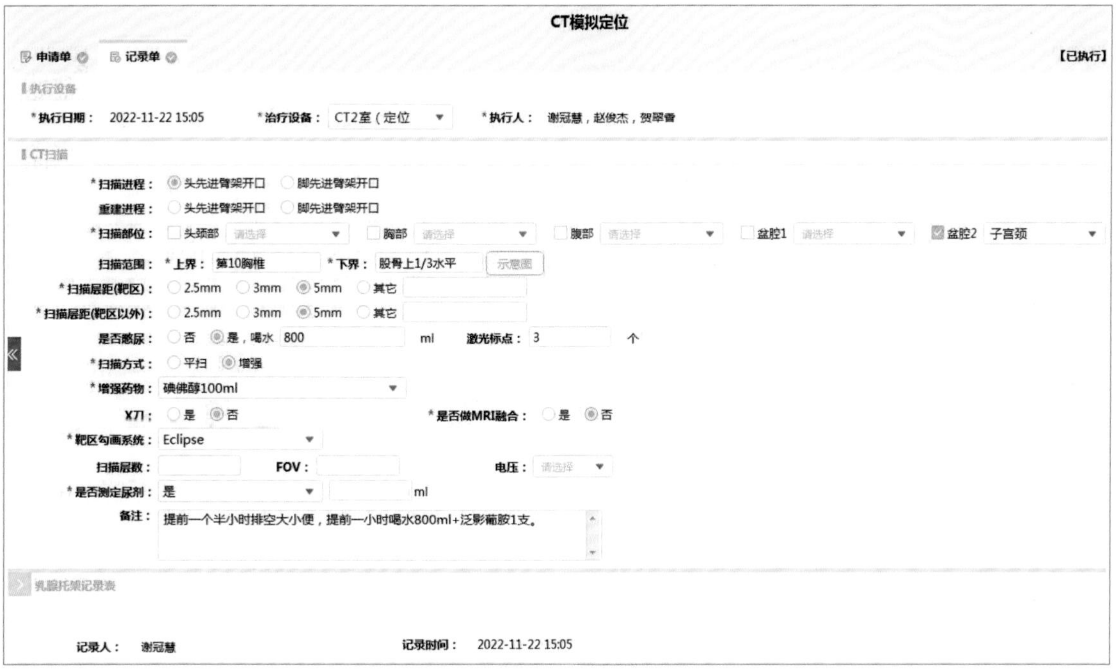

CT模拟定位

申请单　记录单　【已执行】

执行设备

*执行日期：2022-11-22 15:05　*治疗设备：CT2室（定位）　*执行人：谢冠慧，赵俊杰，贺翠香

CT扫描

*扫描进程：◉头先进臂架开口　○脚先进臂架开口

重建进程：○头先进臂架开口　○脚先进臂架开口

*扫描部位：□头颈部　请选择　□胸部　请选择　□腹部　请选择　□盆腔1　请选择　☑盆腔2　子宫颈

扫描范围：*上界：第10胸椎　*下界：股骨上1/3水平　示意图

*扫描层距(靶区)：○2.5mm　○3mm　◉5mm　○其它

*扫描层距(靶区以外)：○2.5mm　○3mm　◉5mm　○其它

是否憋尿：○否　◉是，喝水 800 ml　激光标点：3 个

*扫描方式：○平扫　◉增强

*增强药物：碘佛醇100ml

X刀：○是　◉否　*是否做MRI融合：○是　◉否

*靶区勾画系统：Eclipse

扫描层数：　FOV：　电压：请选择

*是否测定尿剂：是　ml

备注：提前一个半小时排空大小便，提前一小时喝水800ml+泛影葡胺1支。

乳腺托架记录表

记录人：谢冠慧　记录时间：2022-11-22 15:05

图 7－20　模拟定位执行单

3. 制定处方信息　医师制定治疗计划剂量处方要求，在治疗单据上显示治疗技术、治疗机器、治疗疗程、射野方式、靶区剂量要求和危及器官剂量限制等。

其中靶区剂量要求需要填写靶区名称、靶区处方剂量、分次量、次数和要求包裹靶区的体积；危及器官剂量限制需要填写危及器官名称和剂量限值（图 7－21）。

4. 放射治疗计划及评估信息　登记患者的放射治疗计划及评估信息，包括计划系统输出的放射治疗计划 PDF 文档、靶区及危及器官的剂量体积直方图（Dose Volume Histogram，DVH）和靶区及危及器官的剂量统计结果（包括最大剂量，平均剂量，最小剂量和剂量均方差），也可以打印出纸质的文档供病案室保存。放射治疗计划评估包括上级物理师和医师的评估（图 7－22、图 7－23）。

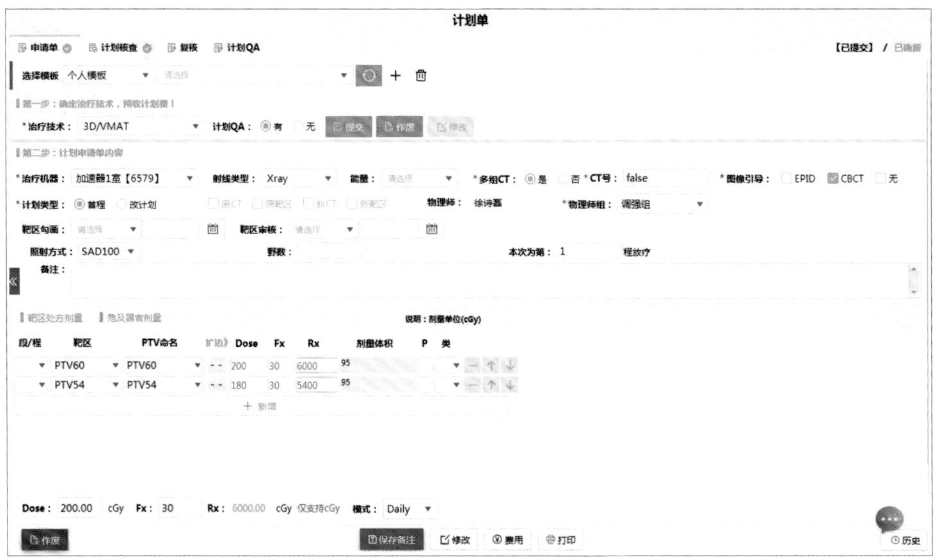

图 7－21 制定详细的治疗处方

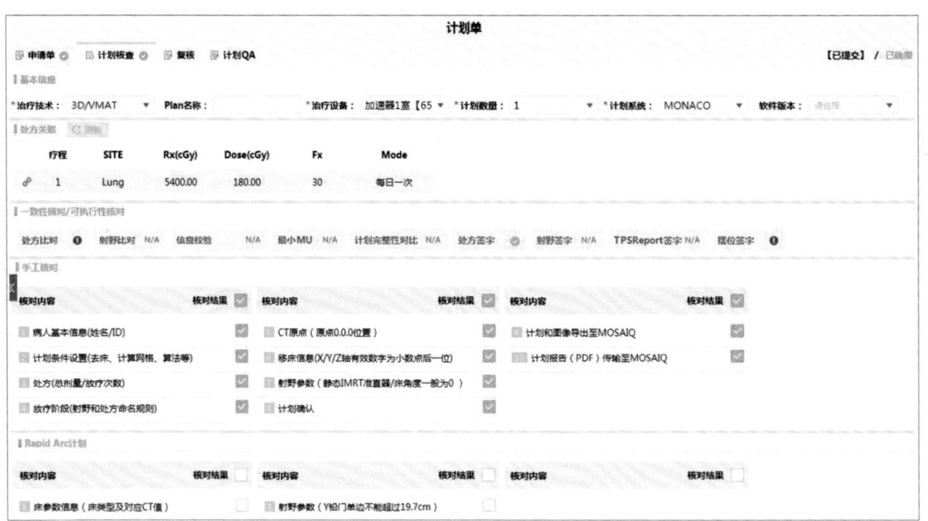

图 7－22 计划评估审核单

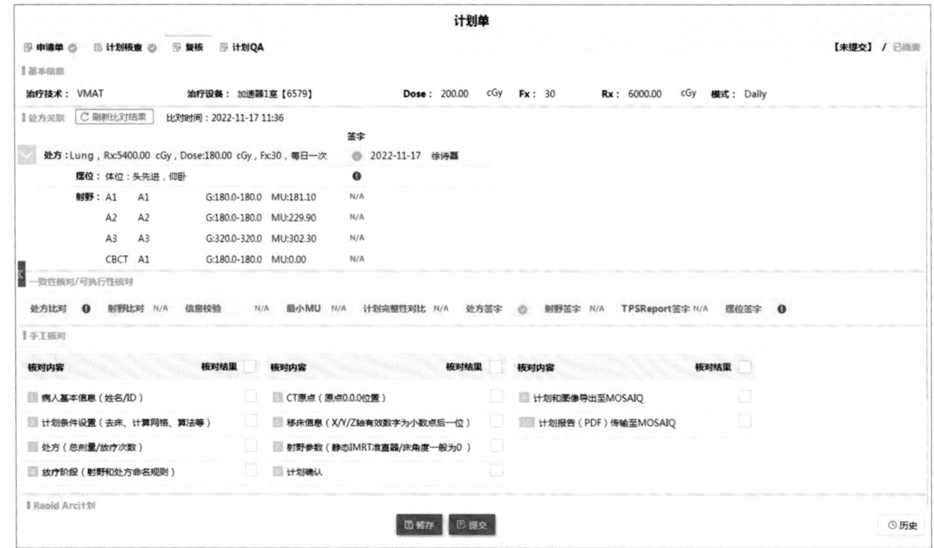

图 7－23 上级物理师计划评估复核单

5. 剂量验证信息　登记患者放射治疗计划的剂量验证信息，登记放射治疗计划的照射野γ通过率，并记录某照射野通过率的参数条件（γ值类型 Local、Global，搜索距离，剂量偏差）及测量设备（图7－24）。

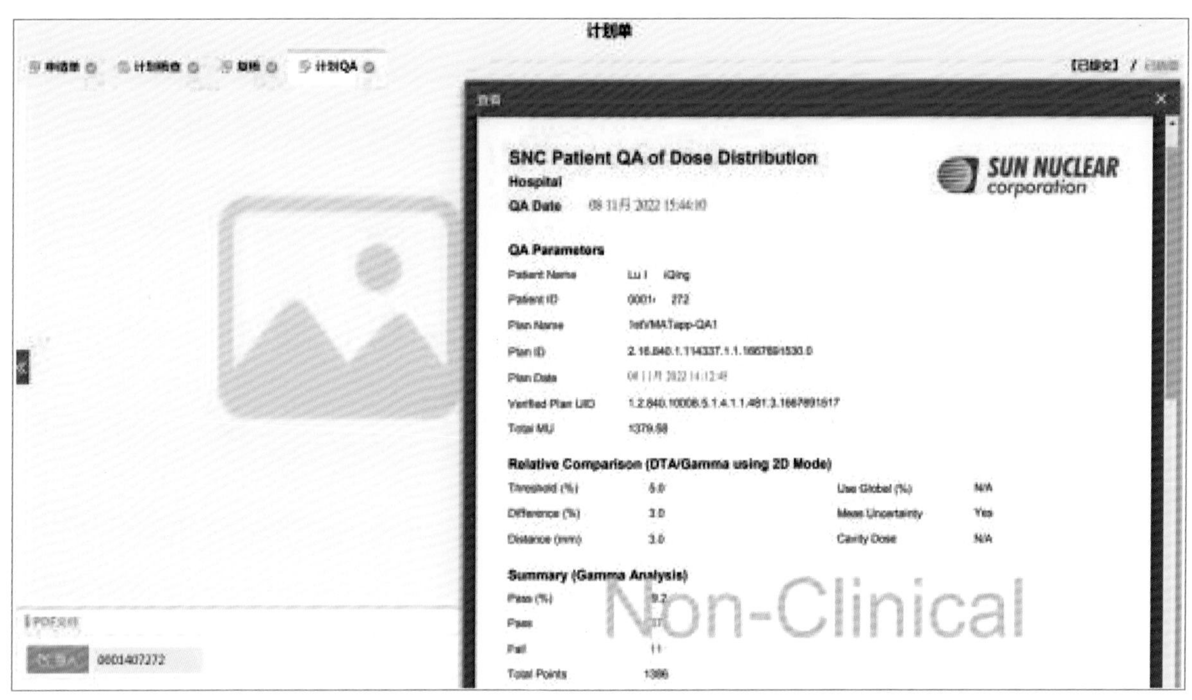

图7－24　剂量验证信息及验证报告

6. 体位验证信息　登记患者放射治疗计划的体位验证信息，登记患者实际体位与计划体位在三维坐标中的偏差。计划体位来自于放射治疗计划系统输出的治疗中心点的正位和侧位体位验证片（RTImage 格式）。体位验证由复位室复位后，做好治疗体位标记（图7－25）。

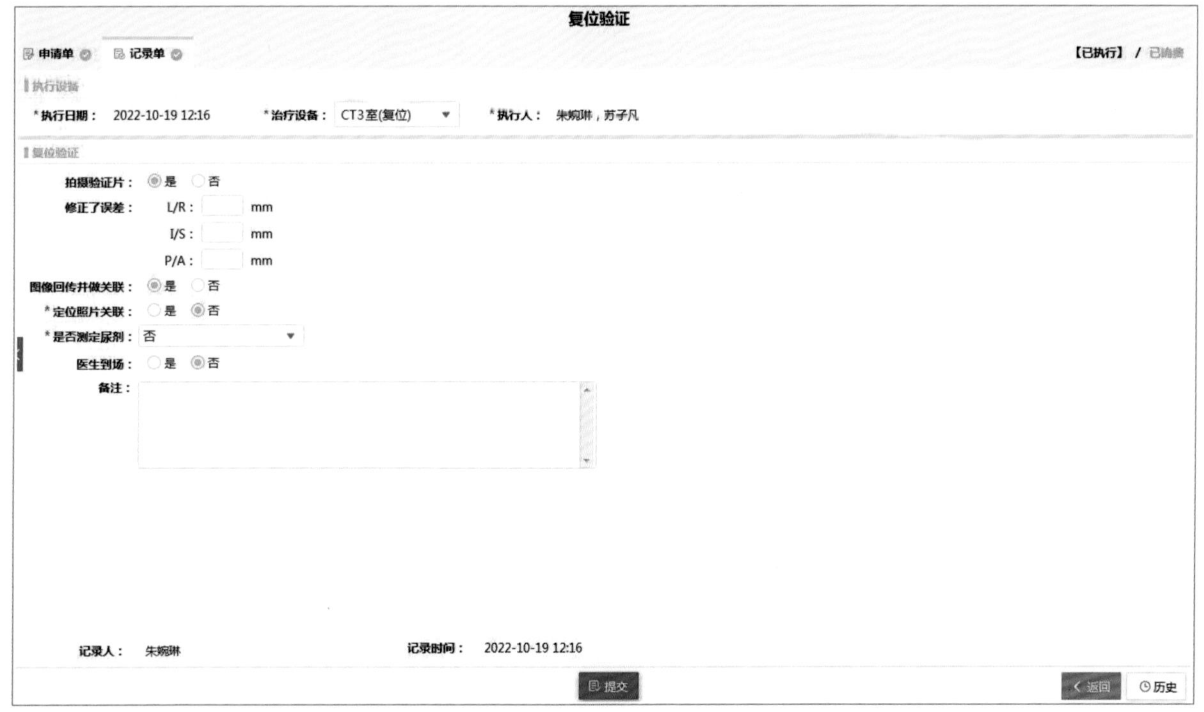

图7－25　患者体位验证信息

7. 放射治疗记录信息　放射治疗记录信息用于查看患者放射治疗过程中的状态，在现有的 Mosaiq 治疗系统中调取数据，直接查看患者是否开始治疗，治疗中的次数和是否结束等（图 7－26）。

放疗实施

放疗实施医嘱　放疗实施记录　　【已提交】 / 部分缴费

疗程	SITE	ACT/Rx(cGy)	Fx	Dose(cGy)	技术	Mode	首次治疗日期	最近治疗日期
1	pelvis	3960/4680	22/26	180	VMAT	每日一次	2022-10-20 21:55	2022-11-21 17:08

疗程	SITE	分次	技术	设备	野数	处方分次剂量	实际执行剂量	治疗时间	执行人	治疗备注	收费状态
1	pelvis	1	VMAT	加速器1室	1	180	180	2022-10-20 21:55	李程锦,叶勇		已确费
1	pelvis	2	VMAT	加速器1室	1	180	180	2022-10-21 21:54	李程锦		已确费
1	pelvis	3	VMAT	加速器1室	1	180	180	2022-10-22 10:58	张雅倩		已确费
1	pelvis	4	VMAT	加速器1室	1	180	180	2022-10-25 21:02	李程锦,叶勇		已确费
1	pelvis	5	VMAT	加速器1室	1	180	180	2022-10-26 20:27	李程锦,叶勇		已确费
1	pelvis	6	VMAT	加速器1室	1	180	180	2022-10-27 20:48	张雅倩,曹伊倩		已确费
1	pelvis	7	VMAT	加速器1室	1	180	180	2022-10-28 20:23	李程锦,叶勇		已确费
1	pelvis	8	VMAT	加速器1室	1	180	180	2022-10-29 10:06	刘绍兵		已确费
1	pelvis	9	VMAT	加速器1室	1	180	180	2022-10-31 17:13	刘绍兵,肖友立		已确费
1	pelvis	10	VMAT	加速器1室	1	180	180	2022-11-01 17:19	张雅倩,唐小华		已确费
1	pelvis	11	VMAT	加速器1室	1	180	180	2022-11-02 17:14	张雅倩,唐小华		已确费
1	pelvis	12	VMAT	加速器1室	1	180	180	2022-11-03 17:16	张雅倩,唐小华		已确费
1	pelvis	13	VMAT	加速器1室	1	180	180	2022-11-04 16:51	张雅倩,唐小华		已确费
1	pelvis	14	VMAT	加速器1室	1	180	180	2022-11-07 15:58	张雅倩,唐小华		已确费

返回

图 7－26　放射治疗实施记录

8. 报表子系统　报表子系统用于输出本科室需要参考的数据。可按时间段查询其他各子系统的工作量，工作数据等，可在线查看和打印输出（图 7－27）。

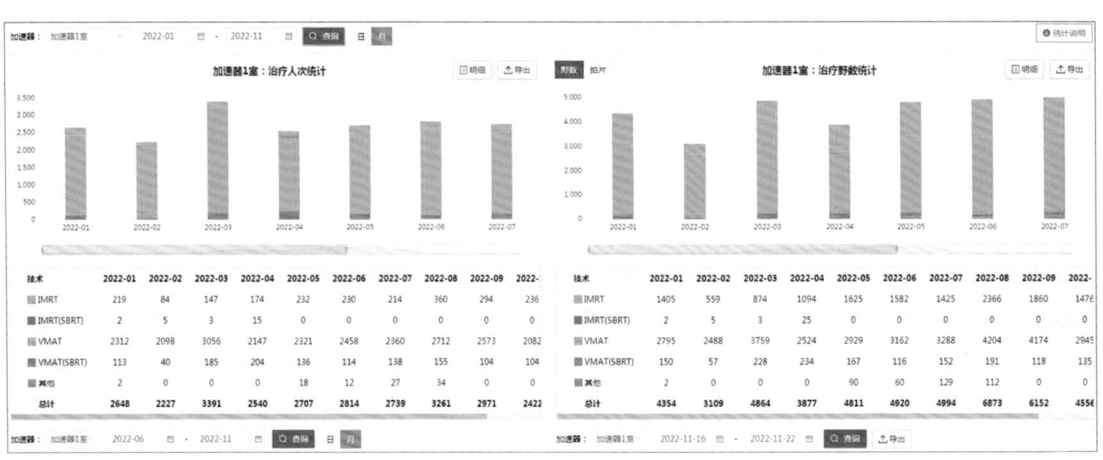

加速器：加速器1室　2022-01 - 2022-11　查询　日　月

加速器1室：治疗人次统计

技术	2022-01	2022-02	2022-03	2022-04	2022-05	2022-06	2022-07	2022-08	2022-09	2022-:
IMRT	219	84	147	174	232	230	214	360	294	236
IMRT(SBRT)	2	5	3	15	0	0	0	0	0	0
VMAT	2312	2098	3056	2147	2321	2458	2360	2712	2573	2082
VMAT(SBRT)	113	40	185	204	136	114	138	155	104	104
其他	2	0	0	0	18	12	27	34	0	0
总计	2648	2227	3391	2540	2707	2814	2739	3261	2971	2422

加速器1室：治疗野数统计

技术	2022-01	2022-02	2022-03	2022-04	2022-05	2022-06	2022-07	2022-08	2022-09	2022-
IMRT	1405	559	874	1094	1625	1582	1425	2366	1860	1476
IMRT(SBRT)	2	5	3	25	0	0	0	0	0	0
VMAT	2795	2488	3759	2524	2929	3162	3288	4204	4174	2945
VMAT(SBRT)	150	57	228	234	167	116	152	191	118	135
其他	2	0	0	0	90	60	129	112	0	0
总计	4354	3109	4864	3877	4811	4920	4994	6873	6152	4556

加速器：加速器1室　2022-06 - 2022-11　查询　日　月

加速器：加速器1室　2022-11-16 - 2022-11-22　查询　导出

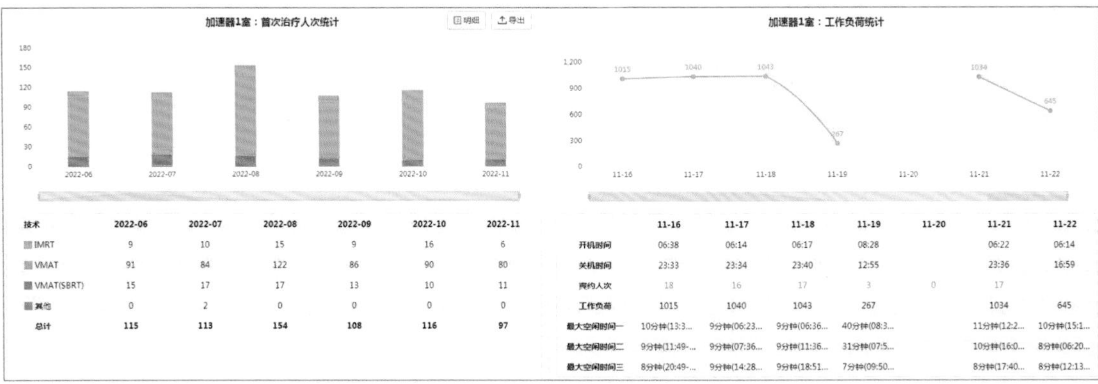

加速器1室：首次治疗人次统计

技术	2022-06	2022-07	2022-08	2022-09	2022-10	2022-11
IMRT	9	10	15	9	16	6
VMAT	91	84	122	86	90	80
VMAT(SBRT)	15	17	17	13	10	11
其他	0	2	0	0	0	0
总计	115	113	154	108	116	97

加速器1室：工作负荷统计

	11-16	11-17	11-18	11-19	11-20	11-21	11-22
开机时间	06:38	06:14	06:17	08:28		06:22	06:14
关机时间	23:33	23:34	23:40	12:55		23:36	16:59
预约人次	18	16	17	3	0	17	
工作负荷	1015	1040	1043	267		1034	645
最大空闲时间一	10分钟(13:3...	9分钟(06:23...	9分钟(06:36...	40分钟(08:3...		11分钟(12:2...	10分钟(15:1...
最大空闲时间二	9分钟(11:49-...	9分钟(07:36...	9分钟(11:36...	31分钟(07:5...		10分钟(16:0...	8分钟(06:20...
最大空闲时间三	8分钟(20:49-...	9分钟(14:28...	9分钟(18:51...	7分钟(09:50...		8分钟(17:40...	8分钟(12:13...

图 7－27　加速器工作报表

第三节　数据存储与服务器管理

一、数据存储介绍

数据存储是数据流在加工过程中产生的临时文件或加工过程中需要查找的信息。数据以某种格式记录在计算机内部或外部存储介质上。数据存储要命名，这种命名要反映信息特征的组成含义。数据流反映了系统中流动的数据，表现出动态数据的特征；数据存储反映系统中静止的数据，表现出静态数据的特征。

常用的存储介质为磁盘和磁带（图 7－28、图 7－29）。数据存储组织方式因存储介质而异。在磁带上数据仅按顺序文件方式存取；在磁盘上则可按使用要求采用顺序存取或直接存取方式。数据存储方式与数据文件组织密切相关，其关键在于建立记录的逻辑与物理顺序间对应关系，确定存储地址，以提高数据存取速度。

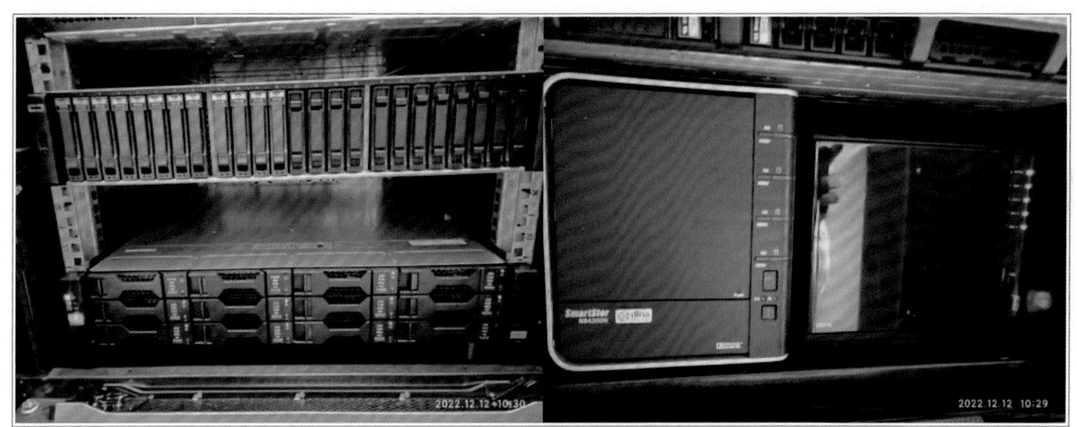

图 7－28　磁盘存储阵列

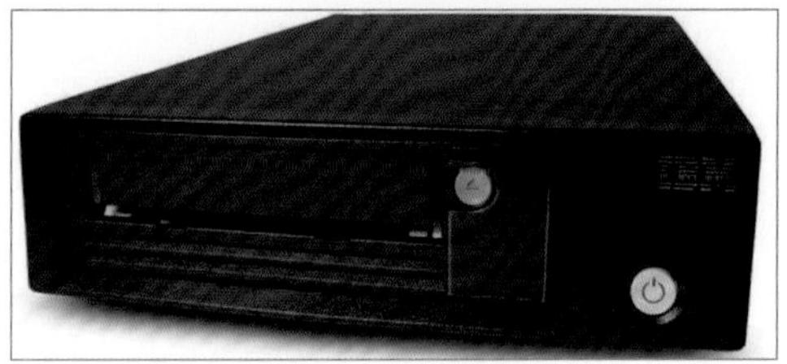

图 7－29　磁带存储机

二、服务器机房搭建和管理

（一）机房功能分区

功能分区为配电区、主机区等，要求机房全密闭。

1. 配电区　主要放置 UPS 电池、配电柜等设备。

设备：市电配电柜、UPS 电池柜、UPS 配电柜、UPS 主机机柜；空调形式：1.5P 商用空调，上送风；采用新风设备进行机房内空气的过滤和净化。

灭火形式：七氟丙烷灭火。

2. 主机区　放置机柜、精密空调、备用空调、交换机等设备。

设备：42U 网络机柜、42U 服务器机柜；空调形式：精密空调，备用空调；采用新风设备进行机房内空气的过滤和净化。

灭火形式：七氟丙烷灭火。

（二）机房装修工程

机房装修工程包括天花板安装工程、抗静电地板安装工程、墙面装饰工程、门窗改造工程等。

1. 机房及设备间净高 2.8 m。

2. 机房顶棚及地面全部抹灰处理，粉刷防尘漆。

3. 地面用保温材料进行保温处理。

4. 天花板采用 600×600 微孔铝板装饰。

5. 机房地面用保温材料进行保温处理；铺设全钢防静电地板；离地高度为 150 mm。

6. 玻璃门全部采用 12 mm（6 mm+6 mm 中间加胶）夹胶玻璃。

7. 墙面铝塑板（厚度 4mm，铝箔 18 丝）装饰。

8. 进入机房的主门为钢制防盗门；进入配电间的门采用玻璃。

9. 窗户全部采用环保装饰材料（防火、防水石膏板加轻钢龙骨）双面（内填充 50 mm 隔音隔热棉）封堵。

（三）机房布线工程

采用六类双绞线和附件：综合布线系统产品均为安普（AMP）公司六类非屏蔽线。

分布如下：配电间地板下设约 4 个信息点；采用两孔信息面板。主机房区每个 42 U 机柜前地板下设 2 个信息点，计 2×6=12 个信息点；采用两孔信息面板。

1. 上走线桥架为钢制热镀锌处理，上走线桥架走弱电线缆如双绞线、光纤等。

2. 下走线桥架为钢制密闭式，下走线桥架走机房动力线；空调线；机柜 PDU 线；插座线等。

密闭式桥架钢板厚度 1.2 mm 以上。冷轧钢板，经过防腐、防锈、静电喷涂处理。桥架其他吊挂件都经过防锈防腐处理。上下走线桥架的分开，目的是把强弱电完全隔离，互不影响。这样线缆再多也是有条不紊的。

机房设计的走线桥架为：强电桥架为全封闭槽式桥架，在静电地板以下；弱电桥架为网格状开放式走线桥架，在吊顶以下 30～50 cm 处。弱电桥架做成开放式，便于维护维修；且再加线缆时快捷方便。

（四）空调和新风工程

1. 主机区　适合机房面积的精密空调一台，按照实际热负荷计算［约 300 W/(h・m^2）热负荷计算］。由于精密空调太重，在精密空调下加装承载体，以减轻对楼板的压力。外加 3 匹商用空调柜机一台做备用。精密空调有效控制区域为主机房区。

2. 配电区　建议安装 1.5 匹壁挂机满足配电间的制冷量。并安装一套新风换气机（建议绿岛风）。

（五）配电工程

1. 机房的供电采用三相五线制和单相三线制供电。医院总电源为双路市电电源，同时还有油机后备电源。

2. 机房采用市电电源+UPS 的供电方式。UPS 机房单独到服务器机房的电线路。

（1）UPS 系统工程：①UPS 主机、电池柜放置在机房配电区内；②配电柜放置在配电区；③电池和 UPS 主机都加装承载体，以减轻对楼板的压力；④UPS 机房总承重≥5 T。

（2）照明系统工程：照明配电系统由照明配电箱供电。

1）主机房：采用约 4×36 W 嵌入式三管格栅荧光灯，与吊顶搭配协调。机房设计照度不低于 500 LX。

2）应急照明：采用节能筒灯，可维持机房区的正常工作。应急照明灯箱电源采用市电电源和 UPS 电源互投的供电方式，应急照明灯箱在正常情况下由市电供，当市电断后自动由 UPS 供，照度 50 LX。

3）所有灯盘选用优质电子镇流器和灯管，防止高次谐波污染机房供电系统。由于电子整流器输出端为高频电压，既避免一般单相荧光管产生的交流频闪效应，也可避免普通镇流器起动时跳闪的现象。

（3）防雷接地工程：在每路电源的进线配电柜内，安装符合实际需要的电源浪涌抑制器，UPS 不间断电源系统自身也必须具备防雷功能；当市电出现较长时间的脉冲电压或瞬间大电流脉冲电压时，应能够立即把市电短路到地线，并保护负载和设备。防雷产品具备快速反应时间；能承受高电流冲击能力；MOV 金属氧化物非线性电阻模块经匹配测试，保证各 MOV 性能一致性；经 IEEE C62.41C3 级最严格测试，具有高使用寿命；安装简便。需要做等电位、防反击处理。

（六）消防工程

在网络设备机房的吊顶上、吊顶下及地板下均装有火灾探测器，对其全面监测、设防。

要求包括自动报警、无管网气体灭火消防设备。

自动报警、自动和手动切断电源。

自动消防系统应具备的作用：①可在监视人员不易觉察到的部位，如吊顶上面、风管内、活动地板下等处，尽早发现火情，及时采取消防措施，尽快扑灭火灾，将火灾的损失减至最小；②能自动切断电源，自动与空调、新风和配电柜联动，从而使火灾控制在最小的范围内；③与机房智能监控系统集成在一个平台上管理。

机房所用消防报警系统：①光电探头，逻辑报警；②根据各类计算机机房的特点及起火类型，采用地板下、工作区和顶棚上 3 层报警；③烟感、温感同点同时报警联动；④消防报警与配电联动；可与大楼消防联动。

由于本机房面积较小，所以机房所用的灭火系统有如下特点：①采用七氟丙烷灭火器灭火；②灭火系统的控制方式为机械应急手动；③气体灭火范围包括中心机房、配电间等。

国家允许使用适于机房灭火气体：七氟丙烷。

注：①机房“四度七防”的要求“四度”指机房中的温度、湿度、洁净度及空气流通度；②“七防”指防火、防水、防震、防雷、防磁通、防鼠及防虫。

三、放射治疗数据备份管理

（一）数据备份类型

备份是以防万一的一种必要手段，在出现硬件损坏或非人为的因素而导致数据丢失时，可以使用备份恢复数据，以将损失降低到最低程度，因此备份是必需的。备份可以分为以下几个类型。

1. 按照备份的方法（是否需要数据库离线）分类

（1）热备份（Hot Backup）：热备份可以在数据库运行中直接备份，对正在运行的数据库操作没有任何的影响，数据库的读写操作可以正常执行。这种方式在 MySQL 官方手册中称为 Online Backup（在线备份）。

（2）冷备份（Cold Backup）：冷备份必须在数据库停止的情况下进行备份，数据库的读写操作不能执行。这种备份最为简单，一般只需要复制相关的数据库物理文件即可。这种方式在 MySQL 官方手册中称为 Offline Backup（离线备份）。

（3）温备份（Warm Backup）：温备份同样是在数据库运行中进行的，但是会对当前数据库的操作有所影响，备份时仅支持读操作，不支持写操作。

2. 按照备份后文件的内容分类

热备份又可以分为：

（1）逻辑备份：在 SQL sever 等数据库中，逻辑备份是指备份出的文件内容是可读的，一般是文本内容。内容一般是由一条条 SQL 语句，或者是表内实际数据组成。如 mysqldump 和 SELECT * INTO OUTFILE 的方法。这类方法的好处是可以观察导出文件的内容，一般适用于数据库的升级、迁移等工作。但其缺点是恢复的时间较长。

（2）裸文件备份：裸文件备份是指复制数据库的物理文件，既可以在数据库运行中进行复制（如 ibbackup、xtrabackup 这类工具），也可以在数据库停止运行时直接复制数据文件。这类备份的恢复时间往往比逻辑备份短很多。

3. 按照备份数据库的内容分类

（1）完全备份：完全备份是指对数据库进行一个完整的备份，即备份整个数据库，如果数据较多会占用较大的时间和空间。

（2）部分备份：是指备份部分数据库（例如，只备份一个表）。

部分备份又分为：

1）完全备份（full backup）：备份全部选中的文件夹，并不依赖文件的存档属性来确定备份哪些文件。在备份过程中，任何现有的标记都被清除，每个文件都被标记为已备份。换言之，清除存档属性。

完全备份就是指对某一个时间点上的所有数据或应用进行的一个完全拷贝。实际应用中就是用一个存储设备对整个系统进行完全备份，包括其中的系统和所有数据。这种备份方式最大的好处就是只要用一个存储设备，就可以恢复丢失的数据。因此大大加快了系统或数据的恢复时间。

2）差异备份（differential backup）：备份自上一次完全备份之后有变化的数据。差异备份过程中，只备份有标记的那些选中的文件和文件夹。它不清除标记，也即备份后不标记为已备份文件。换言之，不清除存档属性。

差异备份是指在一次全备份后到进行差异备份的这段时间内，对那些增加或者修改文件的备份。在进行恢复时，我们只需对第一次全备份和最后一次差异备份进行恢复。差异备份在避免了另外两种备份策略缺陷的同时，又具备了它们各自的优点。

首先，它具有了增量备份需要时间短、节省磁盘空间的优势；其次，它又具有了全备份恢复所需存储设备少、恢复时间短的特点。系统管理员只需要两个存储设备，即全备份存储设备与灾难发生前一天的差异备份存储设备，就可以将系统恢复。

3）增量备份（incremental backup）：备份自上一次备份（包含完全备份、差异备份、增量备份）之后有变化的数据。增量备份过程中，只备份有标记的选中的文件和文件夹，它清除标记，即备份后标记文件，换言之，清除存档属性。

增量备份是指在一次全备份或上一次增量备份后，以后每次的备份只需备份与前一次相比增加和被修改的文件。这就意味着，第一次增量备份的对象是进行全备份后所产生的增加和修改的文件；第二次增量备份的对象是进行第一次增量备份后所产生的增加和修改的文件，如此类推。

这种备份方式最显著的优点就是：没有重复的备份数据，因此备份的数据量不大，备份所需的时间很短。

（二）差异备份与增量备份

1. 差异备份与增量备份的区别　通过上面的概念分析可以知道，差异备份与增量备份的区别在于它们备份的参考点不同：前者的参考点是上一次完全备份、差异备份或增量备份，后者的参考点是上一次完全备份。

差异备份与增量备份的区别如下（图 7－30），其中 Cumulative 为差异备份，Differetial 为增量备份。

2. 不同备份类型组合应用的示例

（1）完全备份和差异备份：以每周数据备份计划为例，我们可以在星期一进行完全备份，在星期二至星期五进行差异备份。如果在星期五数据被破坏了，则只需要还原星期一完全的备份和星期四的差异备份。这种策略备份数据需要较多的时间，但还原数据使用较少的时间。

（2）完全备份和增量备份：以每周数据备份为例，在星期一进行完全备份，在星期二至星期五进行增量备份。如果在星期五数据被破坏了，则你需要还原星期一正常的备份和从星期二至星期五的所有增量备份。这种策略备份数据需要较少的时间，但还原数据使用较多的时间。

一般情况下，我们需要做一次完全备份，以后都是做增量备份。在放射治疗中，常需要备份的数据分为以下几种：①TPS 数据库备份；②TPS 文件备份；③服务器配置文件。

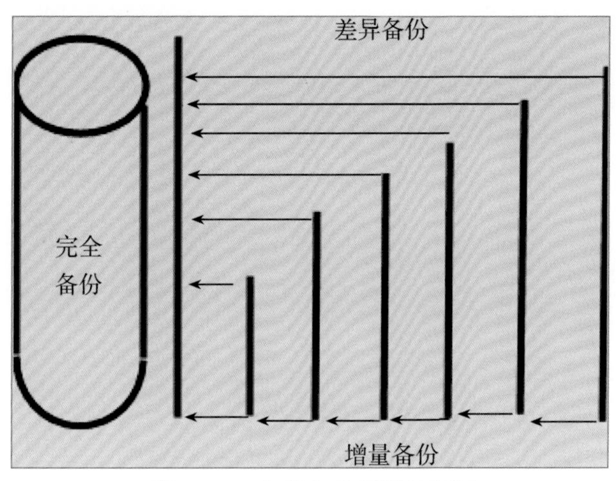

图 7-30　各种备份区别示意图

（三）放射治疗数据备份案例

1. 数据库备份　目前常用的计划系统 Oncentra 和治疗系统 Mosaiq 等系统，计划数据和治疗机器参数、患者治疗数据等都是保存在 SQL sever 数据库中，数据备份要数据库备份。

2. TPS 文件备份　以文件形式保存 TPS，如 Monaco、Pinnacle 等 TPS，数据备份时，直接可以采取文件拷贝方式备份。

3. 服务器配置文件　服务器配置文件，主要备份服务器重要数据和文件，其备份方法有很多种，以下是常用的方法。

打开控制面板，依次点击打开管理工具—任务计划程序（图 7-31）。

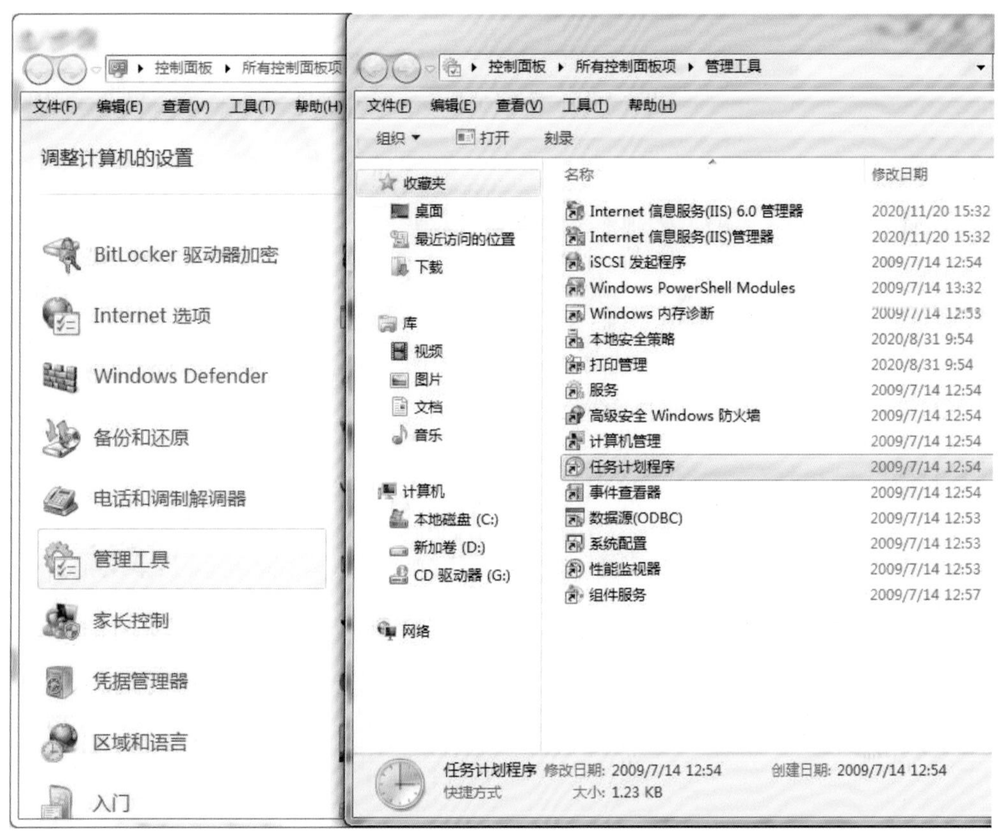

图 7-31　任务计划程序

在左侧窗口依次点击展开任务计划程序库—Microsoft—Windows—WindowsBackup（图 7-32）。

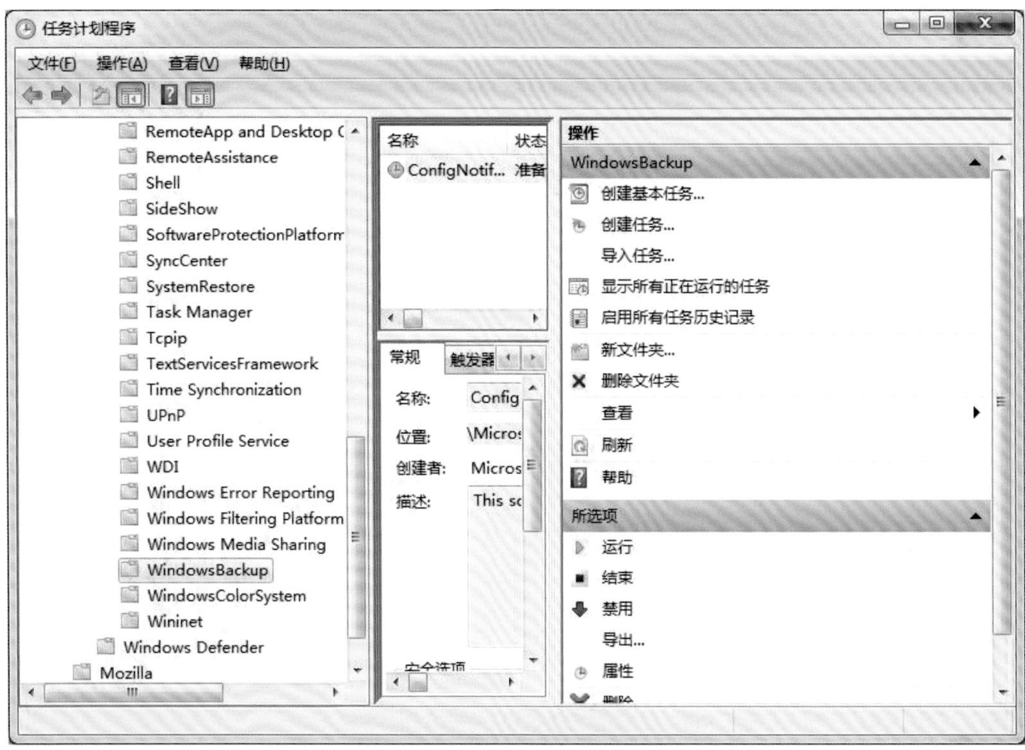

图 7-32 windowsBackup

点击创建任务，在弹出的窗口中输入该备份计划的名称和描述，有助于在多备份计划下快速找到该计划（图 7-33）。

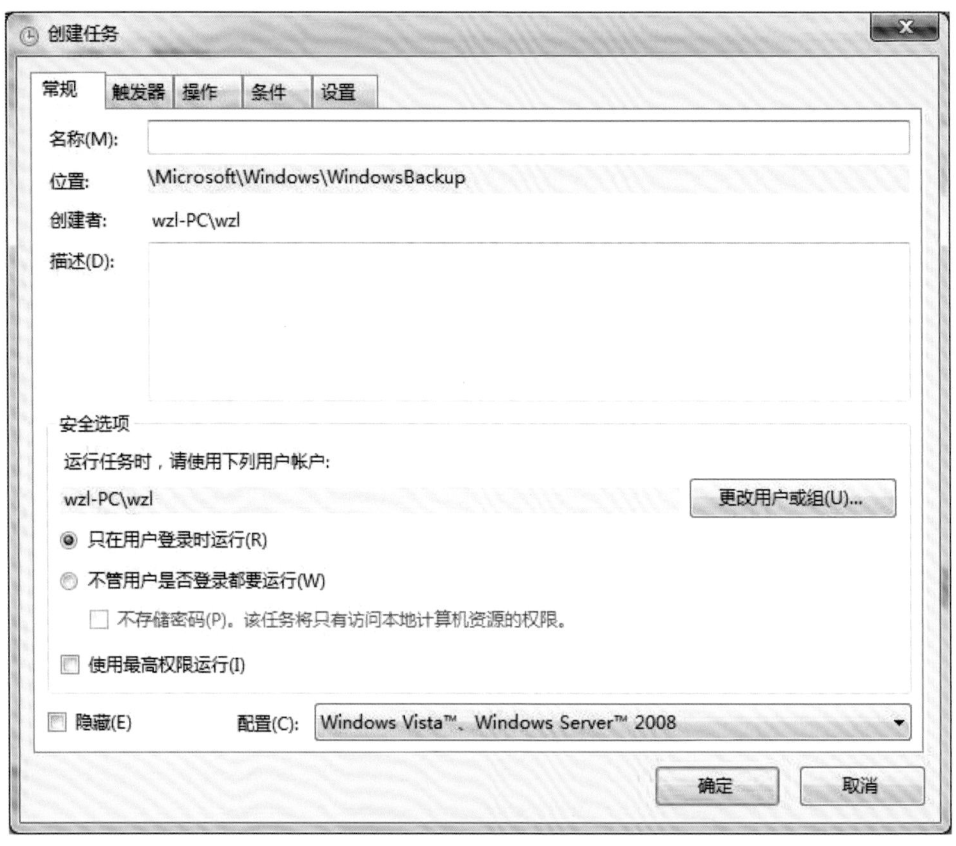

图 7-33 创建备份任务

在窗口上方点击触发器选项卡，在下方点击新建，设置具体备份的时间和周期以及到期时间等，设置完成后，点击确定（图 7－34）。

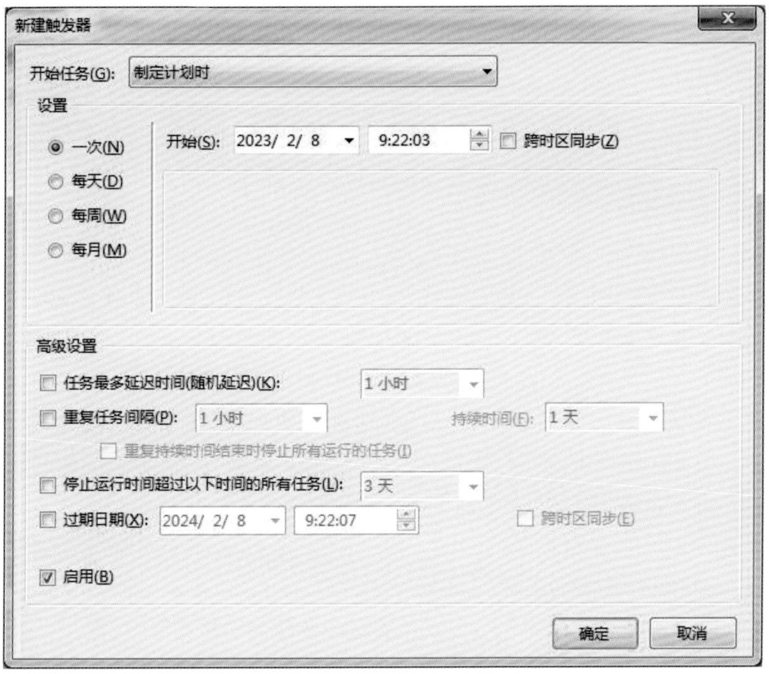

图 7－34　备份任务设置

在上方选项卡中点击操作，在下方点击新建，在程序或者脚本中输入 xcopy e/H "D: \ backup" "E: \ backup"，其中 D：\ backup 是需要备份的文件夹，E：\ backup 是备份的位置，然后依次点击确定、确定。备份计划设置完成（图 7－35）。

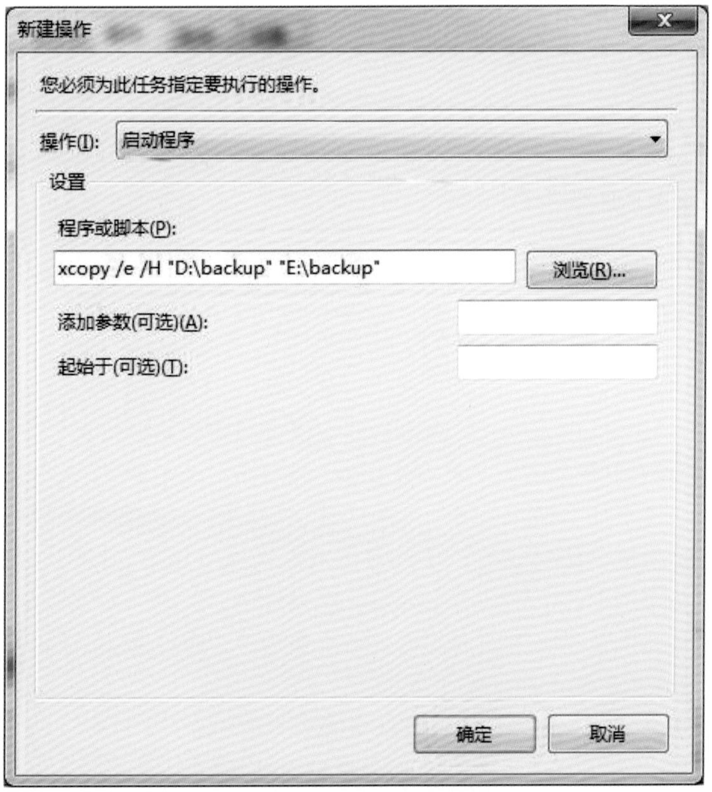

图 7－35　设置备份任务命令

第四节 信息和网络安全管理

一、信息安全建设

（一）医院信息安全体系的多层、多级框架概述

信息安全体系的多层、多级框架的具体体现是信息安全等级保护体制，该体制根据其在国家安全、经济建设、社会生活中的重要程度，遭到破坏后对国家安全、社会秩序、公共利益以及公民、法人和其他组织的合法权益的危害程度等，由低到高划分为五级（详见 GB/T 22240—2008）。同时规定了各不同安全保护等级信息系统的保护要求，针对前面所述的信息安全体系的全部内容，将更加明确地规定各项内容的每一个等级的具体要求，其要求是后一级比前一级要求更多、更高、更严，即第二级高于第一级第三级高于第二级……以此类推。

信息安全等级保护体制是对国家安全、法人和其他组织及公民的专有信息以及公开信息和存储、传输、处理这些信息的信息系统分等级实行安全保护，对信息系统中使用的信息安全产品实行按等级管理，对信息系统中发生的信息安全事件分等级响应、处置的综合性工作。

信息安全等级保护的多层、多级框架如图 7－36 所示。

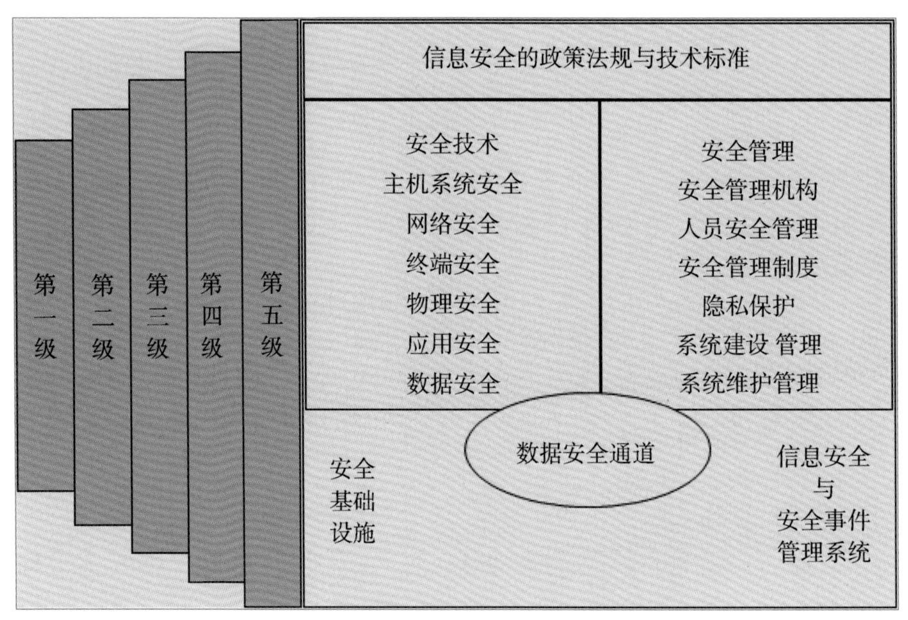

图 7－36 医院多层多级信息安全体系框架图

（二）信息安全等级保护

信息安全等级保护是指对信息系统分等级进行安全保护和监管；对信息安全产品的使用实行分等级管理；对信息安全事件实行分等级响应、处置的制度。简单而言之，就是将信息和信息载体按照重要性和受破坏后的危害性分成 5 个安全保护等级（从第一级到第五级，逐级增高）。

根据原国家卫生部下发的“85 号通知”中的等保工作指导意见中明确要求全国所有三甲医院核心业务信息系统的安全保护等级原则上不低于第三级，次要系统、医院网站建议定为二级，医院建有相对完善的信息平台或集成平台的，可将医院内部信息系统作为一个整体定为三级。

（三）信息安全等级保护政策体系和标准体系

- 《中华人民共和国计算机信息系统安全保护条例》（国务院 147 号令）《国家信息化领导小组关于加强信息安全保障工作的意见》中办发〔2003〕27 号）
- 《信息安全等级保护管理办法》（公通字〔2007〕43 号）

- 《关于信息安全等级保护工作的实施意见》（公通字〔2004〕66 号）
- 《关于开展全国重要信息系统安全等级保护定级工作的通知》（公信安〔2007〕861 号）
- 《信息安全等级保护备案实施细则》（公信安〔2007〕1360 号）
- 《关于开展信息系统等级保护安全建设整改工作的指导意见》（公信安〔2009〕1429 号）
- 《关于推动信息安全等级保护测评体系建设和开展等级测评工作的通知》（公信安〔2010〕303 号）
- 《实体鉴别第四部分：采用密码校验函数的机制》（GB/T 15843.4—2008）
- 《抗抵赖第一部分：概述》（GB/T 17903.1—2008）
- 《抗抵赖第二部分：采用对称技术的机制》（GB/T 17903.2—2008）
- 《抗抵赖第三部分：采用非对称技术的机制》（GB/T 7903.3—2008）产品类
- 《操作系统安全技术要求》（GB/T 20272—2006）
- 《操作系统安全评估准则》（GB/T 20008—2005）
- 《数据库管理系统安全技术要求》（GB/T 20273—2006）
- 《数据库管理系统安全评估准则》（GB/T 20009—2005）
- 《网络端设备隔离部件技术要求》（GB/T 20279—2006）
- 《网络端设备隔离部件测试评价方法》（GB/T 20277—2006）
- 《网络脆弱性扫描产品技术要求》（GB/T 20278—006）
- 《网络脆弱性扫描产品测试评价方法》（GB/T 20280—2006）
- 《网络交换机安全技术要求》（GA/T 684—2007）
- 《虚拟专用网安全技术要求》（GA/T 686—2007）
- 《公钥基础设施安全技术要求》（GA/T 687—2007）
- 《PKI 系统安全等级保护技术要求》（GB/T 21053—2007）
- 《网关安全技术要求》（GA/T 681—2007）
- 《服务器安全技术要求》（GB/T 21028—2007）
- 《入侵检测系统技术要求和检测方法》（GB/T 20275—2006）
- 《计算机网络入侵分级要求》（GA/T 700—2007）
- 《防火墙安全技术要求》GA/T 683—2007）
- 《防火墙技术测评方法》（报批稿）
- 《信息系统安全等级保护防火墙安全配置指南》（报批稿）《防火墙技术要求和测评方法》（GB/T 20281—2006）《包过滤防火墙评估准则》（GB/T 20010—2005）
- 《路由器安全技术要求》（GB/T 18018—2007）
- 《路由器安全评估准则》（GB/T 20011—2005）
- 《路由器安全测评要求》（GA/T 682—2007）
- 《网络交换机安全技术要求》（GB/T 21050—2007）
- 《交换机安全测评要求》GA/T 685—2007）
- 《终端计算机系统安全等级技术要求》GA/T 671—2006）
- 《终端计算机系统测评方法》（GA/T 671—2006）
- 《审计产品技术要求和测评方法》（GB/T 20945—2006）
- 《虹膜特征识别技术要求》（GB/T 20979—2007）
- 《虚拟专网安全技术要求》（GA/T 686—2007）《应用软件系统安全等级保护通用技术指南》（GA/T 711—2007）
- 《应用软件系统安全等级保护通用测试指南》（GA/T 712—2007）
- 《信息安全风险评估规范》（GB/T 20984—2007）其他类
- 《信息安全事件管理指南》（GB/Z 20985—2007）

- 《信息安全事件分类分级指南》(GB/Z 20986—2007)
- 《信息系统灾难恢复规范》(GB/T 20988—2007)

二、网络安全

网络安全涉及计算机科学、通信技术、密码技术、信息安全技术、网络技术、应用数学、算法科学等多个学科。网络安全是指网络系统中的软件、硬件及其中的相关数据不被侵害，不被恶意破坏、攻击、更改、泄露，系统能够持续稳定正常地运行网络服务不会中断。

(一) 网络安全需求分析

1. 边界安全需求分析　把不同安全级别的网络相互连接，就产生了网络安全边界。边界的安全主要包括：边界访问控制、边界入侵防范、边界恶意代码防范等方面。

(1) 边界访问控制需求分析：访问控制是各类边界最基本的安全需求，对来往于安全区域边界的数据信息进行控制，避免越权访问或非授权访问。

一旦边界的完整性被破坏，所有的控制规则将失去其效力，所以，应当对内部网络中出现的内部用户未经过允许擅自跨界接到外部网络的行为进行排查，确保边界的完整性。

(2) 入侵防范需求分析：各类网络攻击行为不仅可能来自于人们公认的因特网等外部网络，还可能存在于内部网络。采用一定的安全措施，能够实现主动阻挡针对信息系统的各类攻击，如病毒、木马等，实现对网络以及应用系统的安全保护，确保重要信息资产免受攻击威胁。

(3) 恶意代码防范需求分析：目前，病毒的发展呈现出下列趋势：病毒与黑客程序相联合，蠕虫、木马更为泛滥。当前，计算机病毒的传播途径与过去相比已经发生了不小的变化，更多地以网络(包括Internet、局域网)形式进行传播。因此，为了安全的防护手段也需以变应变，迫切需要综合病毒防护体系，对病毒予以查杀。

2. 安全管理需求分析　“三分技术、七分管理”，更加突出的是管理层面在安全体系中的重要性，除了技术管理措施外，安全管理是保障安全技术手段发挥具体作用的最有效手段，建立健全安全管理体系不但是国家等级保护中的要求，也是作为一个安全体系来讲不可或缺的重要组成部分。

安全管理体系依赖于国家相关标准、行业规范、国际安全标准等规范和标准来指导，形成可操作的体系，主要包括安全管理制度、安全管理机构、人员安全管理系统建设管理、系统运维管理。

(二) 网络逻辑架构

医院数据中心网络架构的总体规划遵循“分区＋分层＋分平面＋安全”的设计理念，业务平面、管理平面和存储平面 3 个平面分离，提高系统的可扩展性、安全性和可维护性。

根据不同业务功能区域之间的隔离需求，将数据中心的网络按照功能的不同分成多个业务区域，各业务区域之间实现网络的不同程度隔离。数据中心网络逻辑拓扑分为 Intranet/内网接入区(分院、门诊部、住院部)，因特网接入区(外部用户、移动办公用户)，Extranct 外联接入区(合作医疗机构)，管理维护区，数据交换区、存储区。

(三) 网络隔离设计

1. 信任等级分析(表 7-1)

表 7-1　信任程度分析

访问源	信任程度	接入区域
内网园区(门诊、住院部、办公区)	高	内网接入区
广域园区(下属分院)	高	内网接入区
出差员工(医生)	中	因特网接入区
合作医疗机构	低	外联接入区
外网用户(就医患者)	不信任	因特网接入区

（1）因特网访问客户安全风险最高，安全级别最低，仅开放公众医疗平台访问权限。

（2）合作医疗机构可信度居中，数据中心仅开放部分业务给合作伙伴，部署 Extranet 服务器区。

（3）下属分院和出差医生根据访问方式的不同，给予不同的业务范围与权限。

（4）内部园区和广域园区都属于医院的内部，可信度高，根据不同部门和业务访问数据中心的不同业务服务区。

2. 区域边界防护

（1）边界安全隔离设计：①数据中心网络边界防火墙双层异构部署。内网接入区及外联网接入区安全级别较高，内层防火墙可视情况部署。②ODMZ 区部署在边界异构防火墙之间，外层防火墙约束外部用户对 DMZ 的访问，内层防火墙约束 DMZ 对 DC 内部访问。

（2）内部安全隔离设计：①DDC 内部各业务 POD 部署独立安全设备，对 DC 内部东西向访问进行安全防护；②对南北向的访问流量策略作一步细化。

（四）内网安全

1. 内网出口防火墙　防火墙采用直路部署在核心交换机的外部，也可以做旁路部署，推荐直路，并采用双机热备的部署方式。为保证数据传输的私密性，可以在两端防火墙上启用 IPSec VPN。为防止病毒等恶意软件和代码的传播可以在防火墙上启用 IPS，AV 等安全防护功能。

2. 内网核心防火墙

（1）基于安全区域的隔离防火墙的安全隔离是基于一定安全区域的隔离，这样的设计模式为使用者在实际使用防火墙的时候提供了十分不错的管理方法。每个安全区域能够根据网络的实际组网情况加入任意的接口，所以，统一安全网关的安全管理模式不会受到网络拓扑的影响。

（2）可管理的安全区域：业界诸多防火墙往往都提供受信安全区域（trust）、非受信安全区域（untrust）、非军事化区域（DMZ）3 个独立的安全区域，这样的保护模型能够适应大多数的组网需求，然而在某些安全机制要求较高的情况下，这样的保护模型依然不能满足需求。

防火墙提供 4 个安全区域，即 trust、untrust，DMZ、local，在提供 3 个最常用的安全逻辑区域的基础上还新添加了本地逻辑安全区域。本地安全区域能够定义到统一安全网关自身的报文，保障了统一安全网关自身的安全防护。例如：采用对本地安全区域的报文控制，能够很容易地避免不安全区域对统一安全网关自身的 Telnet、FTP 等访问。

（3）基于安全区域的策略控制：防火墙支持根据不同的安全区域之间的访问设计不同的安全策略组（ACL 访问控制列表），每条安全策略组支持若干个独立的规则。这样的规则体系使得统一安全网关的策略非常容易管理，使用户对各种逻辑安全区域的独立管理更为便捷。基于安全区域的策略控制模型，可以分别清晰地定义从 trust 到 untrust、从 DMZ 到 untrust 之间的各种访问，这样的策略控制模型使得统一安全网关的网络隔离功能具有良好的管理能力。

（4）灵活的规则设定：防火墙能够支持灵活的规则设定，能够根据报文的特点便捷地设定各类规则。①能够根据报文的协议号设定规则；②能够根据报文的源地址、目的地址设定规则；③能够采用通配符设定地址的范围，用来指定某个地址段的主机；④针对 UDP 和 TCP 还可以指定源端口、目的端口；⑤针对目的端口、源端口可以采用大于、等于、介于、不等于等方式设定端口的范围；⑥针对 ICMP 协议可以自由地指定 ICMP 报文的类型和 Code 号，可以通过规则针对任何一种 ICMP 报文；⑦可以针对 IP 报文中的 TOS 域设定灵活的规则；⑧可以将多个报文的地址形成一个组，作为地址组，在定义规则时可以按组来设定规则，这样规则的配置灵活方便。

（5）高速策略匹配：通常防火墙的安全策略都是由很多规则构成的，因此在进行策略匹配的时候会影响防火墙的转发效率。防火墙采用了 ACL 匹配的专门算法，这样就保证了在很多规则的情况下，统一安全网关依然可以保持高效的转发效率，系统在进行上万条 ACL 规则的查找时，性能基本不受影响，处理速度保持不变，从而确保 ACL 查找的高速度，提高了系统整体性能。

（6）MAC 地址和 IP 地址绑定：防火墙根据用户配置，将 MAC 和 IP 地址进行绑定从而形成关联关系。对于从该 IP 地址发来的报文，如果 MAC 地址不匹配则被丢弃；对于发往该 IP 地址的报文都被强制发送到指定的 MAC 地址处，从而有效避免 IP 地址假冒的攻击行为。

（7）动态策略管理——黑名单技术：防火墙能够将某些可疑报文的源 IP 地址记录在黑名单列表中，系统通过丢弃黑名单用户的所有报文，从而有效避免某些恶意主机的攻击行为。

统一安全网关提供如下几种黑名单列表维护方式：①手工添加黑名单记录，实现主动防御；②与攻击防范结合自动添加黑名单记录，起到智能保护的作用；③能够依据具体情况设定“白名单”，使得即便存在于黑名单中的主机，仍然能够使用部分的网络资源。例如：如果某台主机被列入到了黑名单，但是依然能够允许这个用户上网。

黑名单技术是一种动态策略技术，属于响应体系。统一安全网关在动态运行的过程中会发现一些攻击行为，通过黑名单动态响应系统，能够抑制这些非法用户的部分流量，起到保护整个系统的作用。

三、放射治疗网络架构

放射治疗中心是肿瘤医院不可缺少的科室，这所肿瘤医院放射治疗中心设有模拟定位室、型模室、后装治疗室、物理室、放射治疗技术组和热疗室，承担全院放射治疗方面的临床、科研、教学工作。放射治疗中心自建立起来陆续有 Aria 网络、Mosaiq 网络、Precise 网络、HIS 系统等系统。经过前期的信息化建设，建成了基本适应放射治疗应用系统要求的网络基础平台。然而，随着近两年应用系统的快速发展、大型医疗设备的增加、治疗计划系统的增加，以及各用户终端数量的不断增加、医疗数据的急剧膨胀，现有的放射治疗中心网络架构已经显露出不能更好地适应放射治疗中心乃至医院信息化管理发展需求的迹象。随着医疗行业信息化的发展，为了认真贯彻原国家卫生部关于加快医卫系统信息化建设及管理的会议精神，进一步推进医院的信息化建设，提高湖南省肿瘤医院信息化应用的管理水平，使医院经济效益和社会效益双丰收，逐步加快放射治疗技术的快速发展，网络系统改造刻不容缓。本文主要介绍通过对放射治疗中心网络系统的改造设想与实现路径，使得网络系统更加趋于合理、可靠、稳定、安全，性能更优越，可管理性更强，满足放射治疗中心日益发展的需要。

（一）放射治疗网络系统的需求分析

网络信息化是现代化医疗发展的趋势，能否提供更便捷、更系统的服务已成为各大医院赢得市场的关键。因此湖南省肿瘤医院在网络信息化建设方面，放射治疗中心的网络数字化建设尤其重要，是湖南省肿瘤医院在建设数字化肿瘤医院中的基础工程。为了提升放射治疗整体医疗服务水平和医疗应用系统的服务效率，需要从以下几个方面考虑放射治疗中心网络系统平台的建设。

1. 网络稳定需求分析　医疗行业的网络不仅需要网速快更需要稳定的网络性能，因为网络稳定性关系到患者的治疗安全，医院的各种应用系统和基础设备都要依存于网络的稳定性。系统的稳定性（7×24 h 稳定、可靠、持续运行）是投入运行的医疗系统和医疗设备的生命线。放射治疗中心同样如此，如果网络系统无法保障稳定可靠，在网络故障情况下，CT 扫描的图像传输不出去，计划系统做好的计划返回不到服务器，加速器得不到患者的治疗计划等，将造成大量需要放射治疗的患者得不到及时的治疗，不仅造成医院严重的经济损失，也会给医院的社会效应造成极大的负面影响。因此，稳定的网络系统建设是医院各种应用系统开展的基本保障，也是各种依赖网络的医疗器械正常高效率运行的根本性措施之一。怎样的网络结构能够保证整个网络的稳定、可靠，保证在单点故障的情况下不会对整个网络造成冲击，保证核心、骨干设备在出问题的时候能够无缝的恢复或切换，这些都是医院网络系统建设的最根本需要。

2. 网络性能需求分析　目前放射治疗中心的应用系统主要是以治疗计划系统（TPS）为主，同时还有医院 HIS 系统、网络传输系统、CT 模拟定位机、直线加速器等其他临床信息系统和医疗设备，各种系统对网络的性能都有不一样的需要。治疗计划系统主要是以患者的 CT、MRI、PET 影像数据为主，扫描好的影像数据需要通过高速网络传输到计划系统的服务器上供医师和物理师勾画靶区、制订治疗计划使用。直线加速器需要的患者治疗信息和 HIS 的应用主要是以数据信息为主，对于基础架构的可靠性和安全性需要较高，对服务质量也有一定的要求。PACS、RIS 等信息系统的应用内容则较为丰富。经过以上分析，这要求有足够的传输带宽来满足急剧增长的数据流量，要求安全、可靠、保证服务质量和高性能，需要同时图像传输和数据等多种业务，又要方便以后的扩展。在某些关键应用上，对于服务质量、高性能、高可用性都提出了很高的需求。

3. 网络安全需求分析　在医院信息网络建设中，网络安全体系是确保其安全可靠运行的重要支柱，能否有效地保护信息资源，保护信息化健康、有序、可持续地发展，是关系到医院计算机网络建设成败的关键。放射治疗中心网络的安全性主要从物理安全、网络安全、传输安全、存储以及数据安全等方面分析。物理安全即为物理设备安全主要如下：①物理设备安全，设备和操作系统都提供了有效的密码才能进入；②机房内服务器和网络设备均放置在上锁的机柜中由专人管理；③主要网络设备安装 UPS 设备。网络安全，根据科室网络安全需要内网与外网分开管理，采用专机专用，专线专用措施，控制网络中的各主机的 USB、光驱、软驱等常见的硬件接口，这样能够阻断病毒传播途径。传输安全分为影像传输安全和治疗计划传输安全，影像传输主要是指模拟 CT、MRI 和 PET-CT 通过 DICOM 标准传输协议向 TPS 计划系统服务器传输。治疗计划传输主要通过 PreciseNet 网络系统、Mosaiq 网络系统和 Aria 网络系统完成从计划系统到直线加速器等放射治疗医用设备的计划传输。服务器系统每天有大量数据存取，需要对数存储以及数据进行有效的保护，对数据权限管理、数据复制、备份、容灾等技术确保存储数据的安全。

（二）放射治疗网络架构

放射治疗网络架构采用三层网络架构，三层网络架构是现在网络构成方式的一个结构分层，也就是将复杂的网络设计分成 3 个层次——接入层、汇聚层和核心层。核心层主要用于网络的高速交换主干；汇聚层着重于提供基于策略的连接，位于接入层和核心层之间；而接入层则负责将包括电脑、AP 等在内的工作站接入到网络。这样的设计能够将一个复杂的大而全的网络分成三个层次进行有序的管理。

三层交换网络架构图如下（图 7－37、图 7－38）。

1. 核心层交换机　核心层是网络的主干部分，保障整个网络性能，属于管理层。核心层交换机的主要目的在于通过高速转发通信，提供快速、可靠的骨干传输结构，因此核心层交换机应该具有如下特性：可靠性、高效性、冗余性、容错性、可管理性、适应性、低延时性等。

因为核心层是网络的枢纽中心，重要性突出，因此核心层交换机应该采用拥有更高带宽、更高可靠性、更高性能和吞吐量的千兆甚至万兆以上可管理交换机。基于 IP 地址和协议进行交换的第三层交换机普遍应用于网络的核心层，也少量应用于汇聚层。部分第三层交换机也同时具有第四层交换功能，可以根据数据帧的协议端口信息进行目标端口判断。

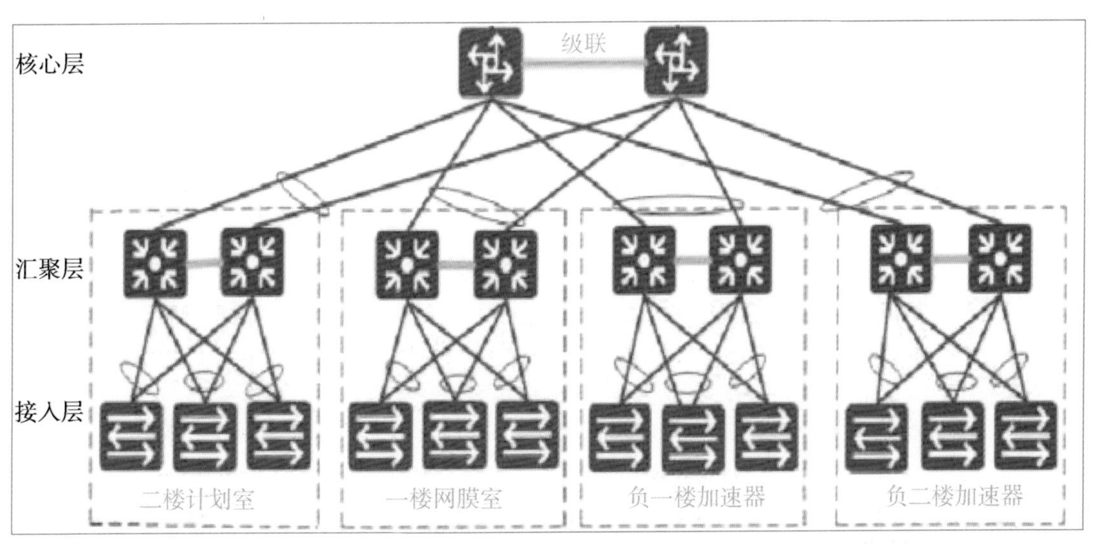

图 7－37　三层交换网络架构图

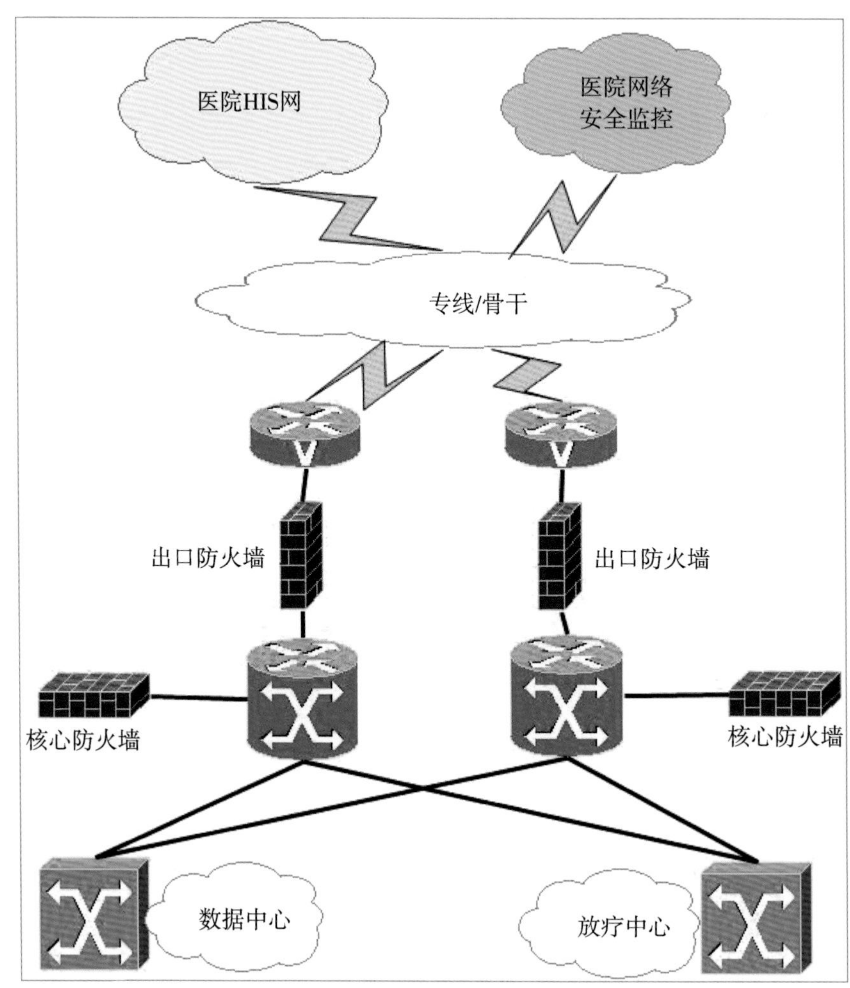

图 7－38 放射治疗网络安全架构

2. 汇聚层交换机 汇聚层属于中层管理，用来连接核心层和接入层，处于中间位置，它的上行是核心交换机，下行是接入层交换。汇聚层具有实施策略、安全、工作组接入、源地址或目的地址过滤等多种功能，它是实现策略的地方。

因为汇聚层交换机是多台接入层交换机的汇聚点，它必须能够处理来自接入层设备的所有通信量，并提供到核心层的上行链路，因此汇聚层交换机与接入层交换机比较，需要更高的性能和交换速度以及更少的接口。

但在实际应用中，很多时候汇聚层被省略了。在传输距离较短，且核心层能直接连接接入层的情况下，汇聚层是可以被省略的，这样的做法比较常见，一来可以节省总体成本，二来能减轻维护负担，网络状况也更易监控。

3. 接入层交换机 接入层，通常将网络中直接面向用户连接或访问网络的部分称为接入层，与设备直接相连的层。接入层为用户提供了在本地网段访问应用系统的能力，主要解决相邻用户之间的互访需求，并且为这些访问提供足够的带宽。在大中型网络里，接入层还应当适当负责一些用户管理功能（如地址认证、用户认证、计费管理等），以及用户信息收集工作。

因为接入层的主要目的是允许终端用户连接到网络，因此接入层交换机往往具有低成本和高端口密度特性，通常建议使用性价比高的设备。管理型交换机和非管理型交换机都可以用在接入层，视具体预算和网络需求而定。

核心层交换机、汇聚层交换机以及接入层交换机并没有固定要求，它们处于哪一层主要取决于网络环境的大小及设备的转发能力，也不是每个网络都必须有这三个结构，通常只有接入层交换机和核心层交换机，这种做法的其中一个目的就是可以节约成本。

网络拓扑结构示意图如下（图 7－39）。

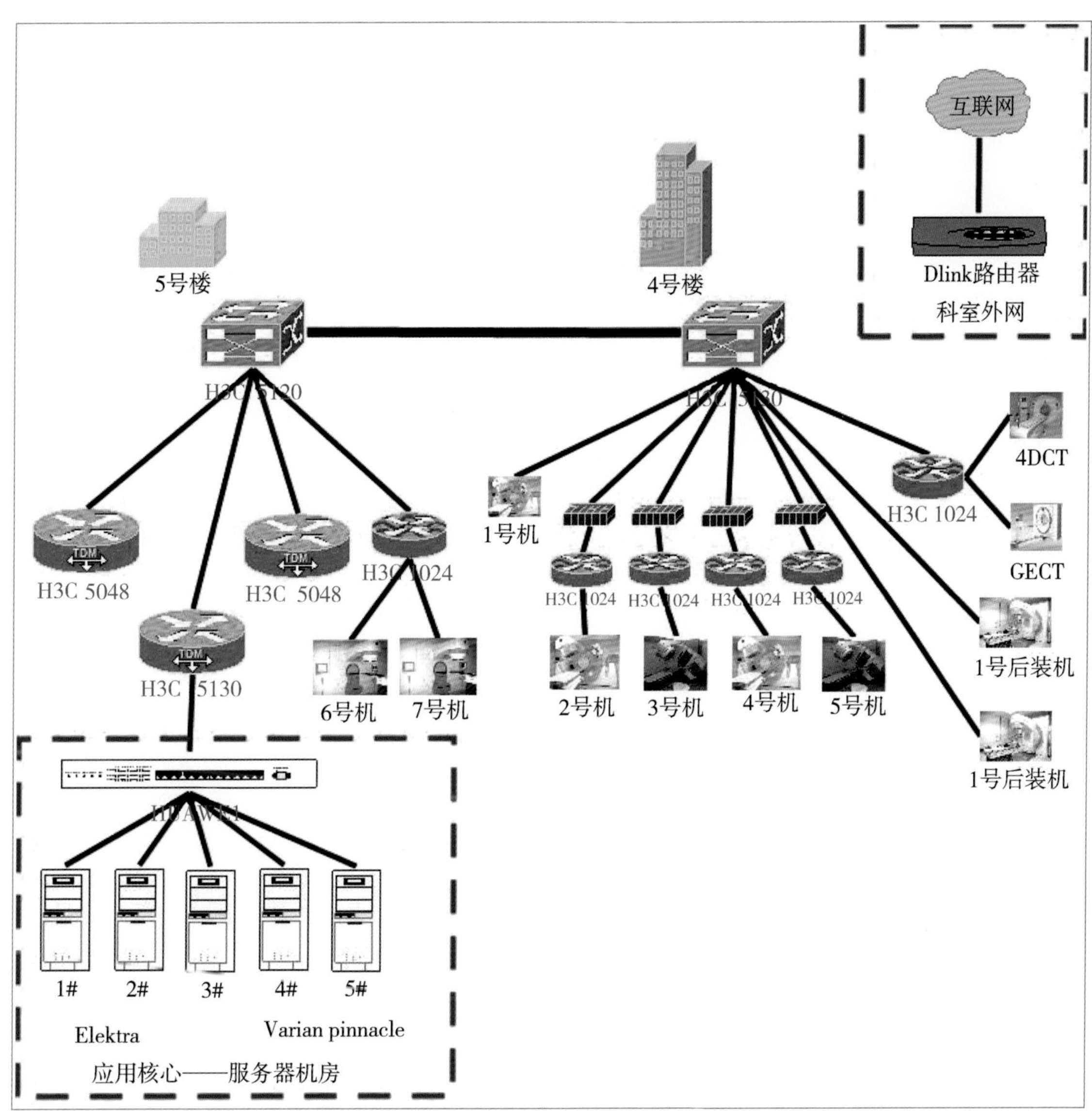

图 7－39　放射治疗中心网络拓扑结构图

第八章　肿瘤放射治疗项目的相关法规、许可制度和项目评审

第一节　放射治疗项目相关的法律、法规和规章

放射性同位素与射线装置给社会带来了巨大效益的同时也存在潜在的危害。因此，为了加强相关项目的管理，国家制定了一系列的法律、法规，主要有：《职业病防治法》《环境保护法》《放射性污染防治法》《放射性同位素与射线装置安全和防护条例》《突发公共卫生事件应急条例》《医疗事故处理条例》《医疗机构管理条例》《医疗器械使用质量监督管理办法》和《医疗器械监督管理条例》等。肿瘤放射治疗属于核技术在医学领域的应用，其项目管理主要涉及卫生部门和环境保护部门。国家环境保护主管部门对全国放射性同位素、射线装置的安全和防护工作实施统一监督管理，相关的规章主要有：《放射性同位素与射线装置安全和防护管理办法》《放射性同位素与射线装置安全许可管理办法》《射线装置分类办法》和《放射源分类办法》等。卫生部门负责放射源的职业病危害评价管理、放射源诊疗技术和医用辐射机构的准入管理和放射源的放射性污染事故的医疗应急，并参与放射源的放射性污染事故应急工作，相关的规章主要有：《放射诊疗管理规定》《放射工作人员职业健康管理办法》《职业健康监护管理办法》《建设项目职业病危害分类管理办法》《职业病危害项目申报管理办法》《医疗器械不良事件监测和再评价管理办法》《大型医用设备配置与使用管理办法》等。

第二节　放射治疗项目相关的行政许可制度

一、《大型医用设备配置许可证》

大型医用设备作为重要的医疗卫生资源，在改善患者健康的同时，也带来了医疗成本上升和设备管理压力增大等问题，因此其合理配置与使用对我国卫生事业发展具有重要意义。配置许可审批的依据是国家卫生健康委员会、国家药品监督管理局于2018年颁布实施的《大型医用设备配置与使用管理办法(试行)》。医疗器械使用单位申请配置大型医用设备，应当符合大型医用设备配置规划，与其功能定位、临床服务需求相适应，具有相应的技术条件、配套设施和具备相应资质、能力的专业技术人员。申请配置甲类大型医用设备的，向国家卫生健康委员会提出申请；申请配置乙类大型医用设备的，向所在地省级卫生健康行政部门提出申请。

目前放射治疗项目中属于甲类管理的设备有：①重离子质子放射治疗系统；②高端放射治疗类设备[包括磁共振引导放射治疗系统、X射线立体定向放射外科治疗系统（含Cyberknife)]；③首次配置的单台（套）价格在5000万元人民币及以上的大型医疗器械。属于乙类管理的设备有：①常规放射治疗类设备（包括医用直线加速器、螺旋断层放射治疗系统、伽马射线立体定向放射治疗系统)；②首次配置的单台（套）价格在3000万～5000万元人民币的大型医疗器械。

二、《辐射安全许可证》

根据我国《放射性同位素与射线装置安全和防护条例》第五条：生产、销售、使用放射性同位

素和射线装置的单位，应当依照本章规定取得许可证。第六条：除医疗使用Ⅰ类放射源、制备正电子发射计算机断层扫描用放射性药物自用的单位外，生产放射性同位素、销售和使用Ⅰ类放射源、销售和使用Ⅰ类射线装置的单位的许可证，由国务院环境保护主管部门审批颁发。除国务院环境保护主管部门审批颁发的许可证外，其他单位的许可证，由省、自治区、直辖市人民政府环境保护主管部门审批颁发。

放射治疗项目涉及放射性同位素、射线装置的使用，其使用单位必须申请领取《辐射安全许可证》，并应具备下列条件：①医疗使用Ⅰ类放射源，使用Ⅱ类、Ⅲ类、Ⅳ类、Ⅴ类放射源，使用Ⅱ类、Ⅲ类射线装置的，应当设有专门的辐射安全与环保管理机构，或者至少有1名具有本科以上学历的技术人员专职负责辐射安全与环保管理工作；其他辐射工作单位应当有1名具有大专以上学历的技术人员专职或兼职负责辐射安全与环保管理工作；依据辐射安全关键岗位名录，应当设立辐射安全关键岗位的，该岗位应当由注册核安全工程师担任。②从事辐射工作的人员必须通过辐射安全与防护专业知识和相关法律法规的培训和考核。③使用放射性同位素的单位应当有满足辐射防护和实体保卫要求的放射源暂存库或设备。④放射性同位素和射线装置使用场所有防止误操作、防止工作人员和公众受到意外照射的安全措施。⑤配备与辐射类型和辐射水平相适应的防护用品和监测仪器。⑥有健全的操作规程、规章制度、台账、监测方案、培训计划和事故应急预案。⑦产生放射性废气、废液、固体废物的，还应当具有确保其达标排放的处理能力或可行的处理方案。⑧使用放射性同位素和射线装置开展医疗诊断和治疗的单位，还应当配备质量控制检测设备制定相应的质量保证大纲和质量控制检测计划，至少有1名医用物理人员负责质量保证和质量控制检测工作。

三、《放射诊疗许可证》

根据《放射诊疗管理规定》，放射诊疗工作按照诊疗风险和技术难易程度分为四类管理：①放射治疗；②核医学；③介入放射学；④X射线影像诊断。医疗机构开展放射诊疗工作，应当具备与其开展的放射诊疗工作相适应的条件，经所在地县级以上地方卫生行政部门的放射诊疗技术和医用辐射机构许可（简称放射诊疗许可）。医疗机构开展放射诊疗工作，应当具备以下基本条件：①具有经核准登记的医学影像科诊疗科目；②具有符合国家相关标准和规定的放射诊疗场所和配套设施；③具有质量控制与安全防护专（兼）职管理人员和管理制度，并配备必要的防护用品和监测仪器；④产生放射性废气、废液、固体废物的，具有确保放射性废气、废物、固体废物达标排放的处理能力或者可行的处理方案；⑤具有放射事件应急处理预案。开展放射治疗工作，应该具备以下人员和设备：①中级以上专业技术职务任职资格的放射肿瘤医师；②病理学、医学影像学专业技术人员；③大学本科以上学历或中级以上专业技术职务任职资格的医学物理人员；④放射治疗技师和维修人员；⑤至少有一台远距离放射治疗装置，并具有模拟定位设备和相应的治疗计划系统等设备；⑥放射治疗场所应当按照相应标准设置多重安全联锁系统、剂量监测系统、影像监控、对讲装置和固定式剂量监测报警装置；配备放射治疗剂量仪、剂量扫描装置和个人剂量报警仪。

医疗机构设置放射诊疗项目，应当按照其开展的放射诊疗工作的类别，分别向相应的卫生行政部门提出建设项目卫生审查、竣工验收和设置放射诊疗项目申请。新建、扩建、改建放射诊疗建设项目，医疗机构应当在建设项目施工前向相应的卫生行政部门提交职业病危害放射防护预评价报告，申请进行建设项目卫生审查。医疗机构在放射诊疗建设项目竣工验收前，应当进行职业病危害控制效果评价；并向相应的卫生行政部门提交相关资料，申请进行卫生验收。医疗机构取得《放射诊疗许可证》后，到核发《医疗机构执业许可证》的卫生行政执业登记部门办理相应诊疗科目登记手续。

第三节　放射治疗项目相关的评审

一、职业病危害放射防护预评价

1. 评价依据　《职业病防治法》第十七条规定，新建、扩建、改建建设项目和技术改造、技术引进项目（以下统称建设项目）可能产生职业病危害的，建设单位在可行性论证阶段应当进行职业病危害预评价。医疗机构建设项目可能产生放射性职业病危害的，建设单位应当向卫生行政部门提交放射性职业病危害预评价报告。卫生行政部门应当自收到预评价报告之日起30天内，作出审核决定并书面通知建设单位。未提交预评价报告或者预评价报告未经卫生行政部门审核同意的，不得开工建设。职业病危害预评价报告应当对建设项目可能产生的职业病危害因素及其对工作场所和劳动者健康的影响作出评价，确定危害类别和职业病防护措施。

《放射诊疗管理规定》第十二条规定，新建、扩建、改建放射诊疗建设项目，医疗机构应当在建设项目施工前向相应的卫生行政部门提交职业病危害放射防护预评价报告，申请进行建设项目卫生审查。立体定向放射治疗、质子治疗、重离子治疗、带回旋加速器的正电子发射断层扫描诊断等放射诊疗建设项目，还应当提交卫生部指定的放射卫生技术机构出具的预评价报告技术审查意见。卫生行政部门应当自收到预评价报告之日起30天内，作出审核决定。经审核符合国家相关卫生标准和要求的，方可施工。

2. 一般需要预评价的项目建设单位会委托具有相应资质的第三方公司进行，项目建设单位需要提供预评价委托书以及报告编制所需资料一般如下（表8-1）。

表8-1　职业病危害放射防护预评价委托书和报告编制资料

<table>
<tr><td colspan="2">委托书模板</td></tr>
<tr><td colspan="2">建设项目职业病危害放射防护预评价委托书</td></tr>
<tr><td colspan="2">××××：
为满足业务工作需要，我单位拟开展××××××××项目，根据《中华人民共和国职业病防治法》及有关法律、法规要求，现委托贵单位对我院该项目进行职业病危害放射防护预评价工作。
特此委托！
委托单位：××××
日期：××××年××月××日</td></tr>
<tr><td>序号</td><td>报告编制资料清单（根据具体建设项目和第三方公司要求为准）</td></tr>
<tr><td>1</td><td>医疗机构执业许可证和放射诊疗许可证（最新）</td></tr>
<tr><td>2</td><td>医院概述</td></tr>
<tr><td>3</td><td>建设项目地理位置图示</td></tr>
<tr><td>4</td><td>医院的总平面图、机房平面和剖面图、机房楼层和相邻楼层平面图；设备管线设计；大型医用设备配置许可批复</td></tr>
<tr><td>5</td><td>设备的主要参数：能量、最大剂量率等</td></tr>
<tr><td>6</td><td>设备预计的最大负荷</td></tr>
<tr><td>7</td><td>机房屏蔽设计方案</td></tr>
<tr><td>8</td><td>设备使用科室的放射防护管理制度</td></tr>
<tr><td>9</td><td>设备人员配备方案</td></tr>
</table>

二、环境影响评价

1. 评价依据　根据《放射性污染防治法》和《规划环境影响评价条例》等法律法规的规定，生产、销售、使用放射性同位素和加速器、中子发生器以及含放射源的射线装置的单位，应当在申请领取许可证前编制环境影响评价文件，报省、自治区、直辖市人民政府环境保护行政主管部门审查批准；未经批准，有关部门不得颁发许可证。

2. 一般需要环评的项目建设单位会委托具有相应资质的第三方公司进行，项目建设单位需要提供环评/监测委托书以及报告编制所需资料一般如下（表 8-2）。

表 8-2　环境影响评价委托书和报告编制资料

<table>
<tr><td colspan="2">委托书模板</td></tr>
<tr><td colspan="2">建设项目环境影响评价委托书
××××：
为满足业务工作需要，我单位拟开展××××××××项目，根据国家有关环保法律、法规要求，需要编制环境影响评价报告表，现委托贵单位对我院该项目进行环境影响评价工作。
特此委托！
委托单位：××××
日期：××××年××月××日</td></tr>
<tr><td colspan="2">监测委托书
××××：
为满足业务工作需要，我单位拟开展××××××××项目，根据国家有关环保法律、法规要求，现委托贵单位对我院该项目的工作场所进行辐射环境现状监测。
特此委托！
委托单位：××××
日期：××××年××月××日</td></tr>
<tr><td>序号</td><td>报告编制资料清单（根据具体建设项目和第三方公司要求为准）</td></tr>
<tr><td>1</td><td>项目投资额及相应环保投资额</td></tr>
<tr><td>2</td><td>本单位现有的全部辐射设施环保审批手续办理情况</td></tr>
<tr><td>3</td><td>项目辐射装置基本信息：设备名称、型号、类型、所在场所等</td></tr>
<tr><td>4</td><td>医院平面布局图</td></tr>
<tr><td>5</td><td>项目设备预计最大负荷、治疗流程</td></tr>
<tr><td>6</td><td>项目治疗室的平面图和立体图</td></tr>
<tr><td>7</td><td>项目建设防护情况及拟设防护设施</td></tr>
<tr><td>8</td><td>相关辐射防护管理制度及应急预案、管理小组成立文件</td></tr>
<tr><td>9</td><td>辐射安全许可证复印件</td></tr>
<tr><td>10</td><td>已通过环保审批手续项目的环评批复意见和竣工环保验收意见函</td></tr>
</table>

三、职业病危害控制效果评价

1. 评价依据 《职业病防治法》第十八条规定，新建、扩建、改建建设项目和技术改造、技术引进项目（以下统称建设项目）可能产生职业病危害的，建设项目在竣工验收前，建设单位应当进行职业病危害控制效果评价。建设项目竣工验收时，其放射性职业病防护设施经卫生行政部门验收合格后，方可投入使用。

《放射诊疗管理规定》第十三条规定，医疗机构在放射诊疗建设项目竣工验收前，应当进行职业病危害控制效果评价；并向相应的卫生行政部门提交下列资料，申请进行卫生验收。

2. 一般需要控评的项目建设单位会委托具有相应资质的第三方公司进行，项目建设单位需要提供控评委托书以及报告编制所需资料一般如下（表 8-3）。

表 8－3 职业病危害控制效果评价委托书和报告编制资料

委托书模板	
建设项目职业病危害控制效果评价委托书 ××××： 为满足业务工作需要，我单位拟开展××××××××项目，根据《中华人民共和国职业病防治法》及有关法律、法规要求，现委托贵单位对我院该项目进行职业病危害控制效果放射防护评价工作。 特此委托！ 委托单位：×××× 日期：××××年××月××日	
序号	报告编制资料清单（根据具体建设项目和第三方公司要求为准）
1	医院简介和工程简介
2	项目名称和地址：工程编号、建设单位全称、主管部门、设计单位、地质勘探单位等
3	建设性质文件：项目属性（新建/扩建/改建/续建），项目立项审批机关及审批文件、文号
4	工程规模资料：工程主要设施名称、建筑面积、主要建筑及平面、建筑结构和布局，治疗室墙体、室顶、防护门等屏蔽设计方案
5	设备资料：生产单位、规格、射线种类、能量强度、剂量率、等中心高度、X射线泄漏辐射率，剂量监测仪和防护设施的相关参数
6	场所及环境资料：提供选定场所的位置，并描述场所和附近地区地质地貌、土地利用、人口分布、周围建筑情况
7	建设单位放射防护组织机构名单、应急预案等文件
8	人员配备：文化程度、专业、职称、放射防护培训、个人剂量和体检
9	项目设备工作负荷
10	有关工作制度：操作规程、质量保证、患者防护、自主监测等
11	其他防护措施：治疗室进、排风设计方案、防护门设计方案
12	安全设施：安全连锁和报警系统型号、特点、数目、安装位置

四、行政许可审批和项目评审简要路线图（图 8－1）

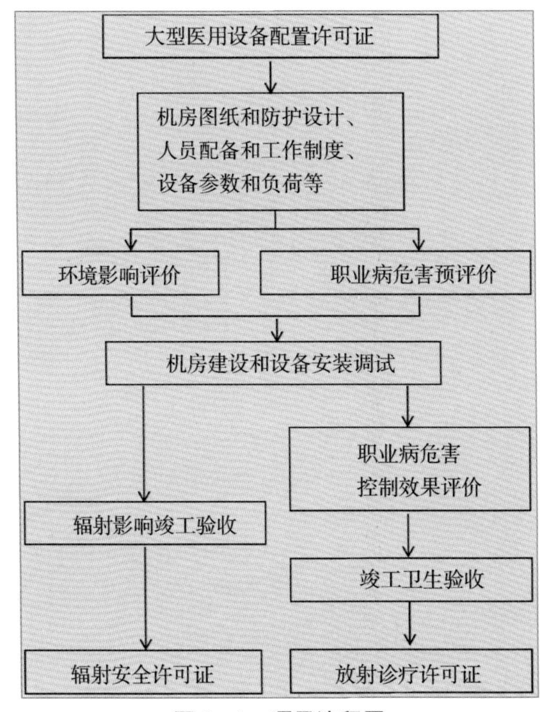

图 8－1 项目流程图

第九章　肿瘤放射治疗的质控设备和使用要求

工欲善其事必先利其器，下面列举一些肿瘤放射治疗的常用质控设备。

一、剂量计系统

放射治疗成功的关键是确保治疗设备投照到患者体内的剂量精准。在临床实践中，准确地测量放射治疗剂量是放射治疗精准化的重要步骤，用得最多最广泛的设备就是剂量计系统。就如青龙偃月刀之于关云长，剂量计系统是物理师们手中最重要的兵器，它可以用来做 Commissioning、校准加速器、患者治疗计划验证等。

常用的剂量计系统一般由电离室和静电计组成。电离室主要由外部导电室壁和中心测量电极组成，室壁内是充满自由空气的空腔。室壁和测量电极之间由高绝缘材料及防护电极分隔开，用于减小在施加极化电压时的漏电流。通常电离室内气腔的长度不超过 25 mm，气腔的内直径不超过 7 mm。用作室壁的材料一般是低原子序数 Z（即组织或空气等效）的材料，室壁的厚度低于 0.1 g/cm^2。测量电极一般用铝或石墨作为材料。常用的 Farmer 型指形电离室的设计原理如图 9－1 所示：

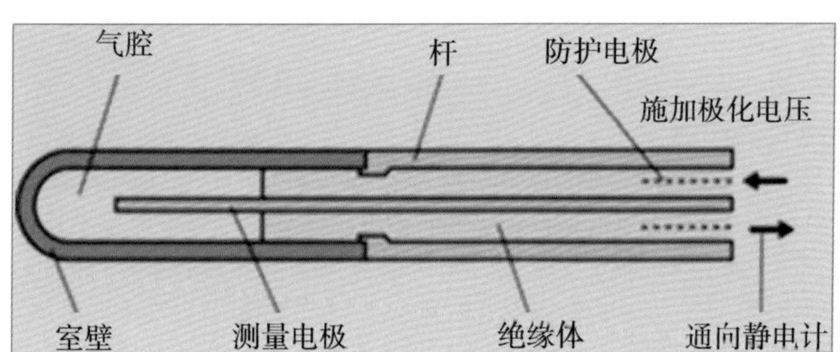

图 9－1　Farmer 型指形电离室的设计原理

对于低能 X 射线或能量低于 10MeV 电子线的测量、光子建成区内的吸收剂量及表面剂量测量，通常建议使用平行板电离室。平行板电离室一般由两个平板室壁组成，其中一个作为入射窗，形成极化电极，另一个作为后壁，形成电荷信号的测量电极。平行板电离室周围还设计有宽度超过 3 mm 的保护环，这就保证了没有电子可以通过室壁对测量信号产生影响。平行板电离室的设计原理如图 9－2 所示：

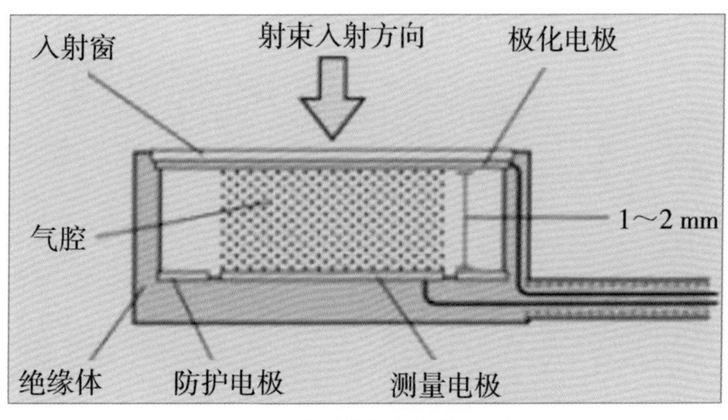

图 9－2　平行板电离室的设计原理

总结一下，电离室通常由三极构成，它们共同定义电离室的灵敏体积：①极化电极，通过静电计与电源相连；②测量电极，与静电计相连，用来测量电离室灵敏体积所产生的电量或电流；③防护电极，用于截断漏电流，并绕开收集电极，将漏电流导向地面。它还能确保电离室灵敏体积内的电场具有良好的均匀性，这样可以准确地收集电离电荷量。

各种国际标准和规范已详细描述了电离室的使用（例如 AAPM51 号报告、国际原子能机构 277 号和 398 号报告等）。其中的一些细节可能有所不同，但基本概念是一致的：通过将电离室测量的读数 M 乘以该电离室校准因子 $N_{D,W}$ 和其他修正因子，最终得到吸收剂量 D_w。对于电离室的校准来说，剂量基准是统一量值的最高依据，也是与其他国家量值保持等效的接口，各种类型的剂量仪器校准因子的检定必须追溯到国家基准，我国的剂量基准机构是中国计量科学研究院。要求每一个剂量仪器的检定都直接追溯到国家基准上，在通常情况下既无必要，也无可能，通常大量的检定任务由二级标准或三级标准剂量实验室去完成。

通过国家基准剂量实验室对电离室进行校准因子的检定一般有以下 3 种途径：

（1）电离室直接在基础标准剂量刻度实验室校准，得到空气中的空气比释动能或者水中的吸收剂量。

（2）电离室直接在可信的剂量刻度实验室或二级标准刻度实验室中被校准。$N_{D,W}$ 校准因子其实就是在标准实验室里做一个我们平时测量剂量逆操作的动作。简单来说就是将剂量（D）除以电离室测量到的电量（M），再经过一些修正，就得到该电离室证书上的 $N_{D,W}$。

（3）每个医院可送检最核心的一个电离室。得到证书后，其他电离室的校准因子可通过这个被校准过的电离室间接校准得到。

电离室中产生的电荷或电流非常少，所以必须由精度极高的测量装置——静电计来测量。静电计是测量小电流的装置，特征电流在纳安量级或更小。与电离室连接的静电计通常是高增益、负反馈的放大器，在标准电阻或标准电容上测量电离电流。在通过输入各种因子修正后，将电荷量或者吸收剂量直观地显示出来。常用的静电计如图 9－3 所示：

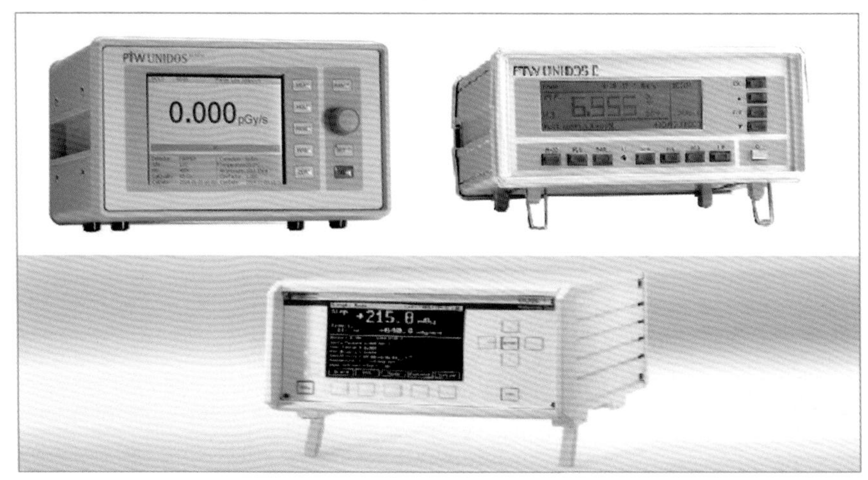

图 9－3 常用的静电计

二、固体水

固体水（图 9－4）因为其使用的便捷性，目前已成了放射治疗质控的必备工具。作为水的替代品，完美的固体水无论是光子还是电子，无论是加速器上高中低任何能量，无论是在任何深度，应该是都能给出与水一样的读数。但实际上由于材料与加工工艺的限制，完美的固体水并不存在。现实中的固体水往往在同样的测量设备下，不同种类射线、不同能量、不同深度，固体水给出的结果都不一样。

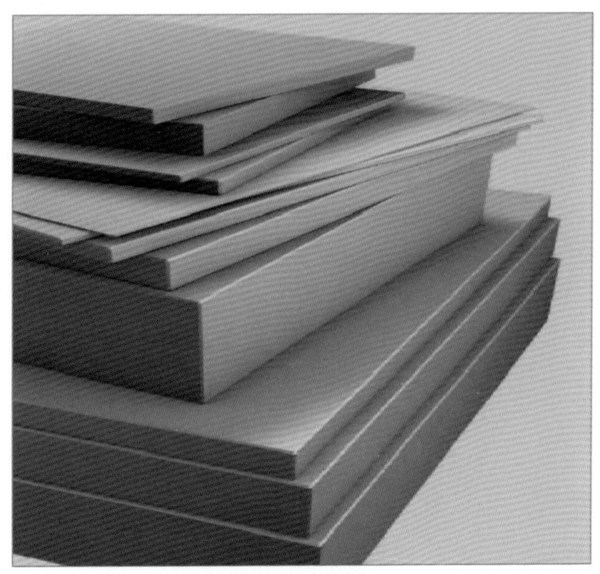

图 9－4　固体水

对于新购置的固体水，首先应该测量每一块固体水的尺寸，尤其是厚度，会发现其实每一块 1 cm/2 cm 的固体水不一定是 1.0 cm/2.0 cm。如果用其中的某几块作为质控测量的基准，最佳做法是以后的周检、月检都使用这几块固体水固定下来来减少误差。此外还需要分别测量光子线与电子线在固体水中与水的等价性，计算并记录修正参数，修正参数＝水中测量读数/固体水中测量读数。如果修正参数小于 1，这意味着电离室在固体水中的读数大于在水中的读数。如果修正参数大于 1，这意味着电离室在固体水中的读数小于在水中的读数。

三、三维水箱测量系统

三维水箱（图 9－5）作为加速器各项参数的测试和验收以及治疗计划系统数据采集的重要工具，在放射治疗质量保证和质量控制工作中起着重要作用。三维水箱测量系统由计算机通用控制单元 CCU，大尺寸水箱、精密步进电机、高灵敏电离室以及扫描分析软件构成。该系统能够进行快速且精准的曲线扫描及数据采集，医学物理师能应用软件分析出直线加速器射野平坦度、射野对称性、百分深度剂量、射线质等重要参数，为在日常放射治疗的质量控制和质量保证提供有力支持，确保加速器运行处于最佳最稳定的状态。

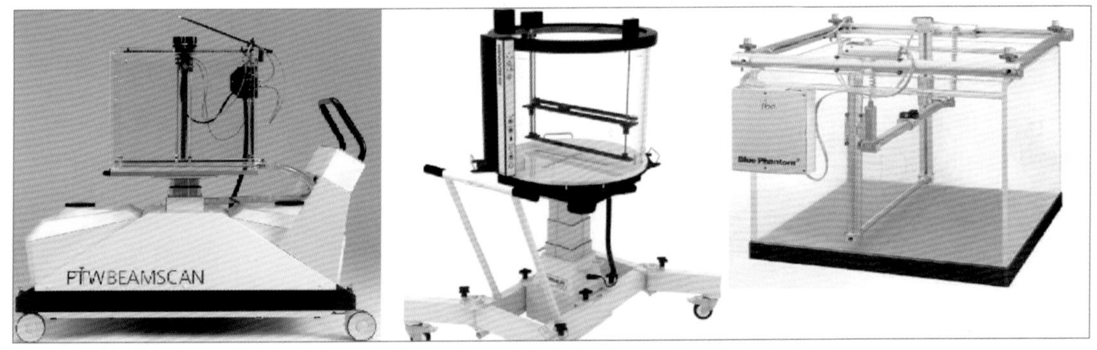

图 9－5　常用三维水箱

（一）三维水箱的基本功能的要求建议

1. 水面的平均深度要满足中心轴上 40 cm 深度上的 PDD 和 Profile 测量。
2. 满足最大辐射野 Profile 扫描的要求，含有足够的侧面建成。
3. 至少可以进行 XY 两个方向 Profile 的扫描。

4. 软件支持 Diagonal 扫描。

（二）三维水箱测量用水的要求建议

1. 水体不建议采用自来水，最好是使用蒸馏水。

2. 测量前应提前放入机房，使水温与室温一致，减少电离室热响应的影响。

3. 建议加入生物化学制剂，防止水藻生长，减少矿物质沉淀，减轻水面张力。

（三）测量用探测器的选择建议

1. 电离室探头，受能量、剂量、剂量率影响小，重复性好成本低。

2. 半导体探头，具有响应时间短、空间分辨率高、无外部偏置、灵敏度高，使用时需要考虑温度、剂量率、能量、测量角度的影响。

3. 探测器的有效尺寸提供的是在灵敏体积内的平均响应，其尺寸大小会对截面剂量产生一定的影响，CC13 探头适用于≥4 cm×4 cm 射野的数据采集，CC01 适用于≤4 cm×4 cm 射野的数据采集。

4. 根据射线类型（光子线、电子线）的不同，选择合适的半导体探测器。半导体在大射野中具有与小射野不同的特性，因此只适合用于≤4 cm×4 cm 射野的数据采集。

（四）测量用探测器的使用建议：

1. 使用参考探测器可以消除入射束输出中的瞬时波动或漂移。

2. 安装探测器时应当使扫描臂在扫描方向上具有最小体积。当使用平行方向时，应当注意漏电流和气腔效应。

3. 根据探测器类型，设置电压偏置。

4. 探测器在单一极性下进行数据采集。

5. 验证是否进行复合效应修正。

6. 半导体探测器用于光子束时应注意能量响应的影响。

7. 参考探测器放置在射束内不挡住射野探测器位置的任何地方。

8. 2 cm×2 cm 射野数据采集时也建议使用参考探头，降低探头运动速度，增加探头驻留时间。

9. 电离室电压 300 V，半导体电压 0 V。上电压前一定要核对探测器类型，避免不恰当的偏压对探测器造成损坏。对射野探测器和参考探测器使用相同极性的电压。

10. 当半导体探测受光子束能量响应的影响时，会导致半导体探器采集的 PDD 曲线没有电离室采集的 PDD 曲线在最大剂量点之后跌落得迅速。

（五）电缆、连接器和静电计的使用建议

1. 电缆、连接器连接时要注意连接器与静电计接口是否匹配，避免电缆扭曲、打结、破损，降低漏电流影响。

2. 静电计使用前必须重置和清零，根据探测器的灵敏度设置合理的增益和量程，根据静电计的响应时间设置合理的扫描速度。

3. 可以适当增加本底测量时间，更好地进行清零。

（六）三维水箱的摆放步骤

1. 将直线加速器的机架和准直器调至 0 度。

2. 打开射野灯，使三维水箱底部十字线与射野十字叉丝投影重合。

3. 将三维水箱放置在准直器下方，通过升降平台水平调节转盘调整三维水箱箱体的水平。

4. 升降三维水箱，观察三维水箱底部十字线与射野十字叉丝投影重合情况。

5. 向三维水箱内注水至响应高度。

6. 查看三维水箱箱体的水平度，并根据实际情况调整。

7. 检查轨道水平支架的水平度，并根据实际情况调整。

8. 调整探测器中心与射野中心一致。

（七）三维水箱的摆放建议

1. 机架和准直器归零时，不能只依靠显示屏的读数，需要使用水平仪标定。

2. 设备连线和注水管的连接工作应在水箱对位前完成，避免安装连接线和接注水管造成水箱的轻微移动。

3. 应该使用射野十字叉丝在水箱底部的投影进行三维水箱的摆放，不要单纯依赖激光灯进行三维水箱的摆位。

4. 注水前应检查升降平台和水箱箱体的水平，并根据情况调整，通过升降水箱平台观察升降过程是否做垂直运动，注水后需复查水箱箱体的水平。

5. 系统已经连接好，水箱尚未注水前，先打开电源，检查一下系统的运行，例如运行时的声音是否正常、有无杂音、走位精度、垂直度等。

6. 水箱注水前沿 XYZ 方向走动探测器，观察探头轨迹与十字叉丝投影是否重合。

7. 半影测量时，射野中心距离水箱边缘的距离应不小于 5 cm。

8. 水中要添加防腐剂，长时间不使用时，应将水箱内水排空，避免一整夜把机械装置浸泡在水中的情况。

9. 线缆连接前要检查外表是否破损，特别是浸入水中的部分，连接时要避免电缆扭曲打结。

10. 提前将 CCU 放置在治疗室内，使 CCU 内部的温度感应器正确显示室温。

11. CCU 应放置在距离放射源 3 m 以外的区域，减少射线对 CCU 的影响。

四、平板探测器系统

测量平面上的分布剂量时，除了用胶片外，通常会选用便捷、准确、高效的平板探测器（图 9 - 6）。不同平板有着不同的探测器类型、探测器数量、探测器尺寸、探测器体积、探测器间距、固有建成厚度和有效探测面积。

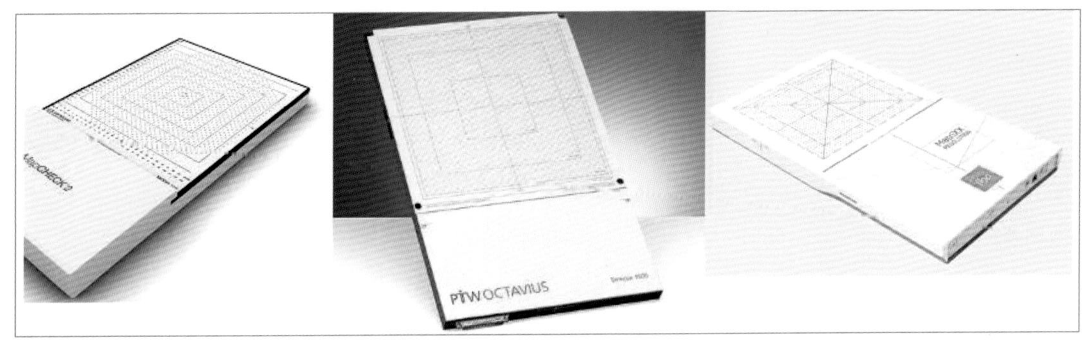

图 9 - 6　常用平板探测器

（一）电离室类型

1. 空气电离室阵列　有些平板采用很小的空气电离室阵列，电离室的优点是它有线性的响应，不受能量，或剂量率影响。但每个电离室本身就占一定的面积，所以它的缺点是空间分辨率不足。另外，有效测量点也是个问题，当电离室平行于射线方向时，这个问题特别突出。此外有些设计不好的电离室还有杆效应。

2. 二极管阵列/硅类探测器　二极管因为固体材料密度比空气电离室高，所以可以做得比较小，空间分辨率和信噪比高，测量点位置比较确定。但二极管的材料主要是硅（Z=14），在遇到低能量光子时，会因有光电反应的参与，会导致探测器过度响应。因为低能光子的非线性响应，导致它的使用范围小。在小野测量时，由于低能量光子较少，所以这个过度响应的问题较弱。另外，也可以通过比较好的工业设计来减弱过度响应。探测器的响应会随着剂量的累积而略微降低，大概每照射 1000 Gy 后，或每年/半年做剂量校准。此外可能会有一些严重的漏电流的问题。

3. 电子射野影像装置EPID　EPID主要由非晶硅组成，跟所有的硅类探测器有相似的优缺点。主要需要留意的是校准剂量的漂移。

4. 闪烁晶体　闪烁晶体探测器可将不可见的射线转变为可见光点。通过光电倍增管将信号放大，经过灵敏的CCD相机将射束点数字化，并将位图传输到计算机进行分析和存储。有些闪烁晶体材料会有受潮变质的风险。

（二）探测器分布

实际使用中，需要测量多大射野的剂量、需不需要知道中心轴以外的剂量分布，是选择探测器分布的考量因素。如果仅仅用来测量射线的平坦度、对称性、光野大小，选用中心轴有探测器分布的平板已经可以。如果需要3D的剂量分布，只有中心轴有探测器的平板就不够用了。如果用来测量大的VMAT照射野的剂量，有效探测面积15 cm×15 cm的平板就不够。而在测量一些小野，或SRS的应用中，边缘剂量跌落很快，就需要更小的探测器体积和更高的分辨率。

（三）分辨率

如果需要精细的剂量分布，或者测量小野、MLC的舌槽效应等，则需要选择体积小，分辨率高的平板。测量不同能量质子束，在不同深度的光斑中心位置与半高全宽，也需要选择体积小，分辨率高的平板。

五、三维剂量验证系统

在剂量验证的方法上，主要分为点剂量验证、二维剂量验证和三维剂量验证，二维剂量验证是验证平面内的剂量，三维剂量验证则是针对三维空间内的剂量。

在二维剂量验证设备方面，比较代表性的有IBA的Matrixx，Sun Nuclear的MapCHECK。对于二维剂量验证，验证计划的机架角需要归零。在三维验证设备方面，比较代表性的有IBA的Compass，PTW的Octavius，Sun Nuclear的ArcCHECK以及ScandiDos公司的Delta4。其中Compass由IBA和Raysearch共同研发，将电离室矩阵安装在治疗头下方，俗称挂在治疗头上，有些类似于穿透型电离室的做法。Octavius和ArcCHECK则是经典的做法，借助专用模体，模体摆放在治疗床上，电离室矩阵放在模体里面。ArcCHECK是圆柱形的，电离室探头分布在三维空间里。Octavius虽然也是圆柱样的模体，但电离室矩阵是二维的，因此电离室矩阵要跟着机架旋转。Delta4剂量验证系统由一个22 cm×40 cm圆柱形模体、校准模体、一块探测器主板、两块翼板、连接盒、分析软件及辅助摆位小推车组成。国内的瑞多思（Raydose）也有自己的剂量验证系统，包括二维剂量验证系统（2DMap）和三维剂量验证系统（3DMap），还有在线剂量验证系统（Edose），Edose需要借助加速器的EPID。

PTW公司的Octavius 4D剂量验证系统（图9－7）硬件主要由Octavius等效固体水旋转模体、Octavius Detector 1500（或者SRS 1000，用于SRS和SBRT剂量验证）二维探测矩阵、探测矩阵接口（DetectorInterface）及Octavius控制单元（Control Unit，CU）4个部件组成。探测矩阵接口，

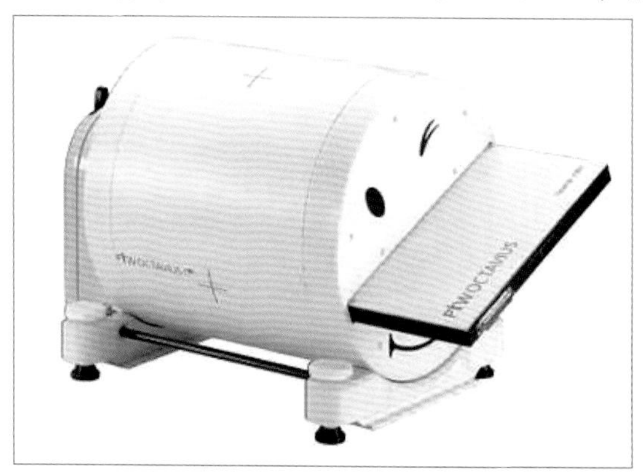

图9－7　PTW Octavius 4D模体

Octavius控制单元与电脑上安装的控制软件 VeriSoft 由网络连接通信。Octavius 等效固体水旋转模体直径 32 cm，长度 34.3 cm，可 360°旋转，HU 值为 3，相对电子密度为 1.016。通过固定在机架上的角度仪（inclinometer，有线和蓝牙两种连接方式）确定机架角度大小，然后将角度信息发给 Octavius 控制单元，控制单元控制固体水模体与机架作同步旋转。二维探测矩阵插入模体中，实现测量面与入射束流始终垂直避免了电离室的角度依赖性。Octavius Detector 1500 二维探测矩阵物理尺寸 46.7 cm×30 cm×2.2 cm（长×宽×高），在矩阵 27 cm×27 cm 有效测量面积上分布着 1405 个气体电离室探头，电离室中心间距为 0.707 cm，单个电离室体积是 0.06 cm^3（0.44 cm×0.44 cm×0.3 cm），有效参考点置于阵列表面 0.75 cm 深度处，测量量程是 0.1～48 Gy/min，探测器剂量分辨率为 0.1 mGy。Octavius SRS 1000 矩阵尺寸为 42 cm×30 cm×2.2 cm（长×宽×高），在 11 cm×11 cm 探测面积上分布着 977 个液体电离室，电离室体积为 0.03 cm^3（0.23 cm×0.23 cm×0.05 cm），在中心 5.5 cm×5.5 cm 区域内，电离室间距 0.25 cm，在外周 11 cm×11 cm 区域内，电离室间距为 0.5 cm，测量量程是 0.1～36 Gy/min，探测器剂量分辨率为 0.1 mGy。SRS 1000 比 Detector 1500 的尺寸更小，空间分辨率更优，常用 SBRT 和 SRS 计划的剂量验证。配套的 VeriSoft 分析软件普遍采用 Gamma（γ）分析方法，提供左右（A，B）、枪靶（G，T）、正斜对角线，负斜对角线剂量分布及直方图分布等结果。Octavius 4D 系统在使用之前需要作校准及探头特性分析，需要定期做的校准包括：VeriSoft 软件导入 PTW 公司提供的 Detector 1500 及 SRS 1000 的探测器校正文件，矩阵探测器使用了一段时间后，需要定期保养维护，同时提供更新的校正文件；绝对剂量校正，在机架角为 0.10 cm×10 cm 射野，SSD 等于 95 cm，出束 100 MU，将 0.6 cm^3 的指型电离室与二维矩阵有效测量点置于 5 cm 固体水下，分析处理两值得到绝对剂量校正因子。需要每次使用前都做的校准包括：相对剂量校正，在 TPS 上对 Octavius 4D 的虚拟 CT 图像上制作一个 10 cm×10 cm 射野，等中心摆位，出束 200 MU 的单野计划，得到模体等中心处的计算值，同时在加速器上执行该计划得到二维探测矩阵测量值，分析处理两值得到相对剂量校正因子。方向性校准，机架角为 0°，调节激光定位线与模体标记线一致，启动模体上的角度自修正按钮，通过观察偏差及旋转机架角验证角度一致性。预热，开启设备电源，27 cm×27 cm 射野，照射面积覆盖所有电离室，每次出 100 MU，改变剂量率，重复测量多次分析比较探头的剂量响应，确保二维矩阵探测器对剂量及剂量率响应线性和稳定性。

Sun Nuclear 公司的 ArcCHECK 剂量验证系统（图 9－8）是用于调强计划验证的三维调强矩阵验证系统，支持市面所有计划系统的文件，可以方便快速的测量剂量分布并与计划系统结果分析对比，是当下最方便有效的容积调强验证工具之一。ArcCHECK 模体由圆柱形等效水模体及 1386 个半导体探测器组成，每个探测器间距 10 mm，模体中心有一个直径为 15 cm 的固态均质心，用以满足多种剂量测定的配件使用，如电离室或者其他半导体探头。所有 Sun Nuclear 公司的产品均仅需使用一根数据线连接便可达到为产品供电及传输数据的目的，使用 25 m 长的 8 针电缆线连接。线缆两端接口相同，不区

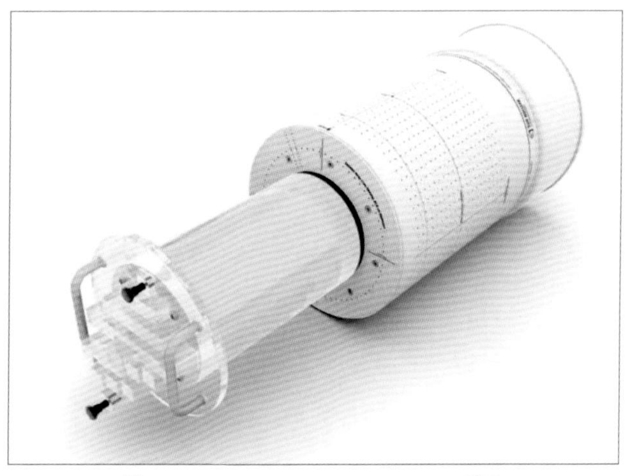

图 9－8　Sun Nuclear ArcCHECK 模体

分正反，但线缆连接时需要注意插口方向与线缆内插针方向一致，否则无法插入或用力过大导致插针弯曲。ArcCheck 在初次使用前需要进行各项准备工作，具体为本底采集、虚拟测斜仪修正、探头个异性因子修正、绝对剂量修正。由于环境中存在本底辐射，同时所有电子设备本身在运行时会产生本底噪声，所以 ArcCheck 在每次通电使用时及进行大量测量导致本底变化后，均需要做本底采集修正的操作。初次摆位，将 ArcCheck 模体对准激光灯线，SSD＝86.7 cm 并插入 AC 插件，软件上将倾斜仪修正为 0 度，同时 ArcCheck 主机上的角度指示灯常亮，不再闪烁，表示摆位无倾斜。由于 ArcCheck 由 1386 个探头螺旋形分布于圆形模体中，每个探头自身对射线的响应均存在差异。为了让所有探头作为一个整体协同工作，需要以个异性因子的方式校准探头的响应差异及角度依赖。ArcCHECK 若要实现绝对剂量比对，需要对矩阵进行绝对剂量修正，即将矩阵放置到已知绝对剂量的射野大小、模拟水深、跳数的条件下进行一次测量，然后将该处的绝对剂量值输入至矩阵，生成绝对剂量校准文件。以上三项校准完成后即可开始正式测量工作。

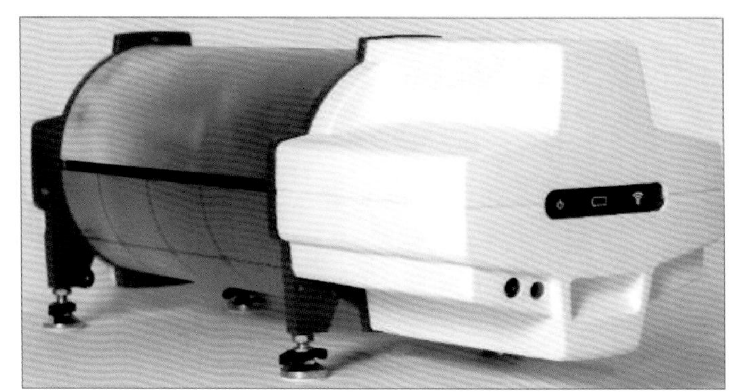

图 9－9　ScandiDos Delta4 模体

ScandiDos 公司的 Delta4 剂量验证系统（图 9－9）是由一个 22 cm×40 cm 圆柱形模体、校准模体、一块探测器主板、两块翼板、连接盒、分析软件及辅助摆位小推车组成。主板和翼板共有 1069 个 P 形圆柱形半导体探测器，电离室灵敏度 5 nC/Gy，中心 6 cm×6 cm 探头间隔 5 mm，中心以外的区域间隔 10 mm。探测器阵列正交插入圆柱形模体中，最大探测面积 38 cm×20 cm。Delta4 的校准一共分为 4 步：参考点测量、相对剂量校准、绝对剂量校准、方向性校准。Delta4 是专为容积旋转调强治疗（VMAT）的验证而设计的，采用十字交叉面的三维排列方式，基于三维剂量的测量和重建，有助于了解治疗过程中实际执行剂量的更多细节：进行体积剂量比较；进行任意平面的剂量分布比较；进行靶区和危及器官的 DVH 比较，可以通过叠加患者的 CT 图像，观察肿瘤区和周围组织的受照剂量，临床意义更突出。Delta4 有良好的剂量学特性，其空间分辨率为 5 mm，Delta4 除适用于容积旋转调强治疗验证外，还适用于 IMRT，SmartArc，TomoTherapy，SBRT，FFF 等多种放射治疗技术的疗前验证。

六、影像检测模体

检测模体 Catphan（图 9－10）是瑞典奥利科产品，主要用于检测影像质量，保证 CT 定位机和直线加速器 CBCT 的影像质量。Catphan 系列检测模体包括 Catphan500、Catphan600、Catphan700 等。应用于常规 CT、螺旋 CT 机的成像性能评估，测量参数包括定位光精度、层厚、重建层厚、CT 值线性（包括水 CT 值）、空间分辨率、低对比度分辨率、均匀性、噪声等指标。直线加速器 CBCT 影像检测常用的模体是 Catphan 503 和 Catphan 504，分别对应不同的直线加速器厂家。

Catphan 503 通过 Elekta 厂家发布，以协助在其直线加速器上调试 XVI 的 KV 成像器。Catphan 503 由 3 个模块组成，涵盖了 Elekta 3D XVI 客户验收测试和 CBCT TG-142 成像测试。

503 测试模块有：①CTP404，几何和感光测量模块；②CTP528，高分辨率模块；③CTP486，均匀模块。

Catphan 504 通过 Varian 厂家发布，以协助在其直线加速器上的 OBI 的 KV 成像器的调试。

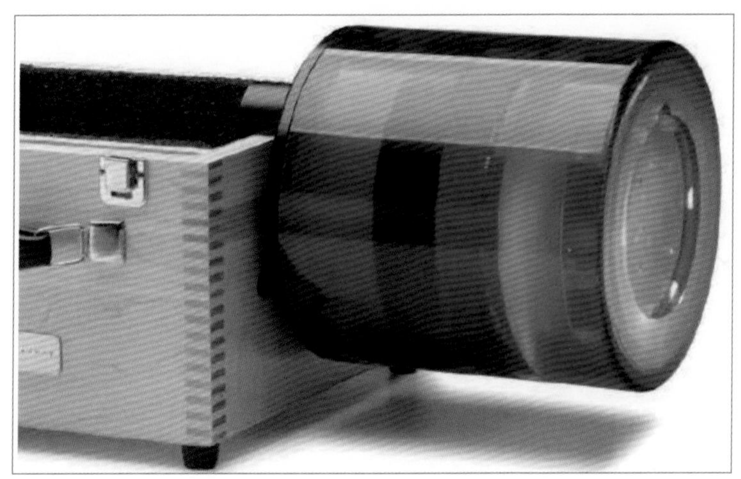

图 9－10　Catphan 模体

Catphan 504 由 4 个模块组成，涵盖了 TG142 所需的所有 CBCT 成像测试。

504 测试模块有：①CTP404，几何和 Semsitometry 模块；②CTP528，高分辨率（空间分辨力）模块；③CTP515，低对比度（密度分辨力）模块；④CTP486，均匀模块。

第十章 肿瘤放射治疗质量的第三方评估

放射治疗的根本目的在于给予靶区足量且准确的治疗剂量，同时使周围正常组织和器官的受照剂量最少，以提高肿瘤的控制率，减少对周围正常组织的损伤。肿瘤放射治疗的疗效取决于从事放射治疗的医师、物理师、技师、设备调试等技术人员的职业素养以及相互配合情况，治疗方案的设计、治疗设备的质量及配套辅助设备的状况、照射剂量的准确与否以及综合性的治疗措施和质量保证措施等。对肿瘤放射治疗质量进行评估有利于提高放射治疗的剂量控制水平。

肿瘤放射治疗的质量控制和质量保证是提高肿瘤治疗水平的基础，也是确保整个放射治疗过程安全和有效的关键。目前，已有不少国家或国际组织、机构，如世界卫生组织（WHO）、国际原子能机构（IAEA），国际辐射单位和测试委员会（ICRU）等，发表了一系列与放射治疗质量保证和质控相关的研究报告，对放射治疗流程中各个环节需达到的标准、放射治疗装置及辅助设备的性能，给出了详尽的建议指标。通过剂量比对的方法，可对肿瘤放射治疗质量进行评估，为放射治疗质控提供剂量学支持。

第一节 剂量比对方法

为了在世界范围内建立起一致的电离辐射剂量测量规程，提高剂量测量的准确度，促进电离辐射在医学领域安全有效的应用。国际原子能机构和世界卫生组织建立了次级标准剂量学实验室（SSDL），其主要任务是在国家基准剂量学实验室和剂量仪器的使用者之间建立起联系的桥梁，对广大用户的剂量仪表提供校准服务和技术支持。

为保证次级标准剂量学实验室剂量标准保持高度精确性，次级标准剂量学实验室可通过仪器现场比对、邮寄热释光剂量计（TLD）比对、邮寄放射性光致发光剂量计（OSLD）比对的方法检查次级标准剂量校准的准确度与可靠性。此外，SSDL 作为所在国家或地区的辐射剂量学服务中心，在建立并完善辐射剂量量值传递体系中发挥重要作用。因此，SSDL 可参考 IAEA 组织国际比对工作的经验，开展用于辐射防护和放射治疗剂量计的量值比对，以及为放射治疗中心治疗机输出剂量提供比对服务，使区域内放射治疗设备输出剂量质量保证水平与国际一致。

一、剂量仪现场比对

所谓“比对”，就是在一定的条件下，将现场测量仪器与标准测量仪器的测量值相比较。其中剂量仪现场比对通常由 IAEA 专家携带标准仪器到次级标准剂量学实验室进行现场比对。标准测量仪和工作级测量仪在比对前需进行校准，照射量率测量结果需结合测量仪各自的温度计和气压表读数，做空气密度修正。

剂量仪现场比对最为直接可靠，而且比对的是照射量，由于我国的初级标准剂量学实验室仍采用空气比释动能（或照射量）校准标准，测量得到的数据不用转换，使吸收剂量测定过程中引入不确定度的概率降低。同时对于比对过程中的偏差和技术问题可以当场解决，但这种比对的费用成本很高，故 1991 年以后 IAEA 也不再组织此种比对。

二、邮寄 TLD 比对

邮寄 TLD 进行剂量比对是国际上的通行做法。从 1989 年起我国参加 IAEA/WHO 组织的次级标准剂量学实验室（SSDL）网的邮寄 TLD 剂量比对活动。近年来，国内辐射剂量学的量值传递体系已初具规模，中国计量科学研究院成为 IAEA/WHO 次级标准剂量实验室网络剂量基准实验室成员。我国原卫生部工业卫生实验所的次级标准剂量学实验室也于 1991 年建立了国内独立的 TLD 比对服务系统，并在部分省、市开展放射治疗质控工作。

（一）热释光原理

热释光材料由于存在杂质原子以及有原子或离子的缺位或结构错位等原因造成这种材料上的缺陷，这种缺陷能够吸引异性电荷形成"陷阱"。当热释光材料受到电离辐射后，产生自由电子或空穴，自由电子被导带俘获，空穴被激发能级俘获。当晶体受热时，被俘获电子获得足够的能量逃逸出陷阱束缚跃迁回低能态，并与空穴结合，同时多余的能量以可见光的形式释放，发光强度与所受辐射强度成正比。

（二）比对方法

在进行国际 TLD 放射治疗剂量比对时，IAEA 剂量实验室将比对用的 TLD 元件、相应的 TLD 照射支架和数据表邮寄到次级标准剂量学实验室。每个比对盒通常有 4 个 TLD 元件，其中 3 个用于照射，另一个带白色标记的用于扣除邮寄和保存过程中的本底剂量。比对过程中用到的工作级剂量仪在使用前须用标准仪器对其进行现场校准。

照射前，次级标准剂量学实验室先用工作级标准剂量仪测量照射装置在水中参考深度处的一定时间内的读数，按照 IAEA TRS-277 号报告规定的计算方法计算水中的吸收剂量率，再根据剂量率计算出照射规定剂量所需的时间。然后把 TLD 支架放入专用照射水模，加水至刚好和支架顶端平，并按照计算出的照射时间对每一个 TLD 进行照射，然后给出 TLD 受照后的吸收剂量值 D_{SSDL}。在照射完毕之后把 TLD 样品和数据表格一同寄回 IAEA 剂量学实验室。IAEA 实验室通过测量 TLD 给出吸收剂量测量值 D_{IAEA}，并将测量结果与参比单位上报的剂量值相比较，给出比对结果的偏差。对于放射治疗水平次级剂量标准的国际比对，剂量比对的最大允许偏差为 3.5%，若超过该值应进行第二次跟踪比对。

（三）放射治疗水平的剂量比对

在完成对 SSDL 放射治疗水平次级剂量标准的考核认证后，同时为了减轻 IAEA/WHO 的工作负担，次级标准剂量学实验室应充分发挥作为所在国家和地区辐射剂量学中心的服务作用，为电离辐射使用者开展剂量仪表的校准和放射治疗水平以及辐射防护水平的剂量核查提供支持。其中医用加速器高能光子束和电子束输出剂量的测量与比对是放射治疗质量控制的重要项目之一，也是实现肿瘤精确照射的前提。

在进行国内或区域内的 TLD 剂量比对时，仍采用 IAEA/WHO 组织国际 TLD 比对时的方法和步骤。不同之处在于 TLD 元件由次级标准剂量学实验室提供，样品经参比单位照射后，由次级标准剂量学实验室给出测量结果。然后将参比单位提供的吸收剂量值与次级标准剂量学实验室的测量结果进行比较，由此给出相对百分偏差。对于放射治疗机输出量的剂量比对，若相对偏差在±5%以内，则认为合格，若超过该值需重新进行比对。

TLD 比对方法是一种简单易行、费用较低且可多次进行的方法，但由于热释光剂量计本身的分散性会存在较大的偏差，同时在邮寄过程中外部环境因素复杂，TLD 的衰退性也会引起一定的误差。因此 TLD 比对的结果只作为一种质量核查手段。

三、邮寄 OSLD 比对

自 20 世纪 70 年代以来，人们一直探讨用光致发光技术（Optically Simulated Luminescence，OSL）取代热释发光技术，但始终进展缓慢。进入 90 年代，随着材料研究领域不断取得突破性进展，光致发光在电离辐射剂量测量方面的应用成为固体剂量学研究的重要发展方向。相较于热释光剂量计，光致发光剂量计具有灵敏度高、剂量线性范围较宽、测量设备简单、可反复测量的优点。基于以上优点，近年来IAEA提供邮寄放射性光致发光剂量计开展剂量比对活动。此外，将光致发光剂量计与光纤组合在一起，可实现远距离辐射剂量测量或实时剂量测量。目前，国际主流的OSL技术支持及系统服务主要由美国Landauer和丹麦的Riso二者提供。

（一）光致发光原理

光致发光材料受到辐射照射后，产生的电子和空穴对会被物质内的晶格捕获并储存。当受到光源的激发后，被捕获的离子对发射出特定波长的荧光信号，称为“光致发光”，其发光强度与所受辐射的剂量成正比。

（二）材料与设备

剂量比对中使用的OSLD剂量测定系统包括光致荧光剂量计（OSLD）、MicroSTARii测量仪，个人计算机和手持条形码读取器。OSLD的灵敏元件为氧化铝掺杂碳的圆盘（Al_2O_3：C），聚酯薄膜覆盖在其两侧。为防止曝光和信号衰退，灵敏元件被封装在一个黑色不透光的塑料外壳中，剂量片可以滑出塑料外壳进行读取和退火。每个剂量计都标有一个唯一的序列号和条形码，使读数过程自动化，便于随后的数据处理和记录保存。测量仪主要包括LED激发光源、光电倍增管、高灵敏度光子计数系统、用于分离激发光与荧光的滤光片、剂量计编码识别装置和相关的电子学线路。

在开展邮寄光致发光剂量计进行剂量比对之前，需对OSLD剂量测定系统进行调试，研究OSLD的性能响应以严格评估其用于剂量比对的可能性，其中包括元件校正因子的确定、每次读取的信号损耗、信号随时间的衰减、线性响应、测量系统的质量控制等。

（三）元件校正因子

OSLD由于杂质和陷阱的分布不同，灵敏元件的直径存在细微差别，每个剂量计具备各自的灵敏度，在这种情况下需要计算元件校正因子（Element Correction Factor，ECF）来校正每个剂量计的灵敏度，其中元件校正因子定义为同批次OSLD的平均剂量计数与单个剂量计数的比值。

抽取足够数量的OSLD，利用发光二极管将其退火至本底水平，进行批次照射用于后续实验。先对每个OSLD连续重复测量本底计数并求平均值。随后在标准辐射场的参考条件下给予特定剂量的照射，将照射后的OSLD放置一段时间，待信号稳定后对每个OSLD连续重复测量并求平均值，减去本底计数平均值得到OSLD剂量计数。再计算各个OSLD的元件校正因子，确定每个剂量计对射线的灵敏度。

（四）信号随时间的衰减

信号衰减函数用于表征信号随时间的变化。抽取OSLD退火后，在标准辐射场的参考条件下给予特定剂量的照射。在照射后的15分钟内，每3分钟在测量仪中测量一次。在测量前后都对测量仪进行稳定性检查，确保测量仪性能参数无明显变化。在这个原始信号衰减期之后，每30分钟测量一次，持续测量至照射后7小时。在此之后自照射第2天起，每天在相同的时间（上午，中午，下午）各测一次，持续测量12天，计算OSLD信号随时间的衰减情况。

（五）每次测量的信号损耗

经退火处理后的OSLD在标准辐射场的参考条件下给予特定剂量的照射。照射后放置1周保证其信号稳定，在测量仪中连续测量2小时，在该时间段内信号衰减可忽略不计。通过归一化测量数据并计算连续读数的信号下降来确定每次读取OSLD信号的损耗。

（六）线性响应

抽取一定数量的OSLD退火至本底水平，并在照射之前读取每个剂量计的本底计数。在标准辐射场的参考条件下，分别照射多个不同的累计剂量。记录照射时间，放置1周后在测量仪中测量，得到相应的计数均值，再针对信号衰减、每个剂量计的ECF和信号损耗对测量结果进行校正。

（七）测量系统质量控制

测量仪在测量OSLD之前必须通过质量控制日检。首先使用测量仪检查固有噪声、PMT、二极管计数这3个参数。然后连续读取OSLD质量控制剂量计，计算平均值、标准差以评估测量仪的稳定性。

若日检不通过需进行质量控制检验，等再次日检通过方可进行测量。

（八）光学退火

OSLD可以通过将其暴露在光下耗尽捕获的电子和空穴来进行光学退火。同一批次进行实验的OSLD都应遵循一致的退火程序，在同一个设备中退火相同时间，避免它们的性能和灵敏度发生改变影响实验结果。

在对OSLD进行了批次照射实验和性能响应测试后，确定了相应的修正因子，验证了OSLD用于剂量比对的可能性。在此基础上，开展邮寄OSLD剂量比对服务与IAEA/WHO开展邮寄TLD比对服务的流程相类似。参与OSLD剂量比对的单位收到上级单位的照射要求和待填写的数据表后，按照其常规程序测量校准点处的空气比释动能率，计算在校准点照射特定剂量所需的时间，并按照计算出的照射时间对每一个OSLD进行照射，然后给出OSLD受照后的吸收剂量值。在照射完毕之后把OSLD和数据表格一同寄回组织剂量比对的上级剂量测定实验室。上级单位通过测量给出吸收剂量的测量值，并将测量结果与参比单位上报的剂量值相比较，给出比对结果的偏差。

通过开展剂量比对活动，能有效地保证放射治疗水平次级标准剂量学实验室标准仪器的准确度，同时为使用^{60}Co治疗机和临床加速器的医疗机构提供了技术支持，使放射治疗设备输出剂量的一致性和准确度水平与国际接轨。通过剂量比对的方式对肿瘤放射治疗质量进行评估，有利于改善放射治疗剂量的准确度，推动放射治疗质量保证工作的开展，提高放射治疗水平。

第二节 放射诊疗建设项目的评价

为了加强放射诊疗工作的管理，保证医疗质量和医疗安全，保障放射诊疗工作人员、患者的健康权益。依据《中华人民共和国职业病防治法》《放射性同位素与射线装置安全和防护条例》等法律、行政法规的规定，开展放射诊疗工作的机构，应当具备与其开展的放射诊疗工作相适应的条件，经所在地县级以上地方卫生行政部门的放射诊疗技术和医用辐射机构的许可。

放射诊疗建设项目在可行性论证阶段和竣工验收前，建设单位可委托持有卫生技术服务机构资质证书，并取得放射诊疗建设项目职业病危害放射防护评价资质的机构，开展职业病危害放射防护预评价和控制效果评价，并编制评价报告。其中参与评价报告的编制人员应经过放射防护专业培训与放射诊疗建设项目职业病危害评价培训并取得相应资格。

一、放射诊疗建设项目职业病危害放射防护预评价

放射诊疗项目在可行性论证阶段，通过对放射诊疗建设项目可能产生的辐射危害因素和强度、拟采取的安全防护措施、有关工作人员可能受到的照射及其对健康的影响进行预测性分析，论证建设项目放射性职业病危害防护设施的可行性和有效性，保障放射工作人员的职业健康与安全。放射诊疗建设项目预评价报告的主要评价内容包括放射诊疗建设项目概况与工程分析、辐射源项分析、辐射危害因素及其控制措施、放射防护措施评价、放射防护管理、事故应急措施与响应评价等。

（一）建设项目概况和工程分析

建设项目概况主要包括介绍放射诊疗建设项目的名称、建设单位、建设地址、建设项目的性质、建设规模、放射工作人员以及不同类别人员比例、周围环境与居民情况、环境辐射水平。建设项目工程分析包括叙述生产工艺原理、过程与设施布置概况，给出设施布置规划图和工艺流程图；按照卫生学要求对设施布置规划及工艺流程进行分析并作出评价。

（二）辐射源项分析

辐射源项分析主要包括辐射源项概况和不同运行状态下的辐射源项。辐射源项概况应包括辐射源装置的结构，与辐射有关的主要参数，辐射源的位置分布，放射性同位素或放射性物质中核素的名称、状态、活度、能量等指标。不同运行状态下的辐射源项需叙述正常运行状态下和异常或事故状态下的主要

辐射源，辐射种类，产生方式，辐射水平。

（三）辐射危害因素分析

辐射危害因素分析包括对正常运行状态下和异常或事故情况下的辐射危害进行评价。正常运行条件下的辐射危害评价包括工作人员可能受到的内、外照射，关键人群组可能的平均年有效剂量、最高年有效剂量、与管理目标值和标准规定的剂量限值的比较。异常或事故情况下的辐射危害评价主要对潜在照射的健康影响进行评价，包括估计异常和事故发生的可能性，可能受到照射的人数及其受危害的程度。

（四）辐射监测计划

辐射监测计划需介绍辐射源监测，工作场所监测，个人剂量监测以及监测计划的评价。辐射源项监测应简要介绍监测项目、参数、监测频度。工作场所监测应简要介绍监测地点、项目、种类、监测频度。个人剂量监测应简要介绍监测人数、种类、监测周期。监测计划评价主要为对辐射监测计划的合理性进行评价。

（五）放射防护措施评价

放射诊疗建设项目防护措施评价包括对工作场所布局、分区与分级，屏蔽设计、防护安全装置以及其他防护措施进行评价。工作场所布局、分区与分级评价须介绍建设项目工作场所的分区计划，对工作场所进行分级，给出工作场所的布局图，标明各工作场所的名称、区别和级别，对工作场所布局合理性进行评价。

屏蔽设计部分需对放射防护屏蔽设计进行描述，包括设计依据、计算模式或公式，使用的参数；对计算结果进行核对，按照防护要求和最优化原则对屏蔽设计进行评价。

防护安全装置部分需对核设施、辐照加工与放射治疗设施等职业病危害风险较大的建设项目，详细叙述安全连锁装置、装置故障系统、装置运行保障系统、观察和对讲装置的拟设置情况并作出评价。其他防护措施可根据具体的被评价放射诊疗项目，选择适合于被评价放射诊疗项目的内容，叙述拟采取的放射防护措施并作出评价。

（六）放射防护管理

放射防护管理评价主要包括管理组织和制度、职业人员健康管理两方面的内容。管理组织和制度的评价主要包括介绍放射卫生防护管理组织、拟配备的人员及职责，介绍已制定或拟制定的管理规章制度。职业人员健康管理应叙述工作人员培训、个人剂量管理、职业健康检查，个人剂量与健康监护档案的内容并作出评价。

（七）事故应急措施与响应

事故应急措施与响应评价应对拟设立的应急组织及其职责进行介绍，详细叙述应急计划并作出评价。

二、放射诊疗建设项目职业病危害控制效果放射防护评价

对放射诊疗建设项目的放射防护控制效果进行评价和竣工验收是医疗机构取得放射诊疗许可证的首要环节。建设项目在竣工验收前，建设单位应当向卫生行政部门提交职业病危害控制效果评价报告。

放射诊疗建设项目职业病危害控制效果放射防护评价报告的评价内容与职业病危害放射防护预评价报告的评价内容基本一致。不同之处在于控制效果评价通过现场检测验证项目建成后工作场所中的辐射剂量水平，核实放射防护设施或措施是否有效、合理，符合预评价报告要求，对建设项目的职业病危害控制效果进行评价。

（一）辐射危害控制效果综合评价

辐射危害综合评价应包括正常运行条件下和异常或事故情况下辐射危害两方面的内容。正常运行条件下辐射危害的控制效果评价需根据监测结果和其他资料，确认工作人员受到的内、外照射，并与管理目标值和标准规定的剂量限值比较。异常或事故情况下辐射危害的控制效果评价需根据试运行期间的资料和其他资料，估计潜在照射发生的概率或可能性，以及可能受到照射的人数及危害情况。

（二）辐射监测结果与评价

辐射监测结果主要包括放射诊疗建设项目单位的自主监测结果和控制效果评价报告编制单位的验证监测结果。建设项目单位的自主监测应介绍辐射监测大纲的实施概况，叙述并分析个人剂量监测情况，叙述并分析辐射源或含源设备的监测概况，叙述并分析工作场所的监测概况，叙述个人剂量监测、放射性同位素或放射性物质监测和工作场所监测的质量保证措施，查验监测仪器的检定、校准、比对、认证记录，对建设项目单位自主监测状况作出评价。控制效果评价报告编制单位的验证监测应叙述验证监测的范围与内容，叙述验证监测使用的仪器与方法，叙述监测过程中的质量控制措施，将监测结果与相应标准进行比较分析，并对辐射危害因素控制效果作出评价。

（三）放射防护措施控制效果评价

放射防护措施控制效果评价包括核实预评价报告中所列工作场所布局、分区与分级的落实情况，对其合理性进行评价；核实屏蔽设施的施工建造符合屏蔽设计的要求；对核设施等职业病危险风险较大的建设项目，应核实预评价报告中所列防护安全装置的设置，检查其运行情况，对安全装置和措施的有效性进行评价；核实预评价报告中其他放射防护措施落实情况，对其防护的有效性进行评价。

（四）放射防护管理控制效果评价

放射防护管理控制效果的评价应介绍放射卫生防护管理组织机构的设置及其人员编制和职责；介绍建设单位制定的放射卫生防护管理制度，查验其实施情况，核实和检查职业人员健康管理的内容并作出评价。

（五）事故应急准备与响应控制效果评价

事故应急准备与响应控制效果评价需介绍应急组织的组成结构情况及其职责；详细描述应急准备的实施情况，包括物资、通信、技术、人员、经费等准备的落实情况；介绍应急计划落实情况；介绍应急人员培训和应急演习情况。

三、放射诊疗建设项目的环境影响评价

为保护环境、保障工作人员和公众成员的健康，根据《中华人民共和国环境保护法》《中华人民共和国环境影响评价法》《中华人民共和国放射性污染防治法》等有关规定，放射诊疗建设项目应编制环境影响报告，并报环境保护行政管理部门审批。放射诊疗建设项目环境影响评价报告的内容应包括项目概述、自然环境与社会环境、工程分析与源项、辐射安全与防护、环境影响分析、辐射安全管理、利益代价的简要分析，公众参与以及结论和建议。

项目概述主要描述建设项目的基本情况，介绍项目适用的评价依据，确定评价范围和保护目标。自然环境与社会环境主要介绍放射诊疗建设项目所在地的自然环境状况、社会经济状况，说明项目周边环境质量和辐射水平现状，并对场址的适宜性进行评价。工程分析与源项对项目的应用过程进行分析，通过介绍建设项目规模与基本参数、项目涉及的设备及其工艺，分析项目污染源项及可能产生的废弃物情况。辐射安全与防护重点对项目工作场所的布局与屏蔽设计情况、辐射安全与防护措施的设置和功能实现情况进行分析，并对三废治理能力进行评价。

环境影响分析主要分析项目建设阶段、运行阶段对环境的影响。辐射安全管理主要对放射诊疗项目建设单位从事相应辐射活动的技术能力进行分析和评价，提出项目实施需要落实的人员、机构、规章制度和辐射监测要求等。利益代价简要分析主要根据建设项目产生的环境影响，通过分析建设项目带来的利益和代价，评价项目的正当性。公众参与主要介绍建设项目的公众参与方案及公众参与的结果，对公众参与的方式和内容进行评价。结论与建议主要针对放射诊疗建设项目可能造成的环境影响以及项目的辐射安全与防护情况作出结论性意见。

参考文献

[1] 李开宝，罗素明，程金生. 放疗剂量学的质量保证 [J]. 中华放射医学与防护杂志，1997 (05)：59－61.

[2] Jones D. ICRU Report *50*—Prescribing，Recording and Reporting Photon Beam Therapy [J]. Medical Physics，1994 (6)：833－834.

[3] Mijnheer B J，Battermann J J，Wambersie A. What degree of accuracy is required and can be achieved in photon and neutron therapy? [J]. Radiotherapy & Oncology，1987，8 (3)：237－252.

[4] 张曦. 剂量学核查服务综述 [J]. 中国计量，2021 (009)：94－97.

[5] IAEA . Absorbed dose determination in phantom and electron beams. [R]. IAEA Technical Reports series，No. 277. Vienna，1987.

[6] Agency I. Implementation of the international code of practice on dosimetry in radiotherapy (TRS 398)：Review of testing results. Final report of the coordinated research projects on implementation of the international code of practice TRS 398 at Secondary Standards [J]. Ussr Computational Mathematics & Mathematical Physics，2005，14 (4)：19－33.

[7] Bokulic T，Wesolowska P，Cole A，et al. Introduction of optically stimulated luminescence based postal audits for radiation protection level dosimetry at Secondary Standard Dosimetry Laboratories [J]. Radiation Measurements，2017，106：546－551.

[8] Dunn L，Lye J，Kenny J，et al. Commissioning of optically stimulated luminescence dosimeters for use in radiotherapy [J]. Radiation Measurements，2013，51－52：31－39.

[9] Lye J，Dunn L，Kenny J，et al. Remote auditing of radiotherapy facilities using optically stimulated luminescence dosimeters [J]. Med Phys，2014，41 (3)：032102. D01：10. 111811. 4865786.

[10] Alvarez P，Kry S F，Stingo F，et al. TLD and OSLD dosimetry systems for remote audits of radiotherapy external beam calibration [J]. Radiation Measurements，2018. 106：412－415.